普外科手术技巧与常见病诊疗

主编　宿鲁锋　王星际　吴　楠　陈红军

刘　迁　夏菊华　刘海磊

上海科学技术文献出版社

Shanghai Scientific and Technological Literature Press

图书在版编目（CIP）数据

普外科手术技巧与常见病诊疗 / 宿鲁锋等主编 .--
上海：上海科学技术文献出版社,2023
ISBN 978-7-5439-8827-9

Ⅰ.①普… Ⅱ.①宿… Ⅲ.①外科手术②外科 – 常见
病 – 诊疗 Ⅳ.① R6

中国国家版本馆CIP数据核字（2023）第078424号

组稿编辑：张　树
责任编辑：王　珺
封面设计：宗　宁

普外科手术技巧与常见病诊疗

PUWAIKE SHOUSHU JIQIAO YU CHANGJIANBING ZHENLIAO

主　　编：宿鲁锋　王星际　吴　楠　陈红军　刘　迁　夏菊华　刘海磊
出版发行：上海科学技术文献出版社
地　　址：上海市长乐路746号
邮政编码：200040
经　　销：全国新华书店
印　　刷：山东麦德森文化传媒有限公司
开　　本：787mm×1092mm　1/16
印　　张：23
字　　数：589 千字
版　　次：2023年8月第1版　2023年8月第1次印刷
书　　号：ISBN 978-7-5439-8827-9
定　　价：198.00 元

前 言
FOREWORD

外科手术技巧是外科医师的基本功之一,是临床手术科室的基础。临床外科手术技巧的扎实程度,直接影响了临床外科医师的整体水平。普外科是外科系统最大的专科,是以手术为主要方法治疗肝脏、胆道、胰腺、胃肠、肛肠、血管疾病、甲状腺和乳房等疾病的临床学科。近年来,随着现代影像技术、计算机技术、生物医学工程和分子生物学的发展,普外科内涵已远远超出手术的范畴,涉及理论的更新和技术的突破。而某些传统观念的变革及微创技术的普及,使得患者能够经受最小的伤害得到相同或更好的治疗效果。因此,普外科医师扎实掌握普外科基础理论,积极学习并实践普外科领域最新的研究成果,成为推动普外科进一步发展、减轻患者疾病痛苦和家庭负担的重要手段。为了提高医疗与科研水平,我们组织具有多年临床经验的普外科专家、学者共同编写了《普外科手术技巧与常见病诊疗》一书,旨在通过介绍临床诊疗经验,提高普外科医师分析、处理复杂疾病的能力。

本书从外科手术基础内容出发,简单介绍了普外科营养支持与干预、常见手术操作的内容,并对普外科常见疾病进行了详细讲解,涉及甲状腺、甲状旁腺、乳房、胃、十二指肠、小肠、结直肠、肛管及腹外疝的内容,对各种疾病的病因、临床表现、实验室检查、治疗等予以详述。本书较全面地反映了普外科疾病诊疗方面的重点与难点,并对现阶段普外科手术的技巧进行了汇总与更新,具有较高的科学性、实用性和可操作性,适合各级普外科医师、相关专业人员和医学院校师生学习参考。

由于时间仓促,普通外科系统庞大,加之编者水平有限,本书可能存在疏漏之处,恳请各位读者批评指正,以便共同进步。

《普外科手术技巧与常见病诊疗》编委会
2023 年 5 月

目 录
CONTENTS

第一章

外科手术基础

第一节 外科手术基本知识

一、手术基本原则

手术是外科治疗的主要方式,它在祛除病灶的同时不可避免地带来局部和全身的伤害,外科手术应遵循损害控制的基本法则。从手术操作层面应遵循以下基本原则。

(1)选择能充分显露手术野的最小切口和最短路径。

(2)使用精良器械和轻柔手法,按照解剖层次精细分离。

(3)有效及时止血,保持清晰无血的手术野,减少输血量。

(4)在根除病变的前提下尽可能保护周围健康组织,减少体内异物存留。

(5)采取合适的缝合材料和缝合方法,促进组织愈合,遗留最少的瘢痕。

(6)以简约规范的手术流程和娴熟快捷的操作技法,缩短手术时间,手术处理到位。

二、常用手术器械及用法

(一)手术刀

常规手术刀由刀片和刀柄两部分组成。刀片有圆、尖、弯等形状,并分为不同型号,大刀片适于大幅度切开,小刀片适于精细切割,尖刃刀片用于皮肤戳孔和细小管道的切开。刀片的安放应使用持针器。手术刀主要用于切割组织,刀柄可用于组织的钝性分离。

根据手术需要采用不同的执刀法(图1-1)。

1.执笔式

如同握笔写字,主要靠手指的动作完成切割,动作轻巧精细,适用于精细及小的切口,如解剖血管、神经等。这是最常用的一种执刀方式。

2.执弓式

如同拉琴弓,主要靠腕部用力,力量及动作幅度均较大,适用于较大切口的皮肤切开。

3.反挑式

执刀方法同执笔式,只是刀刃朝上,从下向上切割,可避免损伤深部组织,用于管道器官或脓

1

肿的切开等。

4.抓持式

全手握持刀柄,主要靠肩关节活动,控刀比较稳定,用于切割范围大、组织坚厚的切开,如截肢等手术。

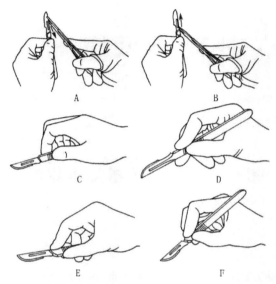

图 1-1　手术刀片的安装及执刀法
A.安刀片；B.取刀片；C.抓持式；D.反挑式；E.执弓式；F.执笔式

高频电刀:目前高频电刀使用广泛,工作原理是通过电极尖端产生的高频高压电流与机体接触时产生热效应,导致组织脱水、崩解、凝结,起到切割及止血作用。常用的高频电刀有单极电刀、双极电刀、氩气刀等。双极电刀用于精细部位操作。氩气刀适用于开放手术、腔镜手术、内镜手术。电刀的潜在风险是局部烧伤、副损伤、局部坏死等,使用时应注意:①事先检查电气元件有无故障；②手术室不能有易燃物质及氧气泄漏；③安放好患者身体上的负极板,使之最靠近手术部位,且保持负极板干燥；④电凝器的功率不应超过 250 W,不能用电凝功能进行一般组织切割,不能在积血中进行电凝；⑤切割或电凝时电刀不应接触止血点以外的组织,尽量减少组织烧伤；⑥随时清除电刀上的焦痂,使之有良好的导电性；⑦重要组织或器官附近慎用或禁用电刀。

超声刀对组织的热损伤小,广泛用于肝切除手术。激光刀能量密度高、方向性强,用于皮肤、血管的手术。

其他手术刀还有骨刀、截肢刀、取皮刀等。

(二)手术剪

手术剪种类繁多,大致分为组织剪和线剪两大类(图 1-2)。组织剪尖端薄而钝,剪锋锐利,有弯直之分,用于剪开及分离组织。线剪尖端圆钝、刃厚而直,用于剪断缝线、剪开敷料及引流物等。

手术剪的执剪方式是将拇指和环指分别扣入剪刀柄的两环内,中指放在环指的剪刀柄的前方,示指压在轴节处起稳定和导向作用。剪割组织时一般用正剪法,为了增加稳定性还可用扶剪法(图 1-3)。使用时剪刀不能张开过大。

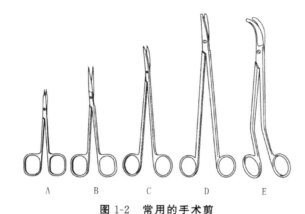

图 1-2　常用的手术剪
A.血管剪;B.外科剪;C.精细解剖剪;D.解剖剪;E.深部解剖剪

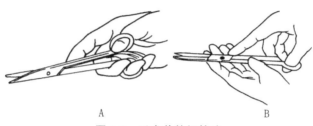

图 1-3　手术剪的把持法
A.正剪法;B.扶剪法

(三)手术镊

手术镊用于夹持和提起组织,协助另一器械的操作,如分离、剪开、缝合等。手术镊分为有齿、无齿两类,有齿镊用于夹持较坚韧的组织,对组织有一定的损伤作用。无齿镊用于夹持较脆弱的组织,对组织损伤较轻。正确的持镊方法是用拇指对示指、中指,拿住镊子中部(图 1-4)。在分离及缝合皮肤时最好不用镊子直接夹持皮肤,用镊子的推挡作用有助于顺利缝合(图 1-5)。

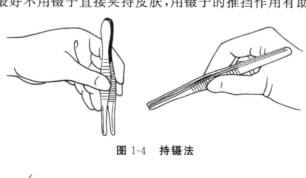

图 1-4　持镊法

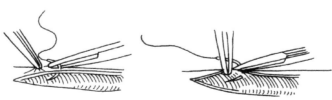

图 1-5　手术镊的使用方法

（四）血管钳

血管钳又称止血钳，是术中用于止血和分离的主要器械，也可用于牵引缝线、拔出缝针或代镊使用，但普通血管钳不能用来夹持皮肤、脏器及脆弱组织。临床常见的止血钳有以下几种（图1-6）。①蚊式止血钳：可做微细组织分离或钳夹小血管，不宜用于大块组织的夹持。②直止血钳：用以夹持皮下及浅层组织出血，协助拔针等。③弯止血钳：用以夹持深部组织或内脏血管出血。④有齿止血钳：用以夹持较厚组织及易滑脱组织内的血管出血，如肠系膜、大网膜等，也可用于切除组织的夹持牵引。有齿止血钳对组织的损伤较大，不能用于一般的止血夹持。

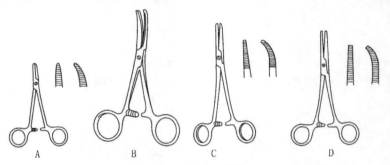

图1-6　各种血管钳

A.弯血管钳；B.直血管钳；C.有齿血管钳；D.蚊氏血管钳

正确的执钳方法同手术剪，也可用掌握法。右手松钳时拇指与环指相对捏紧挤压即可松开，左手松钳时拇指及示指捏住一环柄、中指及环指顶挤另一环柄即可松开（图1-7）。

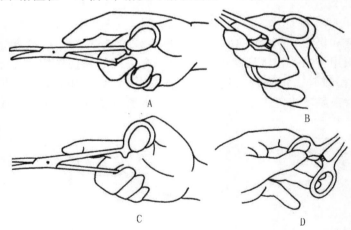

图1-7　血管钳执钳及松钳法

A.一般执法；B.一般执法松钳法；C.掌握法；D.掌握法松钳法

（五）持针器

持针器用于夹持缝合针，有时也用于器械打结。缝合时持针器应夹持缝合针的中后1/3（图1-8）。持针器的握持方法有3种。①掌握法：各指均不在环柄中，满手握住持针器灵活方便，缝合时快速有力，便于皮肤、筋膜、肌肉的缝合。②指套法：与血管钳握持方法一样，这种方法运针稳健准确，对缝合组织的牵扯小，用于较精细的缝合，是最常用方法。③掌拇法：拇指套入钳环内，示指压在钳的前半部作支撑，其余三指握钳环，靠拇指上下活动开闭持针器（图1-9）。

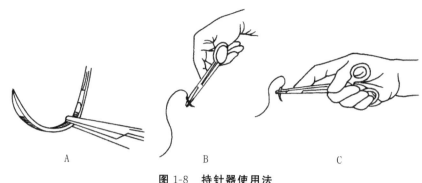

图 1-8　持针器使用法
A.夹持缝合针;B.掌拇法缝合;C.掌握法缝合

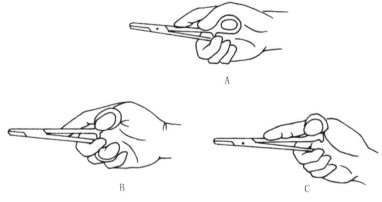

图 1-9　持针器的握持方法
A.掌握法;B.指套法;C.掌指法

(六)缝合针及缝线

缝合针的针尖形状分为圆针和三角针,圆针对组织损伤小,可用于软组织、血管、神经、内脏的各种缝合。三角针针尖侧锋锐利,容易穿透组织,对组织的损伤大,用于缝合皮肤及坚韧的瘢痕等。直针适用于宽敞或浅部操作时的缝合,如皮肤或胃肠道的缝合,但目前已较少使用。目前临床上几乎所有的组织或器官均使用弯针进行缝合。针线一体的无损伤缝合针,其针线粗细相同,连为一体,对组织造成的损伤小,缝合时不必担心线针脱落,可节省手术时间。

缝线应基本具备:抗张强度大,柔韧性强,打结牢靠。平滑穿越组织,对组织损伤小。组织反应轻微,或组织愈合后能被吸收。目前缝线大致分为两类。①非吸收线:由蚕丝编织而成的丝线,以及人工合成的聚丙烯线、尼龙线、聚酯线。②可吸收线:天然肠线及人工合成的聚糖乳酸线、聚糖乙内酰酯线等。选择缝线最重要的是遵循促进伤口愈合的原则。

(七)拉钩

拉钩又称牵开器,有手动拉钩和固定牵开器两种,在手术中用于牵开组织,显露术野,便于手术操作。拉钩分为有齿和无齿两类,有齿拉钩不易滑脱,适于牵开紧密坚韧的组织。无齿拉钩对组织损伤小,术中大多数情况下使用无齿拉钩。拉钩一般由助手把握,根据手术需要随时调整方向、深浅和力量,需要助手和术者的协调配合。在不太需要频繁变换显露状况的情况下,使用相应的固定牵开器,省时省力,保持显露的稳定(图 1-10)。

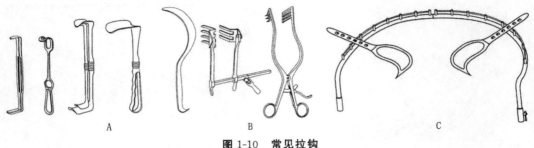

图 1-10　常见拉钩

A.各种手动拉钩；B.自动拉钩；C.框架拉钩

(八)巾钳

巾钳主要用于固定覆盖皮肤的敷布,也可用于牵引及临时固定组织。巾钳的握持方法同血管钳(图 1-11)。

(九)组织钳

组织钳又称爱立斯钳,用于夹持皮肤或较有韧性的脏器,对组织的损伤小(图 1-12)。

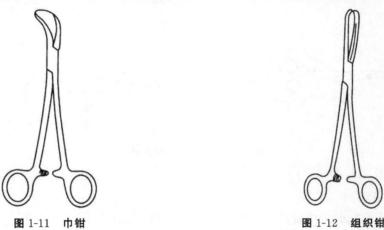

图 1-11　巾钳　　　　　　　　　　　　　　　　　**图 1-12　组织钳**

(十)卵圆钳

卵圆钳用于夹持纱布球进行皮肤消毒或提拉肠管等。

三、外科手术基本操作

外科手术从操作本身来说,都必须用刀、剪、钳、镊、针、线等这些必不可缺少的基本器械,来进行切开、止血、结扎、分离、暴露、缝合等这些基本操作,这些是外科医师必须掌握的基本技术。外科手术操作是技巧性很高的技术。良好的外科医师应具有鹰眼、狮心和女性的手。

(一)切口

理想的手术切口最基本的要求:①接近病变部位、显露充分、便于操作、根据术中需要延长及扩大切口方便。②不损伤重要的解剖结构,术后对功能恢复有利。③兼顾美观的要求。切口选择应根据病情需要决定,切口过大则组织损伤大,切口过小则可能影响显露。

(二)切开

切开是手术的第一步,根据手术的部位选择适当的手术刀及执刀方法。切开时最好是一刀完成,切口平齐,深浅合适,避免拉锯式。在手术操作过程中根据需灵活应用手术刀的各个部分,刀刃是最锋利最主要的部分,用于切开切断时。刀尖在挑刀、刺穿和锐性剥离时用,刀柄用作钝性剥离。

皮肤切开时应将皮肤绷紧,有单手法、双手指压法、双手掌压法(图 1-13),这样使皮肤切开容易,有利于控制切口的平直,控制切口的长度和深度,也便于止血。切开时刀片与皮肤垂直不偏斜,先垂直下刀,然后刀柄与皮肤呈 45°走行,再垂直出刀(图 1-14)。尽可能将皮肤和皮下组织在同一深度全层切开,使切缘整齐。皮肤切口的大小应以方便手术操作为原则。

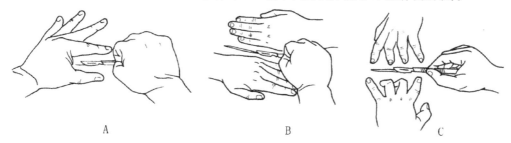

图 1-13 皮肤切开时绷紧皮肤的方法

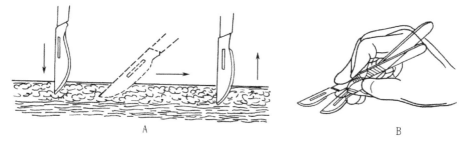

图 1-14 皮肤切开时的运刀

筋膜和腱膜组织可直接用刀切开,也可先用刀切一个小口,然后用组织剪深入筋膜下进行分离后剪开,切开操作时应防止损伤深部组织器官(图 1-15)。作胃、肠、胆管和输尿管等空腔切开时,需用纱布保护准备切开脏器或组织的四周,在拟做切口的两侧各缝一牵引线并保持张力,逐层切开。

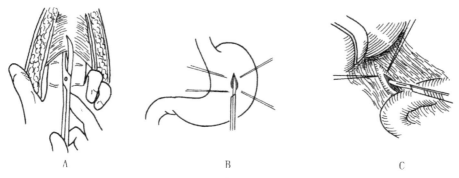

图 1-15 腹膜及管腔的切开
A.腹膜的切开;B.胃的切开;C.胆管的切开

高频电刀具有良好的止血功能,可用于皮肤、神经、胆管等以外组织的切割和游离。要先用手术刀切开皮肤,擦去血液后用电刀切割,较大的小血管可先在预定要切割的两边组织电凝后再切断。

(三)显露

良好的显露是手术质量的前提,涉及患者体位、麻醉效果、照明、牵开器及手术切口的选择。合适的体位有助于深部手术野的良好显露,根据手术路径、病变部位、手术的性质选择合适体位。麻醉要求镇痛完善和良好的肌松。手术野的照明有利于显露,空间狭小的手术应选用头灯或冷光源照明。拉钩和自动牵开器要有效显露术野,拉钩的动作要轻柔,手心向上把持拉钩,根据手术进展及时调整位置。将附近组织或脏器牵开时,拉钩下方应垫湿盐水纱布。充分的显露使手术在直视下进行,能保证手术的安全。

(四)分离

分离是显露和切除的基础,是外科手术技术的重要组成部分。手术中根据病灶及解剖特点选择分离方法,达到显露、游离、切除的目的。疏松组织间隙可用血管钳、纱布球、剥离器、手指等进行钝性分离,钝性分离损伤较大(图1-16)。致密坚韧组织使用刀、剪进行锐性分离,锐性分离对组织损伤较小,需在直视下进行(图1-17)。锐性分离时必须认清解剖关系,确定刀或剪所达到的组织层次,防止意外损伤。分离时辨别解剖结构极其重要,在组织间隙或疏松结缔组织层内进行钝性分离比较容易且损伤较小。分离范围以需要为度,避免不必要的分离。在手术中往往两种分离方法组合使用。使用电刀进行锐性分离同时有凝血作用,适用于易出血的软组织切割。

(五)结扎

结扎是手术最主要的基本功,熟练可靠的结扎可提高手术速度及保证手术安全。打结应在直视下进行,保证结扎的可靠。剪线残端要尽可能短,以不松脱为原则。皮下组织尽量少结扎,或钳夹后不结扎以减少异物反应。手术中常用和可靠的结扎方法有3种:方结、外科结、三重结。①方结:由两个相反方向的单结重叠而成,方结结扎可靠,是最常用的一种结扎方法,适用于较少的组织、较小的血管及各种缝合的结扎。②外科结:在做第一个结时结扎线绕两次以增加线间的摩擦力,再做第二个结时不易松脱,适用于结扎较大血管或有张力的缝合。③三重结:在方结的基础上再重复第一个单结,使结扣更加牢固,三重结用于较大血管结扎或尼龙线等易松脱线的结扎。④滑结:类似方结,但在打结时拉线用力不均,一紧一松,此结操作快,但易松脱(图1-18)。

打结法有3种:单手打结法、双手打结法、器械打结法。

单手打结法操作简便,速度快,是最常用的一种方法。左手捏住缝合线的一端,右手捏住另一端,双手配合打结。打结时两端线成180°,手指在靠线结较近处用力拉紧,使结扎紧而牢固,不容易把组织撕脱,也不易断线(图1-19)。

双手打结法牢靠,主要用于深部或组织张力较大的结扎(图1-20)。

深部打结时的关键在右手示指的压线,要将线的一头缠绕在环指上,以中指固定,这样使夹线牢固,当示指向下压线时不易滑脱(图1-21)。

器械打结法用于浅部组织或精细结扎。用持针器或止血钳打结主要优点是节省线,节省护士递线操作,可以省人省时间。缺点是缝合组织张力大时不易扎紧(图1-22)。

无论用何种方法打结,相邻两个单结的方向不能相同,否则成假结而松脱。打结时两手用力点和结扎点应成一条直线,如果三点形成夹角,则用力拉紧时易断线。打结时两手用力要均匀,否则易形成滑结。

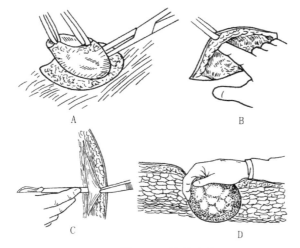

图 1-16 钝性分离

A.血管钳分离;B.手指分离;C.刀柄分离;D.手指钝性分离

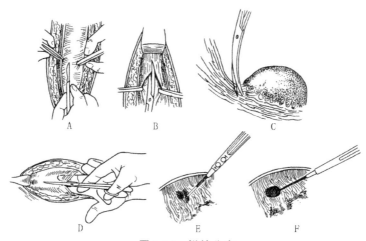

图 1-17 锐性分离

A.手术刀分离;B.剪刀分离;C.辨认解剖结构;D.分离时保护组织结构;E.F.使用电刀分离

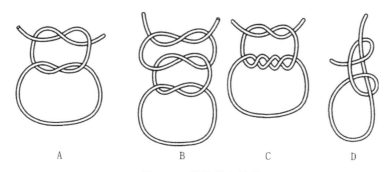

图 1-18 常见的几种结

A.方结;B.三重结;C.外科结;D.滑结

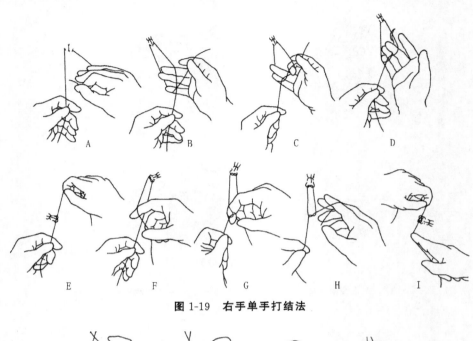

图 1-19　右手单手打结法

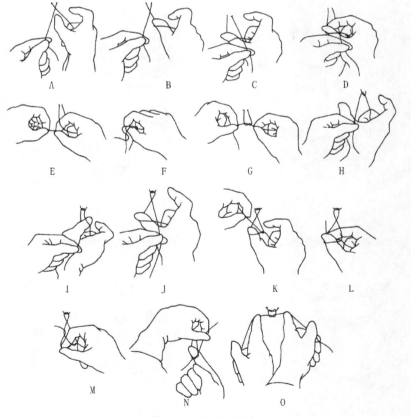

图 1-20　双手打结法

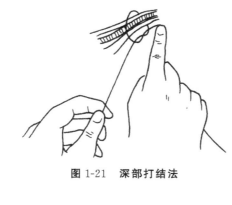

图 1-21　深部打结法

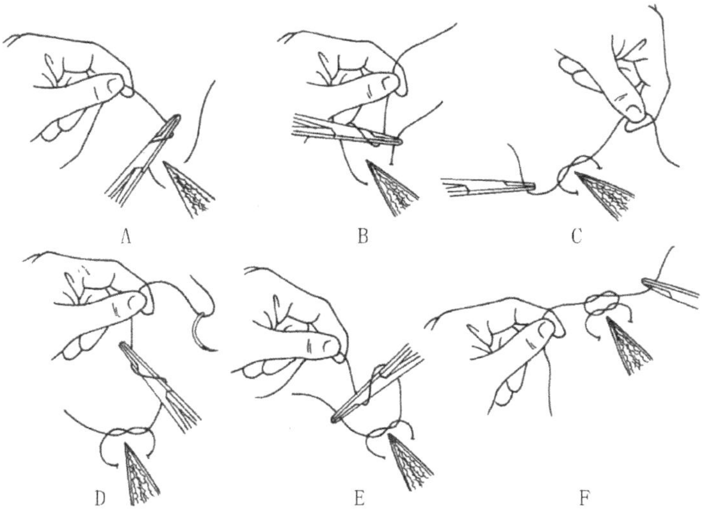

图 1-22　器械打结法

(六)止血

在外科手术中止血是重要的基本操作,完善的止血可防止血液丢失,使术野清晰,保证手术安全及有利切口愈合。

1.压迫止血法

压迫止血法是手术中最常用的止血方法,常用于皮肤、皮下组织及组织分离中创面的小血管出血或渗血的止血,可单纯用手指压迫或用纱布压迫。压迫止血时须有适当压力,压力不足则纱布形成引流不起止血作用。

创面渗血的可用干纱布压迫止血,也可用过氧化氢喷洒创面止血,温盐水纱布可较快控制创面渗血。

手术中发生的意外大出血最快捷有效的方法是紧急压迫止血,在可视范围内用手指捏住出血部位,起到临时止血作用,为进一步彻底止血创造有利条件。在出血部位看不清又无法手捏止血的情况下,可临时填塞纱布压迫止血,数小时或数天后酌情取出。在指压及纱布压迫无效的情况下,可用拳头压迫止血。紧急压迫止血是为临时措施,在出血得到初步控制情况下制订方案,充分显露寻找出血部位进行彻底止血。

2.钳夹止血法

钳夹止血法是最主要的止血方法,用于明显的小血管出血,止血准确、可靠。一般钳夹数分钟后可奏效,若无效可加做结扎或电凝止血。止血钳要看清、夹准,钳夹组织不宜过多,钳夹位置方便打结。

3.结扎止血法

结扎止血法包括单纯结扎法和缝合结扎法,用于明确的血管出血止血。结扎时用血管钳夹住出血点,将血管及周围少许组织一并结扎。对于单纯结扎有困难或粗大血管还应同时或单独进行缝合结扎。结扎重要手术脏器的供应动脉,可有效减少手术出血量,便于手术操作(图1-23)。

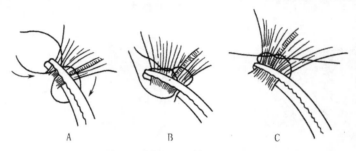

图1-23　结扎及缝扎止血法

A.结扎止血;B.单纯缝扎止血;C."8"字缝扎止血

4.电凝止血法

用于切开及游离过程中细小血管的止血,具有止血可靠、术野清晰的特点。可先用血管钳将出血点夹住,电刀通过血管钳通电止血。也可直接用电刀接触出血点止血。在空腔脏器、大血管、神经和皮肤附近应慎用电凝止血,以免损伤重要组织结构。较大血管出血、创面深部的出血及凝血功能障碍者,电凝止血效果差。电凝止血包括普通电刀及双极电凝器。对于较大范围的创面渗血可使用氩气刀止血(图1-24)。

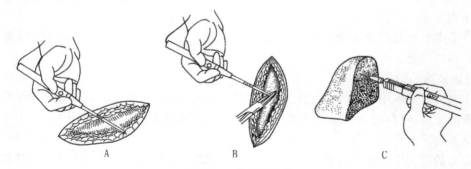

图1-24　电凝止血法

A.直接电凝止血;B.间接电凝止血;C.氩气喷凝止血

5.药物止血法

主要用于广泛渗血的创面,有生物蛋白胶、吸收性明胶海绵等。

6.止血带止血法

用于四肢的手术,止血范围大,包括整个术野处于无血状态。无血术野无疑使手术更方便,但术野内组织处于缺血状态也带来风险,止血时间应严格掌握。首次止血时间不应超过

90 分钟,若手术需要继续,则需松开止血带 5～10 分钟使组织供血,然后再重新上止血带,但再次止血不应超过 60 分钟。使用充气式止血带时,先驱血后充气,但肢体感染、肿瘤等不驱血。根据肢体粗细选择合适压力。使用橡皮止血带时,应注意压力适中。

7.其他止血法

银夹止血法用于脑组织止血,骨蜡压迫止血法用于骨创面出血。

(七)缝合

缝合是促进组织修复的主要方法,缝合的根本目的是良好的愈合与吻合。缝合时既要保证组织足够的拉力,又要减少异物反应,故应该尽量少缝、少用粗线、少用连续缝合。缝合过紧将影响血运。良好的缝合应达到:①使组织对合,并保持足够的张力强度。②组织能顺利修复直至愈合。③缝合处愈合后不影响功能。

缝合的基本方法有间断缝合与连续缝合两类,每类又有单纯缝合、外翻缝合、内翻缝合 3 种。

1.间断缝合法

利用多根缝线闭合切口,每根缝线分别结扎。此种缝合牢固可靠,即使有的缝线断裂,其他缝线仍能维持组织的对合。单纯间断缝合法最常用,可用于各种组织的缝合,皮肤、皮下组织、筋膜、肌肉等一般用单纯缝合法。间断内翻缝合法常用于胃肠道的吻合。间断外翻缝合法常用于血管吻合、松弛皮肤的缝合、腹壁的减张缝合(图 1-25)。

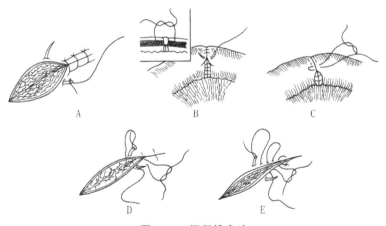

图 1-25　间断缝合法

2.连续缝合法

连续缝合法是用一根线做同一层次的全部缝合,缝线在其两端打结。连续缝合法具有组织对合严密、止血好、缝合快的特点,常用于腹膜、筋膜的关闭及消化道、血管的吻合及闭合。单纯连续缝合法用于血管、胃肠、胆管的吻合和闭合及筋膜的缝合。褥式缝合法适用于皮下组织少的松弛皮肤及腹膜的缝合。"8"形缝合法常用于止血、关闭腹膜及某些组织容易撕开的缝合。减张缝合法用于张力较大的组织缝合。荷包缝合法是围绕管腔所作缝合,主要用于包埋阑尾残端、固定消化道或膀胱的造瘘管。皮内缝合法从切口的一端进针,然后交替地经过两侧切口边缘的皮内穿过,一直缝到切口的另一端穿出,然后抽紧,皮肤则能对合,此方法主要优点是切口瘢痕小(图 1-26)。

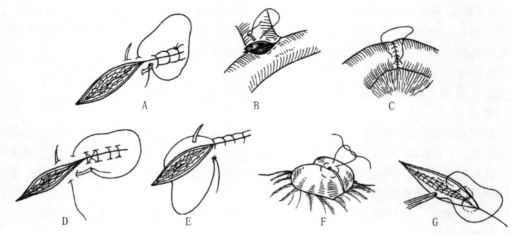

图 1-26　连续缝合法

一般伤口缝合的层次是深筋膜、肌膜、腱膜、皮下组织和皮肤。缝合进针时应注意针体前部与组织垂直,靠腕部及前臂旋转力量进针,旋力是进针的技巧。出针时可用手术镊夹针的前部外拔,持针器从针后部前推,顺针弧度迅速拔出,当针要完全拔出时,可松开持针器,单用镊子夹持针前部将针继续外拔,用持针器再夹针的后 1/3 将针完全拔出。或由助手协助拔针。缝合时要注意认清组织,按层次缝合,组织对合良好。缝合方法选择恰当,不留无效腔。针距、边距适当。缝线选择合理,松紧合适,缝线与皮肤切口纵轴垂直。浅层缝合不能超越已缝合的深层,以免损伤深部组织(图 1-27)。

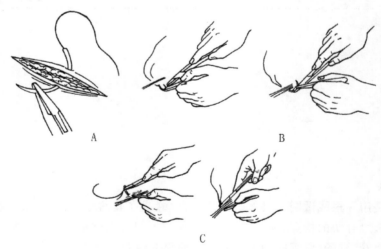

图 1-27　缝合时的进针与出针

目前有各种类型的皮肤和内部组织缝合器用于外科缝合,其所用缝合材料主要是钛合金。缝合器具有组织对合整齐、组织反应轻微、节省手术时间等特点,用于消化管、皮肤及其他组织器官的缝合。

皮肤黏合剂使用最广泛的是纤维蛋白黏合剂,主要用于强化消化道吻合口,预防吻合口漏。用于封闭组织创面,控制创面渗血渗液,促进伤口愈合。氰基丙烯酸聚合物具有较好的强度,用于低张力创缘可替代缝线。使用黏合剂时伤口必须彻底清创和止血,创缘及附近皮肤必须干燥。

(八)剪线及拆线

手术中剪线必须在直视下进行,剪刀开口不要太大,剪刀钝头在下,以免损伤周围组织。线头长度应适当,剪线时将剪刀沿缝线下滑至线结,再侧翻转 15°～30°剪断,线头长度随翻转角度而异,皮下结扎止血应尽量剪短,以不剪断线结为准(图 1-28)。血管结扎要留 0.2～0.3 cm,皮肤缝线应以 0.5 cm 为宜。

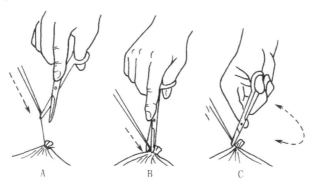

图 1-28　剪线法

皮肤切口拆线时间根据切口位置、切口性质、组织愈合情况等决定,一般头颈部术后 4～5 天拆线,躯干部 7 天左右拆线,四肢 10～14 天拆线。年老体弱者可适当延长拆线时间,切口感染时应随时拆除缝线。拆线时应遵守无菌原则,不能将暴露在皮外的线段拉进皮内。拆线时用镊子提起线结,使埋入皮内的线段部分露出,用剪刀贴皮肤将露出的皮下线段剪断,然后向切口中线方向抽出(图 1-29)。

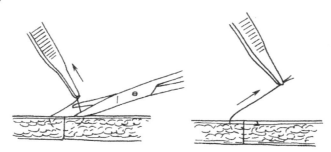

图 1-29　拆线法

(九)引流

外科引流是指将组织间或体腔内积聚的液体引流至体外的方法,引流的目的是有效地排除积聚物。因此,引流的基本原则是通畅、彻底、损伤小。影响通畅的因素包括引流切口的大小、引流口的位置、体位等,在做引流时必须考虑。较大或较深在的病灶有时存在分隔,使引流不彻底,引流时需注意切开分隔,并采用对口引流、多管引流、负压引流等方法,对不断出现的继发性坏死灶可多次引流。切开引流口时要避免损伤重要血管、神经、关节腔及脏器。应该认识到并不是所有手术都需要引流,引流可以预防感染,引流也可引起继发感染。

流气体则应放在高位。引流管不经过手术切口而另戳口引出,以保切口一期愈合。引流管应用丝线固定在皮肤上以防脱落。引流孔径应与引流管径粗细相当,防止漏液或引流管受压变形。引流管应剪侧孔以利引流。引流物不应直接放在吻合口或修补缝合处,以防使缝合或吻合处破裂。较硬的管状引流物不可放在大血管、神经或肠管旁，以防损伤组织。

引流物放置的时间应视引流的特征、引流液性质和量、有无异物存留和患者的全身情况而定。对于治疗性引流，当出血停止、感染控制、漏口愈合、积液清除即应拔除。对于预防性引流，术后出血或渗漏的主要危险已经解除后即应拔除引流物。若引流量很少或已无引流液，引流管可在放置后 24～48 小时拔出。若仍有一定的引流量根据需要可放置更长时间。引流管放置时间越长，引流口越不易愈合。

常用的引流材料有纱布引流条、橡胶引流条、卷烟式引流条、橡胶引流管及特制引流管等，用于不同需要的引流病灶。引流期间要注意观察引流液体的性质及数量，判断引流效果及出现的问题并及时处理。要防止引流瓶或引流袋内的液体倒流入切口内。引流管内口的侧孔应置于创腔内而非引流管行经的正常组织内(图 1-30)。

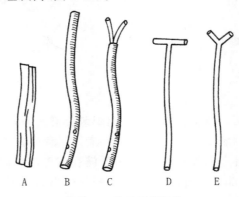

图 1-30　常见的引流物

A.乳胶片；B.橡胶引流管；C.双套管；D.T 形管；E.Y 形管

（王星际）

第二节　外科切口愈合与外科手术感染

一、外科切口愈合

外科手术切口或创伤愈合是指手术切口或外伤过程造成组织缺损后，局部组织通过增生或再生方式来进行修补的一系列病理生理过程。本质上它是生物在长期进化过程中所获得的一种保护与更新方式的具体表现。从内容上来讲，愈合强调组织修复(愈合)发生时自身的病理生理过程，而修复的含义则更广些，还包括许多在处理创面过程中的人工技巧等，如对缺损创面采用手术方式修补的方式方法等。尽管不同组织接受手术或遭受分作后都有各自的修复特征与规律，但皮肤组织切开或创伤后的修复过程与规律则最具代表性，是目前人们研究最多的一类组织修复形式。

(一)对切口创伤修复现代认识

手术切口或创伤后组织修复过程从凝血开始，由许多细胞相互协作共同参与完成。最初，血小板、中性粒细胞和巨噬细胞大量进入切口和创伤区,以清除受损组织和污染的微生物,其中血小板和巨噬细胞还分泌一些与成成纤维细胞和内皮细胞有关的生长因子,接着成成纤维细胞和内皮细胞逐渐取代受损基质。同时,上皮细胞也从创缘向内生长,直至覆着伤口。因此,切口和创伤修复的快慢取决于上述细胞进入伤口并在此增生的速度,而细胞的进入和增生又依赖于趋化因子和生长因子的参与。

趋化因子通常是肽类、蛋白质和蛋白质片段。它可引起细胞向一定方向移动,如从低浓度向高浓度方向移动。细胞对趋化因子的反应取决于其拥有的相应生长因子的受体数目。不同细胞对不同的趋化因子有不同的反应。

生长因子也是蛋白质和肽类,它们单独或几种生长因子协同作用,诱导细胞 DNA 的合成和分裂。目前已有许多生长因子被人们所认识。如血小板源性生长因子、酸性或碱性成纤维细胞生长因子、表皮细胞生长因子、转化生长因子、TGF-α、TGF-β、胰岛素样生长因子等。在低尝试条件下,细胞对生长因子的反应也取决于细胞上是否存在相应受体,如 PDGF 只对成纤维细胞起作用,而 FGFs 对成纤维细胞和内皮细胞均有作用。需要指出的是,某些生长因子也有趋化作用,这种双重作用对创伤愈合具有特别的意义。因此,有时也将它们称为分裂趋化因子。在切口和愈合早期的细胞间作用就需要这种双重作用的因子,而在后期,如 DNA 合成时,就不再需要趋化作用的存在了。

趋化因子产生于凝血过程,聚集的血小板是其主要来源。因此,有些能减少循环血小板数量的细胞毒性药物,同时也会影响到切口和创伤愈合,如抗巨噬细胞抗体。另外,巨噬细胞、成纤维细胞和内皮细胞本身也会产生一些趋化因子和分裂因子。

在手术切口或创伤部位加入某些组织内提取的物质来促进其愈合已有相当长的历史。特别是近几年来,随着人们对生长因子研究的深入,已有许多利用生长因子促进创面愈合的报道。由于局部加入生长因子后其有效浓度难以维持,往往需要给予大剂量的生长因子。为了解决这一难题,目前可以采用转基因方法解决这一问题。至今未见大剂量应用生长因子后产生全身毒副反应和某些局部不良反应的报道。虽然生长因子水平的升高是增生性瘢痕形成的原因之一,但未见有注射了生长因子后形成增生性瘢痕的报告。

手术切口或创伤后,瘢痕张力大小取决于胶原的合成和沉积。而后者与成成纤维细胞数量有关,还与切口氧张力、维生素水平和营养状况有关。而生长因子通过增强细胞分裂来促进胶原的合成。大多数生长因子同时还促进胶原酶的产生,从而使胶原降解加强。相反,TGF-β 虽然也促进胶原合成,但它同时又抵制胶原降解。因此,人们认为 TGF-β 虽然也促进胶原合成,但它同时又抑制胶原降解。因此,人们认为 TGF-β 可能与某些纤维化疾病的发生有关。

(二)切口或创伤愈合病理生理过程

现代高新生物技术的发展已从细胞、分子甚至基因水平揭示了创伤修复的许多奥秘,但传统上人们在描述组织修复的病理生理过程时仍局限在病理学领域。尽管在切口和创面愈合的分期上不同学者有不同的区分方法,但一般来讲比较公认的分期法仍习惯将切口和创伤愈合的基本病理生理过程大致分成创伤后早期炎症反应、肉芽组织增生和瘢痕形成 3 个阶段,当然它们之间并无截然的分界线,既相互联系,又各具特征。

1.炎症反应期

手术切口或创伤后的炎症反应期从时间上来讲主要发生于伤后即刻至 48 小时。在此期间,组织变化的特征是炎症反应,受创组织出现水肿、变性、坏死、溶解及清除等。最新的研究表明,炎症反应期的本质与核心是生长因子的调控及其结果。组织受伤后,出血与凝血等过程可释放出包括 PDGF、FGF 及 TGF 等在内的多种生长因子,这些生长因子在炎症反应期可以发挥如下作用:①聚集的白细胞能吞噬和清除异物与细胞碎片;②局部渗出物能稀释存在于局部的毒素与刺激物;③血浆中的抗体能特异性中和毒素;④渗出的纤维蛋白凝固后形成局部屏障;⑤激活的巨噬细胞等不仅释放多种生长因子,能进一步调控炎症反应,同时也影响后期肉芽组织中胶原的形成。这一阶段的变化是为后期的修复打下基础。

2.肉芽组织增生期

约在手术切开或伤后第 3 天,随着炎症反应的消退和组织修复细胞的逐渐增生,创面出现以肉芽组织增生和表皮细胞增生移行为主的病理生理过程。此时组织形态学的特征为毛细血管胚芽形成和成纤维细胞增生,并产生大量的细胞外基质。通常,增生的成纤维细胞可以来自受创部位,即"就地"增生,也可以通过炎症反应的趋化,来自创面邻近组织。而新生的毛细血管则主要以"发芽"方式形成。首先,多种生长因子作用于创面底部或邻近处于"休眠"状态的血管内皮细胞(特别是静脉的血管内皮细胞),使其"活化"并生成毛细血管胚芽,在形成毛细血管胚芽后呈祥状长入创区,最后相互连接形成毛细血管网。细胞外基质主要由透明质酸、硫酸软骨素、胶原及酸性黏多糖等组成,其主要成分来自成成纤维细胞。肉芽组织形成的意义在于填充切口创面缺损,保护创面防止细菌感染,减少出血,机化血块坏死组织和其他异物,为新生上皮提供养料,为再上皮化创造进一步的条件。

3.瘢痕形成期

切口和瘢痕的形成是软组织创伤修复的最终结局之一。对创面缺损少、对合整齐、无感染的创面(清洁的手术切口),伤后 2～3 周即可完成修复(愈合),此时的瘢痕如划线样,不明显,对功能无影响。而对缺损大、对合不整齐或伴有感染的创面,常需要 4～5 周时间才能形成瘢痕,且瘢痕形成较广,有碍观瞻,甚至对功能产生影响。瘢痕的形态学特征为大量的成成纤维细胞与胶原纤维的沉积,其生化与分子生物学特征为成成纤维细胞产生胶原代谢异常所致。有研究表明,异常瘢痕成成纤维细胞中的 Ⅰ、Ⅲ 型胶原前体 mRNA 之比高达 22∶1,而正常皮肤仅为 5∶1,表明 Ⅰ 型胶原前体 mRNA 转录选择性增强,而这种基因学的改变又与局部创面生长因子(TGF、TNF)、局部免疫(IgG、IgA、IgM)改变有关。瘢痕的形成与消退常取决于胶原纤维合成与分解代谢之间的平衡。在切口和创面愈合初期或纤维增生期,由于合成作用占优势,局部的胶原纤维会不断增加。当合成与分解代谢平衡时,则瘢痕大小无变化。当胶原酶对胶原的分解与吸收占优势时,瘢痕会逐渐变软、缩小,其时间视瘢痕的大小而异,通常需数月之久。

(三)切口和创伤愈合基本类型

切口和创伤愈合的基本类型取决于创伤本身及治疗方法等多种因素。过去 Galen。主要将其分成一期愈合与二期愈合两类。但现代医学的发展,又出现了一些更细的分类法。以皮肤切开和创伤愈合为例,其修复的基本类型有一期愈合、二期愈合及痂下愈合 3 类。

1.一期愈合

一期愈合是最简单的伤口愈合类型,也是组织的直接结合所致。这类愈合主要发生于组织缺损少、创缘整齐、无感染,经过缝合或黏合的手术切口。基本过程:在组织损伤后,血液在创面形成血凝块,使断端两侧连接,并有保护创面作用。伤后早期(24 小时以内),创面的变化主要是炎症反应,渗出及血凝块的溶解等。之后,创面浸润的巨噬细胞能清除创面残留的纤维蛋白、红细胞和细胞碎片。从伤后第 3 天开始,可见毛细血管每天以 2 mm 的速度从伤口边缘和底部长入,形成新的血液循环。同时,邻近的成成纤维细胞增生并移行进入伤口,产生基质和胶原。伤后1周,胶原纤维可跨过伤口,将伤口连接。之后伤口内的胶原继续增加并进行改造,使伤口张力增加。过去曾长期认为此类愈合是两侧新生的表皮细胞、毛细血管内皮细胞和结缔组织在短时间内越过(长过)伤口所致,无肉芽组织形成。近来的研究表明,这一过程同样也有肉芽组织参与,其过程与其他软组织损伤修复类似,只是由于创缘损伤轻,炎症反应弱,所产生的肉芽组织量少,在修复后仅留一条线状瘢痕而已。

2.二期愈合

二期愈合又称间接愈合,它指切口边缘分离、创面未能严密对合的开放性伤口所经历的愈合过程。人们一般认为,由于创面缺损较大,且常伴有感染,因而愈合过程通常先由肉芽组织填充创面,继而再由新生的表皮将创面覆盖,从而完成修复过程。这种理论把创面肉芽填充与再上皮化过程看成是同步进行的。但也有学者的观点认为此类创面的修复首先为表皮细胞的再生,继之再刺激肉芽组织的形成,最终使创面得以修复,这种理论即所谓的"两步"法。尽管目前人们对二期愈合中创面再上皮化与肉芽组织生成的先后顺序存在争议,但对肉芽组织中新生血管的形成却有相对一致的看法。这一过程首先来自多种生长因子(TGF/FGF)刺激创面底部或创缘"休眠"的血管内皮细胞,使之激活,再通过"发芽"方式产生的新毛细血管胚芽,经相互沟通而形成新生肉芽组织中的毛细血管网。与一期愈合相比,二期愈合的特点:由于创面缺损较大,且坏死组织较多,通常伴有感染,因而上皮开始再生的时间推迟;由于创面大,肉芽组织多,因而形成的瘢痕较大,常给外观带来一定影响;由于伤口大、感染等因素的影响,常导致愈合时间较长,通常需要4～5周。

3.痂下愈合

痂下愈合是一种在特殊条件下的伤口修复愈合方式。主要指伤口表面由渗出液、血液及坏死脱落的物质干燥后形成一层黑褐色硬痂下所进行的二期愈合方式。如小面积深二度烧伤创面的愈合过程便属此类。其愈合过程首先也是创缘的表皮基底细胞增生,在痂下生长的同时向创面中心移行,同时创面肉芽组织也发生增生。痂下愈合的速度较无痂皮创面愈合慢,时间长。硬痂的形成一方面有保护创面的作用,同时也阻碍创面渗出液的流出,易诱发感染,延迟愈合。因而临床上常需采用"切痂"或"削痂"手术,以暴露创面,利于修复。

(四)影响切口或创伤愈合因素

影响切口或创伤愈合的因素众多,主要有全身与局部因素两方面。

1.全身因素

患者营养缺乏,严重贫血,年老或患有全身性疾病,如糖尿病、动脉粥样硬化等,不仅延缓愈合过程,而且某些疾病还会成为局部慢性难愈合创面形成的真正谢罪,如糖尿病诱发的溃疡。过去有关药物对修复抑制效应的研究以类固醇类为主,这类药物主要通过抑制炎症反应和促进蛋白质分解来抑制修复过程。近来,随肿瘤治疗的进展,高剂量射线照射和一些抗肿瘤药物如阿霉素类应用后对修复的影响也已引起人们高度的重视。据研究,阿霉素类药物抑制修复是通过影响组织修复细胞周期来实现的。从预防角度来讲,人们推荐以手术后2周放射治疗(以下简称放疗)为佳。而对于由放疗或化学治疗(以下简称化疗)造成的溃疡,有报告外源性应用生长因子类制剂有很好的促修复作用。此外,创伤后神经内分泌失调和免疫功能紊乱对修复的不利影响也是人们关注的重点。

(1)年龄因素:衰老是影响创伤愈合的主要全身因素。老年人由于各种组织细胞本身的再生能力减弱,加之血管老化导致血供减少,因而创伤后修复显著延迟。儿童和青年人代谢旺盛,组织再生力强,伤口愈合上皮再生时间均比老年人短。

(2)低血容量休克或严重贫血:严重创伤后低血容量休克或容量复苏不完全的患者,为保证心脑等生命器官功能,机体首先代偿性减少皮肤和软组织的血液供应。严重贫血的患者,氧供不能满足组织代谢旺盛的要求,这些因素都影响创伤愈合。容量复苏充分与否,可通过皮温、皮肤颜色、血压、脉率和尿量加以判定。贫血患者可以补充新鲜血液和吸氧。低血容量和贫血患者全身抵抗力较低,术后易于发生局部或全身感染,应予警惕。水、钠补充要适量,过量则容易造成血液稀释,影响创伤愈合。

(3)全身疾病。

糖尿病:糖尿病患者易发生创伤感染。当血糖>200 mg/dL 时,白细胞吞噬细菌的功能受到抑制,在创伤愈合过程中必须控制糖尿病患者的血糖水平。

动脉粥样硬化:动脉粥样硬化影响创面的供血不全和对局部感染的抵抗能力。

细胞毒性药物和放疗:多数细胞毒性药物能抑制成纤维细胞生长、分化和胶原合成,从理论上讲有延迟伤口愈合的作用,但在临床实践上未能得到充分证实。放疗也干扰成纤维细胞的生长和分化。任何种类的照射(包括 γ 射线、X 线、α 及 β 线、电子束等)一方面能直接造成难愈合的皮肤溃疡,另一方面也能妨碍其他原因引起创面的愈合过程。其机制在于射线损伤小血管,抑制成成纤维细胞增生和胶原蛋白的合成与分泌等。由于高剂量照射能显著延迟愈合伤口抗张力强度的增加,因此人们推荐以术后 2 周放疗比较安全。

非甾体抗炎药物:炎症是创伤愈合的先导,没有炎症就不会有纤维组织增生和血管生成。抗炎药物是临床应用得最普遍的一种抗炎药物,有明显的抑制创伤愈合的作用。其主要机制是抑制炎症过程和促进蛋白质分解。临床证明,术前或术中使用类固醇的病例,其并发症明显增高,全身使用维生素 A 可拮抗非甾体抗炎药对炎症的抑制效应。近来也有研究表明,掌握好创伤后非甾体抗炎药的应用时间与用量,对创伤修复有时也有促进作用。其他抗炎药物对创伤愈合影响较小,但超过药理剂量的阿司匹林有延缓创伤愈合的作用。

神经内分泌和免疫反应:任何致伤因子作用于机体只要达到足够的时间和强度均可激起全身非特异性反应,产生一系列神经内分泌和免疫功能的改变,如糖皮质激素的增加,导致那些依赖胰岛素的组织(骨骼肌)糖利用障碍,蛋白质分解增强;交感神经兴奋能明显抑制全身免疫反应。非致伤因子如社会因素,职业的不稳定和精神情绪焦虑,通过对神经内分泌免疫功能的影响而间接影响正常的创伤愈合过程。

2.局部因素

(1)切口内异物:在影响创伤愈合的局部因素中,首当其冲的是切口创面或伤道内异物存留对修复的影响。通常较大的异物肉眼可以看见或通过 X 线透视可以发现,但毫米级以下的异物肉眼很难发现。异物对创面愈合的影响主要来自以下方面:①异物本身带有大量细菌,容易引起局部创面感染;②有些异物,如火药微粒、磷粒、铅粒等,本身具有一定的组织毒性,可对周围组织造成直接损伤;③异物刺激周围组织,加重急性炎症期的反应过程。因此,对外伤造成的创面,清创时应将异物尽量摘除。深部组织内的异物,如果不影响生理功能,也不必勉强摘取,以免造成较大的组织损伤。紧邻神经、血管外侧的锐性异物一般均应及时摘除。游离的较大骨碎片亦应摘除。手术时,结扎线和缝合线也都是异物,保留得越短、越少则越好,以减轻局部炎症反应。

(2)切口内坏死、失活组织和凝血块:高速投射物伤或大面积组织挫伤的切口内都积存有大量凝血块、坏死组织碎片,切口周围也有较大范围的组织挫伤区。特别在高速投射物致伤时,大量能量传递给组织,故伤道周围的组织在反复脉动和震荡后更易造成小血管堵塞,微循环障碍。在人体的防御功能达不到的地方,坏死组织也无法被清除掉。外科处理时可通过组织的颜色、紧张度、收缩性和毛细血管出血来判定是否为失活组织,凡是失活组织在清创时均应尽可能切除。同时,清除切口内的失活组织、凝血块也是预防伤口感染等的必要措施。

(3)局部感染:对切口修复过程不会产生重大的影响。当切口发生感染时,切口内微生物在生命活动过程中和在破坏时分泌出来的外毒素,如金黄色葡萄球菌 α 毒素不仅引起红细胞及血小板的破坏,而且还促使小血管平滑肌收缩、痉挛,导致毛细血管阻滞和局部组织缺血坏死。葡萄球菌的杀白细胞素通过作用于靶细胞膜上的溶细胞效应,使之溶解死亡并丧失吞噬细菌的能力。同时巨噬细胞破坏后,处理抗原及传递抗原信息的能力受到极大限制,故在葡萄球菌感染中,常不能建立有效的特异性免疫。同时能产生杀白细胞素的菌株具有抗吞噬能力,并在吞噬细胞中增殖,以致造成易感部位的反复感染。

近年来发现从人体内分离出来的大肠埃希菌的部分纯化制品,能溶解红细胞,导致细胞内铁离子的释放。铁离子一方面能助长大肠埃希菌的生长而加重感染程度,另一方面在体外对人类白细胞及成纤维细胞也具有细胞毒作用,进一步使组织修复延缓。

铜绿假单胞菌对组织修复的影响与菌体外分泌的代谢产物有关。铜绿假单胞菌外毒素 A 不仅对巨噬细胞吞噬功能有明显的抑制作用(细胞毒作用),也使易感细胞蛋白质合成受阻。铜绿假单胞菌分泌的溶解弹性蛋白层发生溶解而导致坏死性血管炎。临床分离的菌株,约 85% 出现弹性蛋白酶和蛋白酶阳性,动物肌内注射后可引起皮肤溶解和出血性坏死,滴入角膜可引起角膜溃疡和穿孔。

切口感染后大量细菌外毒素、内毒素和蛋白水解酶的综合作用,并通过它们的细胞毒作用引起细胞因子的生物学效应及自由基损伤,造成组织消肿、出血、脓性分泌物数量增多,蛋白质由创面大量丧失和电解质急剧增加,化脓性伤口的肉芽组织中蛋白质大量水解,细菌大量侵入周围组织,使肉芽组织生长缓慢或因肉芽的过度增生严重影响上皮形成,影响了切口修复的速度。

(4)血肿和无效腔:血肿和无效腔都有增加感染的趋势,将直接或间接影响切伤愈合。无污染的手术切口,在关闭切口时应彻底止血,分层缝合不留无效腔。对有污染的伤口,清创时应尽可能少用结扎的方法止血,电灼或压迫止血应列为首选。关闭切口时应放置引流条,视情况在伤后 48~72 小时取出。

(5)局部血液供应障碍:切口周围局部缺血既有全身性原因也有局部因素。局部因素中既有血管本身因素的影响,也有血管外组织出血消肿压迫血管壁造成的缺血。在致伤因子作用上,局部出现不同程度的细胞和组织损伤,启动了炎症过程,微动脉出现一过性的挛缩,时间约数秒至数分钟不等,紧接着出现血流动力学和流变学改变的 3 个时相:高流动相→低流动相→血流淤滞相。如果损伤因子过于强烈或持久,则低流动相延长,血浆外渗增多,血液黏度增加,血流淤滞。另外,白细胞自血管游出,在损伤区大量聚集,吞噬坏死组织和异物,氧耗量显著增加,代谢活动增强,这样,在损伤区可导致血液供应的相对不足。切口周围组织内出血、水肿、张力增加,压迫血管,也是伤口周围组织缺血的另一主要原因。创伤修复必须要有充分的血流,一方面是向创伤区提供充足的氧和必要的营养物质,另一方面要将局部产生的毒性产物、代谢废物、细菌和异物运出损伤区。

另外,切口缝合(特别是连续缝合)时张力要适度,缝合时张力过大,加之术后切口出血、水肿势必压迫血管,造成供血不全,影响切口愈合。

(6)局部固定不良:邻近关节的切口,伤后早期应该制动。过早活动容易加重炎症过程中的渗出反应,加重局部肿胀,影响供血。新生的肉芽组织非常脆弱,牵扯易于损伤出血,影响成纤维细胞的分化和瘢痕组织的形成。骨折部分过早活动也容易出现骨不连接和假关节形成。

(7)局部用药:在清创过程中,有些医师为了减少创面出血,在局麻药中加进了缩血管类药物和肾上腺素,这一举措的弊端在于加重了局部组织缺血和继发性伤口内出血。

(8)创面局部外环境:相对于保持创面干燥而言,采用保温敷料使局部创面保持潮湿将有利于形成一个局部低氧环境,从而刺激成成纤维细胞生长与毛细血管胚芽形成。在这种潮湿、低氧与微酸环境中,坏死组织的溶解增强,与组织修复密切相关的多种生长因子释放增多,且不增加感染率并能明显减轻创面疼痛。大量临床研究表明,采用保湿敷料对许多慢性难愈合的切口创面,如糖尿病溃疡、下肢动静脉疾病所致溃疡及压疮等已取得明显效果。

二、外科手术感染

外科感染是指单独使用抗菌药物解决不了而需外科治疗的及与外科手术和操作相关的感染。其主要特点是皮肤或黏膜屏障破损,多种致病微生物从破损部位入侵致病。

目前,手术患者获得性感染率将近2%~3%,其中择期手术患者1.09%发展为术后脓毒症,0.52%出现严重脓毒症,而非择期手术患者分别为4.24%和2.28%。院内发生的外科感染最常见的是外科切口部位感染(SSI),以及发生在外科患者中的导管相关血流感染(CRBSI),肺炎和泌尿系统感染。这也反映了近年来外科感染中,院内感染已多于社区感染,内源性感染已超出外源性感染。

(一)外科感染发病机制

1.引起外科感染的危险因素

造成外科感染的高危因素中,不合理使用抗生素是重要原因,滥用抗生素使许多病原菌对抗生素的耐药性增加,耐药菌株感染日益增多。免疫抑制剂的使用,也增加患者对细菌的易感性。麻醉药物会作用于患者机体的免疫系统,影响围术期的免疫机制。手术操作所致的应激反应能增加外科感染的危险。此外手术室和病房的环境、空气污染情况;创口有无血肿、异物、无效腔和坏死无生机组织;患者原有疾病和营养免疫状态;手术的时间等,也都是重要的危险因素。

2.全身炎症反应综合征(SIRS)

在宿主抗感染防御机制方面,手术创伤引起的炎症反应,宿主免疫防御会进一步放大天然和获得性免疫系统的作用,产生炎症反应。而这种炎症刺激造成的"第二次打击"是重要的机体损伤模式,它所致的全身炎症反应综合征(SIRS),可造成机体免疫监控丧失,引起免疫应答障碍,使炎症加剧,细菌更易入侵致外科感染。从临床角度看,当以下各指标有两项时即为SIRS:①体温>38℃或<36℃;②wbc>12 000/nm³;或<4 000/nm³,杆状核>10%;③脉搏>90/m;④呼吸增快>20/m,或$PaCO_2$<4.3 kPa(32 mmHg)。如SIRS合并致病细菌入侵,即发展为脓毒症,加剧者进一步发展为严重脓毒症、脓毒性休克甚至MODS,约有26%的SIRS发展为sepsis,7%死亡。

3.脓毒症

外科手术后由于细菌感染、出血、输血或麻醉可使机体产生全身性炎症反应,发生严重免疫抑制,促进脓毒症的发生与发展。外科脓毒症占所有脓毒症近30%。脓毒症会伴有显著的天然和获得性免疫功能紊乱,脓毒症所致的死亡常发生在长期的免疫抑制状态,而不是在亢进的炎症反应阶段。在脓毒症后期,宿主的免疫功能严重受抑,手术表现为 T 细胞的无反应性和进行性免疫细胞的丢失。创伤或烧伤患者血中 T 细胞数量下降,而存活的 T 细胞也呈现无反应状态,即在特异性抗原刺激下,不能有效增殖或分泌细胞因子。同时,T 细胞和 B 细胞数量由于凋亡而明显减少,单核细胞和滤泡样树突状细胞(DC)功能发生免疫麻痹,淋巴细胞和 DC 的减少对免疫抑制尤为重要,因为这两种细胞的减少常发生在机体遭受致命性感染时。DC 是体内抗原提呈能力最强的免疫调节细胞,在介导宿主对微生物的天然和获得性免疫反应中起重要作用。脓毒症早期血中 DC 减少,脾脏 DC 凋亡增加,并与疾病的严重程度和死亡率升高有关;此外,血中 DC 和单核细胞(MDSC)出现持续性、功能性障碍,也造成脓毒症时宿主防御能力的降低。此外,小鼠髓系抑制细胞作为髓样前体细胞的代表,可被内源性或外源性因子激活,导致免疫反应的抑制。MDSC 在脓毒症中的作用逐渐引起关注。脓毒症能引起骨髓、脾脏和淋巴结中 MDSC 大量扩增,表达 IL-10、TNF-α 和其他细胞因子。在这种情况下 MDSC 通过对 IFN-γ 的抑制作用,使 CD8、T 细胞耐受,诱发脓毒症逐渐加重。

4.宿主抗感染防御机制

(1)神经内分泌应激反应:外科手术能激活机体神经内分泌应激反应,涉及下丘脑-垂体-肾上腺皮质(HPA)轴和交感神经系统。大手术是激活 HPA 轴,促进皮质醇分泌的最强的诱发因素之一,手术开始后几分钟血浆皮质醇水平即显著升高。皮质醇具有显著的抗炎作用,能抑制巨噬细胞和中性粒细胞聚集到炎症部位,干扰炎性介质的合成。而交感神经系统的激活,还能促进肾上腺髓质和突触前神经末梢分泌去甲肾上腺素,从而产生促炎效应。

(2)细胞介导免疫反应:免疫防御在宿主抗感染中发挥重要作用。组织损伤能引起天然的和获得性免疫反应,天然免疫系统产生最初的免疫应答,涉及巨噬细胞、自然杀伤细胞和中性粒细胞;而获得性免疫系统可由于外源性抗原提呈给 CD4$^+$T 和 CD8$^+$T 细胞而被激活。激活的 CD4$^+$T 细胞能分泌两种截然不同的、相互拮抗的细胞因子,一类为促炎细胞因子,包括肿瘤坏死因子和白介素;另一类是抗炎性细胞因子,如 IL-4 和 IL-10。激活的 CD4$^+$T 细胞可产生大量细胞因子,进一步放大天然和获得性免疫反应,产生炎症反应。免疫系统对任何损伤,包括手术创伤,都能迅速产生促炎细胞因子和其他炎性递质。在最初的炎症反应之后,接着发生代偿性的抗炎反应,这些抗炎细胞因子也具有强烈的免疫抑制作用。因此,外科感染会出现不同程度的细胞免疫反应下调,引起术后感染并发症。

5.外科手术感染的炎症和免疫病理机制

(1)二次打击学说:炎症刺激的“二次打击学说”是目前普遍接受的应激损伤模式。原发性损伤,如疼痛、外科手术、组织损伤或病原菌侵入,能使宿主免疫系统致敏,继而对随后即使相对较轻的打击也能产生非常强烈的宿主炎症及免疫反应,进一步发展为多器官衰竭甚至死亡。

对第一次打击的反应:SIRS 是应激引起的全身炎症反应,是外科大手术感染患者共同的临床表现。如果持续时间过长,会出现促炎症反应状态,包括凝血系统和补体级联反应的激活,以及中性粒细胞和内皮细胞的激活。

对第二次打击的反应:长期应激和感染的共同作用,会导致患者出现各种不同的临床表型和转归。持续性促炎反应表现为凝血系统的广泛激活,以及天然和获得性免疫防御能力的改变。SIRS 能引起获得性免疫监控的丧失,从而提高机体对病原微生物感染的敏感性;而继发性感染可能激发免疫细胞特征性基因表达,从而引起宿主的免疫应答发生障碍。

（2）免疫平衡失调：外科感染后机体获得性免疫反应发生改变，主要影响 T 辅助细胞。Ⅰ型T 辅助细胞（Th1）型细胞因子介导的通路暂时受抑，而 Th2 型细胞因子反应不受影响，导致外科大手术后 Th1/Th2 比值失衡。不同的病情可造成不同的 T 细胞反应，从而影响手术后感染的发病率。如肿瘤患者在手术前免疫系统即已受损，如食管癌患者 Th2 产生 IL-4 减少。此外，长期饮酒患者，术前 Th1/Th2 比值即已变化，与手术后感染增加有关。严重外科感染时抗炎细胞因子水平显著升高，T 细胞从 Th1 向 Th2 漂移，从而导致脓毒症的免疫失调。Th1 反应受抑，表现为 IL-1、IFN-γ 和 IL-12 水平下降，Th1 反应增强则以 IL-10 和 IL-4 水平升高为特征。

（3）影响机体免疫反应的因素。①年龄：一半以上的重症监护病房患者年龄超过 65 岁，年龄的增长显然与感染发病率及病死率增加有关。②性别：对感染性别差异的认识一直存在不同看法。有研究证实，性别能影响早期免疫应答及对损伤的风险预测，但是临床观察中还没有一致的报道。③所患疾病和治疗措施：如近期手术、抗生素治疗、既往是否有心源性休克或复苏等。全身炎症反应状态可能使机体对感染的敏感性增强，是大手术患者术后感染并发症风险增加的主要原因。④遗传因素：人类因感染性疾病死亡存在明显的遗传倾向，在单卵双胞胎，细胞因子的产生和遗传因素有着密切的关系。通过基因操纵使动物免疫反应过程中的主要基因发生缺失，则能够显著影响全身免疫反应。

（二）外科切口部位感染

外科切口部位感染（SSI）是最常见的一种外科手术感染，是近年美国疾病控制中心（CDC）提出和发展的一种概念，它包括了任何一种发生在手术部位的感染。主要分为 3 类：①浅表 SSI，发生在切口皮肤和皮下组织，最常见，占 47%；②深层 SSI，感染扩展到肌肉和筋膜，占 23%；③器官/间隙 SSI，如腹腔脓肿、脓胸、关节间隙感染，占 32%。对 SSI 的诊断并非易事，仅有 46%的在住院期诊断出；16%在出院时诊出；还有 38%在再入院或随诊时做出诊断。SSI 的发生与外科切口种类密切相关，按照手术过程中创口可能被致病细菌污染的机会和情况，手术切口可分为Ⅰ（清洁）、Ⅱ（清洁-污染）、Ⅲ（污染）和Ⅳ（污秽）4 类，这种分类可粗略估计出不同切口发生感染危险性的概率，4 类切口的感染率分别约为 2.1%、3.3%、6.4%和 7.1%（表 1-1）。

表 1-1 外科切口的种类

分类	定义
清洁	一个未感染的手术创口，它没有炎症记录，呼吸系统、消化系统、生殖系统和感染的泌尿系统均未记录。此外，清洁创口是原发闭合的，如需要也是闭式引流的
清洁-污染	一个手术创口，它的呼吸、消化、生殖或泌尿道是在控制的情况下
污染	开放的、新鲜的、偶发的创口，手术时有较大的破损，在无菌技术下的大的胃肠道裂开，切口是急性、非化脓性炎症
污秽	陈旧的创伤创口，有失去生机的组织，已有临床感染或脏器穿孔

不同种类的外科切口有着不同的感染危险指数，如表 1-2 所示。

表 1-2 切口分类与 NNIS 系统对 SSIN 危险估计比较

创口分类	NNIS 危险指数				
	0	1	2	3	全部
清洁	1.0	2.3	5.4	—	2.1

创口分类	NNIS危险指数				
	0	1	2	3	全部
清洁-污染	2.1	4.0	9.5	—	3.3
污染	—	3.4	6.8	13.2	6.4
污秽	—	3.1	8.1	12.8	7.1
全部	1.5	2.9	6.8	13.0	2.8
最大比值	2.1	1.7	1.8	1.0	

注：NNIS(National Nosocomial Infection Surveillance System)。

对于 SSI 的预防可从 3 个方面着手，一是患者本身，在术前将宿主的抵抗力提高到最佳境地；二是手术操作要轻柔细致，减少操作，降低病原菌入侵机会；三是加强围术期处理，包括预防性抗生素、防止异物和无生机组织残留、缩短手术时间、减少输血、合理准备消毒切口、术中维持患者巨噬细胞的功能、禁烟及做好手术室环境管理等。

（三）导管相关血液循环感染

在围术期，中心静脉(CVC)导管的功用十分重要，它可进行血流动力学监测、补液、输注药物、输血、给予肠外营养(TPN)等，这些都是周围静脉导管不能替代的。但 CVC 也会带来 15% 的各种并发症，包括置入和取出时的机械性损害（穿破动静脉、血肿、血胸、气胸等）、栓塞、感染等。其中最常见的感染并发症是导管相关血流感染(CRBSI)，这种院内感染与外科切口感染、肺炎及泌尿系统感染一并成为外科危重患者的 4 种最常见感染。在过去的 20 年中，CRBSI 的发生率增加 3～5 倍，死亡率也高达 10% 左右，且延长患者住院和 ICU 停留时间，增加医疗开支，是一个值得重视的临床问题。

1.定义

发生 CRBSI 前，先有导管的菌株定植，其定义是导管的尖端、皮下段或中间段内，产生了多于 15 个菌落形成单位；而 CRBSI 的定义是指在 48 小时内，同时发生了导管菌株定植和至少 1 次的周围静脉血内同一菌株培养阳性。CDC 对 CRBSI 定义，除菌株培养阳性外，还包括临床特点，如发热、畏寒和/或低血压，但无其他原因的菌血症；而对凝固酶阳性金黄色葡萄球菌的培养需 2 次阳性。更为严格的定义是美国传染病协会(IDSA)所制定的，认为有以下几种情况的一项者即为 CRBSI：①导管半定量或定量培养导管菌落阳性；②从中心静脉和周围静脉按 5∶1 比例取血样半定量培养菌株阳性或培养菌株计数呈大幅度增加；③在不同时间内中心静脉和周围静脉血样两者同时培养均阳性。

2.流行病学

许多类型的导管装置均可导致菌株定植和 CRBSI，其中周围血管导管感染率为 0.5/1 000 导管日，动脉导管为 1.7/1 000 导管日，周围血管透析导管为 2.4/1 000 导管日，长期外科插入血管装置为 0.1～1.6/1 000 导管日，但其中以 CVC 最为常见，占到全部 CRBSI 的 90% 以上。据统计，美国各医院的 ICU 中，每年有 1 500 人行 CVC 插管，其中有 25 万人发生 CRBSI。一般在 CVC 插管患者中有 25% 会发生菌株定植，平均在 8 天后会发生 CRBSI；ICU 的外科危重患者几乎有一半都行 CVC 插管，所以发生 CRBSI 的概率达 2.9%～12.8%。最近的研究还显示，CRBSI 的死亡率增加了 3 倍以上；Maki 等对一组在 ICU 停留 14 天的患者的观察结果显示，行

CVC 插管 121 例,发生 CRBSI 的比率为 6/1 000 导管日,而周围静脉插管为 2.2/1 000 导管日,结论是周围静脉插管更为可行。

3.危险因素和发病机制

引发 CRBSI 的各种危险因素中,医师、护士的操作经验不足是最主要的,其他还包括 ICU 中护士接触患者次数多、在插管过程中使用全消毒屏障失败、插管部位选择不合宜、插入导管后有严重污染发生、导管放置时间超过 7 天等。另外的危险因素还包括插管时患者所处位置(门诊、住院部或 ICU)、插管类型、插管数量、患者每天接受操作的次数、使用 TPN 插管等。在外科病房常见的 CRBSI 危险因素:插管数量多,超过 3 个;插管时间过长等。Johns Hopkins 大学外科的一组临床试验研究结果显示,若组织专业团组执行严格的导管插管规则,使用单一通道和仔细护理,结果比一般输液和输注药物的插管导管发生 CRBSI 的概率减少 5 倍。最近还发现,若患者导管留置时间超过 14 天,发生 CRBSI 的概率会增加 5 倍。此外,肥胖也是一项危险因素,最近一组 2 037 例 ICU 患者的研究,在 1 538 例次发生 CRBSI 的分析中,发现肥胖也是一项独立危险因素。

4.防范措施

近年许多学者致力于探讨各种防范 CRBSI 的策略和措施,其中 CDC 发表的 CRBSI 预防指南比较详尽地阐述了预防 CRBSI 的具体措施,其主要内容包括一般干预和 CVC 插管维护两个主要方面。一般干预包括加强医护人员培训、学习指南、ICU 加强专护力量、严格把握 CVC 插管指征等;在 CVC 插管维护中有严格遵守肥皂和酒精洗手的规定,在插管时保持无菌操作原则,选好穿刺部位(最好是锁骨下静脉),操作时戴无菌手套,用双氯苯双胍乙烷(洗必泰)液处理患者皮肤,一般不使用全身预防性和局部用抗生素,培训精通专业团组,及时取除不需要的导管,插管时间最好勿超过 72 小时,尽量不使用导丝等。现将最为重要的几项措施分别叙述如下。

(1)手的卫生:保持医护人员手部清洁是非常重要的预防措施。最近的研究指出,保持洗手和手部卫生,与降低 CRBSI 的危险直接相关。除继续教育外,应严格执行操作前洗手的常规。

(2)插管时保持完整的无菌屏障:执行无菌插管操作十分重要,如操作前戴帽子、口罩、手术衣等。研究显示,使用完整无菌屏障可使肺动脉导管插管感染率下降 2 倍以上;如果严格执行完整的无菌屏障,可使每 270 例次插管患者中减少 7 例 CRBSI 发生和 1 例死亡。

(3)使用洗必泰:插管部位的皮肤消毒可有效避免菌株定植和 CRBSI 的发生。全球各地最常使用的消毒剂是聚维酮碘,但更多的研究显示 2% 的洗必泰消毒皮肤会更好些。一组荟萃分析显示,相比于碘,使用洗必泰消毒皮肤可降低 50% 的 CRBSI 发生率。

(4)使用抗感染封闭导管:使用抗感染封闭导管抗感染封闭导管是一种预防 CRBSI 的有效措施,抗感染导管用洗必泰醋酸盐与磺胺嘧啶进行导管涂层,并采用肝素＋头孢唑啉(或其他抗生素)联合封闭导管,这样可有效预防革兰阳性细菌所致的 CRBSI。

(5)导管的插管部位 CRBSI 发生的危险因素还包括插管部位处皮肤的菌落数量。研究发现,颈内静脉和股静脉插管的 DRBSI 发生率要比锁骨下静脉插管高 2～3 倍;特别更易于发生在 IUC 内行呼吸机换气的患者中。

(四)腹腔内感染

腹腔感染是常见、多发的疾病和手术并发症,临床上尽快地明确诊断和采取有效的治疗措施是外科医师必须重视的问题。

1.分类

腹腔感染包括原发性腹腔感染和继发性腹腔感染。原发性腹腔感染是指腹腔内无原发病灶,病原体来自腹腔以外的部位,通过血行播散、腹腔外脏器和组织感染的直接扩散或透壁性扩散等引起的腹腔感染。继发性腹腔感染是指感染的病原菌来自腹腔内,多为急性腹腔内脏器的坏死、破裂、穿孔或炎性病变的直接扩散而引起腹膜腔和邻近脏器的感染。腹腔感染还可分为外科性和内科性腹腔感染。

2.特点

外科性腹腔感染主要有以下特点:①大部分感染是由几种细菌的混合感染;②大多有明显的局部症状和体征;③常引起化脓、坏死等器质性病变,致使组织结构破坏;④常需手术引流或穿刺引流等治疗。

复杂性腹腔感染:①弥漫性或局限性化脓性腹膜炎;②急性胰腺炎伴坏死感染;③阑尾穿孔或阑尾周围脓肿;④胃十二指肠穿孔;⑤外伤性和非外伤性小肠结肠穿孔;⑥腹腔脓肿;⑦腹部手术后腹腔内感染等。

3.发病机制

腹腔感染的致病菌种均为人体肠道的正常菌种。致病菌可以是外源性的,也可以是内源性的。腹腔感染常常是需氧菌和厌氧菌的混合感染。需氧菌从所处的环境中摄取了氧,为厌氧菌的生长繁殖创造了缺氧环境;而厌氧菌释放出一些酶、生长因子、宿主反应抑制因子等,则有利于需氧菌的繁殖。所以两者具有协同作用,增强了其毒力和致病性。病原菌中前5位分别为大肠埃希菌、肺炎克雷伯菌、铜绿假单胞菌、屎肠球菌和金黄色葡萄球菌。

真菌感染也是当前常见腹腔感染之一,其中念珠菌属感染是所有真菌感染的首位病原菌。深部真菌感染的诊断及治疗问题日益严峻。

4.诊断

症状明显及全身性中毒症状的腹腔感染一般不难诊断,某些部位深在的局限性感染,则诊断有时较为困难。因此,临床上早期诊断、正确定位对预后至关重要。临床上腹部症状持续者应警惕腹腔感染的可能。诊断的要点:①结合手术情况,如有腹膜炎者及术中肠管间有脓苔粘连或有炎性大网膜存在者,则术后残余感染机会较多。②需排除切口部位感染。③注意腹部有无固定压痛部位或包块,盆腔脓肿时肛门指检常会提示腹膜炎。④膈下脓肿病例的X线检查常会提示胸膜炎性改变。⑤超声检查对腹腔脓肿诊断和定位灵敏度较高,是一种较好的诊断手段。对可疑的感染还可在超声或CT指引下进行诊断性穿刺。穿刺如抽得脓液不仅可明确诊断,还可进行细菌培养,有助于明确病原菌的种类和选择合适的抗菌药物。用评分方法评估腹腔感染的严重程度,不仅有助于准确、客观地判断病情和预测预后,还有助于治疗方式的选择和不同单位的资料交流和对比。腹腔感染的评分系统和分级系统多种多样,临床上应用最多的是APACHEⅡ评分。APACHE评分不仅能较为准确地预测腹腔感染患者的术后死亡率,还可指导腹腔感染的手术治疗。HEⅢ评分在预测死亡率的精确性方面优于APACHEⅡ评分,对创伤患者的预测价值优于APACHEⅡ评分。另外,还有Goris评分、腹膜炎严重度评分、腹部再手术预测指数、简化的腹膜炎评分等,各有其优缺点。

5.治疗

(1)抗生素治疗:抗菌药物治疗是治疗外科性腹腔感染不可缺少的重要措施。复杂性腹腔感染时,选择恰当的抗菌药物作为起始治疗具有重要意义。一项针对继发性腹腔感染患者的回顾性队列研究显示,不恰当的起始治疗可导致严重腹腔感染患者更高的临床治疗失败率,对患者的预后产生不利影响。另一项针对社区获得性腹腔感染患者的前瞻性研究显示,恰当的起始治疗可显著提高临床治疗成功率。同时,腹腔感染药物治疗的标准是抗菌谱能够覆盖腹腔感染最常见的病原菌,同时掌握恰当的用药时机和用药剂量,贯彻"全面覆盖、重拳出击、一步到位"的方针,不宜常规逐步升级。在药物选择上,要考虑药物的药效学和药代动力学特点,以及我国当前细菌的耐药情况,从而经验性选择抗菌药物。细菌培养及药物敏感性报告后,便应重新评估原有用药方案。但是在进行抗生素针对性治疗时,决不能简单地按照细菌培养和药物敏感性报告结果对号入座,而要根据病情和患者的特点,对照实验室报告,进行综合分析,抓住重点,选定用药方案。

(2)手术治疗:外科处理腹腔感染的常用方法是剖腹手术。剖腹手术治疗腹腔感染的目的是控制感染源、清创与充分引流。在清创时,希望清除所有坏死组织。但外科处理腹腔感染往往会导致腹腔污染的面积进一步扩大,腹腔受细菌毒素污染的时间更长。这将引起细菌与毒素大量入血,损害呼吸与循环系统,严重者可致脓毒症和脓毒症休克。故临床清创时,要密切监测全身生命体征,适当而止。在治疗严重腹腔感染的过程中,一条珍贵的经验教训:不能满足于一个感染源的发现,还应积极防止与处理残余感染的发生。对于常规外科处理不能控制的腹腔感染,腹腔开放是治疗腹腔感染的撒手锏,多能最终控制住腹腔与全身的感染症状。外科处理急性腹膜炎多于术中用大量生理盐水冲洗腹腔,而对于腹腔感染较重、全身情况差的患者,满意地祛除感染源,清理腹腔内的污染物并非易事。故开腹探查手术时应放置腹腔灌洗管,术后不断行腹腔灌洗。

(3)微创治疗包括以下几项。

腹腔镜治疗:常见的腹腔感染大多数通过临床常规手段可以得到正确诊断和及时治疗,但仍有部分病例因多种因素而未能确立诊断。当患者的症状、体征及辅助检查不能提供有价值的诊断依据时,腹腔镜技术则可解决这一难题。对于术前无法明确诊断的病例,直接进行腹腔镜检查,一方面可以达到诊断病因的目的,同时进行有效的治疗;另一方面,还可以避免一些可能造成过度治疗的开腹探查。目前,腹腔镜技术已取代了过去的常规开腹,如消化性溃疡穿孔、急性胆囊炎、急性阑尾炎、肠憩室炎、肠坏死、妇科急腹症等,都已经可以采用腹腔镜方式治疗。另外,当发生感染性积液或脓肿时,也可通过腹腔镜进行脓肿引流或坏死组织清创术,腹腔镜技术在腹部外伤和腹腔感染治疗中已广泛应用。

穿刺置管引流:随着医学的发展,外科感染引流的概念在不断地发生改变。传统的观点是"哪里有脓液,就应该引流哪里",现在认为对腹腔感染需常规引流的概念须加以改变。穿刺引流是微创和能达到良好引流效果的治疗手段,腹腔穿刺引流的理论依据为外科引流将被感染的腹水放出,可以减少对腹膜的炎性刺激和毒素吸收。但实践证明,全腹膜炎甚或是局限性腹膜炎常规引流是无效,甚至是有害的。

为达充分引流目的,外科感染的引流应遵循以下原则:①建立有效的引流通道,引流管的放置应尽可能顺应解剖生理的要求,引流距离要短而直接,避免引流管扭曲、受压。②避免引流管周围组织的损伤,引流管勿直接压迫肠管等。③尽可能避免逆行性感染,多选用封闭式引流。④与腹腔隔绝又有便捷入路的脓肿或感染性积液,尽量选择腹膜外径路。

(4)血液净化治疗:持续血液净化逐渐用于治疗严重腹腔感染,可有助于控制感染。血液净化治疗可调节感染所致的免疫功能失常,在清除部分炎性因子的同时还能改善单核细胞和内皮细胞的功能,有助于重建机体的免疫内稳定状态。每天血液透析能显著降低腹腔感染患者的死亡率。

（五）外科感染抗生素防治

使用各种抗生素防治外科感染是一种重要手段,对它的评价可从临床介绍青霉素应用的效果加以认识,那就是抗生素防治是降低外科感染最有希望的措施之一。但对它的使用经历了一个逐渐加深认识的过程,早在 20 世纪 60 年代,多在手术后才开始使用抗生素,显然是无效的;接着,又将一些抗生素用于有特殊感染危险概率的患者,结果发生感染的机会反而增多;后来通过大量动物试验和患者试验发现只有在创口发生污染前(手术切口前)给予抗生素才会降低外科感染,特别是 SSI;进一步深入发现预防性抗生素的理想给药时间是手术开始前不久,这样才会使手术时血内和组织内抗生素浓度达到最高值,起到预防性作用。所以目前推荐的给药时间是手术开始前半小时内,至完成手术后 24 小时停药。给药的办法是一次静脉滴入。如手术时间过长、患者体重超重还要重复给药。

预防抗生素的适应证为Ⅱ、Ⅲ类切口,对于Ⅰ类切口的使用仍有争议。有人认为清洁创口使用抗生素也可能降低感染率,但这类患者的感染率底线也是低的,再加上经济上的负担和出现耐药菌株及药物不良反应,相比之下并不合算。但也有一些Ⅰ类手术如发生感染后果严重,如心脏开放手术、关节置换、血管置换和开颅手术等,宜应用预防性抗生素。对于Ⅱ类手术可考虑使用,Ⅲ类切口则必须使用。

所选择的抗生素必须对熟知的病源菌有作用,如下消化道手术就需要对抗革兰阴性菌和厌氧细菌的抗生素。此外,应注意预防性抗生素与第一线治疗性抗生素有所不同,如亚胺培南对革兰阴性菌和厌氧菌有治疗效用,但不能推荐作为预防用药。一般来说,选择一代头孢菌素用于非厌氧菌污染手术的预防,而二代头孢菌素用于可能被厌氧菌污染的手术。

如何正确把握围术期抗生素的合理应用也是一重要问题,必须从学术和管理两个方面认真把握好抗生素的合理应用,加强围术期抗生素应用的管理,及时纠正其中存在的问题。对于病例的选择:围术期抗生素的使用需要考虑很多的因素,依据患者的疾病是感染性、非感染性或者存在潜在感染的危险,可分为治疗性与预防性;依据疾病与手术的种类,如胆道结石比单纯的肝胆肿瘤更有感染的危险,肠道手术比胆道手术更容易发生感染;患者的机体状况、手术的大小、创伤的严重程度和手术的时机(急诊、择期)都是围术期抗生素使用必须考虑的因素。但是精细的手术操作、严格的无菌观念常常可以降低感染的危险,从而减少抗生素的应用。

围术期抗生素的选择还受到多方面的影响,不同地区、医院、科室和主管医师都有其用药习惯。对于治疗感染性疾病的抗生素应用,更要关注抗生素的有效性,在选用国产与进口抗生素时,重要的是质量把关。在未获得病原菌检验依据前,不得不靠医师的以往经验进行选择。抗生素的使用时间,在严格把握基本原则的前提下,还必须注意个体差异。同时应注意患者术后的综合处理。

重视外科病灶的妥善处理,外科引流是外科感染的最佳治疗方式,有效的外科引流比单独使用抗生素疗效更好;术后发热的处理并不应立即使用抗生素,及时的换药可发现有无切口感染,必要的腹部超声等影像学检查可了解有无和积液或感染病灶,有效的感染切口引流和处理残余病灶是正确的术后处理方式。成功的外科手术不能忽略围术期的相关处理,合理的抗生素应用预防感染对手术起到了保驾护航作用,术前、术中和术后的使用必须严格掌握指征。

(六)耐甲氧西林金黄色葡萄球菌感染处理

外科感染的另一重要问题是耐甲氧西林金黄色葡萄球菌(MRSA)所引起的严重感染。多年来,由于抗生素尤其是广谱抗生素的滥用,MRSA造成的院内与院外感染均呈上升趋势。中国国内主要地区12所教学医院MRSA平均检出率为55.9%,最高为77.5%,是MRSA感染的严重国家之一。目前MRSA感染已与HBV/AIDS并列世界范围内三大最难解决的感染性疾病。MRSA具有多重耐药性,病死率较高,治疗极为棘手,MRSA严重的耐药性是导致它广泛传播的主要因素。它几乎对所有正在使用的β-内酰胺类抗生素耐药,通过从某些肠球菌处获得质粒来扩大其耐药谱或增强其耐药性。

所幸,国内CHINET细菌耐药监测尚未发现对万古霉素、替考拉宁的耐药株。决定MRSA的高度耐药是其染色体上存在一段DNA序列(mecA基因),除了能产生正常的青霉素结合蛋白(PBPs)外,还编码一种特殊的替代性青霉素结合蛋白(PBP2α)。它与β-内酰胺类抗生素的亲和力低,而正常PBPs与β-内酰胺类抗生素的亲和力高。但当细菌表面PBPs分子皆被抗生素抑制时,PBP2α可替代4种PBPs的功能,作为替代酶完成细胞壁的合成,从而导致耐药。

此外,MRSA的广泛传播是由其接触传播的途径和耐药基因的转移传播途径决定的。如果住院患者大量使用抗生素,以及放化疗法、机体毒性药物、原发疾病、有创诊断和治疗措施使得机体抵抗力极其低下,MRSA可经患者→医护人员→患者的途径传播,临床特点:有手术、深部动静脉导管装置、气管切开机械辅助通气、ICU入住或继往ICU入住史,且患者病情危重、病程长、免疫力低下,多伴有长期的基础疾病史,具备这些因素的患者极易MRSA感染。

对MRSA感染的治疗:应根据感染程度制订个体化治疗方案,及早、足程、足量选用抗MRSA感染药物,并积极增强患者的免疫功能,以提高患者的生存率。对MRSA的治疗应当采取防治结合的综合策略,包括合理使用抗生素、监测MRSA环境污染和医院内人员携带情况、加强对物体表面和手的消毒;对明确为MRSA感染的患者,应当隔离并在药敏试验的基础上治疗MRSA感染等。

无论MRSA菌株对β-内酰胺类抗菌药物体外药敏试验结果是否敏感,均视为耐药。因此,在临床治疗MRSA时,应注意:①不应选用β-内酰胺类抗生素,包括青霉素类、头孢菌素、单环菌素类、碳青霉烯类等药物。②抗生素轮流使用:这使细菌在一定时间内与一部分抗生素脱离接触,使耐药菌恢复为敏感菌。③联合用药:万古霉素与利福平或小剂量庆大霉素(2 mg/kg)联用治疗深部组织MRSA感染效果良好;MRSA感染用夫西地酸和利福平与阿米卡星或奈替米星联合用药,发生耐药的可能性明显减少。

对于疑似MRSA感染患者,若一味等药敏结果报告后再选药,而没有及时经验用药,可使患者病情加重,错过最佳抢救时机。因此,对于MRSA感染高发区域患者或易感人群,早期可经验性试用利福平、复方新诺明、利奈唑胺等药。对于疑似MRSA重度感染患者,则建议试用万古霉素、替考拉宁、阿贝卡星等药。若后续的药敏试验证实不是MRSSA感染,再果断停用上述药物。早期经验性应用万古霉素、利奈唑胺治疗MRSA感染,可避免重度感染所致的长期住院或死亡的严重后果。

对确认为严重MRSA感染的患者,肾功能正常的患者,首选万古霉素治疗,发挥时间依赖性杀菌作用。对需要联合用药的MRSA感染患者,应尽量合理搭配使用抗生素,如万古霉素和利福平或庆大霉素联合使用可以提高疗效。对肾功不全者,则选用利奈唑胺或者在严密监测肾功能、血药浓度的情况下应用万古霉素等。

外科手术患者一般不考虑 MRSA 感染的预防用药。对于以往有 MRSA 定植或感染史但未知是否清除,却需要接受手术的患者,则需接受糖苷肽类抗生素的预防用药,或联合应用对其他病原菌有效的抗生素。如果患者有重新出现 MRSA 带菌的危险或患者来自 MRSA 高度流行的机构,也建议使用糖苷肽类抗生素。

（宿鲁锋）

第二章

普外科营养支持与干预

第一节 营养治疗的重要性

营养与健康关系非常密切,对术前或术后患者均重要。营养良好的健康人,在较轻度外伤或术后,因有较充分的营养储备,治疗能较顺利进行。如有营养缺乏,特别是长期营养状况较差,受到如严重创伤、休克及重大手术等损伤时,常因抵抗力下降而引起感染、创伤愈合延迟等并发症。手术、创伤及感染时,患者常伴有消化系统解剖或功能障碍,不能正常进食和摄取足够营养。同时,可能因发热、大量体液或渗出液丢失,对能量及蛋白质等营养需要增加。如患者长期得不到合理营养供应,则可发生严重营养不良,影响临床治疗效果,甚至危及生命。因此,营养治疗在外科患者治疗中的作用极为重要。

一、蛋白质缺乏的影响

蛋白质不仅是组织生长更新和修补所必需的材料,而且是保持血浆渗透压和维持正常代谢的重要物质。外科患者常因疾病及手术治疗所致代谢紊乱而有不同程度的蛋白质缺乏,使得蛋白质代谢呈负氮平衡。故蛋白质营养对外科患者有特别重要的意义,应保证其数量和质量。术后反应期,供给各种必需氨基酸时应特别考虑支链氨基酸的供给,以满足糖异生需要,以节省肌蛋白消耗。伤口愈合和康复阶段,应给予丰富的优质蛋白,因伤口愈合特别需要含硫氨基酸及甘氨酸、赖氨酸和脯氨酸,以合成胶原蛋白。

(一)血容量减少

蛋白质缺乏时多有血红蛋白和血浆蛋白减少。此时,机体多处于最低循环血容量状态。麻醉和手术时,因失血或血流动力学改变,使有效循环血量减少,原已处于低水平的患者,代偿能力很小,即使轻度变化也可能出现低血容量性休克。

(二)血浆蛋白减少

因蛋白质摄入不足,合成减少或丢失过多所致。血浆蛋白减少,特别是血浆清蛋白下降引起血浆渗透压下降,易出现细胞间水肿。术后切口水肿,影响愈合。如肠吻合,可引起吻合口水肿发生梗阻,并影响吻合口愈合,严重时可发生瘘。

(三)免疫功能减退

蛋白质缺乏者,单核-吞噬细胞系统功能减退,抗体形成少,易发生感染,一旦感染也难以控制。

(四)伤口愈合延迟

蛋白质是组织修复基本原料,营养良好者,术后机体处于负氮平衡期,伤口即开始愈合。而蛋白质缺乏,长期或严重营养不足者,伤口愈合能力减退而推迟愈合,可发生切口裂开、感染,甚至长期不愈合。

(五)肝功能障碍

肝脏是体内物质代谢最重要器官,又是内外源性毒物解毒及激素灭活场所。蛋白质-能量营养不良时,肝脏易发生脂肪浸润,影响肝功能及肝细胞再生。较大手术后,肝脏负担加重,常出现暂时性肝功能减退;而蛋白质缺乏会加重术后肝功能障碍。

二、术前营养不足原因

(一)摄入不足

消化系统疾病患者常有食欲缺乏、疼痛,且因禁食或限制某些食物供给及偏食等,造成某种营养素缺乏而引起营养不良。

(二)需要量增加

过度疲劳、发热、感染、甲状腺功能亢进等,能量、蛋白质及维生素需要量均增加,如不能及时补充,则可造成某种营养素缺乏。

(三)消化吸收障碍

患食管癌、胃癌、幽门狭窄、呕吐、腹泻及消化吸收功能低下或严重功能障碍。如慢性胰腺炎,可因胰酶缺乏而影响糖类、脂肪、蛋白质的消化吸收。

(四)丢失过多

消化系统恶性肿瘤、溃疡性结肠炎、胃十二指肠慢性溃疡等引起的慢性消化系统出血及肠瘘、创面渗出等,都会造成蛋白质丢失。

（宿鲁锋）

第二节　术前营养状况改善

术前营养状况较差的患者,应根据病因设法改善。能口服者应尽量用口服的方法予以补充,食欲缺乏或摄入量过少,应同时采取肠外营养,使营养状况得以改善。贫血患者可适当输血。低蛋白、低氨基酸血症者除输血外,可给予血浆、氨基酸、清蛋白等制剂。营养状况较差患者,术前营养改善尤为重要,关系到手术成败和疾病转归。通常术前最低标准为血红蛋白 90 g/L、血清总蛋白 60 g/L 以上。能增加机体抵抗力和对手术的耐受力,减少术后并发症和感染,促进伤口愈合、早日康复。

一、术前营养

(一)高能量高糖类

高糖类饮食可供给充足能量,减少蛋白质消耗,促进肝糖原合成和储备,防止发生低血糖,保护肝细胞免受麻醉剂损害。此外,还能增强机体抵抗力,增加能量储备,以弥补术后因进食不足而造成的能量消耗。摄入能量不宜过多,以免引起肥胖,对手术和恢复产生不利影响。

(二)高蛋白质

外科手术患者必需供给充足蛋白质,供给量为 $100\sim150$ g/d,或按每天 $1.5\sim2$ g/kg 体重供给。应防止患者因食欲差,摄入量少,蛋白质缺乏使血浆蛋白下降,引起营养不良性水肿,对术后伤口愈合及病情恢复不利。给予高蛋白饮食,可纠正病程长引起的蛋白质过度消耗,减少术后并发症。

(三)高维生素

维生素 C 可降低毛细血管通透性,减少出血,促进组织再生及伤口愈合。维生素 K 主要参与凝血过程,可减少术中及术后出血。B 族维生素与糖类代谢关系密切,缺乏时代谢障碍,伤口愈合和失血耐受力均受到影响。维生素 A 能促进组织新生,加速伤口愈合。因此,应补充足够维生素。

二、特殊营养

(一)高血压

临床药物治疗的同时,应给予低盐、低胆固醇饮食,待血压稳定在安全水平时再手术,以防术中出血过多。

(二)低蛋白血症及腹水

有贫血、低蛋白血症及腹水时,除给予输血、血浆及清蛋白外,饮食应补充足够蛋白质及能量。

(三)糖尿病

除给予胰岛素外,术前应调整饮食供给,使血糖接近正常水平,尿糖定性转阴性。术后应激时糖尿病患者血糖更易升高,且容易引起伤口感染,影响愈合。

(四)胃肠手术

术前 $2\sim3$ 天给予少渣半流质饮食,术前 1 天给予流质饮食。也可在术前 5 天给予要素饮食,既保证能量及各种营养素的供给、避免进食流质引起营养不足,又减少食物残渣及肠内粪便积聚和细菌数量,降低术后感染发生率。

(五)肝功能不全

术前给予高能量、高蛋白、低脂肪饮食,充分补给各种维生素,促进肝细胞再生,改善肝功能,增强抵抗力。

总之,凡需手术者,应按不同病情做好术前营养治疗,对手术成败及术后恢复均有益。

(宿鲁锋)

第三节　术后营养代谢与供给

手术对机体是一种创伤,其损伤程度与手术大小、部位深浅及患者身体素质有关。手术都可能有失血,术后有发热、感染、代谢紊乱、食欲减退、消化吸收功能下降、大便干燥等症状;有些还可能发生严重并发症,较大手术后可出现肠麻痹、腹胀及肾功能障碍。因术中失血或创面渗出,蛋白质丢失及术后分解代谢增加,常有负氮平衡。

一、代谢变化

因创伤后损伤部位疼痛刺激和精神因素,机体处于应激状态,儿茶酚胺、甲状腺素、生长激素、肾上腺皮质激素及抗利尿激素浓度均升高;抗利尿激素及盐皮质激素有保钠排钾的作用,可致水分潴留而发生水肿。

(一)蛋白质代谢

创伤后肌蛋白分解明显加强,以提供糖原异生原料,提供氨基酸以重新合成蛋白质,包括代谢所需的各种酶类、抗体、免疫球蛋白等。蛋白质分解代谢增加,尿氮排出量明显增多,蛋白质代谢为负氮平衡。创伤及大手术后氮损失持续时间较长,需要一定时间才能恢复,且创伤后总氮丢失量与创伤严重程度成正比,故创伤越重,负氮平衡程度越大,持续时间越长。

(二)糖类及脂肪代谢

创伤后,大量儿茶酚胺强烈地抑制胰岛素分泌和作用发挥,胰岛素相对或绝对缺乏。糖皮质激素、肾上腺素及生长激素可促使胰岛 α 细胞分泌胰高血糖素,促使肝糖原分解为葡萄糖。胰岛素缺乏,组织细胞对糖类利用均受到影响。其他激素促使糖原异生及分解,出现血糖增高及糖尿,临床上称为应激性糖尿病。损伤后因肾上腺素、胰高血糖素、糖皮质激素等的协同作用可加强脂肪动员,使脂肪组织分解代谢增强,血中游离脂肪酸及甘油浓度升高,甘油是糖异生原料,脂肪酸氧化供能,损伤后 $70\%\sim80\%$ 的能量来源于脂肪。当机体处于正氮平衡后,营养供给充裕时,脂肪分解转变为积累,速度较慢,待脂肪量增加到术前体重时,患者基本或完全康复。

(三)钾钠变化

在较大手术及外伤后,尿氮丢失的同时尿钾排出明显增加,排出多少及持续时间长短,随创伤严重程度而异。术后康复阶段,补充蛋白质的同时应补钾,以维持钾和氮的正常比例。伤后初期尿钠显著减少,与氮和钾变化相反,为一时性正平衡,到利尿期为负平衡,但很快恢复为正平衡。

二、饥饿影响

饥饿时,机体发生多种代谢变化,以适应外源性营养物质缺乏,因机体需继续进行必要代谢和生理活动。特别是有些外科手术患者,如胃肠肿瘤患者,术前已饥饿数天、甚至数月,对机体影响很大。饥饿也会引起内分泌和代谢变化,但与创伤和手术相比,程度较轻、速率较慢。健康成人不限水完全饥饿时,约24小时糖原才耗竭,而创伤和手术后患者8～12小时即耗竭。健康人不限水饥饿1～2天,对机体影响不大,补充葡萄糖有明确的节氮作用,可减少蛋白质消耗。对营养状况良好、无内科疾病、接受常规手术的患者,术后 1~2 天,胃肠功能未恢复以前,给予葡萄糖盐水即能减轻机体消耗,进食后可迅速恢复。总之,对不能进食患者,不能任其饥饿。持续饥饿除引起内分泌及代谢变化外,还将导致营养不良,进而影响免疫功能和伤口愈合。

三、麻醉影响

麻醉剂及麻醉方法不同对机体内分泌和代谢影响不同。乙醚麻醉促使血浆儿茶酚胺含量升高,而巴比妥类药物则抑制肾上腺素分泌。芬太尼在某剂量范围时,血儿茶酚胺无明显变化。故目前临床上多以芬太尼为主,辅以镇静剂和肌肉松弛剂进行静脉复合麻醉。不同麻醉方法对机体影响也不同。通常全身麻醉影响较大,而局部或区域性阻滞麻醉影响较小。病例观察发现,全身麻醉者血浆儿茶酚胺类、血糖均明显升高,而持续硬膜外麻醉无明显变化或变化轻微。目前,认为持续硬膜外麻醉和以芬太尼为主的镇静镇痛麻醉,对休克及危重患者是减轻术中代谢反应及术后负氮平衡的有效方法。

四、营养需要

(一)能量

手术或外伤均可导致机体能量消耗,患者必须增加能量供给,能量供给包括基础代谢、活动消耗能量及疾病应激时能量消耗。

基础能量的消耗(BEE):男性 $BEE=66.47+13.75W+5H-6.76A$

女性 $BEE=655.10+9.56W+1.85H-4.6A$

其中,W=体重(kg),H=身长(cm),A=年龄(岁)。

全天能量消耗=BEE×活动系数×应激系数

活动系数:卧床为 1.2,轻度活动为 1.3。此外,可根据营养补给方式,计算 24 小时能量需要。

完全胃肠外营养(合成代谢)=1.75×BEE

经口营养(合成代谢)=1.50×BEE

经口营养(维持)=1.20×BEE

(二)糖类

糖类是供给能量最经济、最有效的营养素,是能量的主要来源。体内某些组织如红细胞,周围神经及创伤愈合所必需的成纤维细胞和吞噬细胞,均利用葡萄糖作为主要能量来源,糖类供给占总能量的 60%~70%。如果摄入糖类过低,则饮食蛋白质可作为燃料被消耗掉,既不经济,对患者恢复也不利。因此,术后患者应补充足够糖类。糖类易消化吸收,对术后消化功能欠佳者尤为适宜。此外,糖类有节省蛋白质作用,有利于机体转入正氮平衡和康复。

(三)脂肪

维生素 A、维生素 D、维生素 E、维生素 K 等脂溶性维生素,可随脂肪同时吸收,适量脂肪可改善食物风味,故饮食应含一定脂肪,以占总能量 20%~30% 为宜。但胃肠功能不好及肝胆胰疾病时,摄入量应降低,摄入量结合病情而定。但应考虑必需脂肪酸需要,特别是长时间依靠肠外营养患者。应选择 MCT,而不选 LCT;因前者较后者易于消化吸收,可直接进入门静脉,无需经乳糜管、淋巴管系统至肝,也易于氧化分解代谢。

(四)蛋白质

蛋白质是更新和修补创伤组织的原料。如缺乏可引起血容量减少,血浆蛋白降低,血浆渗透压下降,愈合能力减弱,免疫功能低下及肝功能障碍等。术后患者应给予高蛋白饮食,以150 g/d左右为宜,并注意蛋白质的质和量。

(五)维生素

维生素与创伤、烧伤及术后愈合有密切关系。通常认为术前缺乏者,应立即补充。本来营养状况良好的患者,术后脂溶性维生素供给无需太多。水溶性维生素则以正常需要量的2~3倍较为合适。维生素 C 是合成胶原蛋白的原料,为伤口愈合所必需,术后每天补充1~2 g。B 族维生素与糖类代谢有密切关系,对伤口愈合和失血耐受力都有影响。外伤和术后需要量均有所增加,每天需供给维生素 B_1 20~40 mg、维生素 B_2 20~40 mg、维生素 B_6 20~50 mg、维生素 B_{12} 0.5 mg。脂溶性维生素过多有毒性,并易在肝内储存。因此,营养状况良好者,术后不需作额外补充。骨折患者应适当补充维生素 D,以促进钙磷代谢,有利于骨折愈合。肝胆外科患者,有阻塞性黄疸或术前用抗生素改变肠内菌群,肠内细菌合成维生素 K 减少,引起缺乏,影响凝血酶原形成,应适当补充。

(六)矿物质

是维持正常生理功能和代谢不可缺少的物质。创伤或术后随着尿氮丢失,某些元素排出量增加,排出多少及持续时间长短,随创伤严重程度而异。术后及康复期应注意适当补充,应特别注意补充钾,因为缺钾常见于慢性消耗性疾病、营养不良及长期负氮平衡和胃肠液丢失者,应结合血生化测定进行补充。

(宿鲁锋)

第四节　营养支持的方法

营养支持的方法可分为肠外与肠内两大类,选择的依据:①患者的病情是否允许经胃肠道进食,当有胃肠道穿孔、肠道炎性疾病、胆道感染时,为了使消化道休息,禁食本身也是治疗方法之一。②胃肠道的供给量是否可以满足患者的需要。③患者的胃肠功能是否紊乱,腹腔内疾病常影响胃肠道功能而不能进食,但腹腔外疾病(如感染)也常致胃肠道功能紊乱,患者不能经胃肠道进食或进食量很少。④患者有无肠外营养支持的禁忌,如心力衰竭、肾功能障碍等。

肠内营养(enteral nutrition,EN)可以经口服,也可以经胃造口、鼻胃管、空肠造口等途径。如患者所需的全部营养素完全经胃肠道供给即称之为完全肠内营养(TEN),适用于胃肠道功能正常或有部分功能的患者。若肠内营养补充量不足,可再从静脉补充。肠外营养(parenter al nutrition,PN)可以是完全肠外营养(TPN),即患者所需要的全部能量与氮量从胃肠外供给,同时也含有供给患者全部营养素之意,可以采用腔静脉或周围静脉的途径。

目前,临床上可按下列原则选择营养支持方法:①肠外营养与肠内营养两者之间应优先选择肠内营养。②周围静脉营养与中心静脉营养两者之间应优先选用周围静脉营养。③肠内营养不足时,可用肠外营养加强。④营养需要量较高或期望短期内改善营养状况时可用肠外营养。⑤营养支持时间较长应设法应用肠内营养。

一、肠外营养

(一)氮源的选择

复方氨基酸溶液是提供生理性氮源的制剂。其营养价值在于供给机体合成蛋白质及其他生物活性物质的氮源,而不是作为供给机体能量之用。直接输注完整的蛋白质来供给患者营养支持的氮源是不可取的。

含有血液中的各种氨基酸,且相互比例适当的氨基酸制剂,称之为平衡型氨基酸液。目前,国产的营养型氨基酸制剂有多种,在选择氨基酸制剂时,应考虑氨基酸溶液所提供的总氮量必须充分满足患者的需要,混合液中必须含有 8 种必需氨基酸和 2 种半必需氨基酸,同时制剂中应提供多种非必需氨基酸。混合液组成模式必须合理,经临床验证具有较高的生物值,输入人体后很少干扰正常血浆氨基酸谱,在尿中丢失量小。

给手术创伤后应激患者输注含较高 BCAA 的复方氨基酸制剂有下述优点:①补充外源性BCAA,减少肌的分解。②促进肝与器官蛋白质的合成,有利于机体从手术创伤中恢复。③BCAA能在肝外组织中代谢供能,不增加肝的负担。由于平衡型氨基酸制剂中已有高达23%的 BCAA,通常能较好地满足多数手术患者的需要。但对合并有肝功能不全的手术患者,应用的氨基酸制剂则宜在平衡的基础上增加 BCAA 的比例。

(二)能源的选择

1.葡萄糖

葡萄糖最符合人体生理上的要求,输入血液后,在酶和内分泌激素(如胰岛素)的作用下,很快被代谢成二氧化碳和水,放出能量,剩余的以糖原形式贮存在肝或肌细胞内。有些器官和组织(如中枢神经细胞、红细胞等)必须依赖葡萄糖供能,每天需100~150 g,如不能自外源获得能量,体内以糖原形式储存的 300~400 g 葡萄糖很快耗竭,此时机体所必需的葡萄糖由生糖氨基酸的糖异生提供,这样将导致氨基酸利用率下降,加重机体负担。

葡萄糖是肠外营养主要的能量来源,但是葡萄糖的代谢必须依赖于胰岛素,对糖尿病和手术创伤所致胰岛素不足状态下的患者,必须补充外源性胰岛素。在严重应激状态时,体内存在胰岛素阻抗,即使供给外源性胰岛素,糖的利用仍较差。此时更需严密监测血糖并供给适当比例的胰岛素。胰岛素不仅促进葡萄糖的氧化供能,也是一种亲肝因子,有利于患者肝功能的改善。葡萄糖加外源性胰岛素是肠外营养常用的能量供给方式。但是,对严重应激状况下的患者,特别是合并有多器官功能障碍或衰竭者,使用大量高渗葡萄糖作为单一的能源会产生某些有害的结果,包括:①静息能量消耗增加。②二氧化碳产生过多。③脂肪肝综合征。④高血糖及高渗性并发症。⑤去甲肾上腺素分泌增多及其所致的神经内分泌系统反应。⑥机体脂肪增多,而蛋白质持续分解消耗。⑦体内有限的糖异生抑制。因此,对高代谢器官衰竭者,葡萄糖的输注速度不应超过4 mg/(kg·min)。

2.脂肪

脂肪乳剂被认为是一种提供能量、生物合成碳原子及必需脂肪酸的较理想静脉制剂,其作用特点:①所含热量高,氧化 1 g 脂肪提供 37.62 kJ,因此,在输入较少水分的情况下脂肪乳剂可供给较多的热量,对液体摄取量受限的患者尤为适用。②可提供机体必需脂肪酸和甘油三酯,维持机体脂肪组织的恒定,防止单用糖类进行肠外营养引起的必需脂肪酸缺乏症。③脂肪乳剂的渗克分子浓度与血液相似,对静脉壁无刺激,可经周围静脉输入,极少发生高渗综合征和血栓性静脉炎等不良反应。④脂肪作为脂溶性维生素的载体,有利于人体吸收利用脂溶性维生素,并可减少脂溶性维生素的氧化。⑤脂肪乳剂无利尿作用,亦不自尿和粪中失去。由于脂肪乳剂具有许多其他非蛋白能源所不及的优点,已在肠外营养中广为应用,成为不可缺少的非蛋白能源之一。

脂肪乳剂在血液中水解为脂肪酸和甘油,脂肪酸因碳链的长度而有所区别。目前,临床上普遍应用的是以 LCT 为主的乳剂,肉毒碱是 LCT 进入线粒体氧化的辅助因子。创伤、感染等多种因素及其病理生理改变都限制组织肉毒碱水平,高代谢状态下肉毒碱的内源性合成不足以补偿尿中排泄量,引起血浆和组织的肉毒碱水平下降,导致 LCT 的代谢和利用障碍。同时,以 LCT 为主的脂肪乳剂可阻塞单核-吞噬细胞系统,影响白细胞活性,致机体免疫功能下降。而 MCT 进入线粒体无需肉毒碱,因此易于被全身大多数组织摄取和氧化,不会在血液内和肝内蓄积,故 MCT 是肝胆疾病患者更理想的脂肪乳剂。但 MCT 不含必需脂肪酸(亚油酸、亚麻酸),故提倡使用 1∶1 的 LCT/MCT 混合液。

脂肪乳剂与葡萄糖同用可提供更多的能量并改善氮平衡,但全部依靠脂肪乳剂并不能达到节氮的作用,中枢神经细胞和红细胞等必须依赖葡萄糖供能,脂肪酸最后进入三羧酸循环彻底氧化时需要有一定量的草酰乙酸,后者由碳水化合物产生,故脂肪乳剂需要与葡萄糖同用,脂肪所供给的能量占总能量的 30%～50% 为合适。我国成人脂肪乳剂的常用量为每天 1～2 g/kg,高代谢状态下可适当增加。

二、肠内营养

(一)肠内营养的优点

肠内营养的营养物质经肠道和门静脉吸收,能很好地被机体利用。肠内营养可以维持肠黏膜细胞的正常结构、细胞间连接和绒毛高度,保持黏膜的机械屏障;保持肠道固有菌丛的正常生长,维护黏膜的生物屏障;有助于肠道细胞正常分泌 IgA,保持黏膜的免疫屏障;刺激胃酸及胃蛋白酶分泌,保持黏膜的化学屏障。总之,EN 可以改善和维持肠黏膜细胞结构和功能的完整性,维护肠道黏膜屏障,减少肠道细菌移位及肠源性感染的发生。另外,EN 刺激消化液和胃肠道激素的分泌,促进胆囊收缩、胃肠蠕动,增加内脏血流,使代谢更符合生理过程,减少了肝胆并发症的发生率。创伤、感染等应激患者易合并代谢受损,TPN 易使机体代谢偏离生理过程,代谢并发症增加,此时 EN 显得尤为重要,故临床医师应在肠道功能允许的条件下首选 EN。EN 可单独应用,亦可与经周围静脉或中心静脉的营养支持联合应用,以减少静脉营养的用量,减少并发症。同时 EN 对技术和设备的要求较低,临床易于管理,费用低廉。

(二)肠内营养制剂的分类

根据肠内营养的组成,可将其分为要素制剂、非要素制剂、组件制剂和特殊治疗用制剂四类。

1.要素制剂

又称为化学成分明确制剂,源于 1957 年 Greenstein 等为开发宇航员的 EN 所研制的制剂,是由单体物质:氨基酸或蛋白水解物、葡萄糖、脂肪、多种维生素和矿物质、微量元素组成,既能为人体提供必需的热能和营养素,又无须消化即可直接或接近直接吸收和利用。

2.非要素制剂

该类制剂以整蛋白或游离大分子蛋白质为氮源,渗透压接近等渗,口感较好,适于口服,亦可管饲具有使用方便、耐受性强的特点,适用于胃肠功能较好的患者。

3.组件制剂

也称为不完全制剂,是仅以某种或某类营养素为主的肠内营养制剂,它可对完全制剂补充或强化;也可用两种或两种以上组件构成配方,以适合患者的特殊需要。主要包括蛋白质组件、脂肪组件、糖类组件、维生素组件和矿物质组件。

4.特殊治疗用制剂

根据疾病的不同特点给予患者个体化的营养支持,如肝功能衰竭用制剂、肾病专用制剂、婴儿应用制剂等。

(三)肠内营养物质的选择

应考虑以下因素:①评定患者的营养状况,确定营养需要量,高代谢状态的患者应选择高能量类型的配方。②根据患者消化吸收能力,确定配方中营养物质的形式。消化功能受损(如胆道梗阻、胰腺炎)或吸收功能障碍(如广泛肠切除、放射性肠炎)的患者,可能需要简单、易吸收的配方(如水解蛋白、肽或氨基酸、低聚糖、低脂);如消化道功能完好,则可选择含完整蛋白质、多聚糖或较多脂肪的肠内营养配方。③应考虑肠内营养输入途径,直接输入小肠的营养液应尽可能选用等渗的配方。④应考虑患者对某些营养物质过敏或不能耐受,若患者出现恶心、呕吐、肠痉挛、腹胀等,又不能停止营养补充的患者,则宜改用肠外营养。

(四)肠内营养的输入途径

包括口服、咽造口、胃造口、鼻胃插管、空肠造口、经内镜胃(肠)造口等,临床上应用最多的是鼻胃插管和空肠造口两种途径。

1.鼻胃插管喂养途径

其优点在于胃的容量大,对营养液的渗透浓度不敏感,适用于各种肠内营养液的输入,但缺点是有反流及吸入气管的危险,对容易产生这种情况的病例,宜用鼻肠管喂养。对预期管饲时间较长的患者,最好选用手术造口的喂养途径。早期采用粗硬的橡胶管或聚氯乙烯管,长期使用对鼻咽、食管黏膜有刺激,易引起炎症甚至局部压迫性坏死。现改用硅胶或聚氨酯的喂养管,由于其管细质软,患者感觉舒适,容易耐受。

2.空肠造口喂养途径

其优点有:①较少发生液体饮食反流而引起的呕吐和误吸。②EN支持与胃十二指肠减压可同时进行,对胃十二指肠外瘘及胰腺疾病患者尤为适宜。③喂养管可长期放置,适用于需长期营养支持的患者。④患者能同时经口摄食。⑤患者无明显不适,机体和心理负担小,活动方便。

空肠造口有两种手术方法,即空肠穿刺插管造口与空肠切开插管造口,可在原发疾病手术的同时附加完成,亦可单独施行。考虑到手术后患者的恢复和营养需要,下述患者在原发疾病手术治疗的同时宜施行空肠造口:①手术时有营养不良的患者。②重大复杂的上腹部手术后早期肠道营养输注。③坏死性胰腺炎。④需要剖腹探查的多处创伤患者。⑤准备手术后行放疗或化疗的患者。⑥食管、胃及十二指肠手术后备用性空肠造口,在发生吻合口瘘等并发症时用以维持营养。

(宿鲁锋)

第五节　营养支持并发症的防治

一、肠外营养并发症的防治

(一)导管性并发症

随着经外周静脉营养支持的开展,以及腔静脉置管技术的规范化和日趋熟练,腔静脉置管并发症,如气胸、神经血管损伤、导管栓子、静脉栓塞、空气栓塞等已很少发生。而由导管引起的感染或败血症仍是当前肠外营养治疗过程中值得重视的并发症,患者常因此而中断肠外营养支持,严重者可危及生命。导管性败血症有其特有的临床表现:①突发寒战、高热;②拔管前畏寒与发热呈持续性间歇发作;③导管拔除后 8~12 小时发热渐退;④导管尖与外周静脉血的细菌培养相一致。临床诊断一经确立,应立即拔除静脉导管并给予相应处理。确立导管感染前应除外其他原因引起的寒战、高热,高度怀疑有导管感染时应及时拔除导管,观察等待有时可使感染加重,导致严重后果。一般情况下导管拔除后 12 小时左右症状逐步缓解,症状持续 3~5 天则病情危重。

(二)代谢性并发症

包括电解质紊乱、酸碱平衡失调、氮质血症等。其中最常见的是糖代谢紊乱,严重者可发生高糖高渗非酮性昏迷,其发生原因包括:①输入的总糖量或单位时间内输入的糖量过多;②患者原有糖尿病或隐性糖尿病,胰岛素分泌减少;③应激状态下体内糖原异生增加,并出现胰岛素阻抗现象;④应用肾上腺皮质激素,促进糖异生;⑤患者有肝疾病或肝功能障碍,体内糖的利用受限。高糖渗透性利尿将导致或加剧患者的内稳态失调,细胞内脱水是高糖高渗非酮性昏迷的主要病理生理改变。因此,患者接受 TPN 支持时,特别是在手术创伤后,应注意:①逐步调节输入液中葡萄糖的浓度和输入速度,监测血糖水平在 4.4~6.7 mmol/L;②改变能源的结构,以脂肪乳剂提供 30%~50% 的非蛋白能量;③加强临床监测,观察水、电解质的出入平衡状态,特别注意水、钠、钾的补充,及时纠正酸中毒;④按适当比例补充外源性胰岛素,促进葡萄糖的利用和转化;⑤若发现高糖渗透性利尿作用明显而采取相应措施不能逆转时,应停止输入高糖溶液。

(三)肝损害和胆汁淤积

TPN 时肝所处的环境及功能状态与正常进食时有明显不同,营养物质进入肝的形式和比例、在门静脉与肝动脉血流中的比例、淋巴系统(如乳糜管)的分流,以及随营养物进入肝的激素(胰岛素、胆囊收缩素)浓度等,在 TPN 支持时均不可能达到正常进食时的状态,因此,有可能造成肝损害和胆汁淤积。特别是较长期接受 TPN 支持的患者,20%~44% 可出现肝酶谱异常,多在 TPN 支持 2 周后出现。同时,胆囊呈弛缓状态,直径增长,肝组织病理检查表现为中央静脉周围肝窦扩张,汇管区纤维组织增加,小胆管增生,内有胆栓。在单纯用糖供给热量或非蛋白能量供给过多时,还可见到肝细胞的脂肪性变。由于对 TPN 导致肝胆系统损害的原因及机制尚未完全了解,因此目前还没有确切的预防和治疗方法。近年的研究表明,TPN 引起肝损害和胆汁淤积的防治措施包括:①有效地控制感染,特别是腹腔感染;②降低 TPN 配方中非蛋白能量;③减少糖的供给;④尽可能恢复肠道营养;⑤给予外源性缩胆素(CCK);⑥补充腺苷蛋氨酸。

二、肠内营养的并发症及其防治

(一)误吸

呕吐导致的误吸常见于虚弱、昏迷的患者,有食管反流者尤易发生。由于患者胃肠功能低下,胃肠蠕动缓慢,输入的营养液滞留在胃肠道内,或突然增加输注速率而引起腹胀,发生呕吐。在咳嗽或呕吐后的患者容易发生误吸。由于要素饮食中的氨基酸 pH 较低,对支气管黏膜刺激性较强,一旦发生吸入性肺炎,比较严重。所以应注意喂养管的位置及灌注速率,采取床头抬高30°,避免夜间灌注,检查胃充盈程度及胃内残留量等措施,均有助于防止误吸。若胃内残留量超过 100~150 mL,应减慢或停止输入。

(二)腹泻

为 EN 支持中最常见并发症,少数患者因腹泻而被迫停用 EN,严重者可有脱水、肾前性功能损害,应引起高度重视。腹泻的原因:①肠腔内渗透负荷过重;②小肠对脂肪不耐受;③饮食通过肠腔时间缩短,胆盐不能再吸收;④饮食中葡萄糖被肠内细菌转变为乳酸;⑤饮食被细菌或真菌污染致细菌性或真菌性肠炎;⑥营养液温度太低;⑦低清蛋白血症。腹泻通常发生于 EN 开始及使用高渗饮食时,临床上应对腹泻的原因保留评估,以避免遗留潜在的胃肠道疾病。腹泻通常易于纠正,输注的饮食应新鲜配制并低温保存,减低饮食浓度或放慢输注速度以及在饮食中加入抗痉挛或收敛药物,可控制腹泻。血清蛋白有助于维持胶体渗透压,增加肠绒毛毛细血管吸收能力,血清蛋白水平降低,可使绒毛吸收能力下降,引起吸收障碍和腹泻,可在 EN 的同时经静脉补充清蛋白。上述治疗无效的严重腹泻,应停止 EN。

(三)水、电解质失衡

脱水、高钠、高氯和氮质血症发生的原因主要是水的供应不足,也有因为摄入高钠饮食而肾的排钠功能不全所引起。高渗营养液引起腹泻后会加重脱水、高血钠,严重者可有发热、昏迷,甚至造成死亡。多数患者的高钠血症系缺水而非钠过多引起,防治方法为供给无溶质水,加强患者的监护,观察血液中电解质的变化及尿素氮的水平,严格记录患者的出入量。

(四)血糖紊乱

低血糖多发生于长期应用要素饮食而突然停止者,此类患者肠道已经适应吸收大量高浓度的糖,突然停止后,再加上其他形式的补充糖不够充分时,容易发生低血糖。缓慢停止要素饮食,或停用后以其他形式补充适量的糖,以防止发生低血糖。高血糖症主要发生于老年或胰腺疾病患者的使用过程中,偶尔可发生高渗性非酮性昏迷。对不能耐受高糖的患者,应改用低糖饮食或给予胰岛素或口服降糖药物加以控制,并加强监测。

（宿鲁锋）

第三章

普外科常见手术操作

第一节　甲状腺大部分切除术

一、适应证

（1）单纯性甲状腺肿压迫气管、食管、喉返神经或颈部大静脉而引起临床症状者，X线检查发现气管已变形或移位，喉镜检查有声带麻痹现象者。

（2）巨大的单纯性甲状腺肿影响患者参加生产劳动者。

（3）青春期后单纯性甲状腺肿明显增大。

（4）结节性甲状腺肿伴有甲状腺功能亢进症或有恶性变的可能（4%～7%）者。

（5）甲状腺囊肿，继续长大，压迫气管引起呼吸困难，有囊内出血，体积明显增大，引起急性气管压迫，难与腺瘤鉴别，不能排除癌性变者。

（6）较严重的甲状腺功能亢进症其基础代谢率在＋30%以上，经抗甲状腺药物治疗一年左右无明显疗效者。

（7）结节性甲状腺肿继发甲状腺功能亢进症，或有恶性变的可能，手术治疗的效果优于抗甲状腺药物和放射性^{131}I治疗。

并发心功能紊乱的甲状腺功能亢进者，宜施行手术治疗。

二、禁忌证

（1）青少年甲状腺功能亢进症的患者手术治疗的复发率高。青春期后，抗甲状腺药物治疗不能控制症状者，才考虑施行手术治疗。

（2）伴有其他严重疾病的病例。

（3）手术后复发的病例慎用手术治疗。

（4）青年人患弥漫性单纯性甲状腺肿，常与青春期甲状腺素需要量激增有关，应服用药物或观察机体自身内分泌调节平衡，一般不适宜手术治疗。

（5）甲状腺功能亢进能导致流产、胎儿宫内死亡和妊娠中毒症，而妊娠又可能使甲状腺功能亢进病情加重。手术治疗宜在妊娠早期（前4～5个月）施行，在妊娠后期，需待分娩后再行手术。

三、术前准备

（1）有单纯性甲状腺肿或甲状腺功能亢进症的患者，在术前应测定基础代谢率。有中度和重度代谢率增高者需先用药物控制，使术前代谢率趋于正常。

（2）行颈部前后位和侧位的 X 线检查，了解气管和食管的位置，有胸骨后甲状腺肿时，需确定胸骨后甲状腺肿累及的范围，有气管壁软化的患者，可用 X 线检查，观察当气管内有明显的压力差改变时气管腔的变化，能预测甲状腺切除后气管塌陷的可能性。手术中和术后应有气管切开的准备，有助于预防发生窒息。

（3）喉镜检查如发现一侧的声带有麻痹现象，手术时应注意保护另一侧的喉返神经。

（4）测定电解质，尤其是血中钙和磷的含量。

（5）做心功能检查。

（6）单纯性甲状腺肿的病例，术前服用卢戈碘溶液，每天 3 次，每次 10 滴以减轻甲状腺充血。甲状腺功能亢进症的患者有精神紧张、不安和失眠者，需用镇静剂（溴化物、苯巴比妥等）。有心力衰竭、心房颤动，应先做内科治疗，服洋地黄、普萘洛尔等药物。

对确定实施手术的患者，应口服碘剂 10～14 天，待心率降至 100 次/分以下，甲状腺肿有缩小趋势，血管杂音减弱，循环系统及全身情况好转时，再抓紧时机完成手术治疗。否则，反复应用碘剂将增加手术的难度和风险。

（7）甲状腺功能亢进病情严重，可先服用丙硫氧嘧啶等硫脲类药物，待基础代谢率接近正常，再继续服用碘剂 2～3 周后施行手术。

四、麻醉与体位

对肿瘤或腺体体积较小，无气管受压者，可选用颈丛神经阻滞麻醉。甲状腺功能亢进伴有气管严重受压的患者，为保持术中呼吸道通畅和充分给氧，采用气管内插管乙醚麻醉比较安全。

甲状腺腺瘤发展至胸骨后的患者，应采用气管内插管全麻。病史较长，甲状腺腺瘤较大，可能有气管软化症，应有术中或术后气管切开的准备。

做颈部浅表层皮神经麻醉时，可在两侧胸锁乳突肌的前缘中央注入 0.5%～1% 普鲁卡因 10～20 mL，最后在切口线处行皮下浸润麻醉稍加按摩，使药液弥散麻醉同侧颈部、枕部皮肤、肌肉、血管及甲状腺。

行颈丛神经阻滞麻醉时，将麻醉药液注射于颈浅丛和颈深丛的神经即产生暂时性的局部麻醉作用。

由于颈前软组织的神经末梢分支经胸锁乳突肌的后缘穿出至皮下，应在胸锁乳突肌筋膜后的颈浅神经丛分布区做扇形浸润。用药剂量，在皮下和筋膜下注射量约 15 mL。深部注射的量不超过 30 mL，两侧阻滞的麻醉溶液总量为 100 mL。常用的麻醉药为 1%～2% 普鲁卡因，0.5%～1% 利多卡因，有时可加用 0.1%～0.15% 丁卡因。

颈深神经麻醉的注射点选在下列 3 处：①乳突下 1 横指，下颌角水平，第 2 颈椎横突处；②第 6 颈椎横突水平；③甲状软骨上缘水平，第 3～4 颈椎横突处，介于第 1 和第 2 穿刺点之间的位置。

上述每一穿刺点先使用 7 号针垂直刺入 1～3 cm 直至横突，不能将针刺入两横突之间或在横突之前,以免刺破颈动脉、硬脑膜。用1%普鲁卡因,不致发生膈神经或迷走神经麻痹。穿刺时,应防止针尖误入血管或蛛网膜下腔,或刺入食管或气管,回吸无血或脑脊液时方可注入麻醉药液。由于大血管壁均有丰富的交感神经纤维分布,尤其是甲状腺上动脉处手术、刺激会引起明显的疼痛。因此在甲状腺上极邻近及动脉周围进行操作时需加用局麻药液5～10 mL做浸润以达到满意的止痛效果。

患者取仰卧位,肩下垫枕,头部后仰,两侧放置沙袋固定。手术后做15°～30°倾斜,使头部及胸部抬高。下肢亦轻度抬高5°～10°以避免下肢充血和人体下滑(图3-1)。

五、手术步骤

(1)在胸骨切迹上2横指,顺皮纹方向做领式横切口,两端达胸锁乳突肌外侧缘(图3-2)。

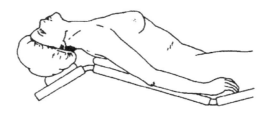

图3-1　甲状腺大部切除术体位

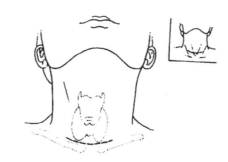

图3-2　胸骨切迹上2横指处做领式横切口

(2)切开皮肤、皮下组织、颈阔肌、颈深筋膜浅层,牵起切口上、下缘,在颈阔肌和颈深筋膜的疏松组织平面间分离皮瓣,上至甲状软骨上缘,下至胸骨切迹,充分显露颈深筋膜外层(图3-3)。

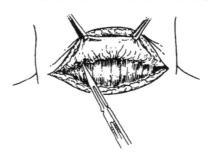

图3-3　切开软组织,分离皮瓣,显露颈深筋膜外层

(3)沿胸锁乳突肌前缘切开筋膜,分离两侧胸锁乳突肌与深面的舌骨下肌的疏松间隙(图3-4)。

(4)经胸锁乳突肌和胸骨甲状肌外界之间的分离层向上、下扩大分离范围至侧叶上下极平面（图 3-5）。

(5)缝扎颈前静脉上下端各 1 针（图 3-6）。

(6)提起正中线两侧的筋膜，切开颈白线，直达甲状腺包膜，沿正中线剪开，上至甲状软骨，下达胸骨切迹（图 3-7）。

(7)可用手指或血管钳分离舌骨下肌群与甲状腺包膜浅面的间隙至胸锁乳突肌前缘，勿损伤甲状腺包膜下静脉丛（图 3-8）。

(8)在胸骨舌骨肌、胸骨甲状肌中上 1/3 处置 2 把有齿血管钳后再切断该肌（图 3-9）。

(9)将肌肉向上、下牵开，显露出甲状腺侧叶（图 3-10）。

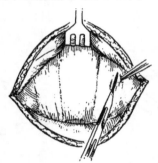

图 3-4　切开筋膜，分离胸锁乳突肌与舌骨下肌的疏松间隙

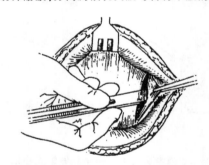

图 3-5　扩大分离范围至侧叶上下极平面

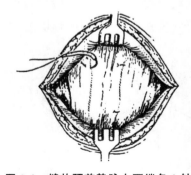

图 3-6　缝扎颈前静脉上下端各 1 针

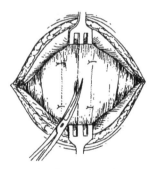

图 3-7　切开颈白线,直达甲状腺包膜,沿正中线剪开

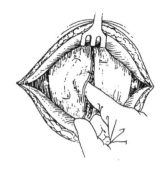

图 3-8　分离舌骨下肌群与甲状腺包膜浅面的间隙

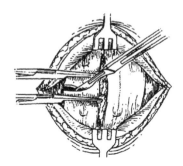

图 3-9　在胸骨舌骨肌、胸骨甲状肌中上 1/3 处置 2 把有齿血管钳后再切断该肌

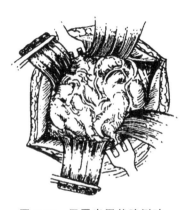

图 3-10　显露出甲状腺侧叶

(10)甲状腺中静脉经腺体之外侧缘汇流入颈内静脉,它和所有引流甲状腺的静脉相同,其壁甚薄,容易撕破,在侧叶外缘用剥离子分离甲状腺中静脉比较安全,而用手指盲目地分离甲状腺侧叶容易使中静脉壁撕裂。甲状腺中静脉在直视下结扎、切断。将腺叶向内侧提起,整个腺叶即可游离(图 3-11)。

(11)沿外侧缘向上游离甲状腺上极,清楚地分离出上极的动、静脉。术者以左手示指抵住甲状软骨的后角,用弯血管钳紧贴甲状腺实质经内侧绕过血管,以避免累及喉上神经外支。血管钳的尖端顶住左手示指渐渐分离后,向外穿出,经血管钳穿通处引出 2 根较粗的游离不吸收线。在甲状腺上动、静脉上下各结扎 1 道(图 3-12)。

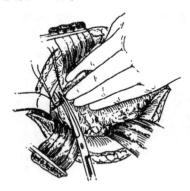

图 3-11 结扎、切断甲状腺中静脉,游离整个腺叶

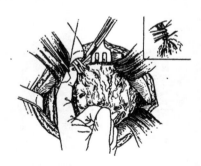

图 3-12 分离甲状腺上极的动、静脉,并在其上、下方各结扎 1 道

(12)在血管近端再置 1 把止血钳,在血管钳与远端结扎线之间切断上极血管。必须在结扎牢固后再撤去血管钳。上极血管离断处应尽量靠近甲状腺,可避免损伤喉上神经外支。遇上极血管难以分离,切断包膜层间的上极血管分支,小心游离上极,也可避免损伤神经(图 3-13)。

(13)将甲状腺上极向内上牵开,显露甲状腺下极和甲状腺下静脉。甲状腺下静脉常分 3 支或 4 支汇入无名静脉,这些静脉均应分别结扎。大块结扎有滑脱的危险。当下极位置较深,在分离甲状腺时应避免损伤无名静脉,将甲状腺进一步牵向内上方,在甲状腺中部偏下处做钝性分离即可显露甲状腺下动脉。该动脉在颈动脉鞘下横过于甲状腺后面中点,并在喉返神经前方进入甲状腺。喉返神经的位置常有变异。左侧喉返神经的位置较右侧为恒定,且较靠近气管。显露喉返神经,这种操作本身就可引起暂时性的麻痹,所以要借扪摸或辨认其相应的解剖关系察明其行程。如腺体巨大,粘连较多,可在甲状腺的背面结扎甲状腺下动脉主干,显露喉返神经避免误伤,也可在近包膜处切断进入腺体的下动脉小分支,而不解剖甲状腺下动脉和显露喉返神经(图 3-14)。

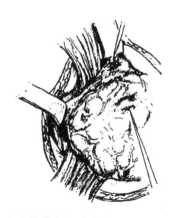

图 3-13　在血管钳与远端结扎线之间切断上极血管

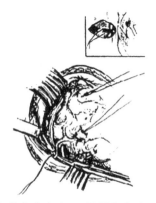

图 3-14　将甲状腺上极向内上牵开,显露甲状腺下极和甲状腺下静脉

(14)将甲状腺侧叶向外后方牵开,显露峡部。用血管钳做钝性解剖分离峡部和气管前间隙,在峡部上缘穿出(图 3-15)。

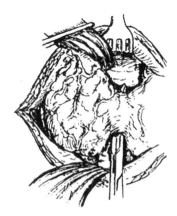

图 3-15　钝性解剖分离峡部和气管前间隙,在峡部上缘穿出

(15)在甲状腺峡部后方,气管前方置 2 把血管钳,在其间将峡部切断。有锥体叶时,应于分离后切除。切除峡部时,应注意气管软化,勿损伤气管(图 3-16)。

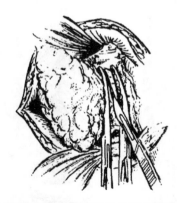

图 3-16　在甲状腺峡部后方,气管前方置 2 把血管钳,在其间将峡部切断

(16)将甲状腺侧叶牵向内侧,显露甲状腺后面。在近环甲关节处保留腺体侧叶后面下 2/3 的甲状腺后包膜和腺体,仅留一小片遮盖喉返神经及甲状旁腺的组织(图 3-17)。

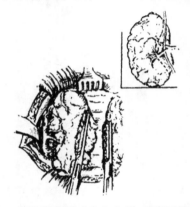

图 3-17　将甲状腺侧叶牵向内侧,显露甲状腺后面

(17)在预定切线上钳夹一排蚊式血管钳,在血管钳远端切断腺组织,切除一侧腺叶时最好向气管方面倾斜,留下楔形创面,便于缝合。必要时可将其外侧缘缝于遮盖气管的筋膜上(图 3-18)。

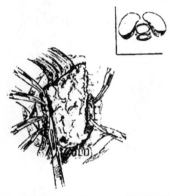

图 3-18　钳夹一排蚊式血管钳,在血管钳远端切断腺组织

(18)残留的甲状腺切面上的出血点均应结扎,将腺体的边缘彼此缝合更可减少渗血(图 3-19)。

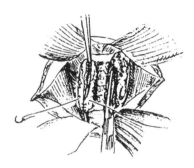

图 3-19 结扎甲状腺切面上的出血点,腺体的边缘彼此缝合

(19)施行两侧甲状腺次全切除术时,切除一侧叶后,按相似的方法做另一侧叶切除术(图 3-20)。

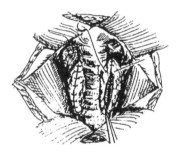

图 3-20 两侧甲状腺次全切除

(20)甲状腺切除后,以等渗盐水冲洗切口。反复检查甲状腺主要血管断端的结扎线是否牢固,有无明显渗血,气管前有无受压情况。然后常规放置负压吸引管引流残腔。由颈前肌的外侧引出,将颈下的枕垫去除使颈部肌肉减张(图 3-21)。

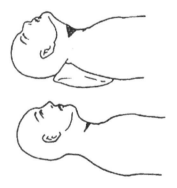

图 3-21 甲状腺切除后检查

(21)以 1 号线间断缝合舌骨下肌(图 3-22)。

(22)以"0"号线缝合颈前肌间的浅处(图 3-23)。

(23)"0"号不吸收线缝合颈白线(图 3-24A),2-0 号不吸收线缝合颈阔肌层和皮下及皮肤切口,针距不宜过密,一般为 0.5～1 cm(图 3-24B)。

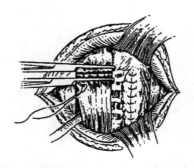

图 3-22　间断缝合舌骨下肌

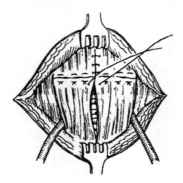

图 3-23　缝合颈前肌间的浅处

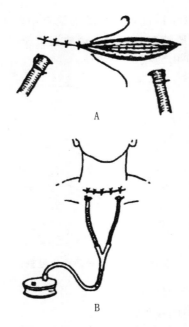

A

B

图 3-24　缝合并放置引流

A."0"号不吸收线缝合颈白线;B.2-0 号不吸收线缝合颈阔肌层和皮下及皮肤切口

六、术中注意要点

(一)术中出血

常因术中解剖层次不清,血管结扎不准确,分离甲状腺上极时,撕裂上、下动脉,引起严重出血;动脉的近端常即退缩,不易用血管钳夹住止血。在甲状腺上动脉出血时,应先垫小块纱布,用手指压迫出血处,再分离上极进行有效的止血。甲状腺下动脉的撕裂,因大量出血使局部解剖结构难以辨认,盲目钳夹易损伤喉返神经。术中应谨慎操作,细心止血,防止伤及此动脉。发生下极血管出血时需延长切口,用吸引器吸除积血,显露主要结构,结扎甲状颈干。

甲状腺下静脉干损伤引起术中严重的出血,且可发生空气栓塞。应细心地解剖,发现较粗静脉时,应在其近端双重结扎,以避免这种危险。

功能亢进的甲状腺体的血管丰富,组织比较脆弱,外、内层被膜间常有粘连,在游离和切除过程中,渗血往往较多。充分的术前准备口服碘剂能显著地减少创面渗血。手术中应该做到:①分清层次,操作轻巧,甲状腺上动脉、静脉应分别双重结扎或结扎加缝扎以防滑脱。②残余甲状腺断面的活动性出血应缝合结扎,创面和被膜要缝合严密。不留积血的残腔(图 3-25)。③手术结束时,要再一次检查线结及手术野。局麻患者可做咳嗽动作,全麻患者可通过气管插管导管刺激气管黏膜,诱发咳嗽反射或在清洗手术野时,以纱布轻拭创面,均可发现手术区有无出血,以便及时止血。④引流管易扭曲,缝合切口时,注意保持引流道通畅,以防创腔积血。⑤凡是甲状腺切除的患者,均应警惕有并发出血、呼吸道梗阻和窒息。术后应常规准备无菌器械和气管切开包,置于床边,以备急需时拆除缝线清除积血和止血。

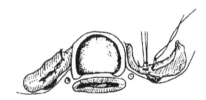

图 3-25　术中严密结扎、缝合不留积血和残腔

(二)喉返神经损伤

多发在甲状腺左右两叶腺体背面。这一喉返神经自甲状腺下动脉分支交叉处到环状软骨下缘平面入喉处。喉返神经分前支和后支,前支支配声带的内收肌,后支支配声带的外展肌。分支处的高低常有变异。损伤喉返神经的全支,使声带处于内收与外展之间。前支的损伤引起内收肌的瘫痪,使声带外展,后支的损伤引起外展肌的瘫痪,使声带内收。一侧喉返神经的损伤,可在呼吸或发音时无明显的临床症状(后支损伤),但大都引起声音嘶哑(全支或前支损伤)。两侧喉返神经的损伤,可造成严重的呼吸困难,甚至窒息(两侧后支损伤),两侧全支或前支损伤大都使患者失音。

喉返神经麻痹往往是手术中被切断、挤压、挫伤、强力牵拉所致,前两种情况引起永久性神经麻痹。手术过程中应特别注意:分离腺体上、下极时均不要深及腺体背面的内侧。处理甲状腺下动脉时避免强力向内侧牵拉甲状腺。在甲状腺残面处止血时避免止血钳深入腺质内或缝扎过深(图 3-26)。

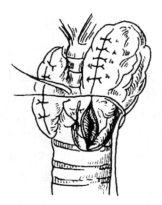

图 3-26　术中避免伤及喉返神经

一侧喉返神经所引起的声音嘶哑(声带外展)渐可由健侧声带的代偿功能(过度向患侧内收)而有所补救。两侧后支损伤所引起的严重呼吸困难(两侧声带内收),多须施行气管切开术。

清醒的患者在手术中解剖腺叶背面的内侧时可反复检听患者的发音,有助于避免钳夹或结扎切断喉返神经。

(三)空气栓塞

分离甲状腺时,不慎损伤颈前静脉、甲状腺中静脉干和下静脉干,均可引起空气栓塞。如果听到有吸吮声,或患者出现恐惧、胸痛、呼吸急促等症状,应即用手指或湿纱布压住静脉,同时用等渗盐水充满切口,并速将患者的躯干上部降低,再酌情封闭损伤的静脉。有大量空气吸入时,可试行右心穿刺,吸出空气,尽可能抢救患者的生命。

(四)呼吸道阻塞

病程长的甲状腺肿压迫,引起的气管移位或狭窄和软化的气管壁内陷可导致呼吸道阻塞。甲状腺切除后,软化的气管壁裸露发生内陷,术前已感困难的患者,或经 X 线检查证明气管严重受压,有软化现象者,最好在气管内麻醉下进行手术。腺体切除后将软化的气管壁用线固定在两侧胸锁乳突肌上。在缝合切口前,拔除气管导管后,如果发现呼吸道不通畅,则需行气管切开术。

(五)喉上神经损伤

喉上神经的外支(运动支)靠近甲状腺上动脉,在上极较远处分离甲状腺上动脉和其伴行的静脉时,将血管与周围组织和喉上神经的外支一并结扎,致环甲肌瘫痪而致声带松弛、声调降低。在甲状软骨上缘向上分离甲状腺上极血管并做大块结扎时,可损及喉上神经的内支(感觉支),致喉黏膜丧失感觉而失去喉部的反射性咳嗽功能引起咳呛。

七、术后处理

(1)全麻患者清醒后即可改为半卧位。

(2)术后 24 小时内严密观察有无创口出血和呼吸困难等症状。床边常规放置气管切开包、吸引器、给氧装置。

术后创口内出血,敷料或引流管中的血量较多,呈鲜红色,疑为创口内小动脉出血,应及时去除敷料并拆除部分皮肤缝线,在无菌条件下排出积血并结扎明显的出血点。

(3)因气管软化塌陷或喉返神经损伤导致声带麻痹发生窒息者应行紧急气管切开术。术前应用普萘洛尔准备,易产生气管痉挛。

（4）甲状腺功能亢进者，术后应继续服用复方碘溶液，每天 3 次，每次 10 滴，可服 5～7 天，以防发生甲状腺危象。在术后 12～36 小时内患者出现高热，心动过速，大汗，谵妄甚至昏迷等甲状腺危象时，可应用镇静剂（如哌替啶、巴比妥及冬眠药物），及时给氧并采取降温措施（如冰帽、冰袋、乙醇擦身）及增加复方碘溶液口服量，每天 4～6 次，每次 15 滴，或加入葡萄糖液 500 mL，静脉滴注。应用激素，氢化可的松 200～400 mg 或地塞米松 10～20 mg 加入葡萄糖溶液中静脉滴注，1～2 次/日。亦可应用利血平、普萘洛尔等抗交感神经药物。

（5）手术后有甲状旁腺功能减退手足搐搦症，可口服葡萄糖酸钙、维生素 D、双氢速变固醇或静脉给予氯化钙，剂量以血清钙水平趋于正常为准。

（6）术后 24～48 小时拔除引流条。术后 4～5 天拆除缝线。

八、主要并发症

（1）术后再出血：术后因血管结扎线滑脱或甲状腺血运丰富，组织脆弱，术后剧烈咳嗽、咽下动作诱发腺体切断面渗血，或结扎线与血凝块脱落可致术后出血。一般在术后 24～48 小时发生，主要表现为局部迅速肿大，紧张，呼吸困难，甚至发生窒息。

甲状腺切除术后如在颈深筋膜深面空间留有很小的残腔，少量（＜100 mL）出血，即可压迫气管造成严重呼吸困难，甚至窒息死亡。因此在抢救时首先应解除气管压迫，恢复呼吸道通畅，其次是止血措施。

甲状腺切除术后出血，起初为单纯出血，尚无明显的气管受压或呼吸困难表现，此时应根据引流的变化采取急救措施。一般甲状腺大部切除术后引流的血液来自毛细血管渗血，术后 2 小时的引流血量不应超过 20～30 mL，以后每经过 2 小时引流血量依次减半，术后 12～24 小时仅有少量血清渗出时，即可拔除引流条，若术后 4～6 小时，引流血量多于 100 mL 或术后短期内，突然急剧增多，并有颈部肿胀，则应立即在床边拆除各层缝线，查明出血原因，并酌情敞开包腺，清创止血，更换引流条，重新缝合切口，继续严密观察。

出血量大，颈部肿胀加重，气管逐渐受压，出现典型的"三凹征"，因窒息而危及生命时的急救处理，为解除压迫，给氧，以缓解缺氧状态，呼吸稳定后清创止血。必要时行气管插管或气管切开术。

（2）气管内痰液阻塞，喉头水肿，气管软化或萎陷，喉、气管痉挛，病情危重者，吸痰效果不佳时，应施行紧急床边气管切开术。因甲状腺已大部切除，气管即在视野中，手术操作不困难。切开 1～2 个气管软骨环，用止血钳撑开切口，痰液自然喷出，可很快解除呼吸困难。

彻底清除呼吸道分泌物，气管套管要定时滴入抗生素或雾化吸入，以防感染，若合并脑缺氧，应按常规治疗，留置的气管切开导管在病情稳定后 1～2 周拔除。

（3）甲状腺危象：在甲状腺功能亢进症患者，大多于术后 12～36 小时发生甲状腺危象。临床症状为高热、脉搏快速而弱、不安、谵妄以至昏迷，常伴有呕吐、水泻。如不积极治疗，可导致迅速死亡。

首先给予镇静剂。静脉连续滴注大量 10% 葡萄糖液，氧气吸入。以减轻组织的缺氧情况。可用冰帽、冰袋、乙醇擦浴退热。口服大量复方碘溶液，首次量 60 滴，以后每 4～6 小时 30～40 滴。紧急时，可将碘溶液（静脉滴注用）2 mL，加入 10% 葡萄糖溶液 500 mL 中静脉滴注，在没有静脉滴注用的碘溶液时，亦可用碘化钠 1 g 做静脉滴注。给予大剂量肾上腺皮质激素（氢化可的松或地塞米松），疗效良好，肌内注射利血平每天 2～4 mg（分次）亦有疗效。

（4）术后手足搐搦：多因甲状腺大部切除术时甲状旁腺误被切除或受挫伤，或甲状旁腺的血液供给受累所致术后手足搐搦。严重持久的手足搐搦症的发生率在 1‰ 以下。

临床症状多在术后 2～3 天出现。轻者有面部或手足的强直感或麻木感，常伴有心前区重压感。重者发生面肌及手足搐搦。严重病例还伴有喉和膈肌痉挛，甚至窒息致死。在搐搦间歇期间，周围神经和肌肉的刺激感应性增高，血中钙含量多降低至 1.996 mmol/L 以下，在严重病例至 1.497 mmol/L，血中磷含量则升高至 1.937 mmol/L 或更多。同时，尿中钙和磷的排出量都减少。

搐搦发作时，可静脉注射 10‰ 葡萄糖酸钙溶液。甲状旁腺组织移植和甲状旁腺素无明确的疗效。双氢速变固醇对手足搐搦有治疗作用。

轻度的甲状旁腺损伤，手术后发生轻微的手足搐搦易于恢复，残留的正常甲状旁腺可逐渐肥大，起代偿作用。

手术中为防止甲状旁腺被切除，应注意：①切除甲状腺腺体时，应保留腺体背面部分的完整性。②结扎甲状腺下动脉的主干，使其供给甲状旁腺的血液的分支与喉部、气管、咽部、食管的动脉分支保持良好的侧支循环。③切除的甲状腺体应随即做详细检查。如发现有甲状旁腺在内，应即将腺体取出移植至肌层中。

（5）切口感染：手术后 3～4 天，患者体温升高，切口周围红肿、压痛，是切口感染的征象。广泛、深的感染蔓延至咽喉可引起呼吸困难，甚至延伸到纵隔。按感染的范围和深浅，早期拆开切口的各层，并置入橡皮片做引流，同时应用大量抗生素，控制感染。

切口处有窦道形成，大多由于深处存留的线结，合并有轻度感染所致，或残留腺体的部分组织发生坏死。如窦道较深，需切开以彻底清除线结和不健康的肉芽组织。

严格地执行无菌操作，尽量应用较细的不吸收线，是防止切口感染和窦道形成的有效措施。

（6）甲状腺功能减退：因甲状腺组织切除过多或残留腺体的血液供应不足可导致甲状腺功能减退。临床症状为黏液水肿，毛发疏落。患者常感疲乏，性情淡漠，智力较迟钝，性欲减退。基础代谢率降低，需给予甲状腺素做替代治疗。

预防甲状腺功能减退的措施主要有：①切除甲状腺腺体时，须保留腺体背面 5 mm 厚的腺体组织，使残留部分约大如拇指末节。②结扎甲状腺动脉时应保证残留腺体术后有相应的血液供给。单纯性甲状腺肿因其腺组织的功能低下，在施行手术切除时，更应重视上述原因。

（7）术后复发：甲状腺大部切除后，甲状腺肿的复发率在 4%～6%。复发多见于手术后 6～10 年，且常为 40 岁以下的患者。造成复发的常见原因是腺叶切除不足、腺体残留过多，未切除甲状腺峡和锥体叶，甲状腺下动脉未结扎等。因此，应正确掌握甲状腺切除的范围。对甲亢症状明显的患者，结扎两侧的甲状腺上、下动脉是预防术后复发的有效措施。对 40 岁以下的患者、妊娠或闭经期的妇女，术后服用碘剂能起一定的预防作用。

复发甲状腺肿的再次手术易损伤喉返神经和甲状旁腺，除有严重的压迫症状如呼吸困难和头颈部静脉回流障碍者才考虑手术治疗外，一般以服用抗甲状腺药物、放射性碘治疗为宜。

（8）术后恶性眼球突出：原发性甲状腺功能亢进症的患者，手术切除大部腺体后，甲状腺素的分泌减少，促使垂体前叶促甲状腺激素的分泌逐渐增多，因而引起眼球后脂肪和纤维组织的充血、水肿、增生，以致眼球突出加剧。由于视神经受到牵拉，逐渐发生视神经萎缩，又由于眼睑不能正常地闭合，使角膜受损，发生溃疡，进而造成失明。

可先试予碘剂或甲状腺制剂治疗，应用促肾上腺皮质激素，口服泼尼松，在眼球后注射透明质酸酶等。戴眼罩以避免角膜的过度暴露,应用醋酸可的松滴眼、抗生素眼膏。对严重突眼的患者可施行双侧眼眶减压术。

（吴 楠）

第二节 甲状腺腺瘤切除术

一、适应证

甲状腺腺瘤或囊肿一般都是单发结节,有完整的包膜。它与甲状腺正常组织有明显分界。

甲状腺单发结节需与甲状腺癌相鉴别者,在施行甲状腺手术前应先做细针穿刺细胞学检查,为计划手术方案提供依据。

二、术前准备

一般的甲状腺囊肿不需要特殊的术前准备。大型腺瘤患者术前 1 周可应用复方碘溶液。术前 2 周应停止吸烟。

三、麻醉与体位

局部浸润麻醉。

颈部的感觉神经主要来自第 1～4 颈神经。这些神经均与交感神经系统沟通。经胸锁乳突肌的后缘中点有颈浅神经丛穿行向前,在此处做筋膜下和皮下封闭,可达到颈部麻醉的目的。

手术台头端抬高约呈 15°斜坡,将薄枕放于肩下,使头部伸直。适当地调整枕头以充分地显露颈部,而又不致使颈肌紧张(图 3-27)。

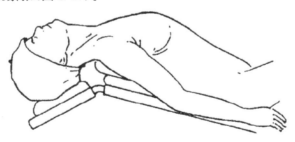

图 3-27 甲状腺腺癌切除术的体位

四、手术步骤

(1)局部麻醉后,取胸骨颈静脉切迹上 2 横指相应的皮肤皱纹处做切口可减轻术后的瘢痕(图 3-28)。

(2)切口的长度应以能获得最佳显露为原则。位于峡部,体积较小的腺瘤可取 2～3 cm 的小切口,位于甲状腺侧叶的肿瘤手术切口不宜过小。切开皮肤、皮下组织、颈阔肌,结扎、切断颈前静脉,游离上下皮瓣使位于上极或下极的肿瘤能在直视下切除。纵行切开颈白线(图 3-29)。

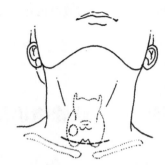

图 3-28　胸骨颈静脉切迹上 2 横指皮肤皱纹处做切口

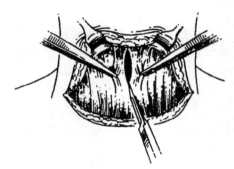

图 3-29　纵行切开颈白线

(3)钝性分离颈前肌与甲状腺包膜间隙后,将一侧肌肉牵开即可显露肿瘤。肿瘤较大时,应横断部分或一侧舌骨下肌群方能满意地显露一侧腺叶(图 3-30)。

(4)甲状腺浅表的囊肿在充分显露后常可用手指将其剥出(图 3-31)。

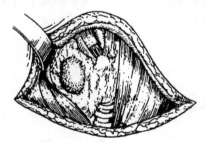

图 3-30　分离颈前肌与甲状腺包膜间隙,牵开一侧肌肉,显露肿瘤

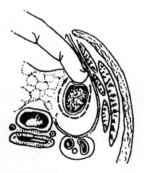

图 3-31　甲状腺浅表囊肿可用手指剥出

（5）甲状腺实质内的肿瘤与正常组织间的界面不甚清楚时,用小弯血管钳夹住肿瘤周围的甲状腺血管,切开肿瘤包膜,由浅入深地分离,在切除肿瘤的过程中,先钳夹再切断,出血较少（图 3-32）。

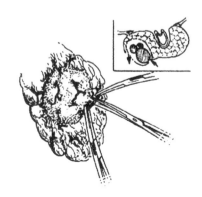

图 3-32　甲状腺实质内的肿瘤,先钳夹再切断

（6）分离到达腺瘤基底部后,用弯血管钳夹住蒂部后切断,结扎止血,将甲状腺瘤连同周围一层腺组织完整切除（图 3-33）。

（7）仔细止血后,清除手术野中的积血,残留组织碎片,间断缝合甲状腺的残腔,若残腔较大可用细不吸收线在包膜层面处将创缘内翻缝合,使局部不留粗糙面也避免有残腔（图 3-34）。

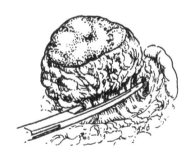

图 3-33　将甲状腺瘤连同周围一层腺组织完整切除

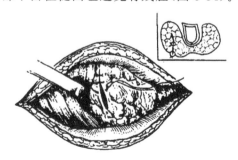

图 3-34　缝合甲状腺的残腔

（8）用不吸收线缝合横断的颈前肌,用 2-0 线缝合颈白线、颈阔肌（图 3-35）。

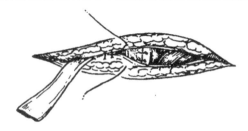

图 3-35　缝合颈前肌、颈白线和颈阔肌

（9）缝合皮下组织及皮肤切口,颈部组织较松弛,血运丰富,术后创口常有渗液,一般应放置引流物（图 3-36）。

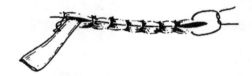

图 3-36　缝合皮下组织及皮肤切口,放置引流物

五、术后处理

术后 24～48 小时将引流条去除。4～5 天拆线。

甲状腺腺瘤切除后应立即送病理切片检查。有条件的医院应做快速切片检查,如发现有癌性病变,应按甲状腺癌的外科治疗原则,做一期手术处理。

（夏菊华）

第三节　甲状腺癌根治切除术

甲状腺癌(常为乳头状癌)在何种情况下需要做根治性切除术仍没有明确的结论。主要的原因是这类癌肿的组织学改变和转移特点,以及临床表现和致死性与其他癌肿有其特殊性。甲状腺乳头状癌生长速度慢,有内分泌依赖性。大多数甲状腺癌,颈外侧淋巴结不是主要的转移区域。按传统的癌肿手术原则,盲目地扩大切除重要的组织并不能提高治愈率。

较早期的甲状腺癌手术不应以患者残毁作为代价。事实证明,给予甲状腺素抑制垂体分泌刺激甲状腺的激素可使乳头状癌的病灶缩小或消失。因此,扩大切除组织范围以求根治应慎重。

一、适应证

(1)甲状腺癌腺体内多发性病灶的发病率高。大多数患者临床上虽未发现淋巴结转移而切除的组织中,却常有隐匿的淋巴结转移。因此,证实为甲状腺乳头状癌时,可做包膜外甲状腺全切除,再切除两侧颈内静脉间内侧至甲状腺包膜间的蜂窝组织及淋巴脂肪组织。目的是清除在癌肿近处可见或隐匿的淋巴结。

(2)有颈淋巴结肿大的患者,手术中淋巴结活检证实有转移者,多采取积极的清除术。

(3)已有远处转移,但局部还可以全部切除的腺癌,应将患叶的腺体全部切除,清除患侧的颈部淋巴结并同时切除对侧叶的全部腺体,以防止因原发癌的发展而引起气管压迫症状。腺癌有远处转移者需同时切除整个甲状腺后,采用放射性碘治疗,远处的转移才能摄取放射性^{131}I,控制病变的发展。

二、禁忌证

(1)甲状腺滤泡状腺癌,发生颈部淋巴结转移,预示已有远处转移,颈淋巴结清除往往不能提高手术治疗效果。

(2)晚期甲状腺癌侵及甲状腺内层包膜,向外侵入邻近的气管、血管、神经者不宜施行手术治疗。应做放射性碘治疗,给予甲状腺制剂,有严重呼吸困难的患者,做气管切开术。

三、术前准备

全面体格检查,应包括心、肺、肝、肾等主要器官功能检查。术前声带检查对于一切甲状腺手术均有意义。甲状腺癌术后声带麻痹的发生率较高。胸部 X 线检查注意有无远处转移。酌情备血。术前未确诊者应做好术中冷冻病理检查的准备。

四、麻醉与体位

多采用高位硬脊膜外麻醉。甲状腺肿瘤大,在气管受压移位者,宜做气管内插管静脉复合全身麻醉。

患者的体位采用仰卧位,肩部垫高,头偏向健侧,头颈部用布枕固定稳妥。

五、手术步骤

(1)甲状腺癌手术切口要求广泛显露颈部重要组织和器官,并能整块地切除病变组织。纵向切口可沿胸锁乳突肌,横向切口应能显露颌下区乳突、锁骨上区和气管前区(图 3-37)。

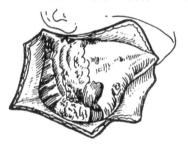

图 3-37 显露颌下区乳突、锁骨上区和气管前区

(2)经切口后下方开始,切断胸锁乳突肌肩胛舌骨肌及气管前、颈前肌群,在锁骨上水平切断颈内静脉。沿甲状腺外缘向上分离,在直视下钳夹、切断甲状腺中静脉和甲状腺下极血管。喉返神经受肿瘤浸润难以解剖时,做钝性分离尽量保留神经表面的薄层组织(图 3-38)。

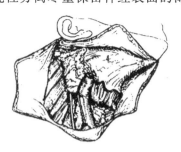

图 3-38 钝性分离受侵神经表面的薄层组织

(3)游离甲状腺下极显露并保护喉返神经。完全游离下极后,将组织块翻向对侧,在气管壁表面做锐性解剖,将腺体游离至对侧叶包括峡部甲状腺的整块切除(图 3-39)。

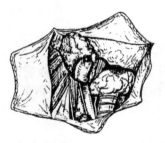

图 3-39　将病变侧甲状腺及甲状腺峡部切除

（4）在甲状软骨和舌骨水平切断胸骨舌骨肌和胸骨甲状肌（图 3-40）。

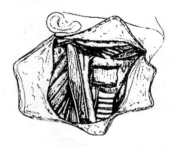

图 3-40　切断胸骨舌骨肌和胸骨甲状肌

（5）检查切口内有无出血，冲洗后置负压引流管，逐层缝合（图 3-41）。

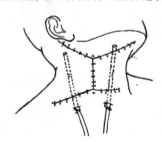

图 3-41　缝合刀口并放置引流

（6）分化较好的甲状腺癌侵犯气管外膜时可试将粘连处剥离后切除，在气管鞘内分离保留膜部的血运，电灼气管浅层创面。如癌肿侵犯气管全层，往往不超过气管周围的侧壁，可酌情做全气管壁或部分气管壁切除术（图 3-42）。

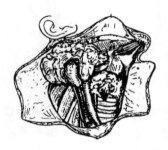

图 3-42　全气管壁或部分气管壁切除

(7)切除甲状腺误伤气管后应防止血液流入呼吸道引起阻塞,如损伤的部位在第3软骨或第4软骨环处,则可在此处置入气管切开套管。在其他位置,气管损伤的范围在1 cm左右,可缝合气管环上的软组织。为保证安全,经修补后仍需做正规气管切开术(图3-43)。

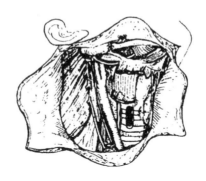

图3-43　气管切开

(8)上端气管受损时可用甲状软骨直接与气管缝合,再复以周围的软组织。对较大的气管缺损在锁骨上切取一片骨膜与胸锁乳突肌腱的附着处,做成胸锁乳突肌骨膜板,然后转移到缺损处修复缺损。也有应用甲状软骨板移植补入气管缺损者。软骨板有一定坚韧性,切取方便,可根据缺损大小,将气管修复后可无凹陷,同时因保留了甲状软骨板基底的软组织,使少量的血液循环仍能进入被游离的甲状软骨板,然后将其转移向下填补气管缺损,用间断缝合法固定之。

自体颈部皮瓣做气管修复即做颈部Ⅰ形切口,然后将两端皮瓣转移植入气管缺损部位。根据气管缺损情况,在适当位置处戳孔,做局部气管造口,待日后自行愈合或再做修复手术将其封闭(图3-44)。

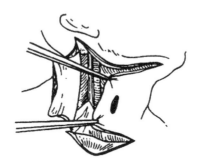

图3-44　局部气管造口

六、术中注意要点

(1)癌肿与食管粘连,手术中可能将部分食管误与癌肿一并切除。若在术前留置胃管,有利于预防这种损伤。为达到清除癌组织的目的,有的医师在发现癌肿侵犯纵行肌时,将受累及的软组织切除,如侵犯黏膜则酌情施行食管局部切除吻合术。

(2)癌肿侵犯一侧颈内静脉,可行颈内静脉结扎切除。若侵犯两侧颈内静脉,又同时做双侧结扎,少数患者可引起颅内高压乃至急性死亡。确实需做两侧同时结扎时,应做一侧静脉移植。如侵犯动脉,应尽量将肿瘤从血管壁剥离做动脉切除,阻断时间应在15分钟左右。需要延长阻断时间时,应先行血管内外转流,再做血管移植术。

(3)应尽量保留喉返神经。神经完全被肿瘤包裹,需切断神经时,切断神经后争取施行喉返神经端端缝合。

(4)应逐个确认甲状腺癌侵犯甲状旁腺。肉眼鉴别甲状旁腺与淋巴结比较困难。故在术中应取 1/3 的腺组织快速检查,证实为甲状旁腺者,可将剩余部分切成碎片,埋在胸锁乳突肌或股四头肌肌肉的筋膜下。

七、主要并发症

主要有术后出血、喉上神经、喉返神经损伤、喉头水肿等。处理原则和预防见甲状腺大部切除术及根治性颈淋巴结切除术。

(吴　楠)

第四节　乳腺良性肿瘤切除术

一、概述

乳腺属于复杂的内分泌靶器官。乳腺的病变与催乳激素,卵巢类固醇,精神神经内分泌因素及在乳腺微环境中激素的代谢有关。乳腺的良性病变中,纤维腺瘤约占半数。现代研究认为,它是生理性生长和退化性的异常,并非真正的肿瘤。乳腺纤维腺瘤中有几种特殊类型:叶状囊内瘤,巨大纤维腺瘤、少女期发生的纤维腺瘤、多发性纤维腺瘤。乳腺囊肿导管扩张症、导管内乳头状瘤多发生在中老年妇女。临床上难以与乳腺癌相鉴别的乳腺良性疾病有硬化性乳腺病。

成年男子催乳素和雌激素水平增高和乳腺局部激素受体和激素代谢失常,可导致两侧或单侧乳腺肥大。此外,雄激素减少,雌激素增加,药物导致促性腺激素调节紊乱可继发男性乳腺肥大。

绝经后妇女发现乳腺结节,乳腺疼痛,有压痛、乳头有分泌物等均应警惕发生乳腺癌。

(一)适应证

诊断为乳腺纤维瘤、乳管内乳头状瘤、乳腺囊肿、乳腺小叶增生局部有腺瘤形成、乳腺内脂肪瘤、寄生虫性囊肿,或性质未明确的局限性肿块,局部无急性感染征象者均可做肿瘤切除进行活组织检查。

(二)术前准备

清洁手术野皮肤,以碘仿等消毒剂清洗皮肤,范围是同侧胸前壁、锁骨上区和腋窝区。

(三)麻醉与体位

切除小肿瘤可采用局部麻醉或肋间神经阻滞。也可在距肿块边缘 2~3 cm 处做皮下浸润麻醉或在切口缘做局部麻醉(图 3-45)。大的肿瘤切除应采用全身麻醉。取仰卧位。乳腺肥大悬垂可在同侧肩下的胸侧放置方垫,有利于显露乳腺侧方的肿块。患侧上肢不做静脉注射。

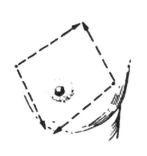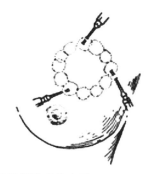

图 3-45　乳腺良性肿瘤切除术的麻醉

(四)手术步骤

(1)根据肿瘤体积大小决定切口方位和长度:①一般乳腺上半部多采用弧形切口,乳腺下半部多采用放射状切口。弧形切口的优点是显露好,处于乳腺内侧的病变采用弧形切口优于放射状切口,同时其美容效果也优于后者。②乳房下部位置深的腺瘤可在乳腺皱褶纹下做弧形切口(图 3-46)。

(2)切开皮肤、皮下组织后,找到肿瘤组织(图 3-47)。

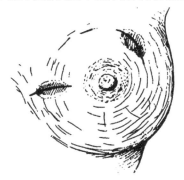

图 3-46　乳腺皱褶纹下弧形切口

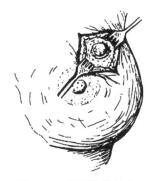

图 3-47　暴露肿瘤组织

(3)用组织钳夹持肿瘤组织或用 1 号线缝吊实质性肿瘤,在包膜上做适当的牵拉(图 3-48)。

(4)乳腺腺瘤、有明确包膜的囊肿等可在其与正常乳腺的间隙中做锐性与钝性分离。病变处与正确组织无明确界限者应将肿瘤组织及其周围 0.5～1 cm 内的正常组织一并切除(图 3-49)。

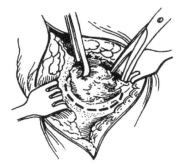

图 3-48　缝吊肿瘤组织

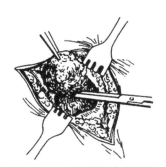

图 3-49　分离切除肿瘤组织

（5）肿瘤切除后检查残腔内无活动出血后,将一条橡皮片引流管置入创口的深部（图 3-50）。

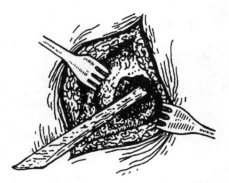

图 3-50 放置引流管

（6）用"0"号不吸收线将乳腺的残面对合,尽可能避免局部出现凹陷,缝合皮下脂肪层和皮下组织,应使切口满意对合（图 3-51）。

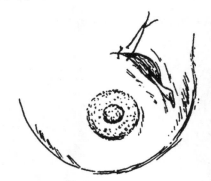

图 3-51 缝合皮下脂肪层和皮下组织

二、乳管内乳头状瘤切除术

（1）在乳头处找到血性液体溢出口,并根据乳管造影所提示的病变部位做切口（图 3-52）。

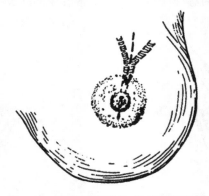

图 3-52 寻找病变部位,确定切口位置

（2）用细软的探针徐缓地伸入乳管内,沿探针的方位将放射状切口延至乳晕边缘,切开脂肪及筋膜,暴露病变导管(图 3-53)。

（3）分离有病变的导管(图 3-54)。

（4）确认为溢血、有病变的导管并解剖完全后,将其边缘的腺组织楔形切除。有时需将病变导管切开。找到很小的乳头瘤,有助于检查手术的成功率(图 3-55)。

（5）将有病变的组织切除后,用"0"号线将残腔缝闭(图 3-56)。

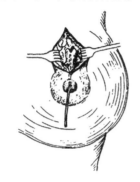
图 3-53　切开脂肪及筋膜

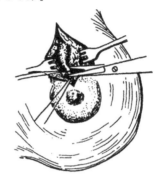
图 3-54　分离有病变的血管

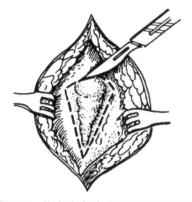
图 3-55　将有病变的腺组织做楔形切除

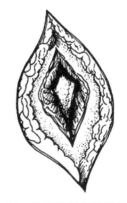
图 3-56　病变组织切除后的残腔

（6）缝合时应使乳晕边缘组织良好地对合。间断缝合皮下组织和皮肤,如无积液空隙可不置引流物(图 3-57)。

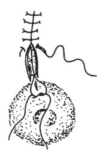
图 3-57　间断缝合皮下组织和皮肤

对难以准确地找到病变的导管,可将手术方式做如下改变。

(7)钝头注射针插入有血性液体溢出的导管口内,并注入亚甲蓝溶液1~2 mL。注意压力不可过高,以无明显阻力为度。在相应部位乳晕边缘做弧形切口(图 3-58)。

(8)翻起皮瓣,显露乳晕下大部分导管组织,仔细地解剖有病变的导管及周围组织(图 3-59)。

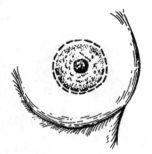

图 3-58 乳晕边缘弧形切口

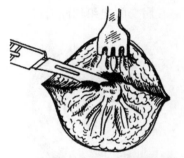

图 3-59 显露有病变的导管及周围组织

(9)楔形切除该处的乳管及相邻组织和有病变的导管(图 3-60)。

(10)切口用"0"号线按层缝合(图 3-61)。

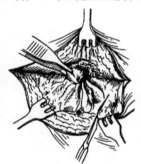

图 3-60 切除病变组织及导管

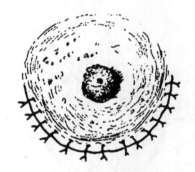

图 3-61 缝合切口

三、乳腺腺叶区段切除术

(一)适应证

局限性乳腺囊性增生,病变区限在某一区段者。

(二)手术步骤

(1)硬块位于乳腺上半部者,按病变的长轴做弧形切口或放射状切口,位于乳腺下半部者,做放射状切口或乳房下皱褶纹的弧形切口(图 3-62)。

(2)切开皮肤及皮下组织,潜行分离皮瓣,使肿块全部显露(图 3-63)。

(3)仔细检查确定肿块的范围后,在其中心缝置一根粗不吸收线或用鼠齿钳夹持牵引(图 3-64)。

(4)沿肿块两侧,距病变区处 0.5~1 cm 做楔形切口,然后自胸大肌筋膜前将肿块切除(图 3-65)。

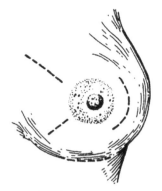

图 3-62 乳腺腺叶区段切除术的切口

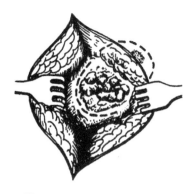

图 3-63 分离皮瓣,显露肿块

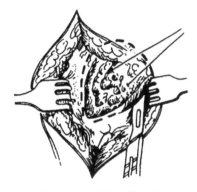

图 3-64 缝扎肿瘤组织

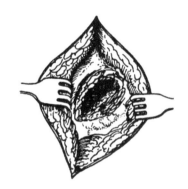

图 3-65 切除肿瘤组织

(5)严密止血后,用不吸收线间断缝合乳腺组织创口,避免出现残腔(图 3-66)。

(6)逐层间断缝合浅筋膜、皮下组织和皮肤。如有较多渗血可放置橡皮片或橡皮管引流,加压包扎(图 3-67)。亦可放置多孔负压引流管。

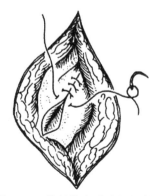

图 3-66 间断缝合乳腺组织创口

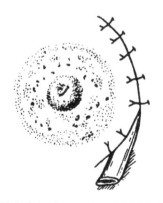

图 3-67 缝合浅筋膜、皮下组织和皮肤,并放置引流

（吴　楠）

第五节　乳腺癌根治切除术

一、概述

乳腺癌根治切除术的主要目的是切除原发性肿瘤,广泛切除受累皮肤及该区域内的淋巴结,要尽可能减轻手术在外形及功能方面的影响。

乳腺癌的特点是多中心性。临床发现的肿瘤只是癌肿最突出的部分。乳腺癌的病灶越大,多中心性发生率越高。乳腺癌的病期越晚,腋淋巴结转移率也越高。

传统的乳腺癌根治术是同时做淋巴结清除。研究表明区域淋巴结有免疫功能,所以是否需要做腋淋巴结清除术,各家意见尚不一致。

有些学者认为腋淋巴结有无转移仅对临床分期有意义。确定腋淋巴结有无转移仅为是否做辅助治疗提供依据。因此,腋淋巴结活检的意义似较清除癌灶更为实际。

另有作者重视腋淋巴结的清除,争取不在乳腺区域内残留肿瘤,提高早期癌症的治愈率并降低乳腺癌手术后胸、腋部区域内癌的复发率。

临床研究表明<1 cm的乳腺内原发癌病灶的淋巴结转移率远低于更大的癌肿淋巴结转移率,腋淋巴结转移的比例越高,预后越差,同时淋巴结有无转移比原发癌的大小,对预测治疗的效果意义更大。

乳腺癌是全身性疾病,手术治疗仅是综合治疗的一个重要方面。放射和化学药物治疗、女性激素治疗和神经内分泌调节均是不可忽视的治疗手段。

(一)适应证

(1)Ⅰ、Ⅱ期(按 TNM 国际分期)乳腺癌,没有心、肺、肝脏、骨骼及脑等远处转移征者。

(2)全身情况尚好,年龄较轻,无严重的心、肺功能异常者。

(二)禁忌证

(1)有恶病质,乳房皮肤有广泛橘皮样变和多处卫星结节,癌肿与皮肤粘连,伴有癌性溃疡者。

(2)乳腺癌与胸壁粘连固定,胸骨旁和锁骨上淋巴结有转移者。

(3)癌细胞腋部转移,淋巴结粘连集合成块,侵犯腋静脉导致回流障碍,患侧上肢水肿等。

(三)术前准备

根治术前尽可能明确肿瘤的性质。目前可采取细针穿刺做细胞学检查。有经验的医师从较大的病灶中吸取组织,诊断准确性可高达 90% 以上。但对较小的病变,如细胞学检查不能判断其性质,则应在手术时先切开可疑组织行快速切片检查或将较小的肿块完全切除立即做病理学检查。切取的部位应在根治术的切除范围之内。

确定为癌肿施行根治手术时,活检所用的器械不应重复在根治术中使用,应重新消毒手术野并更换手术衣和手套。

术前还应对局部病变的范围和在肺、骨骼或内脏中是否有远处转移有正确的估计。如果原发灶较大,区域淋巴结有转移,在上述部位潜藏着癌细胞,手术后短期将会有明显的临床表现。

因此,对每一例乳腺癌患者均应做十分细致的全面检查,盲目扩大手术适应证不能提高治疗质量,相反,严重的手术创伤可能损害机体的免疫机制而对患者产生不利影响。

(四)麻醉与体位

全身麻醉或有选择地酌情采用高位硬脊膜外麻醉。心、肺功能异常,全身情况差的老年患者可做胸部肋间神经阻滞。

患者取仰卧位,患侧上肢外展90°、肩、胸侧部置薄布垫垫起,使腋后线部位显露(图3-68)。

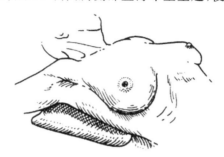

图 3-68 乳腺癌根治切除术麻醉体位

全面消毒胸部皮肤,患侧达腋后线,对侧达腋前线包括上臂和腋窝部,上界从颈根部平面开始下界达脐平面。手术野需显露锁骨、肩峰、胸骨缘、肋骨缘、侧胸部腋中线部。

(五)手术步骤

(1)切口曾有多种设计,如图所示(图3-69)。

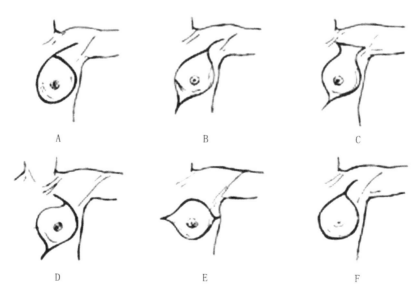

图 3-69 乳腺癌根治切除术切口设计

A.Halsted;B.Meyer;C.Greenough;D.Kocher;E.Stewart;F.Warren

目前多采用梭形切口。根据肿瘤位置,乳房形态大小决定切口的方位。先距肿瘤边缘5 cm处做标记,再以肿瘤为中心做纵向的梭形切口。切缘应尽可能远离肿瘤以避免有肿瘤浸润。纵向梭形切口的轴线可指向脐部,根据同样的原则也可做横向的梭形切口(图3-70)。由于乳房形状和肿块部位不同,切口两边皮瓣不等,尤其是肥胖和皮肤松弛者,缝合后常在切口外侧形成"狗耳"状畸形。

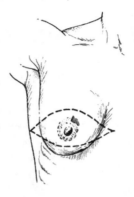

图 3-70　梭形切口

Nowacki MP 介绍"鱼形"切口,在梭形横切口外侧加两个三角形切口,使切口两边等长,切去多余的松弛皮肤。同时还能充分显露腋窝,切口缝合后,呈 T 形或 Y 形。

切口不宜切至腋窝中部和上臂,以免瘢痕限制上肢的活动。皮肤的切缘应距肿瘤不少于5 cm,并根据腋窝显露及胸部创口对合,可调整切缘的弧度或做附加切口以便延伸,如切口的上缘长于下缘则 ab>ac,bf=cf;ad=bd,ae=ce(图 3-71)。

(2)切开皮肤后以锐利的刀片或电刀、激光刀分离皮瓣,在皮肤及浅筋膜浅层做锐性解剖,从锁骨平面,向下至腹直肌上方,皮瓣的内、外侧界分别为近胸骨正中线和背阔肌前缘,保留供应皮瓣的毛细血管层(图 3-72)。

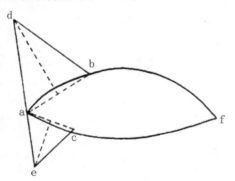

图 3-71　"鱼形"切口

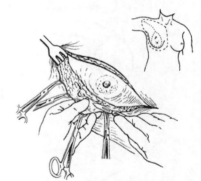

图 3-72　分离皮肤及浅筋膜

(3)在胸锁关节处,钝性分离胸大肌,在切口上方的胸大肌三角肌沟显露头静脉(图 3-73)。

(4)沿锁骨下方显露胸大肌,距头静脉 2~3 cm 处切断胸大肌,然后钝性分离胸大肌至肱骨大结节。近肌腱处离断后沿其与锁骨和胸骨附着处,横断胸大肌。切断并结扎胸肩峰血管和胸内侧神经,将胸大肌自胸骨缘附着处切断(图 3-74)。

(5)分离胸小肌,切断并结扎其内缘的肌营养血管。将胸小肌肌腱在喙突附着处离断,显露腋窝。在锁骨下缘喙肱肌浅面分离胸锁筋膜。显露胸肩峰、腋动脉、腋静脉和臂丛(图 3-75)。

(6)在重要血管、神经周围清除腋窝的淋巴脂肪组织,剪开腋血管鞘,切断胸外侧及肩胛下血管和供应前锯肌的血管,将腋窝、锁骨下的淋巴和脂肪组织与胸壁分离。切下的组织包括胸大肌、胸小肌、腋窝的脂肪组织、淋巴和乳腺、癌肿组织及乳腺部的皮肤(图3-76)。

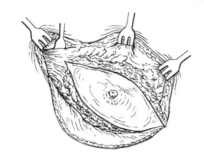

图3-73 钝性分离胸大肌

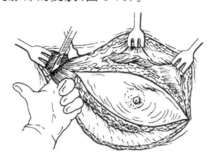

图3-74 自胸骨缘附着处切断胸大肌

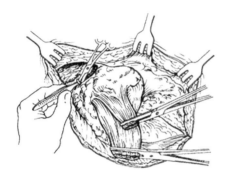

图3-75 显露胸肩峰、腋动脉、腋静脉和臂丛

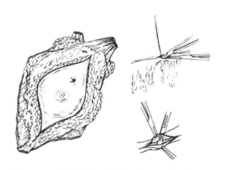

图3-76 分离淋巴及脂肪组织,切断血供

(7)将乳腺、胸大肌、胸小肌和腋窝的淋巴组织完整切除,保留胸长神经和胸背神经(图3-77)。

(8)检查创口内无活动性出血、清洗脱落的脂肪组织和残余血块。缝合切口时应使皮瓣在无张力的情况下对合,自创口最低处置入负压吸引管,注意消灭残腔。检查上肢位置复原后引流管顶端应不会伤及腋血管,从切口旁戳孔将引流管引出,固定在皮肤上。间断缝合切口时,如中部切口张力过大难以对合,可扩大皮瓣的游离面,有利于减张。否则宜行植皮术以达到创口Ⅰ期愈合(图3-78)。

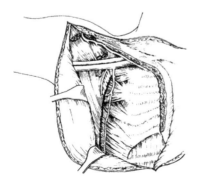

图3-77 清除淋巴组织,保留胸长神经和胸背神经

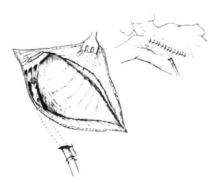

图3-78 缝合切口,放置引流

为减少术后创面大量血浆渗出,可在创面清洗、止血后,喷洒薄层纤维蛋白胶,再缝合切口,术后创面血浆渗出量可明显减少。

(六)术中注意要点

(1)广泛切除乳腺表面的皮肤,缝合切口避免创缘张力过大。当难以对合,留有胸壁上的裸露区时应游离植皮。

(2)应切除胸大肌、胸小肌,清除腋窝淋巴结和脂肪组织。与淋巴结粘连的肩胛下血管和胸背神经亦可切除。

(七)术后处理

(1)根治术后应用有弹性的胸带适当加压包扎,在腋腔处加压应避免患侧肢体的血液循环障碍。不宜过度地使上臂内收。

(2)注意患者的呼吸情况。

(3)负压引流管应固定稳妥,使其无扭结并及时排除引流管内的凝血块,保持引流通畅使皮下无残腔。

(4)术后2~3天可去掉加压包扎的胸带。如引流管内仅有少量血清样渗液,可在手术后第3天拔除引流管。

(5)术后第5~6天可多做前臂活动,包括手、腕及肘部的活动。缝合有张力的切口,可迟至术后第10~12天拆线。拆线后可活动肩部并逐渐增加其幅度。

(6)术后应根据肿瘤的分级、分期进行化疗、放疗、生物化学治疗及女性激素治疗。

(八)主要并发症

(1)因皮瓣设计不当,发生组织缺血坏死。使用电刀切开止血,功率过大可导致大块焦痂有碍伤口愈合。

(2)第1~2肋间血管、腋动、静脉的分支与主干相近的血管,不宜使用电凝止血。用"0"号线结扎处与主干相距约1 mm。否则,可损伤主要血管。

(3)腋窝处淋巴组织广泛切除会导致淋巴引流障碍;腋窝解剖过程中,对腋静脉有粗暴的机械刺激,导致内膜损伤或形成血栓;静脉周围组织大块结扎或修复时缝合处遗有缩窄处压迫静脉都可导致上肢水肿。

(4)在肋间肌肉较薄处应用血管钳钳夹穿支血管时,血管钳垂直插入肋间软组织可导致气胸,发现后应及时修补,必要时还应抽吸气胸。

二、改良式乳腺癌根治切除术

目前国际上有以改良根治术取代根治术之势。它可能成为治疗原发性早期乳腺癌的标准手术。

解剖学研究认为深筋膜淋巴不是癌肿转移的重要途径,所以在早期乳腺癌应可保留胸肌,仅切除乳房和腋窝淋巴结。

切除胸小肌、清除腋窝淋巴结的技术与根治术相仿。但保留胸小肌致使锁骨下区和胸大肌、胸小肌间的淋巴结难以清除,达不到清除胸小肌内侧缘的腋窝上群淋巴结的要求。

所以对Ⅰ、Ⅱ期的患者,腋窝淋巴结无转移者施行改良根治术是合理的。但对腋区淋巴结已有转移,采取保留胸小肌的术式未得到公认。

(一)适应证

(1)非浸润性导管内癌,浸润性导管癌<1 cm者。

(2)乳腺癌位于乳房外侧方,无腋淋巴结转移征者。

(3)湿疹样乳腺癌,乳房内未能触及明确肿块者。

(4)黏液癌、髓样癌、乳管内乳头状癌、叶状囊肉瘤等,腋淋巴结转移较晚者。

(二)术式

改良根治术有两种术式,即保留胸大肌手术和保留胸大肌、胸小肌的改良根治术。

(三)手术步骤

(1)纵式或横式切口均可,切缘应距肿瘤边缘约5 cm。如日后再行整形手术,可采用横式切口(图3-79)。

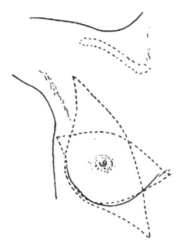

图 3-79　切口设计

(2)在皮肤与浅筋膜间做皮瓣分离,皮瓣下可酌情保留稍厚的皮下脂肪层,上界为锁骨下缘,下界达肋弓处,内侧界近胸骨,外侧界为背阔肌前缘,将乳腺从胸大肌筋膜浅面分离(图3-80)。

(3)将胸大肌、胸小肌分离,保留胸肩峰动脉胸肌支和胸前神经外侧支,切断其内侧支(图3-81)。

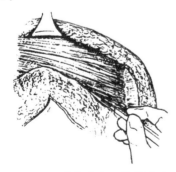

图 3-80　分离胸大肌筋膜浅面

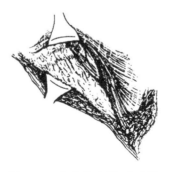

图 3-81　分离胸大肌、胸小肌

(4)在喙突处切断胸小肌止点,在胸小肌深面解剖腋静脉,清除腋血管周围的淋巴组织。保留胸长神经、胸背神经及肩胛下血管支(图3-82)。

(5)切断胸小肌与肋骨的附着处,分离前锯肌、肩胛下肌和背阔肌的筋膜组织,将其与腋部淋巴结、脂肪组织、胸小肌和整个乳房成块地切除(图3-83)。

(6)如保留胸大肌和胸小肌,在清除胸小肌筋膜和胸肌间淋巴结时,需将乳房向外侧牵拉,将淋巴脂肪组织切除(图3-84)。

(7)乳腺、胸肌间淋巴结、腋淋巴结整块切除后,保留胸大肌、胸小肌、胸前神经分支及胸长和胸背神经(图3-85)。

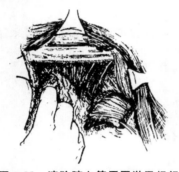
图 3-82 清除腋血管周围淋巴组织

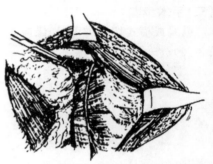
图 3-83 切除腋部淋巴结、脂肪组织、胸小肌和整个乳房

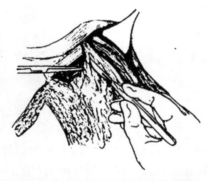
图 3-84 清除乳房外侧的淋巴脂肪组织

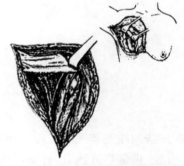
图 3-85 将乳腺、胸肌间淋巴结、腋淋巴结整块切除

(8)放置负压引流管和缝合切口的原则与"乳腺癌根治术"相同。

(四)术后处理

同"乳腺癌根治术"。

(五)主要并发症

同"乳腺癌根治术"。

三、乳腺癌扩大根治切除术

腋窝淋巴结和内乳淋巴结都是乳腺癌早期直接转移的途径。在传统根治术的基础上再做胸骨旁的内乳淋巴结清除,是为乳腺癌扩大根治切除术。

内乳淋巴结位于胸骨缘的内乳血管脂肪组织中,淋巴结主要分布在上方的肋间处。第1、第2肋间处内乳淋巴结的位置在胸内筋膜的表面。

内乳淋巴结的转移发生率与原发癌病灶的位置和病期有关,位于内象限者淋巴结转移率高于乳腺外侧的癌种。原发肿瘤大的,其内乳淋巴结的转移率高于较小的癌肿。

扩大根治术对Ⅱ、Ⅲ期的患者,远期疗效比根治术为好。手术清除内乳淋巴结比放射治疗彻底。对位于乳房中区和内侧的癌肿,有腋淋巴结转移时,行扩大根治术,术后5年生存率较根治术高。

胸膜外扩大根治术清除内乳淋巴结,术后胸部畸形不明显。用病理学方法确定内乳淋巴结有否转移可以辅助选择术后的治疗方案,提高手术治疗效果。

当前,乳腺癌早期诊断率提高,且有综合治疗。除有明确的适应证外,乳腺癌扩大根治切除术创伤大,术后患者的生活质量差,不宜扩大其适应证。

(一)胸膜外乳腺癌扩大根治术

1.手术步骤

(1)切口及显露范围同根治术。内侧皮瓣分离需超过胸骨缘,切断肱骨头上胸大肌止点,并分离锁骨和胸肋部的肌肉附着处,达第2肋软骨的下方,切断胸小肌在喙突的止端然后按根治术的手术步骤切断胸肩峰血管、肩胛下血管和胸外侧血管,显露腋窝(图3-86)。

(2)剪开腋血管鞘分离腋静脉上下方组织,分离腋动脉和腋静脉,以及臂丛周围的脂肪和淋巴组织(图3-87)。

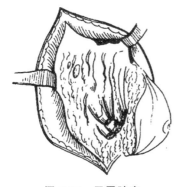

图 3-86 显露腋窝

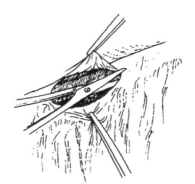

图 3-87 剪开腋血管鞘

(3)分别切断结扎胸短静脉、胸长静脉、肩胛下静脉、胸外侧动脉、肩胛下动脉,使腋窝的内容易于被清除。胸长神经位于胸外侧动脉后方,胸背神经在胸长神经外侧,应注意保护(图3-88)。

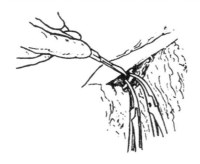

图 3-88 切断结扎胸短静脉、胸长静脉、肩胛下静脉、胸外侧动脉、肩胛下动脉

(4)沿背阔肌前缘锐性解剖,切除脂肪和淋巴组织,切断胸大肌和胸小肌的起端,结扎、切断

胸廓内动脉的肋间穿支即可将切离的乳腺及胸大肌、胸小肌、腋窝淋巴组织等整块组织向内翻转（图 3-89）。

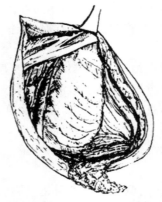

图 3-89　将切离的乳腺及胸大肌、胸小肌、腋窝淋巴组织等整块组织向内翻转

（5）在第 1 肋水平切开肋间肌。在近胸骨缘内侧 1 cm 处，分离脂肪组织，在胸内筋膜浅面显露内乳血管，离断后结扎其近、远端（图 3-90）。

（6）于第 4 肋间切断肋间肌（内肌层和外肌层），在胸横肌浅面钝性分离，将第 4 肋软骨在胸肋关节外侧切断，向内侧提起断端，即可分离内乳血管，将其结扎后切断（图 3-91）。

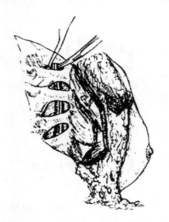

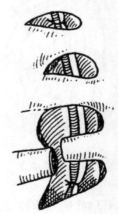

图 3-90　结扎内乳血管近、远端　　　　　　　图 3-91　切断第 4 肋软骨

（7）在肋软骨后方用手指自下而上地推开胸膜，再切断第 2 和第 3 肋软骨（图 3-92）。

（8）然后切断胸大肌的胸骨附着部，即可将肋软骨与上述已切断的组织块全部切除（图 3-93）。

2.术中注意要点

第 2 肋以上胸横肌延伸变薄为胸内膜，分离时如果损伤了胸膜、应做辅助呼吸，加压给氧，并及时修补，较大的胸膜损伤，应按气胸处理。手术后做闭式引流。

胸壁缺损无须特殊修补，将内侧皮瓣与创缘固定，防止明显的反常呼吸。如胸壁缺损较大，亦可自患者的大腿部切取阔筋膜，或用人工合成材料如涤纶布修补。其他与根治术相同。

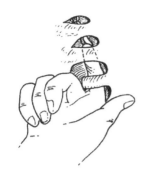

图 3-92　分离肋软骨后方的筋膜

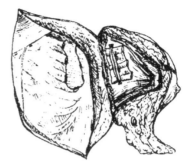

图 3-93　切断胸大肌的胸骨附着部

(二)胸膜内胸骨旁淋巴结清除术

手术的特点是:切除第 2～5 肋软骨,清除内乳淋巴结,不保留胸膜。胸壁缺损应用阔筋膜或人造织物补片修补。

1.适应证

位于乳腺内侧的癌肿,侵及胸骨旁淋巴结者。患者的年龄较轻,无肺、肝、骨骼及其他远处转移者(图 3-94)。

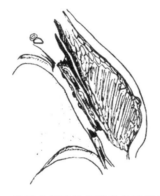

图 3-94　乳腺内侧癌肿侵及胸骨旁淋巴结

2.麻醉

全身麻醉,气管内插管。

3.手术步骤

(1)按胸膜外扩大根治术做切口,皮瓣分离的范围、胸大肌、胸小肌离断的部位及腋窝淋巴结的清除与胸膜外扩大根治术相同。

胸壁切除的范围包括胸骨边缘。在第 1 肋骨下方,胸骨旁切开肋间肌,进入胸膜腔,伸入手指探知内乳动脉并游离,然后结扎、切断。再于第 4 肋间处,切开肋间肌及胸膜,分离内乳血管后将其结扎切断(图 3-95)。

(2)自下而上切断第 4、第 5 肋软骨后,在胸骨缘稍内侧 0.5～1 cm 处,将胸骨缴行切开,自内向外翻起胸骨肋软骨瓣,并切除附着于深面的内乳血管和淋巴结及局部胸膜(图 3-96)。

(3)然后将全部乳腺、胸大肌、胸小肌、腋窝淋巴、脂肪组织切除。

(4)严密止血后,将胸膜缘与周围组织缝合。

（5）取阔筋膜或人造织物修复胸壁缺损。缺损处经封闭后,局部应无明显的反常呼吸,浅面可覆以内侧皮瓣(图 3-97)。

（6）在第 6 肋间腋后线置胸腔闭式引流管。清洗创口,放置负压引流管及缝合方法与乳腺癌根治术同(图 3-98)。

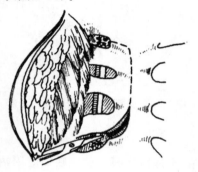

图 3-95　于第 4 肋间处,切开肋间肌及胸膜

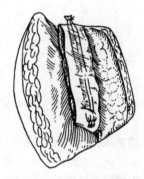

图 3-96　切除内乳血管和淋巴结以及局部胸膜

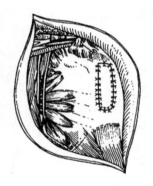

图 3-97　封闭胸壁破损

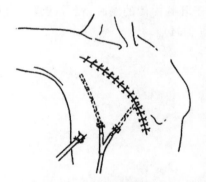

图 3-98　缝合切口并放置负压引流

4.术后处理

除按一般乳腺癌根治术手术后处理外,应每天检查胸部情况,创口部有无积液、积血、肺部膨胀情况是否满意。

拔除胸腔引流管前应做胸部透视或胸部 X 线检查,明确胸腔积液已基本排尽,方可去除胸腔闭式引流管。

术后应考虑化疗、放射、生物治疗及雌性激素治疗。

5.主要并发症

扩大根治术的主要并发症为胸腔积液、肺不张、肺部感染、胸膜肋骨感染,创面出血和纵隔气肿等。均应在手术中重视清除胸壁缺损处的残腔。若有皮瓣缺血坏死,需及时处理。可以应用抗生素控制感染,促进创面的肉芽生长或适时植皮。

四、乳腺癌切除术后即刻乳房再造——横腹直肌肌皮瓣移植乳房再造

乳腺癌切除术后的乳房再造可即刻施行,也可在第 1 次手术后进行二期乳房再造,即完成化疗后再进行。如果是乳腺癌手术后需要放射治疗的患者,则宜在停止放疗后 6～12 个月进行。

（一）TRAM 皮瓣的应用解剖

TRAM 皮瓣的血供来自腹壁上动脉及腹壁下动脉的吻合支。腹壁上动脉的胸廓内动脉的延续,腹壁下动脉来自髂外动脉,腹壁上、下动脉有 2 条伴行的静脉,动脉及静脉的外径均在 2 mm 以上,在腹直肌下两血管形成不同的吻合形式(图 3-99)。

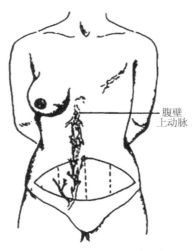

腹壁上动脉

图 3-99　TRAM 皮瓣的应用解剖

（二）适应证

同"改良式乳腺癌根治术"。

（三）禁忌证

(1)季肋区已行横腹部切口手术,或下腹横部切口手术。

(2)下腹部正中切口或旁正中切口术后。

(3)术前放射治疗,胸壁动静脉已被损毁。

（四）术前准备

(1)同"乳腺癌根治术"。

(2)所需组织测量。测量时应让患者取立位或坐位,测量内容:①锁骨中点到乳头的距离;②乳头至乳房下皱襞中点的距离;③胸骨中线至乳头的距离;④乳头至腋前线的距离。

（五）麻醉与体位

同"乳腺癌根治切除术"。

（六）手术步骤

(1)常规行乳腺癌改良根治术。

(2)设计 TRAM 皮瓣:TRAM 皮瓣一般纺锤形,左右两端以两侧髂前上棘为界,上缘位于脐上 0.5～1 cm,下缘位于阴毛的上缘(图 3-100)。

(3)切开 TRAM 皮瓣上缘处皮肤、皮下组织达腹直肌前鞘和腹外斜肌腱膜,将皮肤的两翼在两侧腹外斜肌腱膜表面掀起,直达腹直肌前鞘的外缘 2.5～3 cm(图 3-101)。

(4)切开 TRAM 皮瓣下缘处皮肤,达腹直肌前鞘、腹外斜肌腱膜。在健侧腹直肌前鞘做L形切口,于腹直肌深层、腹直肌后鞘可查及腹壁下动、静脉的存在,向下解剖腹壁动、静脉的起始段,切断结扎(图 3-102)。

(5)在腹直肌前鞘外缘,切开腹直肌前鞘边线,将脐下对侧腹直肌前鞘及部分同侧前鞘,连同腹直肌一并包括在皮瓣内,保护肌皮血管穿支,制成皮瓣,保护好上部的肌肉,以供移植(图3-103)。

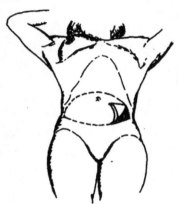

图 3-100 TRAM 皮瓣的设计

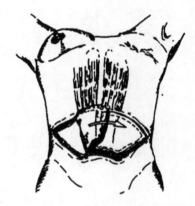

图 3-101 切开 TRAM 皮瓣上缘

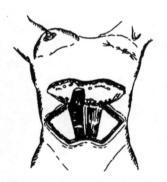

图 3-102 保留 TRAM 皮蒂

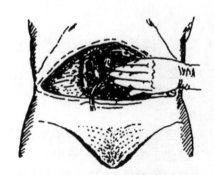

图 3-103 腹直肌前鞘边线

(6)在上腹部做隧道,与胸部切口相连,容 TRAM 皮瓣能够顺利进入胸部切口内(图3-104)。

(7)根据受区需要,修整肌皮瓣的大小及形态,部分区域支上皮,做乳房形体塑型(图3-105)。

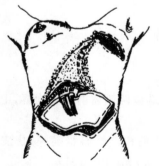

图 3-104 制作隧道,皮瓣转移至腹部切口

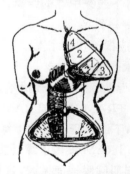

图 3-105 修整肌皮瓣的大小及形态

(8)为了避免皮瓣转移时肌肉蒂过度扭转影响皮瓣的血供,一般选择对侧腹直肌的肌肉蒂,

也可选择同侧腹直肌的肌肉蒂(图 3-106)。

(9)将上腹部皮肤、皮下组织广泛游离到季肋处,使其向下拉向耻骨上皱襞区切口缘,做腹壁整形。做腹直肌前鞘修补,做脐孔再造,完成腹壁整形(图 3-107)。

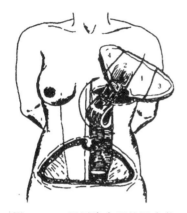

图 3-106　同侧腹直肌的肌肉蒂

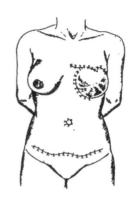

图 3-107　完成腹壁整形

(10)也可做双侧腹直肌及其下方的腹壁上动、静脉为蒂的皮瓣移植,为一安全的术式(图 3-108)。由于有双侧的腹壁上动、静脉为蒂,手术成功率得到提高。其手术方法同单蒂TRAM 皮瓣乳房再造。

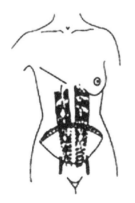
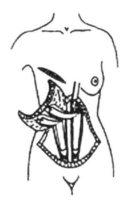

图 3-108　双侧腹直肌皮瓣移植

(11)在胸部和下腹部切口内置负压引流。

(七)术中注意要点

下腹部取肌皮瓣时应尽可能保留肌瓣端的血管长度,并防止损伤,必要时可行血管吻合。为了保护腹壁的强度,保留 25%～30% 的外侧腹直肌前鞘及腹直肌,使内侧的腹直肌前鞘及腹直肌包括在皮瓣内。

(八)术后处理

(1)手术后 3 天密切观察造成皮瓣的血供,及时处理皮瓣血供障碍的原因。

(2)保持大小便通畅,防止由于腹内压过高导致腹壁疝发生。

(3)手术后 4～5 天拔除引流管。

(4)手术后 1 个月内用腹带包扎腹部手术后 3 个月可行乳头再造,完成乳房再造的整个过程。

（九）主要并发症

1.皮瓣坏死

单肌肉蒂皮瓣血供不足导致组织缺血坏死,皮瓣转移时造成腹壁上动脉扭转或成角,术后加压包扎,造成蒂部受压。

2.腹壁软弱和腹壁疝

手术中过分注意皮瓣血供,将整条腹直肌及其前鞘都带入皮瓣。术后腹部妥善加压包扎,穿弹力腹带3～6个月,防止腹壁软弱和腹壁疝的发生。

3.脂肪液化

见"乳腺癌改良根治术"。

4.切口裂开

既可发生于受区,也可于发生供区。发生原因是皮瓣边缘坏死,在供区是由于切口张力过大引起切口愈合不良所致。

5.再造乳房形态不良

主要表现为乳房两侧不对称,再造乳房过小或缺乏正常的乳房正常结构。发生的原因是由于胸部组织缺损过多,而皮肤提供的组织量较少;皮瓣放置方向不对,造成乳房形态不良。

（吴　楠）

第六节　胃十二指肠溃疡穿孔修补术

一、适应证

（1）胃十二指肠溃疡穿孔,穿孔时间长,腹腔污染重。

（2）年迈体弱,腹腔渗液多,而又无条件实行胃大部切除者。

（3）年轻患者,病史短,症状轻,无梗阻及出血等并发症。

（4）穿孔较小,边缘柔软及瘢痕不多者。

二、术前准备

放置胃管,抽净胃内容物,切忌洗胃,抗休克,静脉补液支持,纠正水电解紊乱,给予抗生素。

三、麻醉

连续硬膜外麻醉或全麻。

四、体位

仰卧位,头部略高。

五、手术步骤

(1)采用上腹正中、右上腹旁正中或经右腹直肌切口,尽量吸净腹腔渗液,术中取液做腹腔细菌培养,(图 3-109)在胃十二指肠前壁和小弯寻找穿孔。穿孔处多水肿严重,质硬,黏液多,有时由于纤维蛋白的形成和邻近组织的粘连可致穿孔处堵塞或愈着,此时需分开网膜、肠曲、胆囊或肝叶后方能找到穿孔部位。若前壁未见溃疡穿孔,可以切开胃结肠韧带在胃厚壁寻找穿孔,如怀疑溃疡恶变所致穿孔应取活检。

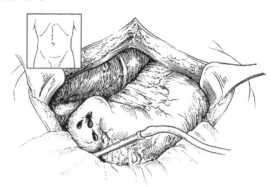

图 3-109　打开腹腔,吸出积液

(2)若穿孔小,硬块范围不大,距穿孔边缘约 0.5 cm 用可吸收线或丝线缝合,缝线与胃纵轴一致,穿孔处上、中、下各缝一针即可(图 3-110)。若穿孔边缘瘢痕不广,亦可选比较柔软处做浆肌层间断缝合(图 3-111)。

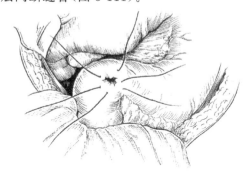

图 3-110　在穿孔处(上、中、下)全层缝合

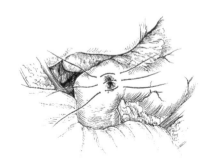

图 3-111　在穿孔处(上、中、下)浆肌层缝合

(3)在助手协助下,轻轻将缝线结扎闭合穿孔,暂可不剪断缝线。

(4)采用一块大网膜盖穿孔处,将缝线松松地结扎,以免阻断网膜血液循环发生坏死(图 3-112)。

(5)若十二指肠穿孔较大,穿孔周围组织较硬,采用中号丝线贯穿穿孔两侧肠壁全层,缝线缝向与胃十二指肠纵轴平行,将大网膜塞入穿孔处,依次结扎缝线(图 3-113),吸净腹腔渗液,采用温生理盐水冲洗,右下腹部放置引流管于坐骨直肠凹处,如患者原有幽门梗阻,可做胃空肠吻合,吸净腹腔冲洗液,逐层关腹。

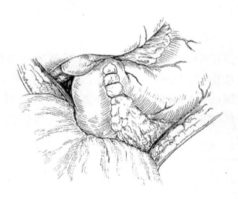

图 3-112　大网膜覆盖、结扎

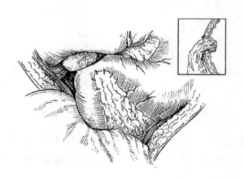

图 3-113　大网膜堵塞穿孔,周围缝合固定

六、术后处理

(1)注意生命体征变化。

(2)应用抗生素预防感染。

(3)输液支持治疗并持续胃肠减压。

(4)患者血压平稳,麻醉清醒后采用半坐位。

（宿鲁锋）

第七节　胃部分切除术

　　胃部分切除术包括胃窦部切除术、半胃切除术等。胃窦部切除术是沿胃小弯幽门切迹以上2～3 cm处至大弯的垂线,切除约30％的胃远段。半胃切除术是从胃小弯侧胃左动脉第2分支起始处以下至胃大弯侧胃网膜左、右动脉交界处,切除50％的胃远段。胃次全切除术是从胃小弯侧胃左动脉第2分支起始处以下至大弯侧脾下极平面(切断胃网膜左动脉远端2～3支分支,通常切除70％～75％的胃远段)(图3-114)。

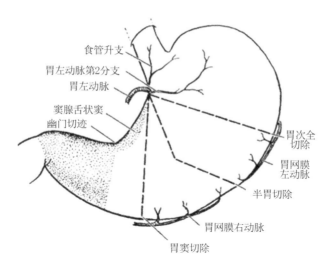

食管升支
胃左动脉第2分支
胃左动脉
窦腺舌状窦
幽门切迹
胃次全切除
胃网膜左动脉
半胃切除
胃网膜右动脉
胃窦切除

图 3-114　各种胃部分切除术的范围

食管升支胃左动脉第 2 分支胃左动脉窦腺舌状窦幽门切迹胃次全切除胃网膜上动脉半胃切除胃网膜右动脉胃窦切除

胃部分切除术后,胃肠道重建及吻合的术式很多,归纳起来不外为毕Ⅰ式、毕Ⅱ式及这两种术式的各种改良方法(图 3-115、图 3-116)。毕Ⅰ式是将胃与十二指肠直接吻合,多用于胃溃疡行胃部分切断术或十二指肠溃疡行迷走神经切断术加胃部分切除后(胃窦部切除术或半胃切除术);毕Ⅱ式是将胃与空肠吻合,多用于十二指肠溃疡行胃次全切除后。

手术方式可分为两大类,即胃次全切除术和胃部分切除术,胃引流术加迷走神经干切断术或附加胃迷走神经切断术及高选择性迷走神经切断术。胃次全切除术至今仍为国内外普遍公认的治疗溃疡病的基本手术,这种手术的术式虽然也有很多演变,但基本术式仍以毕Ⅰ、Ⅱ式为基础。在临床应用时,既要重视溃疡病外科治疗的理论依据,也要结合本单位和术者个人经验及患者的具体情况加以选择。

本节介绍的胃次全切除术的基本操作步骤,对患者术后近期和远期疗效均较满意,基本可以达到溃疡病手术的下列要求:①解除溃疡及其并发症的症状;②切除溃疡病灶或促进溃疡愈合;③由于减少了胃液的分泌,增加了对胃酸的中和作用和缩短了食物在胃内停留的时间,这就为促进不能清除的溃疡病灶的愈合和预防溃疡的复发,提供了有利条件。

一、适应证

胃十二指肠溃疡大多可以经中西医非手术疗法治愈,仅在发生以下各种情况时,才考虑手术治疗。

(1)溃疡病大量或反复出血经保守及内镜治疗情况不佳。

(2)瘢痕性幽门梗阻者。

(3)急性穿孔,不适于非手术治疗,一般情况又能耐受胃切除术者。

(4)胃溃疡并有恶性变者。

(5)顽固性溃疡,经内科合理治疗无效者。

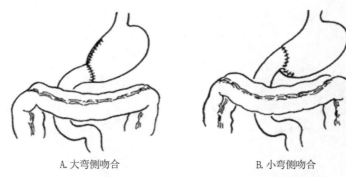

A. 大弯侧吻合　　　　　　　　　　B. 小弯侧吻合

图 3-115　毕Ⅰ式

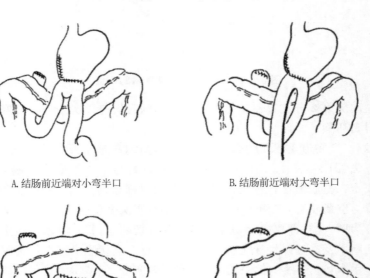

A. 结肠前近端对小弯半口　　　　　　　　B. 结肠前近端对大弯半口

C. 结肠后近端对小弯全口　　　　　　　　D. 结肠后近端对小弯半口

图 3-116　毕Ⅱ式

二、术前准备

(1)无幽门梗阻时,术前 1 天改为流质饮食;有轻度幽门梗阻时,术前 2～3 天即改为流质饮食,术前 1 天中午以后开始禁食;严重幽门梗阻时,术前 2～3 天即应禁食,但可饮少量水。

(2)严重的幽门梗阻,胃内容物有潴留者,术前 2～3 天,放置胃管吸尽胃内潴留物,每晚应以温生理盐水洗胃。

(3)幽门梗阻呕吐频繁者,应检查血钠、钾、氯及二氧化碳结合力。如不正常,应先纠正。

(4)术前禁食患者,应静脉输液供给能量,纠正脱水和电解质平衡失调。

(5)术前 1 天晚用肥皂水灌肠。

(6)术晨下胃管,抽空胃液后留置胃内。

三、麻醉

硬膜外麻醉或全麻。

四、手术术式

(一)胃次全切除胃十二指肠吻合术(毕Ⅰ式)

1.手术步骤

(1)体位:仰卧位。

(2)切口:上腹正中切口、左上经腹直肌或左正中旁切口,长12~14 cm。

(3)探查腹腔:剖开腹壁,探查证实诊断,适合作胃部分切除术者,即可分离胃部。

(4)分离胃大弯:助手把胃提起,在胃大弯中部胃网膜血管弓下缘的胃结肠韧带上,选择无血管区(这里胃结肠韧带与横结肠系膜之间一般无粘连),用止血钳把胃结肠韧带先分开一个洞,伸入手指提起胃结肠韧带,然后沿大弯侧胃网膜血管弓下缘,向左侧分次将韧带在两把钳夹的止血钳之间切断,并用丝线结扎。分离至胃网膜左、右动脉交界处后(如半胃切除术,分离至此即可),再紧贴胃壁继续进行分离,直至切断胃网膜左动脉2~3支分支为止。切断的血管用丝线做双重结扎。再反向沿胃大弯向右分离。在大弯下缘的右侧,胃结肠韧带和胃后壁与横结肠系膜和胰头部包膜是经常紧贴或粘在一起的,不宜像左侧那样大块钳夹切断,应先剪开胃结肠韧带前层,伸入手指或小纱布球,将胃结肠韧带前层与后层钝性分开。注意识别和保护结肠中动脉,将它与后层一起向后推开。在幽门附近,应紧贴胃壁分离出胃网膜右血管近段,加以切断、结扎(近侧残端应双重结扎或加缝扎)。然后,继续紧贴胃十二指肠下缘分离,达幽门下1 cm,切断来自胰十二指肠上动脉的小分支。

(5)分离胃小弯:在胃小弯选择小网膜(肝胃韧带)无血管区,先穿一洞,于幽门上缘分离胃右动脉,加以切断、结扎。继续沿小弯向左分离小网膜,在胃左动脉第2分支以远切断胃左动脉,并作结扎加缝扎。

(6)切断十二指肠:胃大、小弯网膜的分离必须超过幽门以远1 cm。在幽门近、远侧并排夹两把十二指肠钳,用纱布垫在幽门后以免污染。在两钳之间切断十二指肠。十二指肠残端暂不处理,用纱布包盖,待胃切断后再进行吻合。也可在结扎处理胃右动脉之后先切断十二指肠,用纱布保护十二指肠残端,再把胃残端向上方翻起,分离胃左动脉,在第2分支以远切断后结扎加缝扎。

(7)切除胃体:在胃体拟定切线以远2 cm处夹一把胃钳,再在胃钳近端的大弯侧,用一把十二指肠钳呈水平位夹住胃体宽度的一半,在十二指肠钳远端0.5 cm处与钳平行切断大弯侧胃体。为了彻底切除窦部及小弯侧舌状突出,小弯侧切口应斜向贲门部。在胃左动脉第2分支以远夹一把大弯钳,沿钳远端切断,将胃远段切除。

(8)缝合胃小弯断端:为了避免吻合口过大,无论毕Ⅰ、Ⅱ式,都可采用闭合胃小弯侧一半切口的方法。先用1号肠线由切口下端环绕弯钳缝一排全层连续缝合4~5针;然后抽掉弯钳,拉紧肠线两端。为了使止血可靠,再把上端肠线返回缝合,从贲门端向下,对准第1排缝线间隙缝第2排连续缝合,在切口下端会合后,将肠线两头打结。然后,将两侧浆肌层进行间断缝合加固,并包埋残端粗糙面。

(9)胃十二指肠吻合:把胃和十二指肠两残端的2把钳合拢。如有张力,可沿十二指肠外缘切开后腹膜,分离十二指肠;也可把胃残端后壁与胰腺前的后腹膜缝合数针加以固定。如无张力,可直接做胃十二指肠吻合。先将后壁浆肌层进行间断缝合,两端各留一根线头牵引,然后切除钳夹过的胃和十二指肠残留边缘。十二指肠残端血运不丰富,切除后多不需止血处理。胃残端则血运丰富,应先在钳上缘依次剪开胃前后壁浆肌层,把黏膜下层血管缝扎,然后切掉胃残端钳夹部位。用1-0号肠线将吻合口进行全层锁边缝合,并用同一根肠线绕至前壁行全层连续内翻褥式缝合。为了避免吻合口缩小,也可用中号丝线行前壁全层间断内翻缝合,再将前壁浆肌层用丝线间断缝合。最后,在吻合口上角加一小荷包缝合加固。

2.术中注意事项

(1)如胃十二指肠溃疡病史较久,或是穿透性溃疡,小网膜腔右侧粘连严重而闭锁,宜先剪开胃结肠韧带前层,用手指靠胃大弯推压,分离粘连,把横结肠系膜及其中的结肠中动脉向后下方推开,再紧靠胃大弯向幽门下分离。只有看清结肠中动脉后,才能将胃网膜右动脉根部切断,并用丝线缝扎。

(2)术后近期吻合口出血,多来自胃肠吻合口胃的一侧,也可因小弯侧一半胃壁的肠线缝合针距太大和收得不紧而出血。缝合小弯侧时,除针距不要超过 0.8 cm 并尽量收紧肠线外,还应用肠线加做第 2 排全层连续缝合,每针穿过第 1 排连续缝合的两针间的中点,边缝边拉紧。大弯侧胃吻合口前、后壁,则应作黏膜下血管缝扎。

(3)毕Ⅰ式吻合,必须注意避免吻合口有张力。十二指肠活动度小,对术前伴有幽门梗阻的患者,在吻合时可能不感觉有张力,但术后梗阻解除,胃壁恢复张力后,吻合口两端的胃肠壁收缩牵扯,即可影响吻合口愈合,或导致吻合口狭窄。因此,进行毕Ⅰ式吻合时,最好把十二指肠外侧的后腹膜切开,使十二指肠和胰头松解左移,同时吻合口后浆肌层缝线应穿过胰腺前后的腹膜,以防胃肠端回缩。

(4)估计吻合口欠大时,可先将十二指肠断端切开一小段(1~1.5 cm)再作吻合,即可扩大吻合口(图 3-117)。

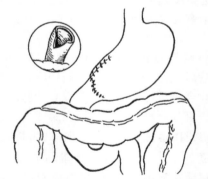

图 3-117　扩大吻合口胃十二指肠吻合术

3.术后处理

(1)术后平卧,麻醉清醒后改为半坐位。

(2)保持胃肠减压管通畅,并观察抽出液的颜色和引流量。在最初的 12 小时内,需注意有无新鲜血吸出;如 12 小时内引流量超过 500 mL,说明有吻合口出血或渗血的可能,应给予止血药物,并做好手术止血准备,必要时进行手术。如 24 小时内抽出液颜色逐渐变浅、变黄,引流量不超过 1 000 mL,患者无腹胀感觉,说明胃内液体已通过,向下运行,可于 48 小时后拔除胃管。拔管前,先由胃管注入一剂理气攻下的中药或液状石蜡,以促进胃肠功能早期恢复。

(3)在胃肠减压、禁食期间,应适量输液以补充营养及维持水、电解质平衡。

（4）拔除胃管后，即可开始少量多次口服液体；术后 3～5 天进流质饮食；6～7 天后进半流质饮食；10 天后可进软食；2 周出院后仍按多次少量原则酌情调节饮食。

（5）术后鼓励患者咳嗽，并帮助患者咳痰。拔除胃管后即可下床活动。

（二）胃次全切除结肠前半口水平位胃空肠吻合术（毕Ⅱ式）

1.手术步骤

手术步骤如图 3-118。

A. 绕钳连续全层缝合十二指肠残端

B. 拉紧缝线

C. 上角作半荷包浆肌层缝合包埋

D. 下角作半荷包浆肌层缝合包埋

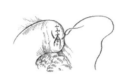

E. 外层加浆肌层间断缝合

F. 选定吻合用空肠段，闭合横结肠、空肠系膜间隙

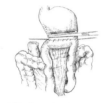

G. 结肠前近端对大弯上提空肠，与胃残端后壁作浆肌层缝合（外层）

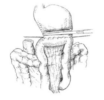

H. 切开胃后浆肌层，缝扎黏膜下血管　I. 缝扎胃前壁血管

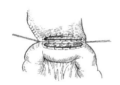

J. 缝扎空肠管血管后切开胃和空肠，切除胃残端，吸尽胃、肠内容物

K. 全层缝合吻合口后壁小弯侧角

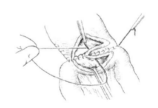

L. 锁边缝合吻合口后壁（内层）

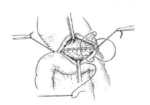

M. 全层连续内翻褥式缝合吻合口后壁（内层）

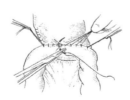

N. 浆肌层间断缝合前壁

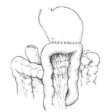

O. 完成吻合

图 3-118　胃次全切除结肠前半口水平位胃空肠吻合术（毕Ⅱ式）

（1）体位、切口、切除胃体：同胃次全切除胃十二指肠吻合术。

（2）缝闭十二指肠残端：切断十二指肠后，首先处理十二指肠残端。用0号肠线环绕止血钳作连续缝合后，抽掉止血钳，拉紧缝线两端，暂不要打结和剪断，继续用同一缝线的两端分别在上、下角作一半荷包缝合，包埋两角，然后向中间做浆肌层连续内翻褥式缝合。两线头在中间会合后打结。最后进行一排浆肌层间断缝合。

（3）选择空肠上段及关闭系膜间隙：第一助手提起横结肠，将其系膜扩展拉紧，术者用第2、3指沿横结肠系膜滑到其根部，找到第1腰椎体左侧下方的十二指肠悬韧带，证实确是空肠起始部后，由此往下选择一段空肠，在距十二指肠悬韧带15 cm和25 cm的两点处各缝一牵引线作为标志，备胃肠吻合时用。如果施行结肠前胃空肠吻合，需先将横结肠系膜与选定备用的空肠段系膜间隙用1-0号丝线间断缝合3～5针闭合，以防止术后小肠通过，形成内疝。当空肠起始段部位正常时，多需采用空肠近端对胃大弯的吻合，才能关闭系膜间隙。

（4）缝合吻合口后壁外层：将预先选定的空肠段绕过横结肠前面上提，靠拢胃残端，准备吻合。向上方翻卷胃残端直钳，显露后壁，将钳近端0.5 cm处胃壁与空肠壁做一排浆肌层间断缝合，拆除作为标志的牵引线。

（5）切开胃壁与空肠壁：在距浆肌层缝合（后壁外层缝合）的两侧各0.5 cm处，先切开胃后壁浆肌层，缝扎胃壁黏膜下血管的近侧端。每针都要对准血管旁边，从黏膜下层穿入，跨过血管，在胃近端浆肌层边缘穿出。这样贯穿一点浆肌层组织，可以在剪除钳夹过的残端后，避免黏膜层过多的外翻。按同法缝扎胃前壁黏膜下血管。然后，切开空肠浆肌层，于切缘的两侧分别缝扎黏膜下血管。最后，剪除钳夹过的胃壁残缘，并剪开空肠黏膜，吸尽胃、空肠内容物。

（6）完成胃空肠吻合：用0号和1号肠线先从胃小弯侧角开始，由肠腔进针，穿过胃、肠两后壁全层至胃腔，再返回从胃腔进针到空肠肠腔，在腔内打结固定，线头暂不剪去。用同一肠线在胃空肠吻合口后壁进行全层锁边缝合，边距0.5 cm，针距0.8 cm，直达胃大弯侧角，并使胃大弯侧角内翻。再由大弯侧角绕到吻合口前壁，将前壁全层连续内翻褥式缝合至小弯侧角，与保留的肠线线头打结。最后，用丝线在前壁加作浆肌层间断缝合。至此，胃次全切除结肠前胃空肠吻合术即告完成。检查吻合口通畅，腹腔内无出血和遗留物后，逐层缝合腹壁切口。

2.术中注意事项

（1）如果十二指肠溃疡有广泛的瘢痕粘连，切除有困难，或估计在十二指肠切断后残端内翻缝合有困难时，不要勉强切除溃疡，可用十二指肠旷置术来处理。此术保留一部分窦部胃壁，借以妥善地缝合十二指肠残端，但窦部黏膜需要完全剥除，以免溃疡复发。如溃疡虽已勉强切除，但十二指肠残端缝合不够满意，可于残端处插一导管造瘘减压较为安全。待残端愈合，无破漏现象（一般需观察10天）后，再拔除导管。

十二指肠溃疡旷置术的操作步骤如下（图3-119）：将幽门部大小弯网膜分离至幽门近端3 cm，以保证残端血运，在该处夹一把胃钳，于钳的远端把胃窦前后壁浆肌层进行环形切开，达黏膜下层。用剪刀和纱布球分离浆肌层直达幽门环。在环部从外面将黏膜做一荷包缝合收紧缝线后，在荷包缝合近端切断黏膜。将分离面充分止血后，用丝线做几针浆肌层间断缝合，使两壁创面合拢，包埋黏膜残端，避免积液。最后，再加做一排间断缝合。

（2）进行毕Ⅱ式吻合时，必须看到十二指肠悬韧带，提起空肠起始端证实韧带处肠管是固定的，确定为空肠上段后才能进行吻合，以免把回肠误当空肠进行吻合，造成严重后果。

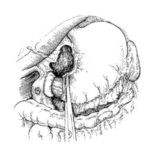

A. 环形切开胃窦部浆肌层，分离浆肌层达幽门环

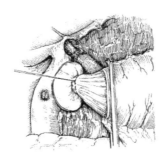

B. 荷包缝合黏膜

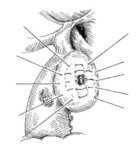

C. 切断黏膜，缝合创面

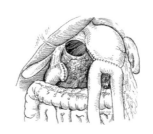

D. 外层间断缝合

图 3-119　十二指肠溃疡旷置术

（3）毕Ⅱ式吻合，无论全口或半口，对排空关系不大。但吻合口必须保持水平位，输入袢和输出袢的两角应成直角，以免影响排空或造成梗阻。

（4）结肠前胃空肠吻合时，结肠系膜与空肠系膜间隙必须常规闭合，避免小肠疝入。

（5）关腹前，将残存于横结肠上的大网膜提起，展放在十二指肠残端，一则可以覆盖保护残端防止渗漏；二则可以防止大网膜与胃空肠吻合口粘连，造成输入或输出袢梗阻。

3.术后处理

同胃次全切除胃十二指肠吻合术。

（三）胃次全切除结肠后胃空肠吻合术（Polya 法）

1.手术步骤

此术是把横结肠系膜在结肠中动脉左侧无血管区剪开一孔，取距十二指肠悬韧带 5～10 cm 处的一段空肠，经横结肠系膜开孔处向上提出，与胃残端全口吻合（小弯侧胃残端不缝合，和大弯侧一起与空肠吻合）。最后将横结肠系膜切口与胃壁缝合固定。缝合方法与"胃次全切除结肠前胃空肠吻合术"相同（图 3-120）。

2.术中注意事项

结肠后胃空肠吻合术可做全口（也可做半口）吻合。吻合时，输入袢应尽量缩短，结肠系膜下不遗留空隙，在距胃-空肠吻合口上 2 cm 胃壁处把横结肠系膜切口缝合在胃壁上，并关闭结肠系膜切口，避免小肠疝入。

3.术后处理

同胃次全切除胃十二指肠吻合术。

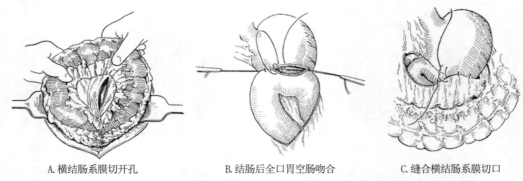

A. 横结肠系膜切开孔　　　　B. 结肠后全口胃空肠吻合　　　　C. 缝合横结肠系膜切口

图 3-120　胃次全切除结肠后胃空肠吻合术(Polya)

(四)腹腔镜胃大部切除术

1.适应证

(1)溃疡病大量或反复出血经保守及内镜治疗无效者。

(2)瘢痕性幽门梗阻者。

(3)急性穿孔,不适于非手术治疗,一般情况又能耐受胃切除术者。

(4)早期胃癌或晚期胃癌姑息性切除。

(5)顽固性溃疡,经内科合理治疗无效者。

2.手术步骤

(1)体位仰卧位,两腿分开平放在脚架上,两臂伸开平放在两侧支架上。头高脚低位,约20°。术者站在患者两腿之间,助手站在患者两侧。

(2)穿刺套管的位置因人而异,取决于患者的体格和所采用的术式。毕Ⅱ式腹腔镜胃切除术一般需要 5 个穿刺套管。第一个放入腹腔镜的穿刺套管在脐孔处,用开放式技术插入。其他 4 个都是 6～12 mm 穿刺套管,分别在腹壁 4 个象限(图 3-121)。

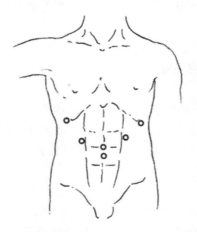

图 3-121　腹腔镜下胃切除的穿刺套管位置

(3)探查腹腔并找到溃疡部位,如无法从外表找到溃疡或癌症病灶,可于术前在胃镜下亚甲蓝标记或术中胃镜检查定位。

(4)分离胃大弯从两侧季肋部穿刺套管插入两把抓钳,抓住胃大弯并向前提起,用超声刀游离胃远侧 2/3 胃大弯,封闭离断 5 mm 以下血管。较大的血管分支可腔内结扎离断,或施夹器夹闭后切断。注意识别和保护结肠中动脉。然后,继续沿胃十二指肠下缘分离至幽门下 1 cm。注意保证此处十二指肠的血运。避免在十二指肠切断线上使用过多钛夹,影响内镜钉合器的切割缝合(图 3-122)。

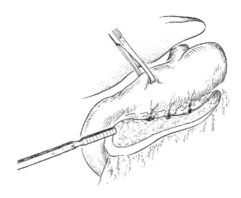

图 3-122　分离胃大网膜

(5)分离胃小弯采用游离胃大弯的方法在肝胃之间的无血管区游离胃小弯。于幽门上缘分离胃右动脉,钛夹夹闭后切断。沿小弯侧向左分离小网膜,在胃左动脉第 2 分支以远夹闭或结扎后切断胃左动脉。胃左动脉较粗大,也可以用装有血管钉仓的内镜钉合器切断。

(6)横断十二指肠充分游离十二指肠球部,于幽门以远 1 cm 外用内镜钉合切割器横断十二指肠,用三排钉针封闭断端。

(7)横断胃先在断胃处用电凝钩在胃前壁浅浅地烫出一条切断线。从右下腹穿刺套管插入抓钳,靠近切断线的右侧抓住胃大弯,向下牵拉以便于安放内镜钉合切割器。钉合切割器从左季肋部的穿刺套管伸入腹腔,从胃大弯向胃小弯分次切割钉合,将胃横断(图 3-123)。胃标本切下后装入标本袋中,放在肝右叶上方。

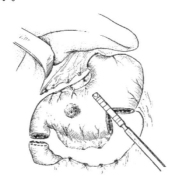

图 3-123　分离小网膜,离断胃及十二指肠

(8)胃空肠吻合患者取头低脚高位。向头侧牵拉横结肠,找到 Treitz 韧带,将 Treitz 韧带以远 15 cm 左右的近端空肠拉到横结肠前,准备行结肠前胃空肠吻合。从右季肋部穿刺套管插入 Babcock 钳将空肠襻提起并靠近残胃,调整肠襻的位置在无张力无扭转的情况下行胃空肠吻合。吻合可以是顺蠕动的(输入襻对胃大弯)。采用逆蠕动式吻合(输入襻对胃小弯)有可能减少吻合口输出襻狭窄。缝合两针将胃和空肠固定在一起,用电剪做 2 个切口,一个在胃前壁小弯侧近切

缘处,另一个在空肠对系膜处。钉合器从右季肋部穿刺套管进入腹腔,从小弯侧向大弯侧将2个钉合爪经2个小切口分别插入胃和空肠内(图,击发钉合切割器。原来胃和空肠的2个切口变为一个,再用钉合器横向将其钉合。(图3-124)

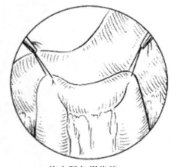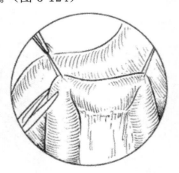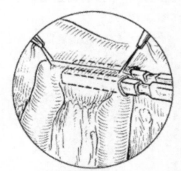

A. 将空肠与胃靠拢　　　　　　B. 在空肠与胃各切一小口　　　　　C. 将直线闭合器置入胃、空肠腔内吻合

图3-124　胃空肠吻合

(9)检查吻合口吻合完成后,用上消化道内镜检查是否有吻合口漏,并确认吻合口通畅。将吻合口浸在注入的生理盐水中,而后经内镜注气将胃膨胀起来,检查是否有气泡出现,以确定是否有吻合口漏。吻合口输入袢和输出袢的通畅性也用内镜检查。

(10)取出标本垂直切开腹壁,将脐部穿刺套管切口扩大。将标本袋的颈部从脐部切口拉出,抓住标本袋内的标本将其拉出或将其剪成片状取出。但是,将标本剪成片状会影响病理医师确认肿瘤的边界。两层缝合关闭所有穿刺套管切口。

(11)腹腔镜辅助的胃切除术胃十二指肠的分离和切断都在腹腔镜下完成,步骤同前。然后,在上腹部准备做吻合的部位切一小口,将肠袢和残胃取出,在腹壁外行胃空肠吻合。吻合可用与剖腹手术相同的手工或吻合器缝合。在手术费用和手术时间上,这种术式具有优越性。

3.术中注意事项

同胃次全切除结肠前半口水平位胃空肠吻合术(毕Ⅱ式)。

4.术后处理

同胃次全切除胃十二指肠吻合术。

(宿鲁锋)

第八节　胃癌根治切除术

一、腹腔镜辅助早期胃癌 D2 根治切除术(远端胃切除术)

(一)适应证

早期胃癌,包括 TNMⅠ期、Ⅱ期。要求肿瘤大小不超过 T_2 期,未穿透浆膜,无远隔转移。

(二)麻醉、体位及切口设计

常规采用全麻,取仰卧剪刀体位,头高足低 $15° \sim 20°$。术者站于患者左侧,扶镜手站于患者两腿之间,第一助手站于患者右侧。取脐下或脐旁作为腹腔镜观察孔;术者操作孔:左上腹肋缘下腋前线处取 10 mm 切口,左锁骨中线平脐偏上处取 5 mm 操作孔。第一助手操作孔:右肋缘下腋前线 5 mm 切口及左锁骨中线平脐偏上处取 5 mm 作为辅助操作孔。

(三)手术步骤

(1)建立气腹,置入穿刺套管和腹腔镜器械。于脐下缘或脐旁 10 mm 切口穿刺建立气腹,穿刺置入套管和腹腔镜。

(2)探查腹腔首先对腹腔、盆腔进行仔细探查,有无腹水、腹膜种植转移、肝脏有无结节等,最后探查胃部病变,包括病变的位置、形态,与周围器官组织如胰腺、胆囊、胆道、门静脉等有无粘连。根据术中情况来确定诊断和手术方式。

(3)切除大网膜及横结肠系膜前叶第一助手提起大网膜,术者提横结肠,自横结肠肝曲开始,以超声刀沿横结肠边缘逐层游离大网膜,从右向左逐步游离。游离时沿结肠边缘大网膜附着处进行,注意避免损伤结肠壁。继续向上在横结肠系膜右半部前叶间隙中游离横结肠系膜前叶(图 3-125)。

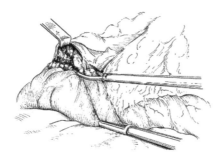

图 3-125　沿横结肠缘离断大网膜及向上游离横结肠系膜前叶

(4)游离并切断胃网膜左血管向左切断胃结肠韧带游离至脾脏下极内侧,胰尾前方,游离胃网膜左血管,根部离断胃网膜左动静脉,同时清除第 4sb 组淋巴结(图 3-126)。

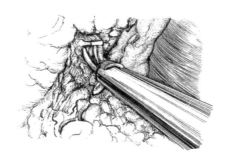

图 3-126　根部离断胃网膜左动静脉,清除第 4sb 组淋巴结

(5)游离胃网膜右血管并清除幽门下淋巴结向上游离横结肠系膜前后叶的右半部,显露游离胃网膜右静脉,于其汇入右结肠静脉根部上可吸收夹夹闭离断,清除第 6 组淋巴结。因胃网膜右动静脉并非伴行,并且在动静脉之间常有淋巴结,因此需将胃网膜右动、静脉单独结扎(图 3-127)。

(6)清除肝十二指肠韧带内的淋巴结及幽门上淋巴结于胃小弯侧的小网膜无血管区切开,超声刀清理胃小弯侧第 3 组淋巴结、脂肪组织及第 1、2 组淋巴结,沿胃小弯继续向胃幽门侧游离(图 3-128),直至肝十二指肠韧带左缘。游离十二指肠上部同时清除第 12 组和第 5 组淋巴结(图 3-129)。

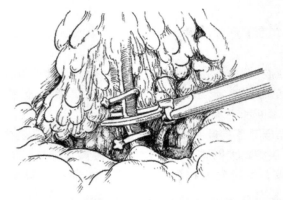

图 3-127　分别游离胃网膜右静、动脉,清除第 6 组淋巴结

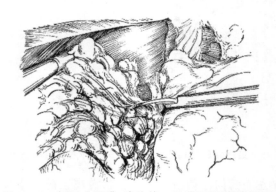

图 3-128　切开小网膜,清除第 3 组淋巴结及脂肪组织

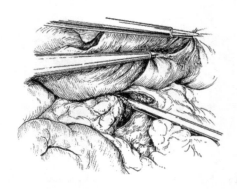

图 3-129　游离十二指肠上部,同时清除第 5、第 12 组淋巴结

（7）清除肝总动静脉干淋巴结并切断胃左动静脉,手术步骤:①第一助手将胃向上挑起,于胰腺前方进入胰腺前间隙,打开胰包膜,在胰腺上缘分离显露肝总动脉,沿肝总动脉继续显露肝固有动脉、胃右动脉和胃十二指肠动脉。显露胃胰皱襞,进而显露腹腔干及分支——肝总动脉、脾动脉、胃左动脉,沿肝总动脉上缘清除第 8 组淋巴结,同时向左清扫第 9、第 11p 组淋巴结。②于

胃左动脉根部上可吸收夹夹闭离断,清除第 7 组淋巴结。③于胃右动脉根部上可吸收夹夹闭离断,清除第 5 组淋巴结(图 3-130)。

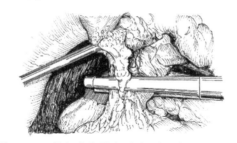

图 3-130　根部离断胃右动脉,清除第 5 组淋巴结

(8)病灶切除及胃十二指肠吻合(体外法,Billroth Ⅰ 式):①排出二氧化碳气腹,撤除腹腔镜器械。上腹正中 3~4 cm 纵向切口,用电刀逐层切开入腹,将已经游离完毕的远侧胃经切口提出体外。②寻及游离完毕的十二指肠起始部,于幽门轮远端约 2 cm 处上荷包钳,夹闭十二指肠,经荷包钳穿过荷包缝线,完成十二指肠断端的荷包缝合。③于荷包钳的近端上直角钳,夹闭胃的幽门端,在荷包钳和直角钳之间切断十二指肠,断端消毒。④敞开十二指肠断端,放入圆形吻合器的抵钉器,收紧荷包缝线并结扎固定,留备吻合。⑤胃十二指肠吻合:于拟切除的胃体前壁行纵向切口,消毒后放入吻合器,经胃后壁偏大弯侧旋出螺钉与十二指肠内的抵钉座对合。对合完全后,旋转吻合器手柄使十二指肠与胃后壁逐渐靠近,并在两者逐步对合过程中,注意胃及肠道有无扭转和夹带周围脏器组织,击发,完成胃后壁与十二指肠的吻合。退出吻合器经腹壁切口取出,检查吻合器内胃肠的环状切除组织是否完整,以确保吻合确实。注意吻合口有无出血、扭转、吻合口有无张力。⑥远端胃切除:在吻合口远端 2 cm 处,以切割闭合器切除远端胃组织,胃大小弯侧的淋巴和网膜组织一并切除。检查胃标本,再次判断切除范围是否足够,防止病灶残留。以可吸收线缝合加固胃残端。将胃还纳至腹腔,缝合腹壁切口。

(9)腹腔引流彻底止血并冲洗腹腔,注意清除膈下及肝下间隙等处积存的液体,于吻合口旁肝下留置引流管 1 根,经腹壁切口引出。

寻及游离完毕的十二指肠起始部,于幽门轮远端约 2 cm 处应用腹腔镜下切割闭合器,离断十二指肠(图 3-131)。腹腔镜用切割闭合器切除离断胃组织,胃大小弯侧的淋巴和网膜组织一并切除(图 3-132)。于上腹正中小切口(切口长度 3 cm 左右)取出标本,缝合腹壁。检查胃标本,判断切除范围是否足够,防止病灶残留。

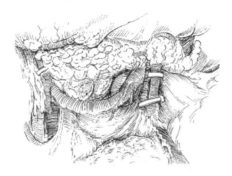

图 3-131　腔镜用切割闭合器离断十二指肠

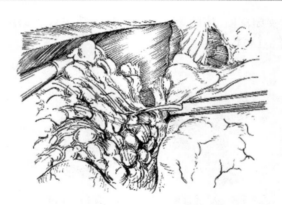

图 3-132　腔镜用切割闭合器离断骨

距离空肠起始部 8～10 cm 提起空肠，于肠壁对系膜侧及胃后壁大弯侧戳孔，将闭合器两端通过戳孔分别置入空肠及胃后壁，两边对拢后激发，完成吻合。将空肠及胃之戳孔处提起，闭合器离断，闭合肠腔（图 3-133）。

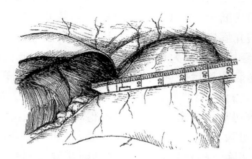

图 3-133　腔镜用切割闭合器，行胃空肠吻合

（四）术后并发症及术中注意事项

腹腔镜胃癌根治术后并发症除了腹腔镜手术特有的并发症（皮下气肿，穿刺并发的血管和胃肠管损伤等）以外，与开腹手术基本相同。本部分仅讨论与开腹手术不同的。

（1）吻合口漏：多数文献报道腹腔镜胃手术并未增加吻合口漏的风险。为减少吻合口漏的发生，腹腔镜下吻合完毕后可在胃或肠内注入空气，腹腔内注水，观察有无气泡逸出。

（2）十二指肠残端漏：多数报道腹腔镜胃手术后十二指肠残端漏发生率稍高，原因：①切割时，十二指肠上提张力过大；②超声刀对十二指肠壁的热损伤；③小切口吻合条件下，输入袢长度及吻合方向不如开腹满意；④残端未包埋。

（3）术后出血：腹腔镜胃手术消化道出血与开腹手术的发生率基本一致，腹腔内出血的发生及预防主要有以下几点：①血管断端钛夹松动脱落；②超声刀处理主干血管时要适当远离动脉主干切断血管。

（4）肠粘连、肠梗阻：多数文献报道腹腔镜胃手术可减少术后肠粘连与肠梗阻的发生。

（5）切口感染：腹腔镜小切口术后感染机会小于开腹手术。

（6）膈下积液术毕冲洗后应彻底引流腹水。拔出引流管前应常规检查腹水淀粉酶，淀粉酶高于正常应延缓拔管时间。

（7）术后内疝嵌顿。

二、保留幽门的胃部分切除术

胃癌伴随淋巴结廓清的胃大部切除手术后,由于大范围的切除和淋巴结廓清所致的神经损伤常导致术后一系列的并发症。对于早期胃癌的治疗,在保证根治性的前提下,以改善生活质量为目的的缩小手术被广泛应用。缩小手术除胃切除的范围和淋巴结廓清范围的缩小,还要考虑保存器官的功能。缩小手术中的保留迷走神经、幽门胃部分切除手术作为保存功能的手术逐渐应用于临床,由于幽门和迷走神经得以保留,从而减少了倾倒综合征和胆石的发生率,同时也能满足 D2 淋巴结廓清程度的需要,淋巴结廓清的范围和质量并不因为手术本身而改变和降低了根治性的要求,但是手术适应证必须严格掌握。

(一)适应证

早期胃癌位于 M 区和 L 区,病灶边缘应距幽门为 4.5 cm 以上,其中黏膜内癌(M)公认为是 PPG 适应证,黏膜下癌(SM)要求第 1、第 5 组淋巴结无转移。

(二)术前准备

同根治性远端胃切除术。

(三)麻醉

全身麻醉辅以连续硬膜外麻醉。

(四)手术步骤

1.开腹

切口选择上腹正中切开(从剑突至脐上的切口可满足手术需要,肥胖患者除外,图 3-134)。

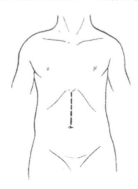

图 3-134 切口选择

2.开腹后探查

确认原发灶的浸润、波及程度、肝转移、腹膜转移及胃周围淋巴结转移状况。脾脏后垫纱布,向前托起脾脏。

3.胃切除范围和保留幽门

胃的近端切除线以距离肿瘤边缘 5 cm,远端切除线以距幽门括约肌远侧缘 3 cm 的胃部(图 3-135)。

4.淋巴结廓清及迷走神经保留

第 5 组淋巴结清除应从胃右动、静脉内侧进行,为了不损伤迷走神经幽门支,常采取不完全廓清或不廓清,在胃右动脉第一分支发出后切断胃右动脉(图 3-136)。

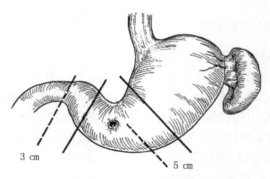

图 3-135　PPG 胃切除范围

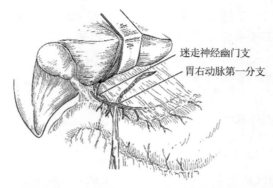

图 3-136　断胃右动脉分支、清除 No.5 淋巴结及保留迷走神经幽门支

清扫 No.6 淋巴结，要切除右侧部分横结肠系膜前叶，尽量保留幽门下动脉（图 3-137）。

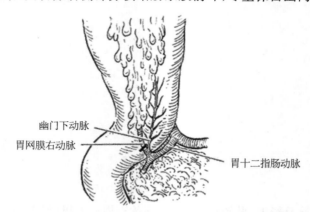

图 3-137　断胃右动脉分支、清除 No.6 淋巴结及保留幽门下动脉

迷走神经的前干在贲门部分为肝支、胃支，肝支沿肝和小网膜之间走行，在清除 No.1 前应确认肝支后再进行（图 3-138）。

腹腔支在贲门的后方，由后干发出后在胃胰皱襞内向胃左动脉根部方向走行，并有一段并行，锐性清除 No.7、No.8a、No.9 时应将腹腔支游离出来，胃左动脉的处理应在胃左动脉干的末梢侧（图 3-139）。

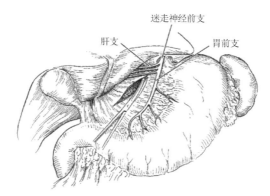

图 3-138 清除第 1、3 组淋巴结及保留迷走神经肝支

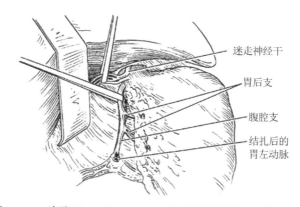

图 3-139 清除 No.7,No.8a、No.9 淋巴结及保留迷走神经腹腔支

　　肝、脾动脉周围神经丛的保护,关键在于淋巴结清除时找到其与神经丛之间的层次,紧贴淋巴结用双极电凝剥离、凝切,清除神经丛上方的和周围的淋巴结。根据需要,淋巴结廓清的范围可以是 D1＋α、D1＋β、D2。

　　5.**胃-胃吻合**

　　胃切除线距幽门 3 cm,胃切除后的胃-胃吻合线到幽门距离以 2.5 cm 为宜(图 3-140)。

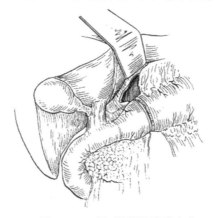

图 3-140 远、近端胃端端吻合

6.留置引流

生理盐水冲洗腹腔,右肝下吻合口周围放置引流,术毕。

三、远端胃切除术

(一)适应证

胃癌局限于胃下部或者胃中部者。

(二)术前准备

(1)无幽门梗阻时,术前1天进流食;轻度幽门梗阻时,术前2～3天应禁食,少量饮水;幽门梗阻伴有胃内容物潴留,术前2～3天置胃肠减压并每晚行温盐水洗胃。

(2)纠正贫血(血红蛋白含量＞8 g)、水电解质紊乱,改善营养(血浆清蛋白含量＞3 g)。

(3)术前夜清洁灌肠。

(三)麻醉

连续硬膜外辅以全身麻醉。

(四)手术步骤

(1)开腹。

(2)切口选择上腹正中切开,开腹后探查原发灶的浸润、波及程度、肝转移、腹膜转移及胃周围淋巴结转移状况。浆膜面癌浸出时,Douglas窝应用200 mL生理盐水注入后取出,脱落细胞学检查。

(3)血行阻断对于重要部位的血流予以阻断,阻断的部位如胃网膜左、右动静脉,胃左、右动静脉(图3-141)。

(4)胰头十二指肠的游离切开十二指肠降部相连的后腹膜,将十二指肠向内侧翻转,将胰头十二指肠从后腹膜腔游离,该剥离目标范围是内侧为腹主动脉的左侧缘,上方为左肾静脉上缘,肝总动脉、肝十二指肠韧带,下方十二指肠第Ⅳ部的后面,该操作的目的:①确认腹主动脉周围的淋巴结转移的有无和清扫;②清除13、14v、12p、8p淋巴结;③便于十二指肠切除及吻合(图3-142)。

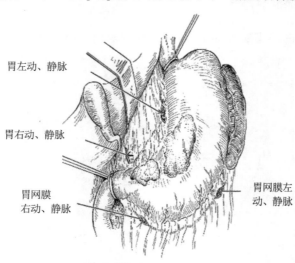

图3-141　阻断的部位血管

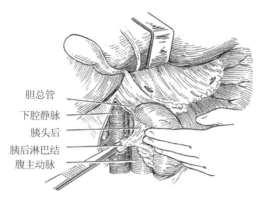

胆总管
下腔静脉
胰头后
胰后淋巴结
腹主动脉

图 3-142　胰头十二指肠的游离

（5）横结肠系膜前叶的剥离接续 Kochers 游离之后，沿着十二指肠降部的后腹膜及相连的横结肠系膜前叶与十二指肠、胰头部之间的疏松的结缔组织间隙分离、锐性、钝性剥离，由此将胰头前面显露出来；继续向左侧剥离后，右结肠静脉、中结肠静脉及汇入肠系膜上静脉的胃结肠静脉干均显现出来，在横结肠的左侧的剥离较为困难，两叶间强烈愈着，在结肠脾曲处易于剥离，同时也易于由此进入胰后间隙（图 3-143）。

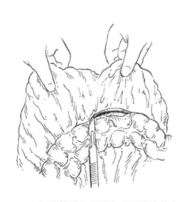
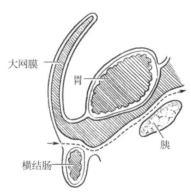

大网膜
胃
胰
横结肠

A. 切开横结肠浆膜与大网膜连接处　　　　　　B. 分离横结肠系膜前叶

图 3-143　横结肠系膜前叶游离

（6）胃网膜右动静脉区域的淋巴结清除剥离的横结肠系膜前叶和大网膜向头侧翻转，将胰头、胰体及下缘显露出来，沿着胃网膜右静脉，紧贴着血管剥离、清除 6 组淋巴结至胃结肠静脉干，继续沿着胃结肠静脉干和胰颈下缘清除 14v 组淋巴结，在胃网膜右静脉的根部结扎、切断，在胰下缘将其被膜向上缘剥离后，幽门、十二指肠及后方的胃十二指肠动脉和由此发生的胃网膜右动脉的根部很清晰地展现，于起始部位结扎、切断（图 3-144）。

（7）胃网膜左动静脉区域的淋巴结清除处理胃网膜左动静脉或脾门时，脾脏的系膜及脾被膜易撕裂出血，往往造成手术操作的困难，故脾后方的后腹膜切开、脾翻转或脾托起来可改善上述状况，胰下缘剥离胰被膜至胰尾，将脾门血管露出，清除周围脂肪，在胃网膜左动静脉的起始部结扎、切断，4sb 同时被清除（图 3-145）。

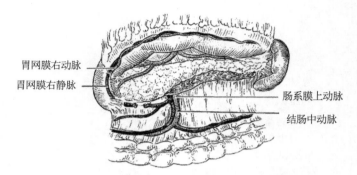

图 3-144　胃网膜右动、静脉的淋巴结清除

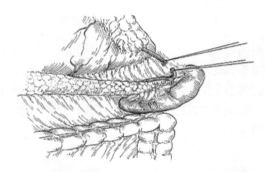

图 3-145　胃网膜左动、静脉的淋巴结清除

(8)肝十二指肠韧带内的淋巴结清除首先由胆总管侧入路,分离、清除 12b,沿胆囊管、胆总管剥离,间隙清晰,并由此进入门静脉的右侧缘,后壁的 12p、12b 与 13a 的淋巴结时有相连,可以将 12b、12p、13a 一起整块清除。胰腺的小血管易出血,要仔细止血,相继在肝十二指肠韧带的前方及左侧清除 12a、12p,切开肝十二指肠韧带前方腹膜和左侧的小网膜,显露肝固有动脉及胃右动脉根部,将其结扎,左侧清除 12p 后,门静脉显露,沿此路径过渡到 8a 的清除(图 3-146)。

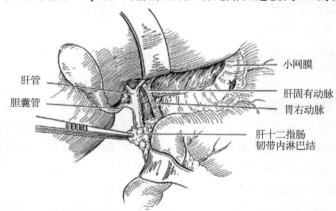

图 3-146　肝十二指肠韧带内的淋巴结清除

(9)肝总动脉周围的淋巴结清除在胰腺上缘和肝固有动脉 2 个方向剥离 8a,由右向腹腔动脉周围进展,8a 清除后,肝总动脉全长尽显露出来,清除 8a、8p 时,由胰腺至淋巴结存在小的无名血管,应予以结扎或充分电凝止血(图 3-147)。

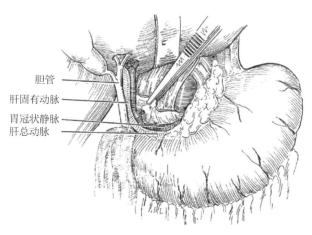

胆管
肝固有动脉
胃冠状静脉
肝总动脉

图 3-147　胰头十二指肠的游离

　　(10)腹腔动脉周围的淋巴结清除肝总动脉周围的淋巴结清除后腹腔动脉移行的过程,将脾动脉根部露出,同时,胃左静脉一并显现出来,腹腔动脉周围清除时,以胃左动脉、静脉为中心的双侧同步分离较为安全。另外,迷走神经后干的腹腔支与胃左动脉有段并行,胃左动脉在根部结扎、切断时,易将此神经完全离断,故在保留腹腔支手术时,应在胃左动脉的末梢侧结扎、切断(图 3-148)。

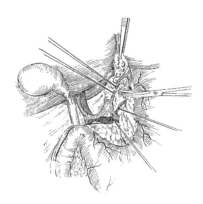

图 3-148　腹腔动脉周围的淋巴结清除

　　(11)脾动脉干淋巴结的清除脾动脉干的周围淋巴结以胃后动脉为界分为 11p、11d。胃的下部癌时,仅清除胃后动脉的右侧脾动脉周围淋巴结,如为胃上部癌时,应将 11d 同时清除(图 3-149)。

　　(12)贲门部小弯侧前后壁的剥离及第 1 组淋巴结清除腹腔动脉周围淋巴结处理完毕后,沿后腹膜向上方剥离时,膈肌脚及下部食管显露出来,食管裂孔右侧的腹膜和小网膜的肝附着部切断后,食管壁露出,将其右侧的第 1 组淋巴结清除(图 3-150)。

　　(13)胃切除与消化道重建远端胃切除时,胃十二指肠的切除线的确定:小弯侧是在食管、胃接合部下 3 cm,大弯侧在脾下极、胃短动脉处的对角线为胃切除线,十二指肠是以幽门环下 2～3 cm部位(图 3-151)。

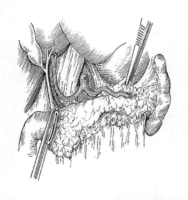

图 3-149　脾动脉干淋巴结的清除

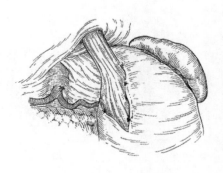

图 3-150　贲门部淋巴结的清除

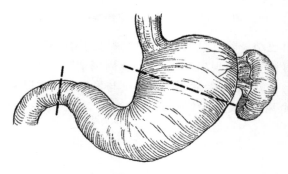

图 3-151　胃切除

(五)消化道的重建方式

消化道的重建方式为 Billroth Ⅰ 法、Billroth Ⅱ 法和 Roux-en-Y 法。

1.Billroth Ⅰ 式的重建

后壁的 Lembert 缝合：胃断端的大小弯后壁与十二指肠后壁断端对齐,小弯对小弯,大弯对大弯,缝合支持线固定(4-0 号丝线),后壁缝合 Lembert(浆肌层)、然后全层缝合(3-0 号吸收线)连续缝合,或者间断结节缝合。

前壁缝合采用全层缝合(3-0 号吸收线)连续或者间断缝合,然后前壁浆肌层间断结节或连续缝合(前壁的 Albert 缝合)(图 3-152)。

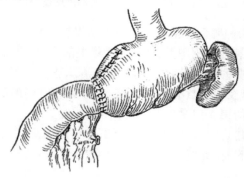

图 3-152　Billroth Ⅰ 式吻合

2.BillrothⅡ式的重建

BillrothⅡ式时,十二指肠切断与关闭,可用直线切割闭合器进行,切断后的断端,4-0号丝线间断或连续浆肌层缝合。

BillrothⅡ式的结肠后吻合法:在横结肠系膜的中央,无血管区部位,电刀切开5～6 cm,利用此裂孔将用于吻合的空肠拉上来,近侧输入袢长度10～15 cm。近端对大弯侧,水平位置,残胃后壁与空肠 Albert-Lembert 缝合,前壁也采用相同处理方式,吻合完毕之后,将胃壁与结肠系膜裂孔缝合固定(图 3-153)。

BillrothⅡ式的结肠前吻合法:将距 Treitz 韧带 30～40 cm 的近侧端空肠,于结肠前提起,与残胃近端对大弯侧水平位置吻合,后壁浆肌层 4-0 号线连续缝合,吻合口长 5 cm,然后胃后壁与空肠后壁连续 4-0 号线缝合,前壁间断全层缝合加浆肌层间断结节缝合(图 3-154)。

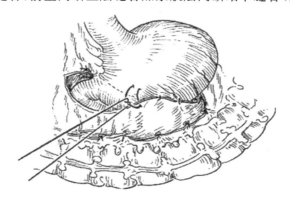

图 3-153 　BillrothⅡ式吻合

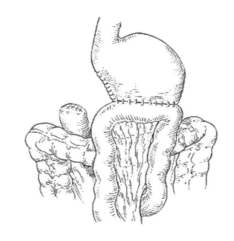

图 3-154 　结肠前吻合

空肠之间追加 Braun 吻合:距胃空肠吻合部 10 cm,吻合口长约 5 cm,与胃空肠吻合同样,全层 4-0 号线连续缝合以及浆肌层的 4-0 号线间断、结节缝合。

四、近端胃切除术

近端胃切除术主要是针对局限于胃上部的胃癌,手术是胃左动脉根部离断,伴随幽门淋巴结清除的 D2 手术,胃切除范围为近端胃的 2/3 以上,手术操作要点与全胃切除手术基本相同,消化道的重建方式:①食管胃吻合法;②食管胃间置空肠法;③Doubletract 法;④Roux-Y 法(残胃关闭)。

(一)术中注意事项

(1)无瘤观念原则下的腹腔探查。

(2)吻合时注意不要有张力。

(3)系膜间的间隙予以关闭,防止内疝。

(二)术后处理

与其他腹部手术相同。

(1)注意术后麻醉管理,稳定循环。

(2)各种引流管的管理。

(3)胃肠术后饮食管理。

(三)术后并发症

(1)吻合口漏。

(2)吻合口狭窄。

(3)反流性食管炎。

(4)营养不良、贫血。

五、全胃切除术

(一)适应证

全胃癌、中下部胃癌波及上部胃、胃上部癌伴幽门上下淋巴结转移。

(二)术前准备

同前胃部分切除。

(三)麻醉

同前胃癌根治术。

(四)手术步骤

(1)切口选择上腹正中切口、上腹部山形横切口、胸腹联合斜切口。

(2)开腹探查探查程序、血行阻断、Kosher 游离、腹主动脉周围淋巴结探查、横结肠系膜前叶剥离、大网膜切除与远端胃切除相同。

(3)食管裂孔的处理与食管的游离将肝左外叶用钩拉起或将左侧肝三角韧带切断,使游离的肝左外叶折曲,从而显露食管裂孔部位,首先将食管裂孔周围膈肌与胃表面覆盖的腹膜切开,向左移行切开至左侧膈肌脚,将左膈动脉结扎、切断,向右将小网膜切开,沿膈肌脚切开后腹膜,将食管游离出来,食管前后壁附着的迷走神经应予以切断和结扎,食管能在腹腔内充分游离(图 3-155)。

(4)胰体尾、脾游离翻转全胃切除手术时,胰体尾、脾的游离是简化手术程序和提高安全性的重要方法。将胰尾、脾固定于后腹膜腔的腹膜,脾肾韧带、脾膈韧带切断,将其从 Toldt 筋膜广泛剥离后,使其翻转,向上托起,内侧可游离至腹腔动脉和肠系膜动脉的根部,注意剥离层次的准确(图 3-156)。

(5)腹腔动脉周围的淋巴结清除由上述操作向下方游离达腹腔动脉根部,胃左动脉、脾动脉、肝总动脉的根部显现,此时可以结扎、切断胃左动脉(图 3-157)。

（6）脾动脉、脾门淋巴结清除脾门淋巴结疑有转移存在时，脾切除是可靠的。肿瘤进展程度低，淋巴结转移低时，保存脾、胰体尾的脾门、脾动脉干淋巴结清除是必要的（图3-158）。

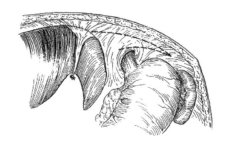

图 3-155　左肝三角韧带的分离

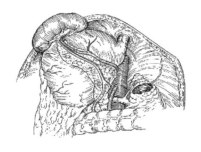

图 3-156　胰体尾、脾的分离

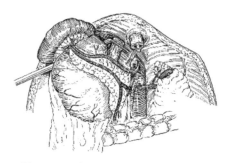

图 3-157　腹腔动脉周围的淋巴结清除

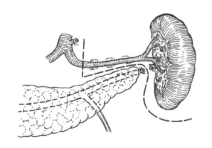

图 3-158　脾动脉、脾门淋巴结清除

（7）其他部位的淋巴结的清除同远端胃切除手术的操作。

（8）十二指肠离断于幽门环下方十二指肠侧切断。

（9）食管离断食管离断后应做切缘的术中冷冻病理学检查。

（10）消化道重建：Billroth Ⅱ法、Roux-en-Y法、Doubletract法、间置空肠方法。

六、左上腹脏器全切除术

随着胃癌诊断与手术技术的不断提高与完善，联合脏器切除的范围也在扩大。对胃上、中部癌，在施行全胃切除合并胰体尾和脾切除的基础上，再联合切除肝、横结肠，即基本形成左上腹内脏全切除术术式。本手术开创仅十余年，我国对此手术的经验尚不充分，而且尚需进一步观察、评价其应用价值。当前，对施行此手术，一定要掌握好适应证。

（一）适应证

适应于上、中部胃癌的下列情况。

（1）肿瘤广泛浸润，如Borrmann4型胃癌。

（2）肿瘤直接浸至周围脏器。

（3）胃周淋巴性（包括淋巴结与淋巴管）癌侵袭胃周脏器。

（4）大、小网膜与横结肠系膜有少数播散性癌结节。

（二）麻醉

全麻。

(三)体位

仰卧位,左肩胛下垫高。

(四)切除范围

(1)胃中部癌未侵及食管者,切除范围包括全部大网膜、横结肠及其系膜、胰、脾,有时尚合并切除左肝、左肾、左肾上腺和全胃的整块切除(图 3-159)。

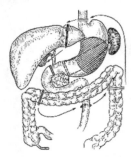

图 3-159　胃中部癌的切除范围

(2)胃上部癌已侵及食管者,除切除上述脏器外,尚需行胸腹联合切口,合并切除一段食管(图 3-160)。

(五)手术步骤

(1)切口为了获得更开阔的切口,常用下述 2 种切口:①经左第 6 或第 7 肋间上腹横斜切口,上方至腋中线或腋后线;②经左第 7 肋间上腹横斜切口,再加上腹正中切口,切口呈倒"T"形(图 3-161)。

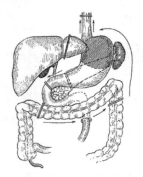

图 3-160　胃上部癌的切除范围

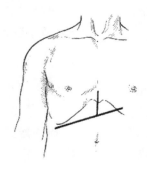

图 3-161　倒"T"切口

（2）切除横结肠及其系膜　将横结肠提起，使其系膜略呈紧张、平展状。从横结肠右侧开始，向中结肠动、静脉根部，再转向横结肠脾曲，剪开横结肠系膜，在中结动静脉干处结扎之。在血运分界线清楚处切断横结肠（图 3-162）。左、右侧结肠切断端消毒，隔离放置。

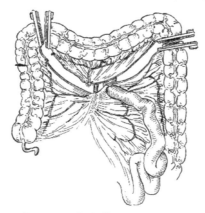

图 3-162　切断横结肠及其系膜

（3）清除肠系膜根部　从胰腺钩突部分离肠系膜上静脉。将中结肠动、静脉结扎、切断，从下方把胰体与肠系膜上静脉充分分离（图 3-163）。

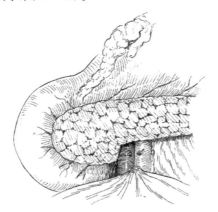

图 3-163　清除肠系膜根部淋巴结

（4）清除幽门下淋巴结，在胃网膜右动、静脉根部结扎、切断。

（5）切除小网膜，清除贲门右淋巴结　将胃向下方牵拉，从肝十二指肠韧带左侧开始，将小网膜附着于肝下缘处用电刀切断。遇有血管时，结扎、切断，上方直达贲门部。再从贲门右侧将其壁侧腹膜分开，食管腹段得以分离清楚（图 3-164）。

（6）清除肝十二指肠韧带前方淋巴结及脂肪组织，根部切断胃右动脉和右静脉。

（7）切断十二指肠，在幽门轮下方，用电刀切断十二指肠（图 3-165）。

（8）清除肝总动脉干、胃左动脉干、腹腔动脉周围淋巴结。清除操作略。清除完毕状如（图 3-166）所示。

（9）切断胰体与处理胰腺切断端。

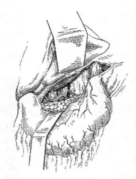

图 3-164　切除小网膜并清除贲门右淋巴结

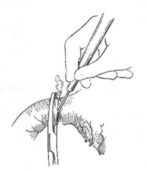

图 3-165　十二指肠

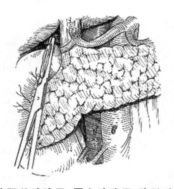

图 3-166　清除肝总动脉干、胃左动脉干、腹腔动脉周围淋巴结

　　(10)游离左肾、左肾上腺及清除主动脉周围淋巴结将切除的胰体尾和脾往右上腹翻转提起。把被覆于膈肌与左肾的腹膜,从左肾外侧与壁腹膜间用电刀做弧形切开(图 3-167),下方应达降结肠外侧。然后,术者将手指插入膈肌与左肾脂肪囊之间(图 3-168)。把左肾与肾上腺从膈肌与腰方肌分离起来,此时可直视腹后壁,几乎无出血,在左肾下极处清除干净输尿管周围的脂肪组织(图 3-169)。胰、脾、横结肠脾曲均浅置于术野。将胰体尾部和脾从结肠脾曲处分离切断。清除主动脉周围淋巴结,特别是主动脉左侧和左肾静脉上方的淋巴结。这里所说的主动脉周围淋巴结主要指分布于腹腔动脉与肠系膜上动脉根部的淋巴结(图 3-170)。上中部胃癌时,主动脉左侧与左肾静脉上方的转移率较高,故予强调。清除完毕,将左肾放回原位(图 3-171)。如果左肾上腺被癌侵及或左肾静脉周围淋巴结有明显转移,可合并切除左肾上腺或左肾。最后清除食管周围组织,切断食管,移去"整块"切除标本。

（11）消化道重建术一般多采用食管-空肠 Roux-en-Y 型重建法。唯结肠吻合应通过空肠系膜行空肠后结肠对端吻合。结肠吻合口位于空肠系膜的左侧（图 3-172）。

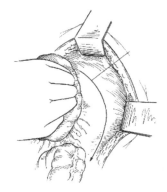

图 3-167　切开左肾、肾上腺外侧腹膜

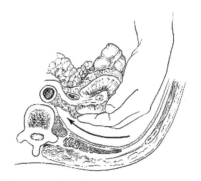

图 3-168　从左肾、肾上腺后方进行分离

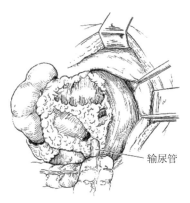

输尿管

图 3-169　左肾、肾上腺已分离起来

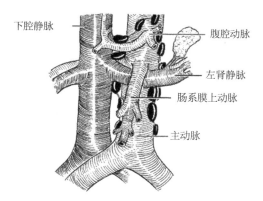

下腔静脉

腹腔动脉

左肾静脉

肠系膜上动脉

主动脉

图 3-170　腹主动脉周围淋巴结的分布

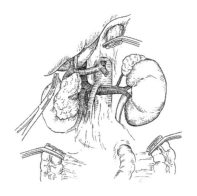

图 3-171　淋巴结清除完毕，左肾放回原处

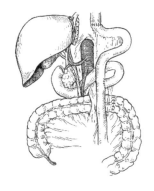

图 3-172　Roux-en-Y 型消化道重建术

（赵月堂）

115

第四章

甲状腺及甲状旁腺疾病

第一节　甲　状　腺　炎

甲状腺炎在临床上并不是单一的疾病,而是由多种病因引起的甲状腺炎症性疾病的统称,临床上并不少见。通常把甲状腺炎分为三大类,即急性甲状腺炎、亚急性甲状腺炎和慢性甲状腺炎。它们的病因各异,并具有不同的临床特征和病理变化,应充分认识各自的特点,以防误诊、误治的发生。把甲状腺炎当作肿瘤而行不必要的甲状腺切除手术是临床上常犯的错误。

一、急性化脓性甲状腺炎

由于甲状腺血流丰富,且自身含碘量丰富,因此具有很强的抵御感染的能力,临床上急性化脓性甲状腺炎相当罕见。然而一旦发生,往往病程非常凶险,甚至危及生命。此病儿童多于成人,感染源多数是由颈部的其他感染病灶直接扩展而来,如持续存在的下咽部梨状窝瘘可使儿童甲状腺对感染的易感性增加,少数可能是细菌经由血行途径进入甲状腺而形成脓肿。致病菌一般为金黄色葡萄球菌、溶血性链球菌或肺炎球菌。感染可发生在正常甲状腺,呈现出弥漫性的特征,也可发生在甲状腺原有结节内,形成局限性炎症。炎症如未能控制而继续发展,可使组织坏死并形成脓肿。脓肿可穿破到周围组织中,一旦向后方破入纵隔或气管,可导致死亡。

本病起病急骤,全身表现为高热、寒战,局部可出现颈前区皮肤红肿、皮温升高等炎症表现,并出现颈部疼痛,头部转动或后仰时疼痛加重。如脓肿较大,可使气管受压,患者出现气急、吸气性呼吸困难。体检可扪及甲状腺肿大,触痛明显。实验室检查常见血白细胞和中性粒细胞比例升高。脓肿形成后,超声检查可显示甲状腺增大、腺内可见蜂窝状强回声区和无回声区相混合的肿块,肿块内透声差。可见弱回声点漂浮,亦可见甲状腺内无回声区,内有絮状、点状回声,边界不清,甲状腺周围可见边界不清的低密度带。CT检查可显示甲状腺肿大,其内有单发或者多发液性暗区,甲状腺外侧有广泛的低密度影。如病灶较大,可使气管明显偏向健侧。核素扫描甲状腺区可出现放射性分布稀疏的图像或"冷结节"。甲状腺功能多数正常,感染严重者降低。

因该病罕见,临床上对其认识不足,故时有误诊。做出正确诊断的关键在于提高对本病的认识。本病需与颈部其他炎症性病变鉴别,如急性咽喉炎、化脓性扁桃体炎、急性腮腺炎、颈椎前间隙脓肿等,还需与亚急性甲状腺炎进行鉴别。超声引导下对甲状腺内的液性病灶进行穿刺,抽出脓液则可明确诊断。

对本病的治疗原则：一是早期、足量应用抗生素，有可能使炎症消退；二是如有脓肿形成，应及时引流。引流首选介入超声穿刺引流，有时可多点穿刺。如穿刺引流效果不佳，应及时手术切开引流。手术应在全麻下进行，多采取常规甲状腺手术切口，显露甲状腺后先穿刺抽脓，确定脓肿的位置后可用电刀切开表面的甲状腺组织，将脓液吸出。妥善止血后，置 T 管或乳胶管引流。如果脓肿已经穿破到周围组织中，应将组织间隙的脓液清洗干净，伤口开放引流，待感染完全控制后行 Ⅱ 期伤口缝合。由梨状窝瘘引起的感染应在感染控制 3 个月后再次手术，切除瘘管，否则感染易复发。

二、亚急性甲状腺炎

与急性化脓性甲状腺炎不同，亚急性甲状腺炎是一种非化脓性甲状腺炎性疾病，又称肉芽肿性、巨细胞性甲状腺炎。该症 1904 年首先由 De Quervain 描述，故又称为 De Quervain 病。多见于 20～50 岁女性，女性发病是男性的 4 倍以上。

(一)病因

本病的发病原因至今尚未完全确定，因常继发于流行性感冒、扁桃体炎和病毒性腮腺炎，故一般认为其病因可能与病毒感染或变态反应有关。患者血中可检出病毒抗体，最常见的是柯萨奇病毒抗体，其次是腺病毒、流感病毒及腮腺炎病毒抗体。一些合并流行性腮腺炎的亚急性甲状腺炎患者的甲状腺组织内可以培养出流行性腮腺炎病毒，说明某些亚急性甲状腺炎是由流行性腮腺炎病毒感染所致。另外，有报道认为亚急性甲状腺炎与人白细胞抗原 HLA-Bw35 有关，提示对病毒的易感染性具有遗传因素。

(二)病理

巨检标本可见甲状腺明显肿大，组织充血和水肿、质地较实。双叶可不对称，常以一叶肿大为主，但以后往往会累及另一侧腺叶，故本病又称为"匐行性"甲状腺炎。感染使甲状腺滤泡破坏，释放出的胶体可引起甲状腺组织内的异物样反应。切面上可见透明的胶质，其中有散在的灰色病灶。显微镜下见甲状腺实质组织退化和纤维组织增生，有大量慢性炎症细胞、组织细胞和吞有胶性颗粒的巨细胞，在退化的甲状腺滤泡周围见有肉芽组织形成。这种病变与结核结节相似，故本病又称为巨细胞性、肉芽肿性或假结核性甲状腺炎。

(三)临床表现

亚急性甲状腺炎按其自然病程可分为四期，即急性期(甲亢期)、缓解早期(甲状腺功能正常期)、缓解期(甲状腺功能减退期)、恢复期(甲状腺体功能正常期)。病程一般持续 2～3 个月。由于患者就诊时处于疾病的不同时期，临床表现可有很大不同，有些患者可有典型症状，而有些病例症状不明显，易被误诊。常见的临床表现包括下列几方面。

1.上呼吸道感染或流感症状

如咽痛、发热、肌肉酸痛等。

2.甲亢症状

可出现烦躁不安、心悸、多汗、怕热等症状。该症状是由于甲状腺滤泡破坏，甲状腺激素释放入血而致。

3.甲状腺病变的局部表现

表现为颈前区肿痛，疼痛向颌下、耳后放射，咀嚼和吞咽时疼痛加剧。体检可发现甲状腺一侧叶或双侧叶肿大,质坚韧、压痛明显、表面高低不平,与周围组织无粘连,甲状腺可随吞咽而上下活动。周围淋巴结不肿大。

4.眼征

有些患者可出现眼征,如眼眶疼痛、突眼、上眼睑收缩等。

5.实验室检查

检查结果可见血沉增快,基础代谢率升高,血清蛋白结合碘值升高,^{131}I 摄取率降低,T_3、T_4 值升高,TSH 值降低。这种血清蛋白结合碘升高和 ^{131}I 吸收率降低的分离现象是亚急性甲状腺炎急性期的重要特征之一。

6.B 超检查

检查结果显示甲状腺体积增大,呈低回声改变,可无明显结节样回声,甲状腺边界模糊。血流信号可无改变,CT 与 MRI 检查可发现甲状腺肿大,增强后组织呈不均匀改变。

7.甲状腺核素影像特征

甲状腺核素影像特征为甲状腺不显影或轻度显影,影像有时会模糊不清、形态失常、放射性分布稀疏不均匀等;也可表现为"冷结节",这是由于局灶放射性核素不吸收所致。有研究发现,核素扫描时唾液腺部位的放射性分布相对增强,唾液腺/甲状腺吸收率比值明显增高,该比值可作为一项有用的指标,对诊断有一定的意义。

当患者出现诸如上呼吸道感染和甲亢高代谢症状,甲状腺部位疼痛并向周围放射,触有结节、血清蛋白结合碘值升高而 ^{131}I 摄取率明显下降等典型症状和体征时,应考虑此病。少数病例临床表现不典型,可以仅表现为甲状腺肿大或结节形成,或仅有轻度甲亢症状,甲状腺不肿大或轻度肿大,也无疼痛。但如果血清蛋白结合碘值升高,^{131}I 摄取率降低,T_3、T_4 值升高,TSH 值降低,也可诊断为此病。该病早期应与咽喉炎、扁桃体炎、上呼吸道感染、急性化脓性甲状腺炎鉴别;病程中期需与慢性淋巴细胞性甲状腺炎鉴别,后者一般没有发热,血清甲状腺过氧化物酶(TPO)、抗甲状腺球蛋白抗体(TGA)升高,细针穿刺可见大量淋巴细胞;病程后期应与甲状腺癌相鉴别,后者无甲亢表现,细针穿刺可见到恶性肿瘤细胞。

(四)治疗

本病有自限性,可自发地缓解消失,但多数仍需药物治疗,临床多采用类固醇药物和甲状腺制剂治疗。

1.常用的类固醇药物为泼尼松

每天 20~40 mg,分次口服,持续 2~4 周,症状缓解后减量维持 1~2 个月。亦可先用氢化可的松,每天 100~200 mg,静脉滴注,1~2 天后改用口服泼尼松,2 周后逐渐减少药量,维持用药 1~2 个月。

2.甲状腺片

每天 40~120 mg,或甲状腺素片每天 50~100 μg,症状缓解后减量,维持 1~2 个月。

3.本病多不需要手术治疗

对伴有甲状腺肿瘤者,需切除病变的甲状腺。

4.本病本身并不需要抗生素治疗

但如果合并其他细菌性感染者,可根据情况选用敏感抗生素。

三、慢性甲状腺炎

慢性甲状腺炎主要分两种,一是慢性淋巴细胞性甲状腺炎,二是硬化性甲状腺炎,予以分别叙述。

(一)慢性淋巴细胞性甲状腺炎

慢性淋巴细胞性甲状腺炎由日本人桥本根据组织学特征首先报道,故又称为桥本甲状腺炎。

1.病因

慢性淋巴细胞性甲状腺炎是一种自身免疫性疾病,发病机制可能为机体的免疫耐受遭受破坏,从而产生了针对自体甲状腺的免疫应答反应。在多数患者的血清和甲状腺组织内含有针对甲状腺抗原的抗体,如抗甲状腺球蛋白抗体(anti-TGAb)、抗甲状腺微粒体抗体(TMA-Ab)和抗甲状腺过氧化物酶抗体(TPO-Ab)等。遗传因素在本病的发病过程中也可能存在一定的作用,因为同一家族中发病的情况很多见。研究发现,其遗传因子为人类白细胞抗原 HLA 基因复合体,位于第 6 号染色体短臂,编码产物为 HLA Ⅰ 类分子和 HLA Ⅱ 类分子,两者可刺激 T 细胞产生细胞毒作用和产生各种细胞因子。此外,该病可能与环境因素有一些关系,比如过量摄入碘可使自身免疫性甲状腺炎恶化。流行病学发现,高碘地区的居民血清中抗甲状腺球蛋白抗体的浓度较高。由于本病以女性多见,有人认为可能与雌激素也有关系。

2.病理

巨检标本可见甲状腺多呈弥漫性肿大,表面光滑或呈细结节状。质地坚韧,包膜完整,无粘连。切面上呈灰白或灰黄色,无光泽。镜下病变主要表现为 3 个方面:①滤泡破坏、萎缩,滤泡腔内胶质含量减少,滤泡上皮细胞质呈明显的嗜酸染色反应,称为 Hurthle 嗜酸性细胞;②细胞间质内淋巴细胞和浆细胞浸润,进而在甲状腺内形成具有生发中心的淋巴滤泡;③间质内有纤维组织增生,并形成间隔。根据病变中淋巴细胞浸润和纤维组织增生比例的不同,可分为 3 种病理类型。淋巴样型:以淋巴细胞浸润为主,纤维组织增生不明显;纤维型:以纤维结缔组织增生为主,淋巴细胞浸润不十分明显;纤维-淋巴样型:淋巴组织和纤维结缔组织均有增生。

3.临床表现

本病主要见于 40 岁左右的中年妇女,男性少见,男女之比约为 1∶20。本病病变演变缓慢,起病后少数患者可无任何症状。多数患者往往有下列表现。

(1)颈部非特异症状:可有颈前区不适,局部有疼痛和压痛,严重者可有压迫症状,出现呼吸或吞咽困难。多是肿大的甲状腺压迫气管或食管所致。极少压迫喉返神经,故无声音嘶哑。

(2)大多数患者有甲状腺肿大,多呈弥漫性,但也有表现为结节样不对称性。病变常累及双侧腺体,但部分患者为单侧肿大,可能为发病的早期。甲状腺质较硬,如橡皮样,表面一般是平坦的,但也可呈结节样改变。与周围组织无粘连,可随吞咽上下移动。

(3)多数患者有甲状腺功能方面的变化,在病程早期可有轻度甲亢表现,而到病程后期则出现甲状腺功能减退的表现。约 60% 的患者以甲状腺功能减退为首发症状。

4.辅助检查

(1)血清抗甲状腺球蛋白抗体(TG-Ab)的测定是诊断的主要手段,其阳性率可达 60% 左右。而抗甲状腺过氧化物酶抗体(TPO-Ab)的阳性率更高。两者之一升高即可基本诊断。

(2)甲状腺功能检查:在疾病的不同阶段,检查的结果可有不同,早期 T_3、T_4 值升高,TSH 值降低,而后期则可能相反。部分患者可伴血沉增快、抗核抗体滴度增高。

(3)影像学检查:超声多显示甲状腺弥漫性病变。CT、MRI 检查无特征性表现,无助于本病的诊断,仅可作为病变范围及疗效的评估。

(4)核素扫描:甲状腺放射性分布往往不均匀,有片状稀疏区。

（5）穿刺细胞学及病理检查：可见甲状腺间质内多量的淋巴细胞和浆细胞浸润。

5.诊断和鉴别诊断

本病的诊断要结合临床表现、实验室检查和细胞病理学检查3个方面的情况来决定，仅有临床症状而无实验室和细胞病理学方面的依据则不能做出诊断，其中细胞病理学检查是确诊的依据。对于临床上考虑为本病者，应行实验室检查，如果放免法测定的 TG-Ab 和 TPO-Ab 值均≥50％便有诊断意义。若临床表现不典型，两者结果≥60％也可确诊。近来，TG-Ab 的临床意义已大大逊于 TMA-Ab 及 TPO-Ab。多数认为后两者，甚至只要 TPO-Ab 的滴度增高便有诊断意义。进一步行细针穿刺细胞学检查，若间质内见到多量淋巴细胞和浆细胞浸润则可确定诊断。细针穿刺细胞学检查是诊断慢性甲状腺炎简便、有效的方法。但必须满足以下3个条件：①标本量足够；②由经验丰富的细胞学专家读片；③穿刺到所指定的病变部位，否则常可误诊或漏诊。该病应与甲状腺癌进行鉴别。慢性淋巴细胞性甲状腺炎与甲状腺癌可以同时存在，两者之间的关系尚不明确。但在两者的病灶内发现 PI3K/Akt 高表达，提示慢性淋巴细胞性甲状腺炎与分化型甲状腺癌的发生存在某些相似的分子机制。临床上常发现，因甲状腺癌而切除的甲状腺标本癌旁组织呈慢性淋巴细胞性甲状腺炎改变。而慢性淋巴细胞性甲状腺炎患者在随访过程中有部分可以出现甲状腺癌，其发生概率是正常人的3倍。慢性淋巴细胞性甲状腺炎的甲状腺多呈双侧弥漫性增大，质地韧而不坚。而甲状腺癌的病灶多呈孤立性，质地坚硬。穿刺细胞学检查可资鉴别。如在慢性淋巴细胞性甲状腺炎的基础上出现单发结节或出现细小钙化，应警惕发生甲状腺癌的可能。

慢性淋巴细胞性甲状腺炎常常合并存在其他自身免疫性疾病，如重症肌无力、原发性胆管硬化、红斑狼疮等，在诊断时应当引起注意，以免漏诊。

6.治疗

本病发展缓慢，可以维持多年不变，少数病例自行缓解，多数患者最终将发展成甲状腺功能减退。如无临床症状，无甲状腺功能减退，TSH（或 S-TSH）也不增高可不治疗，定期随访即可。如已有甲状腺功能减退或 TSH 值增高，提示存在亚临床型甲状腺功能减退，应给予治疗。原则是长期的甲状腺激素替代疗法。目前常用的口服药物有两类，一是甲状腺干燥制剂，是牛和猪的甲状腺提取物，各种制剂中甲状腺激素含量可能不同。二是合成的 T_4 制剂，即左甲状腺素片，剂量恒定，半衰期长。应用时先从小剂量开始，甲状腺干燥制剂每天 20 mg，左甲状腺素片 25 μg，以后逐渐加量，使 TSH 值维持在正常水平的低限，使 T_3 和 T_4 值维持在正常范围。确定维持量后，一般每3~6个月复查甲状腺功能，并根据甲状腺功能情况调整药物剂量。一般不建议应用类固醇药物，当单独应用甲状腺制剂后甲状腺缩小不明显，疼痛和压迫症状未改善时可考虑合并使用。类固醇激素可使甲状腺缩小，硬度减轻，甲状腺抗体效价下降，一般用量为泼尼松 30~40 mg/d，1个月后减量到 5~10 mg/d，病情稳定后即可停用。

单纯性慢性淋巴细胞性甲状腺炎不采用手术治疗，因手术切除甲状腺可使原有的甲状腺功能减退进一步加重。但有下列情况可考虑手术治疗：①口服甲状腺制剂后甲状腺不缩小，仍有压迫症状；②有可疑结节、癌变或伴随其他肿瘤；③肿块过大、影响生活和外观；④肿块短期内增大明显。术前了解有无甲状腺功能减退，然后决定处理方案。仅有压迫症状，以解除压迫为目的，仅需作峡部切除或部分腺叶切除。疑有甲状腺癌或其他恶性肿瘤时，应做术中活检，一旦证实为癌时，按甲状腺癌选择术式。如不能排除恶性肿瘤或肿块过大时，也可考虑做腺叶切除或腺叶大部切除术。

已有桥本甲状腺炎的基础上,肿块突然增大,此时很可能已转化为恶性淋巴瘤,建议毫不犹豫手术;理论上细针或粗针穿刺可能获得诊断,但如果因此延误,肿块发展很快会短期内致气管压迫、呼吸困难。此种患者手术难度极大,建议行单侧腺叶＋峡部切除,既可获得诊断、又可解除气管的压迫。

因诊断为其他甲状腺结节而手术时,如果从大体病理上怀疑为慢性淋巴细胞性甲状腺炎时,应切取峡部做冷冻切片,并详细探查双侧甲状腺有无其他病变及可疑结节,一旦确诊为无伴随病的慢性淋巴细胞性甲状腺炎时,只作峡部切除,以免术后甲状腺功能减退。

(二)硬化性甲状腺炎

本病极为罕见,是以甲状腺实质组织的萎缩和广泛纤维化及常累及邻近组织为特征的疾病。首先由 Riedel 描述,所以又称为 Riedel 甲状腺炎,还有其他的一些名称,如纤维性甲状腺炎、慢性木样甲状腺炎和侵袭性甲状腺炎等。本病原因不明确,有人提出是其他甲状腺炎的终末表现;也有人认为本病属原发性,可能是一组被称为炎性纤维性硬化疾病的一种表现形式。常合并存在其他纤维性硬化疾病,如纵隔和腹膜纤维化、硬化性胆管炎等。病变常累及甲状腺的两叶,滤泡和上皮细胞明显萎缩;滤泡结构大量破坏、被广泛玻璃样变性的纤维组织替代;在大量增生的纤维组织中仅见若干分散的、小的萎缩滤泡;血管周围有淋巴细胞和浆细胞浸润,常出现纤维组织包裹的静脉管壁炎。病变常累及周围的筋膜、肌肉、脂肪和神经组织。本病多见于中、老年女性。起病缓慢,无特殊症状。主要表现为甲状腺肿块,质地坚硬,边界不清,甲状腺因与周围组织有致密粘连而固定,局部很少有明显的疼痛或压痛。常出现压迫症状,引起吞咽困难、声音嘶哑和呼吸困难,严重时可以出现重度通气障碍。甲状腺肿大的程度和压迫症状的程度常不对称,腺体肿大不明显而其压迫症状较为突出的特点有助于诊断。附近淋巴结不肿大。甲状腺功能一般正常,严重者可有甲状腺功能减退。抗甲状腺抗体效价多数在正常范围,少数病例可出现一过性滴度升高。碘摄取率降低,核素扫描病变区可出现"冷"结节。本病应与甲状腺癌和慢性淋巴细胞性甲状腺炎相鉴别。慢性淋巴细胞性甲状腺炎虽累及整个甲状腺,但不侵犯周围组织,且甲状腺破坏程度轻,甲状腺内有多量淋巴细胞浸润和淋巴滤泡形成。根据这些特点可资鉴别。

本病治疗应给予口服甲状腺制剂。尚可考虑应用类固醇药物,有助于减轻压迫症状。有人推荐使用他莫昔芬,40 mg/d,分 2 次口服,1～2 周后可望甲状腺变软,压迫症状随之减轻。3 个月内甲状腺缩小,1 年后虽被压迫的喉返神经麻痹不能恢复,发声却可改善。如药物不良反应明显,可减量维持使用。如气管压迫症状明显,可切除或切开甲状腺峡部以缓解症状。不能排除甲状腺癌时,应做活检。

(陈红军)

第二节　甲状腺结节

一、病因

甲状腺癌常以甲状腺结节为其明显表现,因此,区别结节性质的良、恶性有重要意义。引起甲状腺结节的常见病,如下。

（一）单纯性甲状腺肿

病史一般较长，往往在不知不觉中渐渐长大，而于检查时偶然被发现。结节是腺体在增生和代偿过程中发展而成的，大多数呈多结节性甲状腺肿，少数为单个结节性。大部分结节为胶性，其中有因发生出血、坏死而形成囊肿；久病者部分区域内可有较多纤维化或钙化，甚至骨化，由于结节的病理性质不同，它们的大小、坚度、外形不一。甲状腺出血往往有骤发肿痛史，腺内有囊肿样肿块；有胶性结节者，质地较硬；有钙化及骨化者，质地坚硬。

（二）甲状腺炎

1.亚急性甲状腺炎

结节的大小视病变范围而定。质地常较硬。有典型的病史，包括起病较急，有发热、咽痛及显著甲状腺区疼痛和压痛等表现。急性期，甲状腺摄^{131}I率降低，显像多呈"冷结节"，血清 T_3 和 T_4 升高，呈"分离"现象，有助于诊断。

2.慢性淋巴细胞性甲状腺炎

慢性淋巴细胞性甲状腺炎为对称弥漫性甲状腺肿，无结节；有时由于肿大不对称和表面有分叶，可状似结节，硬如橡皮，无压痛。此病起病缓慢，呈慢性发展过程，但与甲状腺癌可同时并发，临床上不易做出鉴别，须引起注意。抗甲状腺球蛋白和微粒体抗体滴度常升高。甲状腺细针穿吸细胞学检查有助诊断。

3.侵袭性纤维性甲状腺炎

结节坚硬且与腺体外邻近组织粘着固定。起病和发展过程缓慢，可有局部隐痛和压痛，伴以明显压迫症状，其临床表现如甲状腺癌，但局部淋巴结不大，摄^{131}I率正常或偏低。

（三）甲状腺腺瘤

由甲状腺腺瘤或多发的胶性结节所致。单个或多个，可与甲状腺肿同时并存或单独出现。腺瘤一般呈圆或椭圆形，直径常在 3cm 以内，质地大多比周围的甲状腺组织为硬，无压痛。在扫描图上示摄^{131}I功能为正常、增加或减低；甲状腺摄^{131}I率可正常或偏高。腺瘤发展慢，临床上大多无症状，但部分患者发生功能亢进症状。

（四）甲状腺囊肿

囊肿内含血液或清澈液体，与周围甲状腺组织分界清楚，可相当坚硬，直径很少＞3 cm。一般无压痛，无摄^{131}I能力，故在扫描图上系一种"冷"的结节，B 型超声波检查常有助诊断。临床上除甲状腺肿大和结节外，大多无功能方面的改变。

（五）甲状腺癌

甲状腺癌可见于任何年龄（从婴儿直至老年人），高峰出现于 49～69 岁的年龄阶段，女性发病数比男性高约3 倍，恶性程度高的甲状腺癌少见于＜40 岁的人，但年龄＞40 岁后，甲状腺癌发生转移和死亡数上升。其病理分型为以下几种。

1.乳头状癌

乳头状癌见于各种年龄，为低度恶性癌，生长慢。患者多因肿大的颈淋巴结（转移性癌）前来就诊，该时甲状腺内的原发性癌肿可不显著。

2.滤泡细胞癌

滤泡细胞癌多见于中、老年者，趋向于经血流转移，故多见远处转移，而颈淋巴结转移不多见。其恶性程度低，其在甲状腺内的癌可相似于一般的腺瘤，历 10～20 年而不发生转移。

3.未分化癌

未分化癌主要见于老年。常为一侧甲状腺块物,无压痛,表面不规则,坚硬,并且固定不动,边界不清楚。恶性程度高,生长快,常浸润至邻近颈部结构。并向颈淋巴结、肺、骨等处转移。

4.髓样癌

髓样癌起源于甲状腺组织内的 C 细胞。见于各种年龄(5～80 岁),较小的肿瘤几乎总是位于一叶的上后部分。此癌好发生钙化,其他甲状腺肿瘤如发生钙化,往往在 X 线片上显影浅淡,但均匀,髓样癌的钙化与之不同,则以浓密和不均匀分布为特征。此外,测到血清降钙素升高,有助诊断。

二、区别结节良恶性的原则

结节性质有各种各样,在临床上区别结节为良、恶性,有时相当困难。由于癌的发病数在单个结节性甲状腺肿远比多结节性甲状腺肿为高。有报告多达约 10％的单个结节为癌,因而,有人主张凡是单个结节,应一概行预防性手术切除,以避免漏诊或延迟对甲状腺癌的诊断。也有相反的意见,认为既然良性结节远比恶性结节多见,应当先给予抑制量的甲状腺激素治疗,经过若干时间,如结节不明显缩小,或继续长大者,则做手术切除。大多数学者认为这样简单化的处理是不妥当的,应根据患者的具体情况,具体地分析,而后分情况给予不同的处理,例如,结节坚硬、不规则、生长快、明显为癌的表现,应予及早手术切除;单个"冷结节",癌的发生率较高,若结节质地坚硬、固定或经甲状腺制剂抑制治疗无缩小,反而增大,宜予手术治疗;单个"热结节",一般良性,宜先作内科处理。临床上,区别结节的良、恶时,以下几点可供参考:

(1)年龄和性别:甲状腺癌可发生于任何年龄,但多见于年龄大的人,发病数以女比男多见。

(2)甲状腺癌的发病数:单个结节远比多结节性甲状腺肿多见。

(3)一个质地较软,光滑,可活动的结节,大多为良性(未分化癌如有坏死或出血,可相当软)。一个坚硬、固定、不痛的结节,当以恶性的机会大(但有例外)。

(4)钙化的结节,癌的可能性小。

(5)生长快的结节提示为癌肿,但急骤长大伴疼痛的甲状腺肿是腺瘤内出血或急性甲状腺炎,而非癌肿。

(6)甲状腺肿,而同时邻近颈淋巴结肿大者,应考虑为癌。

(7)经足量甲状腺激素抑制治疗 2～4 个月,结节无明显缩小或反而增大者,应考虑为癌。

(8)甲状腺结节引起显著压迫症状或声音嘶哑者,应作手术治疗。

(9)甲状腺扫描示单个"热结节",常为良性伴功能亢进;"温结节"多见于良性肿瘤,但由于受显像仪器分辨率的影响或其表面有正常甲状腺组织的覆盖。一个很小的、无摄^{131}I功能的"冷结节",在显像图上有时会显示"温结节",造成假象,分析结果时,宜加注意。单个"冷结节",有癌的可能,但不一定是癌。如结节内发生出血、囊肿性等改变,也可为"冷结节"。甲状腺癌一般不像正常甲状腺组织那样能浓集^{131}I,因而在甲状腺扫描图上常呈现为低或无功能的"温"或"冷"结节,但极个别由于甲状腺癌可发生于高功能性的结节中,因此,存在高功能的结节,并不能完全除外恶性的可能性。

(10)其他特殊检查:血清降钙素升高,常见于髓样癌;抗甲状腺球蛋白和抗微粒体抗体滴度升高有利于诊断慢性淋巴细胞性甲状腺炎,具有相对特异性。其他尚有超声波显像、甲状腺癌阳性显像(如^{201}Tl)等;血清甲状腺球蛋白 RIA 对诊断甲状腺癌转移有重要参考价值。

（11）甲状腺细针抽吸细胞学检查有助于单发甲状腺结节良、恶性的鉴别，对慢性淋巴细胞甲状腺炎尤有帮助。

（陈红军）

第三节　单纯性甲状腺肿

单纯性甲状腺肿是一类仅有甲状腺肿大而无甲状腺功能改变的非炎症、非肿瘤性疾病，又称为无毒性甲状腺肿。其发病原因系体内碘含量异常或碘代谢异常所致。按其流行特点，通常可分为地方性和散发性两种。

一、病因

（一）碘缺乏

居住环境中碘缺乏是引起地方性甲状腺肿的主要原因。地方性甲状腺肿，又称缺碘性甲状腺肿，是由于居住的环境中缺碘，饮食中摄入的碘不足而使体内碘含量下降所致。

碘是合成甲状腺激素的主要原料，主要来源于饮水和膳食中。在缺碘地区，土壤、饮水和食物中碘含量很低，碘摄入量不足，使甲状腺激素合成减少，出现甲状腺功能低下。机体通过反馈机制使脑垂体促甲状腺激素（TSH）分泌增加，促使甲状腺滤泡上皮增生，甲状腺代偿性肿大，以加强其摄碘功能，甲状腺合成和分泌甲状腺激素的能力则得以提高，使血中激素的水平达到正常状态。这种代偿是由垂体-甲状腺轴系统的自身调节来实现的。此时若能供应充分的碘，甲状腺肿则会逐渐消退，甲状腺滤泡复原。如果长期缺碘，甲状腺将进一步增生，甲状腺不同部位的摄碘功能及其分泌速率出现差异，而且各滤泡的增生和复原也因不均衡而出现结节。

（二）生理因素

青春发育期、妊娠期和绝经期的妇女对甲状腺激素的需求量增加，也可发生弥漫性甲状腺肿，但程度较轻，多可自行消退。

（三）致甲状腺肿物质

流行区的食物中含有的致甲状腺肿物质，也是造成地方性甲状腺肿的原因，如萝卜、木薯、卷心菜等。如摄入过多，也可产生地方性甲状腺肿。

（四）水污染

水中的含硫物质、农药和废水污染等也可引起甲状腺肿大；饮水中锰、钙、镁、氟含量增高或钴含量缺乏时可引起甲状腺肿；钙和镁可以抑制碘的吸收；氟和碘在人体中有拮抗作用；锰可抑制碘在甲状腺中的蓄积，故上述元素均能促发甲状腺肿大。铜、铁、铝和锂也是致甲状腺肿物质，可能与抑制甲状腺激素分泌有关。

（五）药物

长期服用硫尿嘧啶、硫氰酸盐、对氨基水杨酸钠、维生素 B_1、过氯酸钾等也可能是发生甲状腺肿的原因。

（六）高碘

长期饮用含碘高的水或使用含碘高的食物可引起血碘升高，也可以出现甲状腺肿，如日本的海岸性甲状腺肿和中国沿海高碘地区的甲状腺肿。其原因一是过氧化物功能基被过多占用,影响酪氨酸氧化,使碘有机化受阻;二是甲状腺吸碘量过多,类胶质产生过多而使甲状腺滤泡增多和滤泡腔扩大。

二、病理

无论地方性或散发性甲状腺肿,其发展过程的病理变化均分为三个时相,早期为弥漫性滤泡上皮增生,中期为甲状腺滤泡内类胶质积聚,后期为滤泡间纤维化结节形成。病灶往往呈多源性,且同一甲状腺内可同时有不同时相的变化。

(一)弥漫增生性甲状腺肿

甲状腺呈弥漫性、对称性肿大,质软,饱满感,边界不清,表面光滑。镜检下见甲状腺上皮细胞由扁平变为立方形,或呈低柱形、圆形或类圆形滤泡样排列。新生的滤泡排列紧密,可见小乳头突入滤泡腔,腔内胶质少。滤泡间血管增多,纤维组织增多不明显。

(二)弥漫胶样甲状腺肿

该阶段主要是因为缺碘时间较长,代偿性增生的滤泡上皮不能持续维持增生,进而发生复旧和退化,而滤泡内胶质在上皮复退后不能吸收而潴留积聚。甲状腺弥漫性肿大更加明显,表面可有轻度隆起和粘连,切面可见腺肿区与正常甲状腺分界清晰,成棕黄色或棕褐色,甚至为半透明胶冻样,这是胶样甲状腺肿名称的由来。腺肿滤泡高度扩大,呈细小蜂房样,有些滤泡则扩大呈囊性,囊腔内充满胶质。无明显的结节形成。镜检见滤泡普遍性扩大,滤泡腔内充满类胶质,腺上皮变得扁平;细胞核变小而深染,位于基底部;囊腔壁上可见幼稚立方上皮,有时还可见乳头样生长;间质内血管明显增多,纤维组织增生明显。

(三)结节性甲状腺肿

结节性甲状腺肿是病变继续发展的结果。扩张的滤泡相互聚集,形成大小不一的结节。这些结节进一步压迫结节间血管,使结节血供不足而发生变性、坏死、出血囊性变。肉眼观甲状腺增大呈不对称性,表面结节样。质地软硬不一,剖面上可见大小不一的结节和囊肿。结节无完整包膜,可见灰白色纤维分割带,可有钙化和骨化。显微镜下呈大小不一的结节样结构,不同结节内滤泡密度、发育成熟度、胶质含量很不一致。而同一结节内差异不大。滤泡上皮可呈立方样、扁平样或柱状,滤泡内含类胶质潴留物,有些滤泡内有出血、泡沫细胞、含铁血黄素等。滤泡腔内还可以见到小乳头结构。滤泡之间可以看到宽窄不同的纤维组织增生。除上述变化外,结节性甲状腺肿可以合并淋巴细胞性甲状腺炎,可伴有甲状腺功能亢进,还可有腺瘤形成。

三、临床表现

单纯性甲状腺肿除了甲状腺肿大及由此产生的症状外,多无甲状腺功能方面的改变。甲状腺不同程度的肿大和肿大的结节对周围器官的压迫是主要症状。国际上通常将甲状腺肿大的程度分为4度。

(1)Ⅰ度是头部正常位时可看到甲状腺肿大。

(2)Ⅱ度是颈部肿块使颈部明显变粗(脖根粗)。

(3)Ⅲ度是甲状腺失去正常形态,凸起或凹陷(颈变形),并伴结节形成。

(4)Ⅳ度是甲状腺大于本人拳头,有多个结节。

早期甲状腺为弥漫性肿大,随病情发展,可变为结节性增大。此时甲状腺表面可高低不平,可触及大小不等的结节,软硬度也不一致。结节可随吞咽动作而上下活动。囊性变的结节如果囊内出血,短期内可迅速增大。有些患者的甲状腺巨大,可如婴儿头样大小,悬垂于颈部前方;也可向胸骨后延伸,形成胸骨后甲状腺肿。过大的甲状腺压迫周围器官组织,可出现压迫症状。气管受压,可出现呼吸困难症状。胸骨后甲状腺肿更易导致压迫,长期压迫可使气管弯曲、软化、狭窄、移位;食管受压可出现吞咽困难。胸骨后甲状腺肿可以压迫颈静脉和上腔静脉,使静脉回流障碍,出现头面部及上肢淤血水肿。少数患者压迫喉返神经引起声音嘶哑,压迫颈交感神经引起霍纳氏综合征等。

四、辅助检查

(一)B超检查

对有结节样改变者,B超检查显示甲状腺两叶内有多发性结节,大小不等,数毫米至数厘米不等,结节呈实质性、囊性和混合性,可有钙化。血管阻力指数(RI)可无明显变化。

(二)CT检查

CT检查可见甲状腺外形增大变形,其内有多个大小不等的低密度结节病灶,增强扫描无强化。病灶为实质性、囊性和混合性。可有钙化或骨化。严重患者可以看到气管受压,推移、狭窄。还可看到胸骨后甲状腺肿以及异位甲状腺肿。有一例胸骨后甲状腺肿,远离甲状腺下极,经CT检查发现,后经手术证实。

(三)核素扫描检查

核素扫描示甲状腺增大、变形,甲状腺内有多个大小不等、功能状况不一的结节。在诊断时除与其他甲状腺疾病如甲状腺腺瘤、甲状腺癌、淋巴细胞性甲状腺炎鉴别外,还要注意与上述疾病合并存在的可能。

(四)穿刺细胞学检查

甲状腺结节细针穿刺细胞学检查对甲状腺肿的诊断价值可能不是很大,但对于排除其他疾病则有实际意义。

五、防治

(一)预防

流行地区的居民长期补充碘剂能预防地方性甲状腺肿的发生。一般可采取以下两种方法。

(1)补充加碘的盐,每10～20 kg食盐中加入碘化钾或碘化钠1 g,可满足每天需求量。

(2)肌内注射碘油。碘油吸收缓慢,在体内形成一个碘库,可以根据身体需碘情况随时调节,一般每3～5年肌内注射1 mL。但对碘过敏者应列为禁忌,操作时碘油不能注射到血管内。

(二)治疗

1.药物治疗

已经诊断为甲状腺肿的患者应根据病因采取不同的治疗方法。对于生理性的甲状腺肿大,可以多食含碘丰富的食物,如海带、紫菜等。对于青少年单纯甲状腺肿、成人的弥漫性甲状腺肿以及无并发症的结节性甲状腺肿可以口服甲状腺制剂,以抑制垂体TSH的分泌,减少其对甲状腺的刺激作用。常用药物为甲状腺干燥片,每天40～80 mg。另一常用药物为左甲状腺素片,每天口服50～100 μg。治疗期间定期复查甲状腺功能,根据T_3、T_4和TSH的浓度调整用药剂量。对于因摄入过多致甲状腺肿物质、药物、膳食、高碘饮食的患者应限制其摄入量。

2.手术治疗

对于结节性甲状腺肿出现下列情况时应列为手术适应证：①伴有气管、食管或喉返神经压迫症状；②胸骨后甲状腺肿；③巨大的甲状腺肿影响生活、工作和美观；④继发甲状腺功能亢进；⑤疑为恶性或已经证实为恶性病变。

手术患者要做好充分术前准备，尤其是合并甲状腺功能亢进者更应按要求进行准备。至于采取何种手术方式，目前并无统一模式，每种方式都有其优势和不足。根据不同情况可以选择下列手术方式。

（1）两叶大部切除术：该术式由于保留了甲状腺背侧部分，因此喉返神经损伤和甲状旁腺功能低下的并发症较少。但对于保留多少甲状腺很难掌握，切除过多容易造成甲状腺功能低下，切除过少又容易造成结节残留。将来一旦复发，再手术致喉返神经损伤和甲状旁腺功能低下的机会大大增加。

（2）单侧腺叶切除和对侧大部切除：由于单侧腺体切除，杜绝了本侧病灶残留的机会和复发的机会。对侧部分腺体保留，有利于保护甲状旁腺，从而减少了甲状旁腺全切的可能。手术中先行双侧叶探查，将病变较严重的一侧腺叶切除，保留对侧相对正常的甲状腺。

（3）甲状腺全切或近全切术：本术式的优点是治疗的彻底性和不存在将来复发的可能。但喉返神经损伤，尤其是甲状旁腺功能低下的发生率较高。因此该术式仅在特定情况下采用，操作时应仔细解剖，正确辨认甲状旁腺并对其确切保护十分重要。术中如发现甲状旁腺血供不良应先将其切除，然后切成细小颗粒状，种植到同侧胸锁乳突肌内。切除的甲状腺应当被仔细检查，如有甲状旁腺被误切，也应按前述方法处理。

选择保留部分甲状腺的术式时，切除的标本应当送冷冻切片检查，以排除恶性病变。一旦证实为恶性，应切除残留的甲状腺并按甲状腺癌的治疗原则处理。

对于甲状腺全切的患者，尤其是巨大甲状腺肿，应注意是否有气管软化，必要时做预防性气管切开，以免发生术后窒息。

对于术后出现暂时性手脚和口唇麻木甚至抽搐的患者，应及时补充维生素 D 和钙剂，并监测血钙浓度和甲状旁腺激素浓度。多数患者在 1～2 周症状缓解。不能缓解者需终身服用维生素 D 和钙剂。甲状旁腺移植是最好的解决方法。

（陈红军）

第四节　结节性甲状腺肿

一、概述

由于甲状腺非炎性和肿瘤性原因阻碍甲状腺激素合成，而导致垂体前叶分泌多量促甲状腺激素，使甲状腺代偿性肿大，称为单纯性甲状腺肿。甲状腺可呈对称性或多结节性肿大，女性多见。也可呈地方性分布，常因缺碘所致，又称地方性甲状腺肿。当病灶持续存在或反复恶化及缓解时，甲状腺不规则增生或再生，逐渐形成结节，则称为结节性甲状腺肿，为甲状腺外科的常见疾病。

二、临床表现

(1)甲状腺肿大,开始呈弥漫性、对称性,后出现单个或多个大小不等、质地不一的结节,呈不对称性。

(2)甲状腺结节可发生囊性变、坏死、出血、纤维化或钙化,囊内出血或囊性变可在短期内迅速增大,出现疼痛。

(3)结节生长缓慢,可随吞咽上下移动。随腺体增大和结节增多,可出现压迫症状。①气管压迫:出现堵塞感,呼吸不畅,甚至呼吸困难。气管可狭窄、弯曲移位或软化。②食管压迫:巨大甲状腺肿可伸入气管和食管之间,造成吞咽困难。③喉返神经压迫:出现声音嘶哑。④颈交感神经压迫:可出现 Horner 综合征(眼球下陷,瞳孔变小,眼睑下垂)。⑤上腔静脉压迫:上腔静脉综合征(单侧面部、颈部或上肢水肿),往往由于胸骨后甲状腺肿压迫所致。

(4)部分患者可合并甲状腺功能亢进(毒性多结节性甲状腺肿),可出现甲状腺功能亢进症状,但比 Graves 病症状轻。

(5)部分病例的结节可恶变,出现质硬结节,甚至颈部淋巴结肿大。

三、诊断要点

(1)多见于地方性甲状腺肿流行区,病程长,可数年或十数年。多见于成年女性。

(2)甲状腺内可扪及单个或多个大小不等、质地不一的结节,甲状腺肿结节巨大者可伴有压迫症状,如气管压迫、声嘶、Horner 综合征等。

(3)少数可发生癌变,表现为近期肿块迅速增长,并出现恶性变体征。

(4)合并甲状腺功能亢进病例可表现为甲状腺功能亢进症状。

(5)甲状腺功能基本正常,合并甲状腺功能亢进病例可出现 T_3、T_4 增高,^{131}I吸收率增高。

(6)尿碘排泄减少,一般低于 100 ng/L,血浆蛋白结合碘(PBI)降低。

(7)甲状腺球蛋白(Tg)升高,为衡量碘缺乏的敏感指针。

(8)B超检查可确定甲状腺的结节大小,证实甲状腺内囊性、实性或混合性多发结节的存在。B超引导下细针穿刺细胞学检查,诊断准确性更高。

(9)放射性核素扫描可评估甲状腺功能状态,多数结节性甲状腺肿表现为温结节和凉结节。如出现热结节,表示该结节有自主功能。如发生冷结节,则应警惕恶性结节的存在。

(10)CT、MRI 检查有利于胸骨后甲状腺肿或纵隔甲状腺肿的诊断。

四、治疗方案及原则

(1)青春发育期或妊娠期的生理性甲状腺肿,可以不给予药物治疗,也无须手术治疗。应多食含碘丰富的食物。

(2)25 岁以前年轻人弥漫性单纯性甲状腺肿者,可给以少量甲状腺素,以抑制垂体前叶促甲状腺激素的分泌。常用剂量为左甲状腺素 50~100 μg/d 或甲状腺素片 60~120 mg/d,连服 3~6个月。

(3)手术指征:①结节性甲状腺肿并有坏死、囊性变、出血、钙化者;②腺叶过于肿大,压迫气管、食管、喉返神经或交感神经节而引起临床症状者;③胸骨后甲状腺肿;④巨大甲状腺肿,影响工作生活者;⑤结节性甲状腺肿继发甲状腺功能亢进者,应按甲状腺功能亢进术前严格准备后再行手术;⑥结节性甲状腺肿疑有恶变者;⑦为美观要求,患者迫切要求手术。

手术方式应根据结节多少、大小、分布而决定。一般可行甲状腺叶次全切除术或全切除术,也可行近全甲状腺切除术。如术中对可疑结节行冰冻切片检查证实为恶性,应行甲状腺全切除。

(刘 迁)

第五节 甲状腺功能亢进症

甲状腺功能亢进症(简称甲亢)指多种疾病导致甲状腺合成和分泌甲状腺激素过多,致血液循环中甲状腺激素水平升高,临床常表现为怕热多汗,多食易饥而体重下降,大便次数增多,心悸乏力等。甲状腺毒症指血液循环中甲状腺激素水平升高出现甲亢类似的症状,但除甲亢外,尚包括其他原因导致的血液循环中甲状腺激素水平升高,如外源性甲状腺激素摄入不当、各种甲状腺炎破坏使甲状腺滤泡中激素释放入血过多而甲状腺本身合成激素减少等。

其中 Graves 病又称弥漫性甲状腺肿伴甲亢,约占甲亢的 85%,本节予以重点讨论。另简单阐述毒性结节性甲状腺肿和甲状腺高功能腺瘤。

一、弥漫性甲状腺肿伴甲亢

弥漫性甲状腺肿伴甲亢又称 Graves 病(Graves disease,GD)。1835 年 Robert Graves 首先描述了该综合征,包括高代谢、弥漫性甲状腺肿、突眼和皮肤局部的黏液性水肿等。

(一)病因及发病机制

该病的确切病因尚不全清楚,目前认为在一定的遗传易感性基础上,环境因素如感染、应激、性别、性腺激素、妊娠、药物和辐射等诱发人体免疫功能异常,使抑制性 T 细胞功能降低和辅助性 T 细胞不适当增敏,使 B 细胞产生针对自身甲状腺成分的抗体,主要为 TSH 受体抗体(TRAb),故疾病本质为甲状腺器官特异性自身免疫性疾病。TRAb 为多克隆抗体,与甲状腺滤泡上皮细胞膜上的 TSH 受体结合后,激活信号复合体,发挥不同作用。根据结合方式和作用的不同,抗体可进一步分类。

(1)甲状腺刺激性抗体(TSAb):刺激甲状腺组织增生、合成和释放甲状腺激素过多,而血液循环升高的甲状腺激素反馈抑制垂体分泌 TSH,表现为血清 TSH 水平显著降低。

(2)甲状腺阻断型或拮抗型抗体(TBAb),阻断 TSH 的作用。

(3)中性抗体,生物活性呈中性,既不刺激受体,也不阻断 TSH 作用。不同患者或同一患者在不同时期占主导地位的抗体亚型可发生变化,从而导致甲状腺功能的变化。

多数 GD 患者 TSAb 占主导地位,故表现为甲状腺肿大伴功能亢进。小部分患者表现为甲状腺功能正常甚至甲状腺功能减退。目前认为甲状腺本身通过腺体内浸润的 β 细胞成为甲状腺自身抗体合成的场所。

Graves 病患者发生突眼和常见于胫前的黏液性水肿与眶后、胫前局部皮肤的成纤维细胞和脂肪细胞高表达 TSH 受体有关。局部高表达 TSH 受体在高浓度血清 TRAb 情况下,发生免疫应答,导致局部细胞因子释放、淋巴细胞浸润和成纤维细胞释放葡糖胺聚糖增加和积聚,进一步导致水肿和细胞功能损伤。

（二）病理解剖与病理生理

GD患者的甲状腺呈弥漫性肿大，血管丰富、扩张。滤泡上皮细胞增生呈柱状，有弥漫性淋巴细胞浸润。浸润性突眼患者其球后结缔组织增加、眼外肌增粗水肿，含有较多黏多糖、透明质酸沉积和淋巴细胞及浆细胞浸润。骨骼肌和心肌也有类似表现。垂体无明显改变。少数患者下肢有胫前对称性黏液性水肿。

甲状腺激素有促进产热作用，并与儿茶酚胺有相互作用，从而引起基础代谢率升高和营养物质、肌肉组织的过度消耗，加强对神经、心血管和胃肠道的兴奋。

（三）临床表现

GD在女性更为多见，患者男女之比为1∶（7～10）；高发年龄为21～50岁。该病起病缓慢，典型者高代谢症候群、眼征和甲状腺肿大表现明显。

1.甲状腺毒症的临床表现

各种病因所致的甲状腺毒症的症状和体征相似，可累及全身各个系统（表4-1）。临床表现与患者年龄、甲状腺毒症的严重性、持续时间、个体对过多甲状腺激素的易感性等相关。老年患者的症状可较隐匿，仅表现为乏力、体重下降，称淡漠型甲状腺功能亢进症。亚洲男性可表现为发作性低钾麻痹。其中GD甲亢患者往往缓慢隐匿起病，逐步加重，病程常长于3个月。而其他原因所致一过性甲状腺毒症患者如亚急性甲状腺炎等往往病情先重后轻，且病程较短。

表 4-1　甲状腺毒症的症状与体征（按发生率从高到低排序）

症状	体征
多动、兴奋、焦虑	心动过速、老年患者心房颤动
怕热和多汗	震颤
心悸	甲状腺肿大
疲乏和无力	皮肤温暖、湿润
食欲亢进但体重下降	肌无力、近端肌病
大便次数增多	眼睑牵缩
多尿	男性乳房发育
月经稀少、性欲低下	

2.甲状腺肿大

甲状腺肿大为GD的主要临床表现或就诊时的主诉。双侧对称性甲状腺呈弥漫肿大，质软，无明显结节感。少数（约10%）肿大不明显或不对称。在甲状腺上下特别是上部可扣及血管震颤并闻及血管杂音。

3.眼征

眼睑牵缩、眼裂增大、眼球内聚不佳、下视时上眼睑不随眼球下降、上视时前额皮肤不能皱起等症状可见于所有甲状腺毒症患者，主要机制是高甲状腺激素水平时交感神经兴奋使眼外肌和上睑肌张力增高。

GD相关眼症为浸润性突眼，为GD所特有，又称Graves眼病，独立于甲状腺毒症，可与甲亢同时出现，也可早于或晚于甲亢发生；可以是单侧也可以是双侧眼病。临床表现轻者为异物感、易流泪；眶周、眼睑、结膜等水肿、结膜充血、眼球突出、复试、眼球运动障碍；严重者眼睑不能闭合致角膜暴露继发溃疡、视力下降、视野缺损等。

4.黏液性水肿

黏液性水肿为 GD 特有的病变,见于不到 5% 的 GD 患者,常合并浸润性突眼。表现局灶性的皮肤隆起,呈橘皮样或结节样非凹陷性硬肿,初期为粉红色或紫色,后期为色素沉着,呈褐色。与周围皮肤有一定的边界。常见于胫前,但也可见于其他任何部位。

5.其他

GD 患者长期甲状腺毒症未得到控制时可表现出杵状指。

(四)诊断与鉴别诊断

对于有上述临床症状与体征者应作进一步甲状腺相关检查。诊断步骤:①明确是否存在甲状腺毒症;②明确是否为甲亢;③明确甲亢病因为 Graves 病。对表现为典型浸润性突眼和/或局部皮肤黏液性水肿的甲亢患者基本上可确诊为 GD。

1.检测血清甲状腺激素水平

有任何临床疑似甲状腺毒症症状的患者或甲状腺肿大等患者应进行包括 TT_3、TT_4、FT_3 和 FT_4 在内的血清甲状腺激素水平检测。如果血清 TT_3、TT_4、FT_3 和 FT_4 升高,即可确认为甲状腺毒症。

2.吸碘率测定

甲亢患者表现为甲状腺功能活跃,除碘甲亢外,吸碘率升高。但并非所有的甲状腺毒症患者均需进行该测试。建议在病程短于 3 个月,病情较轻或伴有其他发热、甲状腺痛等症状的患者中进行。GD 患者吸碘率升高。

3.TSH 测定

GD 甲亢患者 TSH 明显降低,为最敏感的指标,其变化早于甲状腺激素水平的升高。通过 TSH 测定可鉴别 TSH 瘤、中枢性甲状腺激素抵抗综合征所致甲亢,后两者 TSH 正常或升高。

4.甲状腺自身抗体的检测

甲状腺自身抗体的检测包括 TRAb、甲状腺过氧化物酶抗体和甲状腺球蛋白抗体,阳性者提示甲状腺自身免疫性疾病,有助于诊断 GD,特别是 TRAb。而高功能腺瘤、结节性甲状腺肿伴甲亢患者常为阴性。

5.其他

碘甲亢患者,通过确认碘摄入病史即可鉴别。甲状腺超声检查可帮助判断甲状腺的结构和功能,显示甲状腺大小、是否存在结节,上动脉流速的测定可部分反映甲状腺的功能状况。GD 甲亢患者往往为弥漫性肿大伴上动脉流速增加,部分患者可合并结节;高功能腺瘤可见单一性结节;结节性甲状腺肿伴甲亢患者则甲状腺明显肿大伴多发结节。甲状腺核素显像也可有效判断甲状腺的摄碘或摄锝功能,GD 患者表现为弥漫性摄取功能亢进,而高功能腺瘤表现为孤立性热结节,结节性甲状腺肿伴甲亢患者可为多发热结节。而其他一过性甲状腺毒血症患者显示摄碘或锝功能低下。

(五)治疗

GD 甲亢的治疗包括一般治疗和针对甲状腺激素过多合成的治疗。一般治疗包括注意休息、适当营养、β 受体阻滞剂减慢心率改善心悸症状等。针对甲状腺素过多合成和分泌的治疗方法包括抗甲状腺药物、^{131}I 核素治疗和手术治疗。每种治疗方法不同,各有利弊(表 4-2),临床上适合不同的患者。

表 4-2 不同 GD 甲亢治疗方法的利和弊

治疗方法	利	弊
ATDs	非甲状腺破坏性治疗,疗效确切;药物性甲状腺功能减退可逆;避免手术风险和辐射暴露	治疗时间长,治疗期间需密切监测调整剂量;可能因药物不良反应而停药;停药后复发率高
131I	确切控制甲亢;时间较短;避免手术风险;避免 ATDs 可能的不良反应	甲状腺破坏性治疗,不可逆性甲状腺功能减退风险;可能加重 GD 眼病
手术	迅速确切控制甲状腺毒症;避免辐射暴露;避免 ATDs 可能的不良反应	手术准备工作复杂;手术并发症,如喉返神经损伤、甲状旁腺功能减退等;甲亢不缓解或甲状腺功能减退可能;甲状腺危象风险

GD 甲亢特殊情况如甲状腺危象、合并妊娠等特殊情况,浸润性突眼和黏液性水肿的治疗不包括在本节内。

1.抗甲状腺药物治疗(ATDs)

国内可选药物包括甲巯咪唑和丙硫氧嘧啶。两者作用机制基本相同,通过抑制甲状腺内过氧化物酶的作用而使碘离子转化为活性碘受抑,从而妨碍甲状腺激素的合成,但无法抑制已合成激素的释放。ATDs 治疗可用于所有没有禁忌证的 GD 甲亢患者。

2.131I 治疗

甲状腺具有高度选择性聚131I 能力,131I 衰变时放出 γ 和 β 射线,其中占 99% 的 β 射线在组织内射程仅 2 mm,破坏甲状腺滤泡上皮细胞的同时不影响周围组织,从而达到治疗目的。

131I 治疗可作为成人 GD 甲亢的首选治疗方法之一,尤其适用于下述情形:对 ATDs 过敏或出现其他不良反应;ATDs 疗效差或多次复发;有手术禁忌证或手术风险高;有颈部手术或外照射史;病程较长;老年患者(特别是有心血管疾病高危因素者);合并肝功能损伤;合并白细胞或血小板计数减少;合并心脏病等。

禁忌证包括:妊娠、哺乳;GD 患者确诊或临床怀疑甲状腺癌(此时首选手术治疗);不能遵循放射性治疗安全指导;在未来 6 个月内计划妊娠的女性也不适用。育龄期女性在131I 治疗前应注意排除妊娠。甲亢伴中度、重度活动性 Graves 眼病或威胁视力的活动性 Graves 眼病患者,建议选用 ATDs 或手术治疗。

3.手术治疗

甲亢手术治疗的病死率<0.1%,并发症低,复发率约 3%,可迅速和持久达到甲状腺功能正常,并有避免放射性碘及抗甲状腺药物带来的长期并发症和获得病理组织学证据等独特优点,手术能快速有效地控制并治愈甲亢;但仍有一定的复发率和并发症,所以应掌握其适应证和禁忌证。

(1)手术适应证:甲状腺肿大明显或伴有压迫症状者;中至重度以上甲亢者(有甲状腺危象者可考虑紧急手术);抗甲状腺药物无效、停药后复发、有不良反应而不能耐受或不能坚持长期服药者;胸骨后甲状腺肿伴甲亢者;中期妊娠又不适合用抗甲状腺药物者。若甲状腺巨大、伴有结节的甲亢妊娠妇女(或近期有妊娠计划)常需大剂量抗甲状腺药物才有作用,所以宁可采用手术,但妊娠早期和后期尽量避免,而选择在妊娠中期。超声检查提示有恶性占位者。

(2)手术禁忌证:青少年(<20 岁),轻度肿大,症状不明显者;严重突眼者手术后突眼可能加重,手术应不予以考虑;年老体弱有严重心、肝和肾等并发症不能耐受手术者;术后复发因粘连而

使再次手术并发症增加、切除腺体体积难以估计而不作为首选。但对药物无效又不愿意接受放射治疗者有再次手术的报道,术前用超声检查了解两侧腺体残留的大小,此次手术腺叶各留 2 g 左右。

（3）手术方法:切除甲状腺的范围即保留多少甲状腺体积尚无一致的看法。若行次全切除即每侧保留 6～8 g 甲状腺组织,术后复发率为 23.8%;而扩大切除即保留约 4 g 的复发率为 9.4%;近全切除即保留＜2 g 者的复发率为 0。各组之间复发时间无差异。但切除范围越大发生甲状腺功能减退即术后需长期服用甲状腺片替代的概率越大。如甲状腺共保留 7.3 g 或若双侧甲状腺下动脉均结扎者保留 9.8 g 者可不需长期替代。考虑到甲状腺手术不仅可以迅速控制其功能,还能使自身抗体水平下降,而且甲状腺功能减退的治疗远比甲亢复发容易处理,所以建议切除范围适当扩大即次全切除还不够,每侧应保留 5 g 以下。当然也应考虑甲亢的严重程度、甲状腺的体积和患者的年龄。巨大而严重的甲亢切除比例应该大一些,年轻患者考虑适当多保留甲状腺组织以适应发育期的需要。对极少数或个别 Graves 病突眼显著者,选用甲状腺全切除术,其好处是可降低 TSH 受体自身抗体和其他甲状腺抗体,减轻眶后脂肪结缔组织浸润,防止眼病加剧以致牵拉视神经而导致萎缩,引起失明、重度突眼及角膜长期显露而受损导致的失明。当然也防止了甲亢复发,但需终身服用甲状腺素片。毕竟个别患者选用本手术,要详细向患者和家属说明,取得同意。术前检查血清抗甲状腺微粒体抗体,阳性者术后发生甲状腺功能减退的病例增多。因此,此类患者术中应适当多保留甲状腺组织。

（4）甲状腺危象防治:甲状腺危象指甲亢的病理生理发生了致命性加重,大量甲状腺素进入血液循环,增强了儿茶酚胺的作用,而机体却对这种变化缺乏适应能力。近年来由于强调充分做好手术前的准备工作,术后发生的甲状腺危象已大为减少。手术引起的甲状腺危象大多发生于术后 12～48 小时内,典型的临床症状为 39 ℃以上的高热,心率快达 160 次/分,脉搏弱,大汗,躁动不安、谵妄以至昏迷,常伴有呕吐、水泻症状。如不积极治疗,患者往往迅速死亡。死亡原因多为高热虚脱,心力衰竭,肺水肿和水、电解质紊乱。还有少数患者主要表现为神志淡漠、嗜睡、无力、体温低、心率慢,最后昏迷死亡,称为淡漠型甲状腺危象。此种严重并发症的发病机制迄今仍不很明确,但与术前准备不足,甲亢未能很好控制密切相关。

治疗包括 2 个方面:①降低循环中的甲状腺素水平,但现已经很少主张使用;②降低外周组织对儿茶酚胺的反应性。

二、毒性结节性甲状腺肿

本病又称 Plummer 病,在多年非毒性结节性甲状腺肿的基础上,隐匿缓慢出现功能亢进。该病特点:随时间演变的结构和功能的异质性、功能的自主性。具体发病机制不详。碘摄入增加是可能诱因之一。

(一)临床表现

该病多见于中老年人,女性多见;有多年结节性甲状腺肿的病史;甲状腺毒症症状较轻或不明显,老年患者心血管表现可较为突出,包括心房颤动、心力衰竭等。本病不伴浸润性突眼和黏液性水肿。触诊甲状腺多数肿大,伴结节感;部分患者肿大不明显,但可触及结节。血清甲状腺激素水平检测可见 TSH 水平降低,T_4 水平正常或略微升高,T_3 的升高幅度通常超过 T_4。超声可见甲状腺肿大伴多发结节。甲状腺核素显像显示甲状腺肿伴多区域的摄取值不等（升高及降低）,24 小时吸碘率不一定升高。

（二）治疗

毒性结节性甲状腺肿可选择手术治疗。手术治疗前须用 ATDs 将甲状腺激素水平控制基本正常。

三、毒性甲状腺腺瘤

毒性甲状腺腺瘤亦称高功能腺瘤，指甲状腺体内有单个（少见多发）的不受脑垂体控制的自主性高功能腺瘤，而其周围甲状腺组织则因 TSH 受反馈抑制呈相对萎缩状态。

（一）发病机制

主要与 TSH 受体基因发生体细胞突变相关。发病年龄多为中年以后，甲亢症状一般较轻，某些仅有心动过速、消瘦、乏力和腹泻。不伴浸润性突眼。

（二）辅助检查

实验室检查显示 TSH 降低伴或不伴 T_3、T_4、FT_3 和 FT_4 升高；TRAb、TSAb 多为阴性；甲状腺超声多显示单结节；核素扫描可见热结节，周围组织仅部分显示或不显示。

（三）治疗

可选择 ^{131}I 治疗或手术治疗。手术治疗前须用 ATDs 将甲状腺激素水平控制基本正常，术前不需要碘准备。

（刘　迁）

第六节　甲状旁腺功能亢进症

甲状旁腺功能亢进症（以下简称甲旁亢）可分为原发性、继发性和三发性 3 种。原发性甲旁亢是由于甲状旁腺本身病变引起的甲状旁腺激素（PTH）合成、分泌过多。继发性甲旁亢是由于各种原因所致的低钙血症，刺激甲状旁腺增生肥大，分泌过多的 PTH。三发性甲旁亢是在继发性甲旁亢的基础上，由于腺体受到持久和强烈的刺激，部分增生组织转变为功能自主的增生或腺瘤，自主分泌过多的 PTH 所致。原发性甲旁亢在欧美国家多见，是一种仅次于糖尿病和甲状腺功能亢进症的常见的内分泌疾病，自 20 世纪70 年代以来，随着血钙水平筛查的普及，约 80％ 的患者被检出时无症状。本病在我国少见，被诊断时大多有明显的症状。随着血清钙检测和甲状腺超声检查等普查工作的逐步开展，无意中发现血清钙升高和超声检出甲状旁腺病灶而无临床症状的甲旁亢病例也逐渐增多。

一、解剖和生理

甲状旁腺位于甲状腺左右两叶的背面，一般为上下两对 4 枚。少数人只有 3 枚，或可多于 4 枚甲状旁腺。上位甲状旁腺的位置比较恒定，多数位于甲状腺侧叶后缘上、中 1/3 交界处，相当于环状软骨下缘水平；下位甲状旁腺的位置变异较大，半数以上位于甲状腺侧叶后缘中、下 1/3 交界处以下至下极的后方。上位甲状旁腺与甲状腺共同起源于第 4 对咽囊，而下位甲状旁腺与胸腺共同起源于第 3 对咽囊，在下降过程中，下位甲状旁腺胚原基可中途停止或随胸腺胚原基继续下降至纵隔。即使发生位置变异，上位甲状旁腺总是位于甲状腺的邻近，下位甲状旁腺可位于甲状腺内、胸腺内、纵隔内或甲状腺下极下方的疏松组织内。正常的甲状旁腺可呈卵圆、盘状、叶片或球形，约 0.5 cm×0.3 cm×0.3 cm(0.2 cm×0.2 cm×0.1 cm～1.2 cm×0.3 cm×0.3 cm)，单枚重为 30～50 mg，呈棕黄色或棕红色，质地柔软。

绝大多数甲状旁腺血供来自甲状腺下动脉，仅少数上位甲状旁腺的血供来自甲状腺上动脉后支或甲状腺上、下动脉的吻合支，但下降至纵隔的下位甲状旁腺可由胸廓内动脉或主动脉分支供血。

甲状旁腺分泌 PTH，其主要功能是调节人体钙的代谢和维持体内钙、磷的平衡：①促进近侧肾小管对钙的重吸收，减少尿钙而增加血钙；抑制近侧肾小管对磷的吸收，增加尿磷而减少血磷，使之钙、磷体内平衡。②促进破骨细胞的脱钙作用，使磷酸钙从骨质中脱出，提高血钙。③通过维生素 D 的羟化作用生成 1,25-二羟 D_3 而促进肠道对钙的吸收。PTH 与血钙之间呈负反馈关系，即血钙过低可刺激 PTH 的合成和释放，使血钙上升；血钙过高则抑制 PTH 的合成和释放，使血钙下降。

二、病因

分原发性、继发性和三发性甲旁亢，以原发性最多见。

(一)原发性甲旁亢

原发性甲旁亢主要由甲状旁腺腺瘤(80％～90％)和增生(10％～15％)引起，0.5％～5％可由甲状旁腺癌引起。可自主性分泌过多的 PTH，后者不受血钙的反馈作用而致血钙持续升高。部分甲状旁腺腺瘤和腺癌是由于甲状旁腺细胞中的原癌基因和/或抑癌基因发生改变所致。

原发性甲旁亢中，有少部分是多发性内分泌肿瘤(MEN)所致，属家族性常染色体显性遗传疾病，多为单基因病变，由抑癌基因失活或原癌基因激活引起，其中 MEN-Ⅰ型主要累及甲状旁腺、腺垂体和胰腺内分泌系统，MEN-Ⅱ型累及甲状腺 C 细胞、肾上腺嗜铬细胞和甲状旁腺。约 90％的 MEN-Ⅰ型病例有甲旁亢症状，且常是首发表现，患者多属 20～40 岁，其表现与散发的原发性甲旁亢相似。MEN-Ⅱ型中甲旁亢的发病率较低，占 20％～30％，症状也轻，发病年龄较 MEN-Ⅰ型为晚。常累及多个甲状旁腺，其病理多为甲状旁腺增生，少数为腺瘤。

(二)继发性甲旁亢

继发性甲旁亢多由于体内存在刺激甲状旁腺的因素，特别是血钙、血镁过低和血磷过高，腺体受刺激后不断增生和肥大，由此分泌过多的 PTH。本症多见于慢性肾病、维生素 D 缺乏(包括胃肠、肝胆胰系统疾病的维生素吸收不良)、骨软化症、长期低磷血症等。慢性肾衰竭是继发性甲旁亢的主要原因，尿毒症患者肾脏排泄磷障碍导致的高磷血症，合成障碍引起的 1,25-二羟 D_3 减少和低钙血症是引起肾性继发性甲旁亢发病的 3 个主要因素。目前我国慢性肾衰竭患者只有极少数人能接受肾移植手术，绝大多数患者只能依赖透析进行肾替代治疗。随着血液透析技术的不断发展及其广泛应用，这些患者的生存期明显延长，继发性甲旁亢的发病率也随之升高。

(三)三发性甲旁亢

三发性甲旁亢是在继发性甲旁亢的基础上发展起来的，甲状旁腺对各种刺激因素反应过度或受到持续刺激而不断增生肥大，其中一两个腺体可转变为功能自主的增生或腺瘤，出现自主性分泌，当刺激因素消除后，甲旁亢现象仍存在。主要见于慢性肾衰竭和肾脏移植后。

三、病理

正常的甲状旁腺组织含有主细胞、嗜酸细胞和透明细胞。主细胞呈圆形或多边形，直径为

$6\sim8\ \mu m$，细胞质多含有脂肪，正常时仅20％处于活动状态。PTH由主细胞合成分泌。嗜酸细胞存在于主细胞之间，胞体较大，细胞质中含有大量的嗜酸性颗粒，嗜酸细胞从青春期前后开始逐渐增加。透明细胞的细胞质多，不着色，由于含过量的糖原，正常时数量少，增生时增多。在主细胞发生代谢改变时出现形态变异，主细胞的细胞质内充满嗜酸性颗粒时便成为嗜酸细胞，含过量糖原时即成为透明细胞。

（一）甲状旁腺腺瘤

一般为单个，仅10％为多个，多位于下位甲状旁腺。Hodback分析896例甲状旁腺腺瘤，平均重1.30 g（0.075～18.3 g），腺瘤的重量与患者的病死率呈正相关（$P<0.001$）。腺瘤有完整包膜，包膜外一圈有正常的甲状旁腺组织，这是与增生的主要区别。肿瘤较大时，可见出血、囊性变、坏死、纤维化或钙化；肿瘤较小时，周围绕有一层棕黄色的正常组织，此时需与增生仔细鉴别。镜下分成主细胞型、透明细胞型和嗜酸细胞型，后者少见，多属无功能性腺瘤。Rasbach将肿瘤直径<6 mm的定为微小腺瘤，细胞活跃，一旦漏诊，是顽固性高钙血症的原因。由于胚胎发育异常，腺瘤偶可见于纵隔、甲状腺内或食管后的异位甲状旁腺，约占全部病例的4％。

（二）甲状旁腺增生

常累及4个腺体，病变弥漫，无包膜。有的腺体仅比正常略大，有时1个增生特别明显。外形不规则，重达0.15～20 g。由于增生区周围有压缩的组织而形成假包膜，勿误为腺瘤。镜下以主细胞增生居多，透明细胞增生罕见。

（三）其他罕见病变

甲旁亢中甲状旁腺癌仅占0.5％～5％，甲状旁腺癌的病理特点：一般体积较腺瘤大，侵犯包膜或血管，与周围组织粘连，有纤维包膜并可伸入肿瘤内形成小梁，核分裂象较多，以及玫瑰花样细胞结构的特点。甲状旁腺癌的症状一般较重，1/3患者有颈淋巴结或远处转移，远处转移以肺部最为常见，其次为肝脏和骨骼。甲状旁腺囊肿（伴甲旁亢时囊液呈血性）、脂肪腺瘤（又名错构瘤）更为少见。

四、临床表现和初步诊断

甲旁亢包括症状型及无症状型两类。

症状型甲旁亢的临床表现又可分为骨骼系统、泌尿系统症状和高血钙综合征三大类，可单独出现或合并存在。按症状可将甲旁亢分为3型：Ⅰ型以骨病为主，Ⅱ型以肾结石为主，Ⅲ型为两者兼有。

骨骼系统主要表现为骨关节的疼痛，伴明显压痛。起初为腰腿痛，逐渐发展为全身骨及关节难以忍受的疼痛，严重时活动受限，不能触碰。易发生病理性骨折和骨畸形。患者可有身高变矮。可表现为纤维囊性骨炎、囊肿形成，囊样改变的骨骼常呈局限性膨隆并有压痛，好发于颌骨、肋骨、锁骨外1/3端及长骨。

泌尿系统主要表现为烦渴、多饮、多尿，可反复发生尿路结石，表现为肾绞痛、尿路感染、血尿乃至肾衰竭。

高血钙综合征由血钙增高引起，可影响多个系统。常见的症状有淡漠、烦躁、消沉、疲劳、衰弱、无力、抑郁、反应迟钝、记忆丧失、性格改变、食欲丧失、腹胀、恶心、呕吐、便秘、腹痛和瘙痒，胃十二指肠溃疡、胰腺炎、心悸、心律失常、心力衰竭和高血压等。

甲旁亢临床表现呈多样性，早期常被误诊而延误治疗。对凡有高钙血症伴肾绞痛、骨痛、关节痛或溃疡病等胃肠道症状者,要考虑甲旁亢的可能,对慢性肾功能不全患者尤要注意。应作血清钙、无机磷和PTH测定。

血清钙正常值为 2.20～2.58 mmol/L,重复 3 次均高于 2.60 mmol/L 方有诊断价值。PTH只影响游离钙,临床测定值还包括清蛋白结合钙部分,应同时测定血清蛋白,只有后者在正常的情况下,血清钙水平升高才有诊断意义。血清蛋白浓度低于 40 g/L(4 g/dL)时,会引起血钙水平降低,判断血钙水平时应使用清蛋白水平校正。计算公式:校正血钙(mg/dL)=实测血钙(mg/dL)+0.8×[4-实测血清蛋白(g/dL)]。血清游离钙的测定不受清蛋白水平的影响,较血清总钙测定更可靠,但因设备尚不普及,不作为常规检查项目。

血清无机磷正常值为 0.80～1.60 mmol/L,原发性甲旁亢时血清无机磷降低,在持续低于0.80 mmol/L时才有诊断意义,当然还可看血钙水平。血清无机磷浓度还受血糖的影响,故应同时测定血糖。慢性肾病继发甲旁亢时血清无机磷值升高或在正常范围。

血清全段甲状旁腺激素(iPTH)正常参考范围为 12～65 pg/mL,甲旁亢时高于正常值。

上述测定符合甲旁亢可能时再做进一步定位检查。

五、定位诊断

术前均需作定位诊断,其方法包括超声检查、核素扫描、CT 和 MRI 检查等。

(一)超声检查

超声检查是甲旁亢术前定位诊断的有效手段。定位诊断的正确性、特异性和敏感性均在90%以上,但是还有一定的阴性率和误诊率。超声检查能检出大多数直径在 1 cm 以上的甲状旁腺病变,而经验丰富的超声医师则能检出更小的病灶。甲状旁腺有异位于甲状腺实质内的可能,另外甲状腺癌发病率有上升的趋势,术前应重视甲状腺癌的筛查,应常规行甲状腺超声检查。

超声引导细针穿刺抽吸液 PTH 测定及细针穿刺细胞学检查有助于确定病灶是否来源于甲状旁腺,可用于术前影像学定位不清及甲旁亢复发需再次明确手术病灶者的术前定位诊断。

(二)放射性核素检查

放射性核素甲状旁腺显像定位诊断的阳性率和敏感性均较高,^{99m}Tc-MIBI 检查可发现最小为 80 mg 的腺瘤,对原发性甲旁亢的定位诊断准确率可达 90%以上,尤其对异位甲状旁腺病变有良好的定位诊断价值。

超声检查和核素扫描联合应用,是甲旁亢定位诊断常规的检查方法,可提高定位诊断准确率。

(三)CT 和 MRI 检查

目前 CT 和 MRI 检查并不作为甲旁亢首选的影像学检查方法。主要用于判断甲状旁腺病变的具体位置,尤其是用于显示纵隔等处异位甲状旁腺病变的形态特征以及病变与周围结构之间的关系。当怀疑甲状旁腺癌或合并甲状腺癌时,也应行增强 CT 检查,它对原发灶及颈部淋巴结有无转移的诊断有很好的参考价值。

(四)术中 PTH 监测

可作为甲状旁腺切除术的辅助检查,快速的 PTH 测定方法,使整个测定时间缩短为 15 分钟,更适于术中应用,对于原发性甲旁亢,如切除了病灶,术后 10 分钟时 PTH 可下降 50%以上。

六、治疗

(一)原发性甲旁亢

手术是首选的治疗方法,我国的《原发性甲状旁腺功能亢进症诊疗指南》推荐,原发性甲旁亢的手术指征为如下。

(1)有症状的原发性甲旁亢患者。

(2)无症状的原发性甲旁亢患者合并以下任一情况:①高钙血症,血钙高于正常上限0.25 mmol/L(1 mg/dL);②肾脏损害,肌酐清除率低于 60 mL/min;③任何部位骨密度值低于峰值骨量 2.5 个标准差($T < -2.5$),和/或出现脆性骨折;④年龄<50 岁;⑤患者不能接受常规随访。

(3)无手术禁忌证,病变定位明确者。

不论是肿瘤或增生引起的原发性甲旁亢均以手术切除为主。甲状旁腺腺瘤切除后效果良好。原发性甲旁亢中单发腺瘤约占 90%,且术前 B 超检查、核素扫描定位诊断准确率高,目前多数主张采用单侧探查术,由于少数腺瘤可以是多发的,仍有主张以双侧探查为宜,以免遗漏病变,但过多的盲目探查,可能造成甲状旁腺血供受损,加重术后甲状旁腺功能不足造成的低钙血症。甲状旁腺增生者应切除 3 个半甲状旁腺,留下半个甲状旁腺以防功能低下(甲状旁腺功能减退症),留多了易致症状复发。也可将增生甲状旁腺全切除,同时取部分甲状旁腺组织切成小粒作自体移植,可移植于胸锁乳突肌或前臂肌肉内。在 MEN-Ⅱ型的嗜铬细胞瘤所致的高血压症状严重甚或出现危象者,以先行肾上腺手术为宜。

近年来随着微创外科技术的发展,微创甲状旁腺切除术已逐渐进入了临床应用。1996 年Gagner 成功地进行了第一例内镜下甲状旁腺切除术。目前甲状旁腺微创手术可分为放射性引导小切口甲状旁腺切除术和内镜下微创甲状旁腺切除术两类。现主要适用于术前有 B 超、核素扫描准确定位的单个甲状旁腺腺瘤。手术成功率接近常规开放性手术,疗效满意。放射性引导小切口甲状旁腺切除术就是在将开始手术时静脉内注射放射性核素,术中利用一个核素探测器定位病变腺体,直接在病变所在部位做一小切口,就能切除腺瘤。有条件单位可同时应用术中快速 PTH 测定,若下降 50% 以上,可进一步保证肿瘤切除的彻底性。手术可在局麻下进行,创伤小,并发症少。随着内镜技术逐渐成熟,在不少国家内镜下微创甲状旁腺切除术占甲状旁腺单发腺瘤手术的比例在逐渐增加。甲状旁腺微创手术将逐渐成为治疗甲状旁腺单发腺瘤的主要手术方式。

甲状旁腺癌早期应做根治性切除术。切除范围应包括患侧甲状旁腺及癌肿切除、患侧甲状腺腺叶及峡部切除及患侧中央组淋巴结清扫。对于首次手术仅单纯切除病变的甲状旁腺,而后石蜡确诊为甲状旁腺癌的患者,应尽快二次补充行根治性切除术,以降低复发率。

对于一般情况不好而无法进行手术或不接受手术者,可试用内科药物治疗以暂时缓解症状,应鼓励患者多饮水,以利于钙排出体外,避免高钙饮食,尽量避免使用锂剂和噻嗪类利尿剂。治疗药物包括双膦酸盐、雌激素和拟钙剂等。双膦酸盐为抑制骨吸收药物,可以降低血钙。雌激素可以拮抗 PTH 介导的骨吸收,尤对绝经后妇女患者更为理想。拟钙剂西那卡塞能激活甲状旁腺上的钙敏感受体,抑制 PTH 分泌,降低血钙。

(二)继发性甲旁亢

继发性甲旁亢早期以内科治疗为主,若患者能及时祛除血钙、血镁过低和血磷过高等原发因素后,病情多可控制。慢性肾衰竭引起磷排泄减少,导致高磷血症和血钙浓度下降,虽经口服磷结合剂、补充活性维生素 D 及其类似物等治疗措施,仍有 5%～10%患者的甲旁亢症状持续存在,内科治疗无效,发展为难治性继发性甲旁亢,需外科手术治疗。

我国《慢性肾脏病矿物质和骨异常诊治指导》推荐,肾性继发性甲旁亢手术指征如下。

(1)慢性肾脏病(CKD)3～5D 期(CKD5D 是指 CKD5 期接受透析治疗的患者)合并药物治疗无效的严重甲状旁腺功能亢进,建议行甲状旁腺切除术。

(2)当出现下列情况,建议择期行甲状旁腺切除术:①血 iPTH 持续>800 pg/mL(正常值16～62 pg/mL);②药物治疗无效的持续性高钙和/或高磷血症;③具有至少一枚甲状旁腺增大的影像学证据,如高频彩色超声显示甲状旁腺增大,直径>1 cm,并且有丰富的血流;④以往对活性维生素 D 及其类似物治疗抵抗。

国外近几年随着拟钙剂西那卡塞的应用,手术比例有所下降,但甲状旁腺切除术与药物治疗相比具有更经济、更快速起效的优势,对具有手术指征的患者,仍应积极采取手术治疗。我国开展此类手术的单位不多,接受手术的患者病情都已很严重。

手术方式有 3 种:①甲状旁腺次全切除术,此方法较早被采用,但保留多少甲状旁腺组织的量合适,较难掌握,术后复发率较高,且复发后在颈部再次手术难度较大;②甲状旁腺全切除术,此方法复发率低,但术后会发生顽固性低钙血症。近来有研究发现,在甲状旁腺全切除术后的部分患者血中还能检测到微量的 PTH,而且术后需进行常规血透,通过透析液的调整,术后低钙血症可以纠正,也无代谢性骨病等严重并发症发生,故现也有学者主张选用此术式;③甲状旁腺全切除＋自体移植术,此手术方法安全、有效,复发率低,若复发后在前臂做二次手术切除,手术也较简便。

任何一种甲状旁腺切除术的手术方式都可以有效的治疗难治性继发性甲旁亢,术后短期内骨痛、肌无力、瘙痒等临床症状,PTH、血钙、血磷等实验室指标及患者的生活质量都得到迅速的改善。经验丰富的外科医师手术总体成功率可达 97%。

目前没有针对 3 种手术方式的前瞻性随机对照研究,尚没有足够的证据显示哪一种方式更好。甲状旁腺全切除＋自体移植术较为合理,是目前手术治疗难治性继发性甲旁亢常见的推荐术式。手术相关的要点:①无论采用何种术式,在第一次手术中要找到所有甲状旁腺腺体是保证手术成功的关键。超声检查和核素扫描联合应用,可提高定位诊断准确率。病例资料显示超声检查有较高的检出率,可达 96.2%,手术医师术前参与超声检查定位,能使术中寻找病灶更为简便、准确。核素扫描对发现异位甲状旁腺病灶有帮助。术中仔细探查也非常重要,能检出定位诊断遗漏的病灶。有条件单位可同时应用术中快速 PTH 测定,可进一步保证做到甲状旁腺全切除;②术中找到的甲状旁腺数目小于 4 枚者,切除后不需自体移植;③应选取弥漫性增生的甲状旁腺组织作为移植物,结节状增生的组织更易致功能亢进。移植物的量可选取 10～30 枚约1 mm×1 mm×1 mm 大小的甲状旁腺组织。移植部位选择在前臂肌肉内,术后一旦复发,再次手术较简便;④甲状腺占位性病变,应同时切除,术中冷冻病理检查,既能发现甲状腺内甲状旁腺病灶,又能检出可能存在的甲状腺癌,同时做相应的手术;⑤甲状旁腺全切除术后可发生"骨饥饿"综合征,表现为严重的低钙血症和抽搐,术后要严密监测血钙并及时补钙,以避免该综合征的发生。术后应常规静脉补钙,术后每天的补钙量根据切除的甲状旁腺组织的总重量推算,每 1 g甲状旁腺组织约补 1 g 元素钙,1 g 元素钙相当于补葡萄糖酸钙 11 g。术后每 4 小时监测一次血钙,根据血钙水平,调整补钙用量。血钙水平稳定可延长监测间隔,并可逐渐过渡到口服补钙。

对药物治疗失败，又不能耐受甲状旁腺切除手术者，可采用超声引导下甲状旁腺内酒精或1,25-二羟 D_3 溶液注射治疗，也能取得一定的疗效。

(三)三发性甲旁亢

三发性甲旁亢患者，在肾功能恢复或肾移植后甲状旁腺增生或腺瘤样增生的腺体基本上不可能恢复，甲旁亢依然存在，治疗应以手术为主。可考虑行甲状旁腺次全切除术或甲状旁腺全切除＋自体移植术。

（刘　迁）

第七节　甲状腺腺瘤

甲状腺腺瘤是起源于甲状腺滤泡细胞的良性肿瘤，目前认为本病多为单克隆性，是由与甲状腺癌相似的刺激所致。临床分滤泡状和乳头状实性腺瘤两种，前者多见。常为甲状腺囊内单个边界清楚的结节，有完整的包膜。

一、病因及发病机制

甲状腺腺瘤的病因未明，可能与性别、遗传因素、射线照射、TSH 过度刺激有关，也可能与地方性甲状腺肿疾病有关。

(一)性别

甲状腺腺瘤在女性的发病率为男性的 5～6 倍，提示可能性别因素与发病有关，但目前没有发现雌激素刺激肿瘤细胞生长的证据。

(二)癌基因

甲状腺腺瘤中可发现癌基因 *c-myc* 的表达。腺瘤中还可发现癌基因 *H-ras* 第 12、13、61 密码子的活化突变和过度表达。高功能腺瘤中还可发现 TSH-G 蛋白腺嘌呤环化酶信号传导通路所涉及蛋白的突变，包括 TSH 受体跨膜功能区的胞外和跨膜段的突变和刺激型 GTP 结合蛋白的突变。上述发现均表明腺瘤的发病可能与癌基因有关，但上述基因突变仅见于少部分腺瘤中。

(三)家族性肿瘤

甲状腺腺瘤可见于一些家族性肿瘤综合征中，包括 Cowden 病和 Catney 联合体病等。

(四)外部射线照射

幼年时期头、颈、胸部曾经进行过 X 线照射治疗的人群，其甲状腺癌发病率约增高 100 倍，而甲状腺腺瘤的发病率也明显增高。

(五)TSH 过度刺激

在部分甲状腺腺瘤患者可发现其血 TSH 水平增高，可能与其发病有关。试验发现，TSH 可刺激正常甲状腺细胞表达前癌基因 *c-myc*，从而促使细胞增生。

二、病理类型

(一)滤泡状腺瘤

滤泡状腺瘤是最常见的一种甲状腺良性肿瘤，根据其腺瘤实质组织的构成分为以下几种。

1.胚胎型腺瘤

由实体性细胞巢和细胞条索构成,无明显的滤泡和胶体形成。瘤细胞多为立方形,体积不大,细胞大小一致。胞质少,嗜碱性,边界不甚清;胞核大,染色质多,位于细胞中央。间质很少,多有水肿。包膜和血管不受侵犯。

2.胎儿型腺瘤

主要由体积较小而均匀一致的小滤泡构成。滤泡可含或不含胶质。滤泡细胞较小,呈立方形,胞核染色深,其形态、大小和染色可有变异。滤泡分散于疏松水肿的结缔组织中,间质内有丰富的薄壁血管,常见出血和囊性变。

3.胶性腺瘤

又称巨滤泡性腺瘤,最多见,瘤组织由成熟滤泡构成,其细胞形态和胶质含量皆和正常甲状腺相似。但滤泡大小悬殊,排列紧密,亦可融合成囊。

4.单纯性腺瘤

滤泡形态和胶质含量与正常甲状腺相似。但滤泡排列较紧密,呈多角形,间质很少。

5.嗜酸性腺瘤

又称 Hurthle 细胞瘤。瘤细胞大,呈多角形,胞质内含嗜酸颗粒,排列成条或成簇,偶成滤泡或乳头状。

(二)乳头状腺瘤

良性乳头状腺瘤少见,多呈囊性,故又称乳头状囊腺病。甲状腺腺瘤中,具有乳头状结构者有较大的恶性倾向,良性乳头状腺瘤少见,多呈囊性,故又称乳头状囊腺瘤。乳头由单层立方或低柱状细胞覆于血管及结缔组织来构成,细胞形态和正常静止期的甲状腺上皮相似,乳头较短,分支较少,有时见乳头中含有胶质细胞。乳头突入大小不等的囊腔内,腔内有丰富的胶质。瘤细胞较小,形态一致,无明显多形性和核分裂象。甲状腺腺瘤中,具有乳头状结构者有较大的恶性倾向。

(三)不典型腺瘤

比较少见,腺瘤包膜完整,质地坚韧,切面细腻而无胶质光泽。镜下细胞丰富,密集,常呈片块状、巢状排列,结构不规则,多不形成滤泡。间质甚少。细胞具有明显的异形性,形状、大小不一致,可呈长方形、梭形;胞核也不规则,染色较深,亦可见有丝分裂象,故常疑为癌变,但无包膜、血管及淋巴管浸润。

(四)甲状腺囊肿

根据内容物不同可分为胶性囊肿、浆液性囊肿、坏死性囊肿、出血性囊肿。

(五)功能自主性甲状腺腺瘤

瘤实质区可见陈旧性出血、坏死、囊性变、玻璃样变、纤维化、钙化。瘤组织边界清楚,周围甲状腺组织常萎缩。

三、临床表现

甲状腺腺瘤可发生于任何年龄,但以青年女性多见;多数无自觉症状,往往在无意中发现颈前区肿块;大多为单个,无痛;包膜感明显,可随吞咽移动。肿瘤增长缓慢,一旦肿瘤内出血或囊变,体积可突然增大,且伴有疼痛和压痛,但过一时期又会缩小,甚至消失。少数增大的肿瘤逐渐压迫周围组织,引起气管移位,但气管狭窄罕见;患者会感到呼吸不畅,特别是平卧时为甚。胸骨后的甲状腺腺瘤压迫气管和大血管后可引起呼吸困难和上腔静脉压迫症。少数腺瘤可因钙化斑块使瘤体变得坚硬。典型的甲状腺腺瘤很容易作出临床诊断,甲状腺功能检查一般正常;核素扫描常显示温结节,但如有囊变或出血就显示冷结节。自主性高功能甲状腺腺瘤可表现不同程度的甲亢症状。

四、实验室及相关辅助检查

(一)甲状腺功能检查

血清 TT_3、FT_3、TT_4、FT_4、TSH 值均正常。自主性高功能甲状腺腺瘤患者血清 TT_3、FT_3、TT_4、FT_4 值增高,TSH 值降低。

(二)X 线检查

如腺瘤较大,颈胸部 X 线检查可见气管受压移位,部分患者可见瘤体内钙化等。

(三)核素扫描

90%的腺瘤不能聚集放射性锝或碘,核素扫描多显示为"冷结节",少数腺瘤有聚集放射性碘的能力,核素扫描示"温结节";自主性高功能腺瘤表现为放射性浓聚的"热结节";腺瘤发生出血、坏死等囊性变时则均呈"冷结节"。

(四)B 超检查

对诊断甲状腺腺瘤有较大价值,超声显示腺瘤和周围组织有明显界限,有助于辨别单发或多发,囊性或实性。

(五)甲状腺穿刺活检

有助于诊断,特别在区分良恶性病变时有较大价值,但属创伤性检查,不易常规进行。

五、诊断与鉴别诊断

甲状腺腺瘤的诊断可参考以下要点:①颈前单发结节,少数亦可为多发的圆形或椭圆形结节,表面光滑、质韧,随吞咽活动,多无自觉症状;②甲状腺功能检查正常;③颈部淋巴结无肿大;④服用甲状腺激素3～6个月后,肿块不缩小或更明显突出。

甲状腺腺瘤需要与以下疾病相鉴别。

(1)结节性甲状腺肿:甲状腺腺瘤主要与结节性甲状腺肿相鉴别。后者虽有单发结节,但甲状腺多呈普遍肿大,在此情况下易于鉴别。一般来说,腺瘤的单发结节长期病程之间仍属单发,而结节性甲状腺肿经长期病程之后多成为多发结节。另外,甲状腺肿流行地区多诊断为结节性甲状腺肿,非流行地区多诊断为甲状腺腺瘤。在病理上,甲状腺腺瘤的单发结节有完整包膜,界限清楚。而结节性甲状腺肿的单发结节无完整包膜,界限也不清楚。

(2)甲状腺癌:甲状腺腺瘤还应与甲状腺癌相鉴别,后者可表现为甲状腺质硬,结节表面凹凸不平,边界不清,颈淋巴结肿大,并可伴有声嘶、霍纳综合征等。

六、治疗

(一)甲状腺激素治疗

能抑制垂体 TSH 的分泌,减少 TSH 对甲状腺腺瘤的刺激,从而使腺瘤逐渐缩小,甚至消失。从小剂量开始,逐渐加量。可用左甲状腺素 $50\sim150~\mu g/d$ 或干甲状腺片 $40\sim120~mg/d$,治疗 3～4 个月。适于多发性结节或温结节、热结节等单结节患者。如效果不佳,应考虑手术治疗。

（二）手术治疗

甲状腺腺瘤有癌变可能的患者或引起甲亢者，应行手术切除腺瘤。伴有甲亢的高功能腺瘤，需要先用抗甲状腺药物控制甲亢，待甲状腺功能正常后，行腺瘤切除术，可使甲亢得到治愈。

对于甲状腺腺瘤，手术切除是最有效的治疗方法，无论肿瘤大小，目前多主张做患侧腺叶切除或腺叶次全切除而不宜行腺瘤摘除术。其原因是临床上甲状腺腺瘤和某些甲状腺癌特别是早期甲状腺癌难以区别。另外约25％的甲状腺腺瘤为多发，临床上往往仅能查到较大的腺瘤，单纯腺瘤摘除会遗留小的腺瘤，日后造成复发。因甲状腺腺瘤有引起甲亢（发生率约为20％）和恶变（发生率约为10％）的可能，故应早期行包括腺瘤的患侧，甲状腺大部或部分（腺瘤小）切除。切除标本必须立即行冷冻切片检查，以判定有无恶变。

（赵月堂）

第八节　甲　状　腺　癌

甲状腺癌是最常见的内分泌恶性肿瘤。按照组织学特征，起源于甲状腺滤泡细胞可以分为分化型甲状腺癌和未分化甲状腺癌，占所有甲状腺癌的95％以上。分化型甲状腺癌包括乳头状甲状腺癌和滤泡型甲状腺癌，这类甲状腺癌通常是可治愈的。相反，未分化甲状腺癌来势凶猛，预后很差。近年来，甲状腺癌发病率逐年上升。年龄是一个影响甲状腺癌的重要因素，＞45岁的患者预后较差。甲状腺癌多见于女性，但男性患者预后较差。另外的危险因素包括颈部放疗史，直径＞4 cm的肿瘤，原发灶外侵，淋巴结及远处转移。

起源于甲状腺滤泡旁C细胞的恶性肿瘤称为甲状腺髓样癌，占所有甲状腺癌的3％左右，其分为散发性髓样癌、家族性髓样癌、MEN综合征。

一、概述

（一）甲状腺癌分期

2010年甲状腺癌UICC分期如下。

1.TNM分期

（1）T分期。

T_x：无法对原发肿瘤做出估计。

T_0：未发现原发肿瘤。

T_1：原发肿瘤≤2 cm，局限于甲状腺内。

T_2：2 cm＜原发肿瘤≤4 cm，局限于甲状腺内。

T_3：肿瘤＞4 cm，肿瘤局限在甲状腺内或有少量延伸到甲状腺外。

T_{4a}：肿瘤蔓延至甲状腺包膜以外，并侵犯皮下软组织、喉、气管、食管或喉返神经。

T_{4b}：肿瘤侵犯椎前筋膜、或包绕颈动脉或纵隔血管。

未分化癌均为T_4。

T_{4a}：未分化癌，肿瘤限于甲状腺内，尚可外科切除。

T_{4b}：未分化癌，肿瘤已侵出包膜，外科难以切除。

（2）N 分期。

N_0：无淋巴结转移。

N_{1a}：肿瘤转移至Ⅵ区（气管前、气管旁和喉前淋巴结）。

N_{1b}：肿瘤转移至单侧、双侧、对侧颈部或上纵隔淋巴结。

（3）M 分期。

M_0：无远处转移。

M_1：远处有转移。

2.甲状腺乳头状腺癌或滤泡状腺癌分期（45 岁以下）

Ⅰ期：任何 T，任何 NM_0。

Ⅱ期：任何 T，任何 NM_1。

3.甲状腺乳头状腺癌或滤泡状腺癌（45 岁以上）

髓样癌（任何年龄）。

Ⅰ期：$T_1N_0M_0$。

Ⅱ期：$T_2N_0M_0$。

Ⅲ期：$T_3N_0M_0$，$T_{1\sim3}N_{1a}M_0$。

ⅣA 期：$T_{1\sim3}N_{1b}M_0$，$T_{4a}N_{0\sim1}M_0$。

ⅣB 期：T_{4b}任何 NM 0。

ⅣC 期：任何 T 任何 NM 1。

4.未分化癌（全部归Ⅳ期）

ⅣA 期：T_{4a}任何 NM_0。

ⅣB 期：T_{4b}任何 NM_0。

ⅣC 期：任何 T 任何 NM_1。

（二）甲状腺癌危险因素

放射接触史，碘的不适当摄入，淋巴性甲状腺炎，激素原因和家族史都是可能引起甲状腺癌的危险因素。

1.放射接触史

放射接触史能够增加甲状腺乳头状癌的发生。这一现象，在广岛和长崎的原子弹爆炸，马绍尔群岛和内华达的核试验失误及切尔诺贝利核泄漏后被观察及证实。尤其在切尔诺贝利核泄漏后，受到核辐射的儿童发生了更多的乳头状甲状腺癌，这可能与儿童甲状腺更易受放射线影响，或者儿童食用了更多受核污染的牛奶有关。儿童时期因头颈部肿瘤接受过放射治疗，也会导致乳头状甲状腺癌发生风险的增加。

2.缺碘

碘是合成甲状腺激素的必需原料。缺碘引起甲状腺滤泡细胞代偿性增生，导致甲状腺肿。在缺碘地区，甲状腺滤泡性肿瘤发病率升高；而在碘摄入过多的地区，乳头状甲状腺癌则更易发生。在动物试验中，碘的过量摄入，能导致甲状腺癌由滤泡型向乳头状表型转换。但是碘的不适量摄入如何导致甲状腺癌发生依旧不明。

3.免疫因素

乳头状甲状腺癌中通常可见淋巴细胞浸润，这一现象可能提示免疫因子可能参与恶性肿瘤的发生发展。分子生物学分析提示淋巴细胞甲状腺炎可能是甲状腺恶性肿瘤的早期表现。但其确切机制依旧不明。

4.年龄因素

大多数分化型甲状腺癌发生于 20～50 岁患者,女性患者为男性患者的 2～4 倍。这一现象可能提示女性激素可能参与甲状腺癌的发生。并且,雌激素受体在甲状腺滤泡细胞膜上表达,雌激素可导致滤泡细胞的增殖。同样并没有明确的动物模型能够复制,甲状腺癌与妊娠或外源性雌激素使用的关系。

5.遗传因素

遗传性因素对于甲状腺癌的发生也是同样重要的。若父母患有甲状腺癌,则患肿瘤风险增加 3.2 倍;若同胞兄妹患有甲状腺癌,则患肿瘤风险增加 6.2 倍。非家族性髓样癌发生率为 3.5%～6.2%。

二、乳头状甲状腺癌

乳头状甲状腺癌(PTC)是最常见的甲状腺癌,占所有甲状腺癌的 70%～90%。乳头状癌有着其特征的组织学表现:"砂粒体"和"营养不良性钙化"。甲状腺乳头状癌以淋巴结转移为主,常以颈部肿大淋巴结为首发症状。

(一)临床表现

患者以女性为多,男与女之比为 1∶2.7,年龄 6～72 岁,20 岁以后明显增多,31～40 岁组患病最多,占 30%,50 岁以后明显减少。乳头状癌淋巴结转移机会多,临床触不到淋巴结的患者,经选择性颈清扫术后,病理检查结果有 46%～72% 的病例有淋巴结转移。有些患者以颈部淋巴结肿大来就诊,甲状腺内肿物可能已经数月或数年。因甲状腺内肿物发展较慢,且无特殊体征,常被误诊为良性,肿物可以很小,仅 0.5～1.0 cm。晚期可以明显肿大,直径可达 10 cm 以上。呈囊性或部分呈囊性,侵犯气管或其他周围器官时肿物固定。侵犯喉返神经出现声音嘶哑,压迫气管移位或肿瘤侵入气管内出现呼吸困难。淋巴结转移多至颈深中组及颈深下组,晚期可转移至上纵隔。血行转移较少,有 4%～8%,多见于肺或骨。

(二)辅助检查

1.原发病变的诊断

无淋巴结转移的情况下,对甲状腺肿物的性质难以判断,在治疗前应进行如下的检查以明确病变的范围、与周围器官的关系、甲状腺功能的损伤程度、TSH 的分泌状况等。

(1)甲状腺核素扫描:大多数滤泡型腺癌和乳头状腺癌有吸碘功能,以往为术前主要手段,目前随着其他临床检查的发展已少用。

(2)B 超检查:可发现甲状腺内肿物是多发或单发、有否囊性变、颈部有否淋巴结转移、颈部血管受侵情况等。

(3)CT 检查:显示甲状腺内肿瘤的位置、内部结构情况、钙化情况,无包膜恶性可能性大。虽不能做出定性诊断但对医师手术操作很有帮助,CT 检查能显示肿物距大血管的远近,距喉返神经、甲状旁腺、颈段食管的远近,肿瘤是否侵犯气管壁及侵入气管内、向胸骨后及上纵隔延伸情况、纵隔内淋巴转移情况。使外科医师术前心中有数,减少盲目性。

(4)磁共振成像(MRI)检查:在无碘过敏患者中,不推荐使用。

(5)PET/CT 检查:可判断肿瘤代谢情况,主要判断远处转移情况。

(6)针吸细胞学检查:近年来由于针吸细胞学诊断的进步,广泛应用于临床,但应用于甲状腺肿物的诊断有一定限度。

2.颈淋巴结转移的诊断

(1)临床触不到淋巴结而甲状腺内肿物高度怀疑癌,此为 N_0 病例,这类患者不一定没有淋巴结转移,应做 B 超或 CT 检查以发现手摸不到的肿大淋巴结。因有些患者脂肪厚,肌肉发达,淋巴结虽已很大且呈串也不易触及,如 B 超及 CT 检查怀疑转移,且甲状腺内肿物证实为癌应按联合根治术准备。

(2)甲状腺肿物合并颈淋巴结肿大时,淋巴结位于中、下颈深较多,位于胸锁乳突肌前缘或被覆盖,活动或固定,大致可判断为甲状腺癌颈转移,以乳头状癌为多见。如针吸细胞学阳性则可确诊。

(三)治疗

1.放射治疗

分化型甲状腺癌对放射治疗敏感性差,以手术治疗为主要手段,单纯体外放射治疗对甲状腺癌的治疗并无好处。[131]I 治疗用于手术不能切除的分化型甲状腺癌或远处转移的甲状腺癌。

2.手术治疗

(1)原发癌的处理:①一侧腺叶切除加峡部切除加Ⅵ区淋巴结清扫为单侧甲状腺癌治疗的最小手术方式。②全甲状腺切除当病变涉及两侧腺叶时行全甲状腺切除术。考虑到甲状腺多灶性癌的存在,应注意同侧腺叶多灶肿瘤,易出现对侧甲状腺内微小病灶的发生。③高分化侵袭性甲状腺癌,应积极地予以手术治疗,治疗越早,预后越好。④微小癌的治疗,目前甲状腺乳头状微小癌的治疗方式尚不统一。

(2)淋巴结转移癌的处理:不论是传统式的颈清扫术还是保留功能的改良根治术都应将各区淋巴结不论大小彻底切除。

三、甲状腺滤泡型腺癌

滤泡型癌较乳头状癌发病率低,占甲状腺癌的 $10\%\sim15\%$,较乳头状癌发病年龄大,常见于中年人,平均年龄 $45\sim50$ 岁,男女之比为 $1:3$。其恶性程度介于乳头状癌和未分化癌之间,易出现血行转移,如肺、骨、肝、脑等处。很少出现淋巴结转移。转移的组织,很像正常甲状腺,因此有人称为"异位甲状腺"。

临床表现大多数是单发的,少数也可是多发的。容易误诊为甲状腺腺瘤。预后较乳头状癌差。影响预后的决定因素是远处转移,不是甲状腺包膜的侵犯。

四、甲状腺未分化癌

甲状腺未分化癌(ATC)在甲状腺癌中比例较少,占 $3\%\sim8\%$。

(一)临床表现

本病发病年龄较高,男性发病较高。病情发展较快,出现颈部肿物后增长迅速,$1\sim2$ 周肿物固定,声音嘶哑,呼吸困难。有 1/3 的患者颈部肿物多年,近几个月来迅速增大,因此有学者认为此部分病例是在原有分化型甲状腺癌或良性肿物基础上的恶变。

(二)辅助检查

CT 及颈部 X 线检查常见气管受压,或前后径变窄或左右径变窄,或气管受压移位,偏于一侧,椎前软组织增厚,表明肿瘤从食管后椎前包绕了气管、食管。常有颈淋巴结转移,有时颈部转移淋巴结和甲状腺的原发灶融合在一起。根据肿物形态及硬度常可确诊。

（三）治疗

大多数患者来诊较晚，失去根治性治疗机会。有时手术目的是为了解决呼吸道梗阻，仅做气管切开。对少部分原发肿瘤较小的病例，尽量给予切除，然后行气管切开或气管造瘘，术后给予放疗及化疗，有的患者有一定疗效，有40％的患者可获完全缓解。

五、甲状腺髓样癌

甲状腺髓样癌（MTC）起源于甲状腺滤泡旁细胞或称C细胞。癌细胞可分泌多种胺类和多肽类激素，降钙素等，此外还有5-羟色胺、组胺、前列腺素及ACTH样物质，导致部分患者出现顽固性腹泻，多为水样泄，但肠吸收障碍不严重，常伴有面部潮红。当肿瘤切除后腹泻即可消失，癌复发或转移时腹泻又可出现。

甲状腺髓样癌可分为散发性及家族性两种，前者约占80％，不伴有其他内分泌腺部位的肿瘤，没有特殊的临床表现，后者占20％，有明显家族史，分为两种类型：一类叫多发内分泌肿瘤ⅡA型，此型包括甲状腺髓样癌、嗜铬细胞瘤和甲状旁腺功能亢进，因是30年前Sipple首先描述，被称为Sipple综合征；另一类叫多发内分泌肿瘤ⅡB型，此型包括甲状腺髓样癌、嗜铬细胞瘤及伴有多发性黏膜神经瘤，并有特征性的面部表现（嘴唇肥厚、宽鼻梁、脸外翻等）。

（一）临床表现

甲状腺髓样癌占甲状腺恶性肿瘤的6％～8％。除少数合并内分泌综合征外，大多数与其他类型的甲状腺癌相似，主要是甲状腺区肿块，有时有淋巴结肿大，可出现双侧颈转移，多数生长缓慢，病程长达10～20年，大多数1年左右。

（二）辅助检查

血清降钙素升高伴甲状腺结节患者，首先考虑甲状腺髓样癌，若无其他内分泌综合征及肿瘤可确诊。部分甲状腺髓样癌患者可有血清CEA升高。

（三）治疗

手术是治疗的有效手段。有淋巴结转移时行颈清扫手术，对于是否行预防性颈清扫术，目前有一定争议。目前有靶向药物针对甲状腺髓样癌，但疗效不明确。

六、甲状腺其他恶性肿瘤

甲状腺还有其他恶性肿瘤，如血管肉瘤、纤维肉瘤、癌肉瘤、骨肉瘤、恶性纤维组织细胞瘤等，均少见。其中值得注意的是恶性淋巴瘤，近年来文献报道有增多趋势。

恶性淋巴瘤少见，占所有甲状腺恶性肿瘤的0.6％～5％，占所有淋巴瘤的2.2％～2.5％。文献报道甲状腺恶性淋巴瘤合并慢性淋巴细胞性甲状腺炎高达95％～100％。可疑者应做诊断性探查手术，术中制冷冻切片检查，确诊后根据情况行峡部切除或一叶切除，以免将来病变进一步发展压迫气管造成呼吸困难。

甲状腺恶性淋巴瘤是以放疗为主的综合治疗，配合以化疗。有低度恶性及高度恶性两种。其治疗效果优于甲状腺未分癌。

（赵月堂）

第五章

乳房疾病

第一节 乳头炎

乳头由致密结缔组织构成,被复层鳞状上皮覆盖。乳头的表面皮肤对雌激素非常敏感,当雌激素缺乏时,乳头皮肤就会萎缩变薄,分娩后体内雌激素水平骤然下降,乳头皮肤也因而变薄,容易受损,哺乳时会产生一种灼痛感,因此乳头炎多见于哺乳期妇女。

一、病因

(1)抵抗力低下的产妇生产时体力消耗较大,因产后哺乳、照顾婴儿,休息较差,身体不易很快恢复,抗病力较低。另外,糖尿病患者身体免疫功能低下,也是容易患病的内因。

(2)乳头破损和婴儿吸吮的机械性刺激、咬伤或局部病变引起的乳头皲裂。

(3)细菌侵入并藏于乳房皮肤表面,当乳头损伤或皲裂后,便可从乳头破损处乘虚而入,引起感染。

二、临床表现

乳头炎可为单侧,亦可为双侧。主要表现为乳头红、肿及皲裂,多为放射状小裂口,裂口可深可浅,深时可出血。裂口的干性分泌物可结成黄色痂皮,并发生干燥性疼痛,往往影响哺乳。婴儿吸吮时,剧痛难忍。患者多无发热、寒战等全身中毒症状,但极易发展为急性乳腺炎而使病情加重。

三、诊断

(一)哺乳期妇女

有婴儿咬伤史。

(二)局部症状

乳房红、肿、热、痛,严重者可见乳头皲裂,患侧腋窝淋巴结可有肿大。

(三)全身症状

寒战、高热、烦躁、乏力等。

（四）化验检查

白细胞计数升高,特别是中性粒细胞数明显增加。

四、治疗

主要为局部治疗,重者可口服抗生素,停止直接向小儿授乳,用吸奶器将乳汁吸出喂养婴儿,也可将玻璃罩橡皮乳头放在乳头周围皮肤上哺乳。如炎症轻者,可在哺乳后局部敷药,哺乳前将药擦去。乳头皲裂处可用温盐水清洗,然后涂以抗生素软膏或食用油使皲裂处软化,使疼痛减轻,易于治愈,同时应避免进食刺激性食物。

五、预防与护理

（1）孕期要经常用温水清洗乳头,以增强皮肤的韧性。

（2）哺乳时,应将全部乳头塞入小儿口中,以免咬破乳头,不要让小儿含着乳头睡觉。

（3）授乳后应用清水洗净乳头,并用细软布衬于乳头前的乳罩内以免擦破乳头。

（陈红军）

第二节 急性乳腺炎

一般来讲,急性乳腺炎病程较短,预后良好,但若治疗不当,也会使病程迁延,甚至可并发全身性化脓性感染。急性乳腺炎绝大多数发生于初产妇,约 25∶1,常发病于产后 2～4 周。

一、病因

发生急性乳腺炎的主要原因有 2 个:①乳汁淤积;②细菌感染。首先,这是因为初产妇缺乏哺乳经验和授乳不得法造成的。其次,初产妇的乳头皮肤较嫩,抵抗力较弱,容易被婴儿的吸吮造成破损,给细菌入侵打开了通道。由于乳头的破损,使哺乳时产生疼痛而影响产妇正常哺乳甚至造成积乳。乳汁是细菌的很好培养基质,细菌很容易在积乳处繁殖发病。

二、临床表现

急性乳腺炎在开始时患侧乳房胀满、疼痛,哺乳时尤甚,乳汁分泌不畅,乳房结块,全身症状可不明显,或伴有全身不适、食欲欠佳等。然后,局部乳房变硬,肿块逐渐增大,此时可伴有明显的全身症状,如高烧、寒战、全身无力等。常可在 4～5 天形成脓肿,可出现乳房搏动性疼痛,局部皮肤红肿、透亮。形成脓肿时中央变软,按之有波动感。若为乳房深部脓肿,可出现全乳房肿胀、疼痛、高热,但局部皮肤红肿及波动不明显,需经穿刺方可明确诊断。有时脓肿可有数个,或先后不同时期形成,可穿破皮肤,或穿入乳管,使脓液从乳头溢出。破溃出脓后,脓液引流通畅,可消减肿痛而愈。若治疗不善,脓肿就有可能穿破胸大肌筋膜前的疏松结缔组织,形成乳房后脓肿,或乳汁自创口处溢出而形成乳漏,严重者可发生脓毒症。急性乳腺炎常伴有患侧腋窝淋巴结肿大,有触痛,白细胞总数和中性粒细胞数增加。

三、诊断

（1）患者多为哺乳期妇女，尤其以初产妇为多见，发病前多有乳头皲裂破损史及乳汁淤积不畅史。

（2）局部症状：乳房红、肿、热、痛及化脓，患侧腋窝淋巴结可有肿大。

（3）全身症状：寒战、高热、烦躁、乏力等。

（4）化验检查：白细胞计数升高，特别是中性粒细胞数明显增加，化脓时局部穿刺可有脓性分泌物。

四、鉴别诊断

炎性乳癌又称弥漫性乳癌，是一种比较少见的乳腺癌。其主要临床特征为乳房红肿，疼痛亦很明显，但一般局部没有肿块可扪及。肿瘤发展迅速，常累及整个乳房。由于其恶性程度高，病理切片见癌细胞呈弥漫性，乳房和乳房淋巴管内充满大量癌细胞。炎性乳癌亦好发于妊娠或哺乳期女性，由于其来势凶猛，转移出现早且广泛，患者常于1～3年内死亡。急性乳腺炎与炎性乳癌的主要鉴别点为：

（1）两者均可见乳房部的红、肿、热、痛等炎症表现，但患急性乳腺炎时皮肤红肿较局限，亦可较广泛，颜色为鲜红；而患炎性乳癌时皮肤改变广泛，往往累及整个乳房，其颜色为暗红色或紫红色。患急性乳腺炎时皮肤呈一般的凹陷性水肿，而炎性乳癌的皮肤水肿则呈"橘皮样"。

（2）两者均可见到腋下淋巴结肿大，但急性乳腺炎的腋下淋巴结相对比较柔软，与周围组织无粘连，活动性好；而炎性乳癌的腋下淋巴结肿大而质硬，与皮肤及周围组织粘连，活动性差。

（3）从全身症状来看，急性乳腺炎常有寒战、高热等明显的全身性炎症反应；而炎性乳癌通常无明显的全身炎症反应，如伴有发热，则为低热或中等热度。

（4）从病程来看，急性乳腺炎病程短，可在短期内化脓，抗感染治疗有效，预后好；而炎性乳癌则病情凶险，一般无化脓，不发生皮肤溃破，却可延及同侧乳房以外的颈部及手臂，甚至可侵及对侧乳房，抗感染治疗无效，预后差。炎性乳癌和急性乳腺炎在初期比较难鉴别，随着病情的发展其不同点就越来越明显了。

五、治疗

急性乳腺炎炎症期的治疗是比较关键的阶段。因为此阶段若治疗及时，方法恰当，炎症可以吸收而治愈，否则超过6天，则必然形成脓肿。

（1）疏通阻塞的乳腺管在初发病已有乳腺肿块而无炎症时最为重要，即便是炎症初期（2～4天）同样也需要设法疏通阻塞的导管。因为任何药物治疗，若在严重的乳汁淤积情况下，是很难控制其炎症的发展的。方法如下。①热敷加排乳：用热毛巾湿敷，每2～4小时1次。热敷后用吸奶器将淤积的乳汁吸出，也可让婴儿或亲人用嘴吸吮。②热敷加按摩：热敷后，用手掌根部将肿块适当用力按压在胸壁上，按顺时针方向和逆时针方向反复按揉，迫使阻塞的导管疏通，直到肿块变软消失为止。肿块经按揉消散后，每隔2～4小时需重复按揉1次。因病变的导管尚未完全恢复正常排乳，几小时后可能再次发生淤积。此种按揉方法对急性乳腺炎的早期治疗效果是非常好的。③局部用硫酸镁热敷：用25%硫酸镁加热后外敷局部肿块，2～4小时1次，对消肿有效，但仍要及时按摩和排空乳汁。

（2）局部封闭疗法：用青霉素 160 万单位加等渗盐水 20 mL 或庆大霉素 8 万单位加入20 mL 生理盐水中，注入肿块周围，4～6 小时可重复注射 1 次。

（3）全身治疗：①在肿块未出现急性炎症前，可给予适当的抗生素口服或肌内注射，以预防感染的发生，如肌内注射青霉素 80 万单位，每 8～12 小时 1 次，共 3 天，或口服抗生素片。②若已出现急性炎症改变，则需要选择有效、足量的抗生素静脉滴注，如青霉素、氨苄西林、头孢菌素类及甲硝唑等。经局部及全身治疗，急性乳腺炎大多在此期可治愈。若未能控制，则必将形成乳腺脓肿。

六、预防

预防产后急性乳腺炎，关键在于避免乳汁淤积，同时防止乳头损伤，保持乳房卫生。具体的预防措施如下。

（1）在妊娠后期，要经常用温水或 75％乙醇擦洗乳房、乳头，每 2～3 天 1 次，尤其是初产孕妇要养成习惯，以增强乳头皮肤的抵抗力。

（2）有乳头内陷的孕妇，应该用手指挤捏、提拉乳头加以矫正。

（3）养成定时授乳的习惯，注意乳头清洁。每次哺乳应将乳汁吸空，并两乳交替哺乳。如有积乳，可用手挤压按摩，或用吸奶器帮助吸出乳汁，使乳汁排尽，防止积乳。

（4）如果乳头有破损或皲裂，应予治疗，不应让婴儿含着乳头睡眠。

（5）断奶时应先减少哺乳次数，然后再行断奶。断奶前服煎麦芽，以减少乳汁分泌。

（陈红军）

第三节　乳腺囊肿

乳腺囊肿是女性乳房的常见疾病，常多发也可以单发。它们被认为是由于小叶内组织不断地分泌液体或导管阻塞造成，也被认为是乳腺内液体的分泌和回吸收的失衡造成。本病多发生在30～50岁的女性和绝经后女性使用雌激素替代疗法者。

乳腺囊肿的发生原因不清楚，但一个女性在患有一个乳腺囊肿之后，将来发生另外数个囊肿的可能性增大，而且乳腺囊肿常常对内分泌水平的变化有反应，如绝经期或绝经后使用激素替代疗法者出现该病的很多见，所以，一般认为它的发生和女性体内的激素作用有关。另外有调查报道称，咖啡因与乳腺囊肿的发生有关，在饮用较多咖啡因的女性中，其乳腺囊肿的发生率升高。

在病理上，乳腺囊肿的形成主要是由末梢导管高度扩张所致，临床上可见单个的较大的囊肿，也可以见到多个小的囊肿，囊壁较薄，光滑。其内壁一般衬有一层扁平上皮，无明显上皮增生。大囊肿因其内的压力升高而使得内衬上皮变扁，甚至完全萎缩消失，以致囊壁仅由拉长的肌上皮和胶原纤维构成，较小的囊肿则由立方或柱状上皮构成，上皮增生不明显。

一、临床诊断

（一）临床表现

（1）乳房肿块，可单个孤立发生，也可多个发生，多发与单发的比例大约在 3∶1，可以缓慢长大,也可以在一定时间内生长迅速。

(2)质地不硬、大小不均、球形或椭圆形、表面光滑、边界清楚、活动度大,大的囊肿有的可以有囊样感。

(3)肿块可以自觉疼痛,也可以经前有触痛或自觉痛或经前变硬,经后变软。

(4)不伴腋下淋巴结肿大,无乳头内陷,肿块不会和皮肤或胸壁粘连,无橘皮样变。

(5)绝经期后的乳腺囊肿,在不使用激素替代疗法的情况下,往往会逐渐萎缩甚至消失。

(二)相关检查

1.乳腺 X 线检查

囊肿表现主要为圆形的、椭圆形的密度和乳腺组织相近的或增高的块影,其内密度均匀,边缘光滑,和周围组织分界清楚,囊壁偶尔可见呈蛋壳样的斑片样钙化。但在图像中,囊肿与实性的、形态规则的良性肿块如纤维腺瘤,常常看起来很相似,难于鉴别。这时,增加乳腺的 B 超检查非常重要。

2.B 超检查

乳腺囊肿一般呈明显的边界清楚的液性回声,囊肿后方回声增强,两侧伴有声影,探头在囊肿局部加压时,囊肿的形态可以发生改变。依据囊肿在 B 超上的表现,将它们分成单纯囊肿和复合囊肿两类。

(1)单纯囊肿:形态规则,呈圆形或椭圆形,超声波信号很容易通过,它们在图像上看起来很黑,有清楚的边界。单纯囊肿内所含的液体大多是淡黄色透明的浆液性的液体,这种囊肿和乳腺癌无关。

(2)复合囊肿:形态欠规则,超声波信号不是很容易通过,它们可能包含稠密的液体,或者有死亡的细胞漂浮其中,肿块在图像中将表现出灰黑色,边缘可能有绒毛样改变。一些实体的肿块也可能有同样的表现,所以当 B 超不能确定时,需要穿刺帮助判断。一般这些囊肿抽出的囊肿液呈黄色、棕色、绿色、琥珀色,其中可能有一些碎屑物质存在。如果有血性的囊肿液一定要送病理涂片和实验室检查,因为这个囊肿有可能会和恶性肿瘤有关。

3.穿刺活检

对考虑为乳腺囊肿的病例,穿刺是最常用的方法,如果在穿刺过程中,能带出少许细胞,可以进行细胞学活检。一般来讲囊肿很少与乳腺癌有关。

二、鉴别诊断

(一)乳腺癌

乳腺癌的肿块不规则,质地更坚硬,活动度差,常有腋下淋巴结的肿大、乳头内陷、酒窝征、橘皮样改变,在乳腺 X 线检查中有沙粒样钙化,星形影等改变,在 B 超检查中和囊肿的表现也不相同。

(二)乳腺脂肪瘤

乳房脂肪瘤发生在脂肪丰富的大乳房内,部分发生在绝经后,生长缓慢或停止,无囊性感,B 超为实质性的低回声区,乳腺 X 线检查为黑色透明的边缘清楚的圆形和椭圆形肿块影。

三、治疗

有些乳腺囊肿,特别是单纯囊肿,在患者没有疼痛症状和不适时,可以不予治疗,但需进行每年一次的复查追踪。有疼痛不适症状的单纯囊肿患者,或者一些复合囊肿的患者,可以细针穿刺抽出囊液。有些病例会在治疗后复发,可以再次使用穿刺抽吸法治疗。

反复发生的乳腺囊肿,特别是复合囊肿,在多次穿刺抽液后仍然复发,可以考虑手术切除囊肿,或者一些在穿刺细胞学活检中发现有囊肿内上皮非典型性增生者,或囊内液为血性者(不是外伤性血肿,也不是穿刺针所造成的出血),应考虑手术切除肿块。

(陈红军)

第四节　乳腺结核

结核杆菌感染乳房,在乳腺形成结核病灶,称乳腺结核。它是乳房不常见的感染性疾病,无特殊好发年龄段,但成年人多见,男性也可以发生。它在一些结核病高发地区发生率略高。

乳腺结核的感染途径主要有 4 条:①血行感染,其原发灶在肺、肾、骨等。②直接接触感染,结核杆菌经乳房部皮肤破损处或乳头逆行感染。③邻近组织器官的结核病灶蔓延而来,如原发病灶在局部肋骨、胸膜、肩关节的都可能对乳房构成威胁。④淋巴系统的逆行感染,同侧腋下淋巴结、颈、锁骨上淋巴结或内乳淋巴结的结核,可沿淋巴管逆行至乳房造成感染。

大体可见病灶呈结节形,边界不清,有的在向周边扩散后,在其附近已形成新的结节,结节形病灶之间趋于融合,而形成更大的肿块,肿块中央常有液化,可见如豆腐渣样的干酪样坏死物流出,这种冷脓肿常自行破溃形成结核性窦道,时间长久以后,结核病灶在乳房中使乳腺组织破坏严重。显微镜下可见包括干酪样变性、上皮细胞和朗格汉斯细胞的结核肉芽肿。

一、临床表现

乳腺结核发展缓慢,病程由数月到一两年不等,其临床表现主要以局部体征为主,部分伴发结核病全身症状。多单个发生,双乳出现者实为非常罕见。许多患者可能既往有结核病史,或者正患身体其他部位的结核,或者在患者的家庭中有结核病患者。

(一)早期

逐渐缓慢增长的乳房肿块,不痛,质硬。肿块在 2 cm 左右时,往往呈球形,活动度较大,边界较清楚,与乳腺的某些良性肿瘤很相似。全身症状不明显。

(二)中期

肿块长大,形状变得不规则,边界不清楚,趋于固定,胸壁和皮肤可以受累,有触痛,局部皮肤水肿,颜色可以发生少许改变。如未得到及时诊治,可以有冷脓肿形成,扪之有波动感,继而发生溃破形成窦道,脓液清稀,其中含白色豆腐渣样物质。如果肿块发生在离乳头较近的部位,可能影响乳头而引起乳头内陷。可有同侧腋下淋巴结肿大,轻微触痛。

这时可能出现午后或晚间低热、潮热盗汗、体重减轻、食欲下降等结核感染全身症状。

(三)后期

后期局部潜形性空腔,溃口难以愈合。严重的病例,腋下淋巴结可以受累而出现腋下淋巴结结核。全身结核症状变得明显。若有混合感染发生,病情进展会明显加快,脓液也会变得浑浊。

二、相关检查

由于结核病灶形成冷脓肿的特点,乳腺结核在有窦道有溃口的时候诊断不难,只要取少许脓液做涂片查找结核杆菌,或者夹下少许脓腔壁组织送病理检查即可。

对于未溃破的乳腺结核,针吸细胞学检查和涂片查找结核杆菌是诊断乳腺结核的最好方法。当在肿块的中心抽吸到这种冷脓肿物质时,临床诊断就可以基本确定。

血沉加快常常是活动期结核的表现,乳腺结核也不例外。当有混合感染时,白细胞总数和中性粒细胞计数会升高。

乳腺结核在乳腺 X 线摄影图像上,呈密度增高的肿块影,边界不太清楚,形态不甚规则,有时可见皮下脂肪失去透明带和皮肤增厚,或者多个结节影。

乳腺结核的 B 超图像,常显示一个混合的回声病灶,或者难以定义的低回声灶。

被怀疑乳腺结核的患者,有必要接受胸部 X 线检查,以了解胸部情况。

三、鉴别诊断

乳腺结核在中后期,有它特殊的表现形式,冷脓肿形成和慢性窦道,鉴别诊断容易,但当它在早期阶段时,容易与许多乳腺疾病混淆。

(一)乳腺癌

早期在乳腺结核还是一个实质性肿块时,它和早期的乳腺癌难以鉴别,通过有无结核病史、发病的年龄等可帮助进行推断,然后依靠穿刺活检确定。虽然乳腺癌晚期也发生溃疡,但常呈菜花样,流出血水,恶臭。

(二)浆细胞性乳腺炎

浆细胞性乳腺炎乳头常常可以挤出粉刺样有臭味的物质,若有溃口,窦道的开口常常在乳晕内,可以见到少许白色脓样物质排除,呈破溃—愈合—再破溃—再愈合,反复发生的状况和乳腺结核的冷脓肿不一样。它在急性期的表现有局部红肿热痛,也和乳腺结核不同。

(三)慢性乳腺炎

慢性乳腺炎一般曾有一个急性乳腺炎的过程,经大量使用抗生素或苦寒的中药而形成,可能会逐渐缓慢地消退,或者呈反复发作状态,抗生素治疗有效。

(四)乳腺纤维腺瘤

乳腺纤维腺瘤为缓慢生长的或停滞不变的乳腺良性肿瘤,它不会化脓,更不会破溃,但早期临床鉴别难,乳腺 X 线检查有些帮助,乳腺纤维腺瘤呈边界清楚的圆形块影。在 B 超声像图中,乳腺纤维腺瘤呈实性,边界光滑清楚。针吸细胞学活检将帮助鉴别。

(五)乳腺囊肿疾病

乳腺的囊肿也常为球形质地较硬的肿块,早期的乳腺结核与它们之间的鉴别需要用 B 超进行,或者用细针穿刺获得囊内液后,乳腺疾病涂片检查常能帮助诊断。

四、药物治疗

现代乳腺结核的治疗和普通结核病的治疗一样,采用适量、联合、正规、全程的抗结核治疗。

(1)链霉素、异烟肼和利福平联合治疗半个月(治疗期间注意链霉素的不良反应,一旦有听力损害应立即停用),一般在治疗半个月后,乳房的肿块就开始变小,停止链霉素治疗。

（2）异烟肼和利福平继续治疗 5.5 个月,窦道愈合,肿块将逐渐缩小消失,结核病全身症状会消退。

（3）注意治疗中监测肝功能。

五、手术治疗

乳腺结核窦道的治疗,以手术切除治疗为主,药物治疗为辅,加强营养,增强患者抵抗力为基础。因为,单纯用抗结核药物治愈乳腺结核,既浪费时间和金钱,又不可能。尤其是病变较大的患者,有溃疡、窦道的患者,手术切除又可不误乳癌的治疗。

（一）病变局部切除

适用于 5 cm 以下肿块。手术要求:切除干净,止血彻底,切口一期缝合,不置引流条,进行加压包扎,术后继续抗结核药物治疗 2~3 个月。

（二）单纯乳房切除

适应于病变超过乳房一个象限,或超过 1/3 的乳房,或合并溃疡、窦道者。这种患者,虽也可做局部病灶切除,但易复发,应做单纯乳腺切除为彻底。若有肋骨结核、胸壁结核,应同时清除,术后继续抗结核治疗,即肌内注射链霉素 0.5 g 一天 2 次,共 3 个月,口服异烟肼 200 mg,3 次/天,共 6~12 个月。

六、预防

乳腺结核的预防方式主要是积极治疗原发结核病灶。

（陈红军）

第五节 乳腺腺病

一、病因

乳腺腺病可能与卵巢功能紊乱雌激素刺激乳腺致使乳腺组织增生,但其确切病因仍不十分清楚。

二、病理

（一）病理分期

(1)早期:小叶增生期。

(2)中期:纤维腺病期。

(3)晚期:纤维化期。

（二）大体所见

标本为灰白色较坚硬的肿块,无包膜与周边乳腺组织分界不清,与乳腺癌病理标本很难鉴别。

（三）镜下所见

1.早期

乳腺小叶内导管及腺泡均增生、数目增多,小叶体积增大,但乳腺小叶及小叶间纤维组织增生不明显,小叶间界限仍保持清楚,乳腺小叶结构仍存在。

2.中期

除乳腺小叶内导管和滤泡的增生进一步加重外,乳腺小叶内及小叶间的纤维组织增生更加明显,肿块质地更加硬韧,小叶内导管腺泡继续增生,使小叶结构紊乱形态消失。

3.后期

小叶导管及腺泡受压变形逐渐萎缩呈现所谓硬化性腺病改变。再进一步发展,镜下可见实质性增生被纤维组织包裹,此时酷似浸润性乳腺癌。此种改变称为乳腺腺病瘤。这种晚期(纤维化期)病理特点是乳腺腺病早、中期病理表现已经消失。小叶完全失去了原有的结构和形态,被大量增生的纤维组织代替,致使管泡萎缩消失。

三、临床表现

乳腺腺病多发于 20～50 岁育龄期妇女,早期可出现一侧或双侧乳腺局限性肿块,伴有疼痛,但疼痛与月经周期无明确的关系。肿块一般在 1～3 cm,质地较韧活动度不好,与周围腺体境界不清,多位于外上象限,可单发也可多发。部分患者伴有浆液性或血性乳头溢液。病变继续发展,肿块可以进一步增大,此时肿块很少伴有疼痛,质地也更加硬韧,活动度不佳。临床上极易和乳腺癌混淆。应认真鉴别。

四、治疗

乳腺腺病的治疗主要是外科手术,首先行肿块局部切除或乳腺区段切除,术中可做冰冻切片,如有恶变应按乳腺癌处理。如病变范围较广累及乳腺大部可考虑行乳腺单侧切除术。

(陈红军)

第六节　乳　房　畸　形

乳房畸形的记载可以追溯到很古老的时代,在圣经里也有描述。乳房是女性的性征标志,无论是外形还是心理上乳房在女性的生活中都占有非常重要的地位。乳房的发育异常,会给女性尤其是青春期女性带来负面影响。她们会因乳房小或缺失,表现为缺乏自信,感到羞愧、压抑,喜欢独居。由于乳房的畸形,在将来的哺乳功能方面同样也会产生障碍。

乳房和胸壁畸形的分类:①乳头、乳晕复合体的畸形,包括多乳头、乳头内陷、乳头肥大;②副乳腺;③不对称畸形,包括无乳房畸形,乳腺发育不全,乳腺萎缩;④乳房形状畸形,如管状乳房畸形;⑤胸壁的畸形,如 Poland 综合征,前胸壁发育不全。

一、乳头、乳晕复合体的畸形

(一)多乳头畸形

多乳头畸形多发生于胚胎期,胚胎期自腋窝至腹股沟连线上,由外胚层的上皮组织发生 6～8 对乳头状局部增厚,即为乳房始基。出生时除胸前一对外均退化,未退化或退化不全即出现多乳头和多乳房畸形。占总人口 1%～5% 会出现副乳头畸形。副乳头一般都沿乳头垂直线生长,

90％都在乳房下皱襞水平（见图5-1）。它可以是单侧，也可双侧，在某些病例副乳头周围有乳晕。有证据表明，多乳头畸形可能有家族遗传性，可以同时伴有泌尿系统的畸形、睾丸癌和肾癌。在匈牙利和以色列有至少2篇报道在儿童中发生肾的排泄系统发生阻塞性异常，分别为23％和40％。但是，也有未发现两者联系的报道。因此，有泌尿专家提出，当出现多乳头畸形时，应检查是否有泌尿系统畸形的发生。但是由于泌尿系统畸形的表现明显，但发病率低，而多乳头畸形很常见，故临床实践中并没有采用该方案。多乳头畸形一般无须特殊治疗，若由于外形明显造成相关影响可做手术切除。

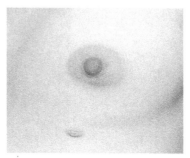

图 5-1　副乳头

（二）乳头内陷

乳头内陷（图5-2）是指乳头凹陷于乳晕之中，轻者乳头无法凸起，重者乳头外观缺失，完全陷入乳晕水平下，似火山口样畸形。多由先天性引起，也可能因外伤、炎症、肿瘤等原因造成。占总人口的2％，50％的患者有家族史。胎儿在发育过程中，由于乳腺导管和纤维束及乳头乳晕下平滑肌的发育不良，引起乳头形成过短，造成乳头内陷的形成。乳头内陷可以发生于一侧，可以发生于双侧。由于乳头内陷，导致乳孔及乳管发育不良，从而影响部分妇女的哺乳。但亦有部分妇女在产前通过外提乳头等，使乳头外翻，可以进行哺乳。也有部分患者，由于乳头内陷，造成乳管堵塞，引起乳腺的反复感染。近年来，经研究乳头内陷与浆细胞性乳腺炎有明显相关性，故部分学者认为应该积极矫正。轻、中度乳头内陷一般可建议负压矫正器、手法外提等物理方式矫形处理，尽量使乳头外翻外露至凸起。物理矫形效果不佳和重度乳头凹陷者可行乳头内陷整形矫正手术，但应告知患者有乳头坏死、哺乳障碍及乳头感觉障碍的风险。手术需注意以下方面：松解引起乳头内陷的纤维束，必要时切断部分短缩的乳腺导管；可选用组织瓣移植填充并支撑空虚的乳头；制造乳头颈部避免填充物疝出并创造良好外形；术后做一定时间的乳头牵引以防止复发。

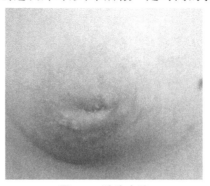

图 5-2　乳头内陷

(三)乳头肥大

女性乳头的直径为 6～8 mm,高度为 7～9 mm,超过此范围即为乳头过大或过长。乳头过大可分为原发性和继发性两类,前者多见于未婚女性,后者多见于哺乳时小儿长时间吮吸乳头所致。主要表现为乳头的周径过大和高度过长 2 个方面。单纯乳头肥大可为双侧或单侧,原因不明,可能与激素受体异常有关。乳头肥大也可见于男性,可与男性乳房发育症同时发生,使患者产生心理压力。手术治疗:①乳头周径过大者,采用部分楔形切除术。②乳头过长者,采用乳头根部切除一周过长的皮肤,创缘缝合。③采用 Pitanguy 的"L"形切除法矫正。

二、副乳腺

副乳腺是正常人类除乳房之外增生的乳腺组织,可出现于腋下、腋前、乳房下甚至腹壁、腹股沟等位置。副乳腺畸形的发生率为 1%～2%,女性多见,且某些有家族遗传性。1/3 的患者是双侧发生,多见于腋窝。副乳腺多于青春期和妊娠时,由于卵巢雌二醇和胎盘雌三醇激素水平的增高,开始生长,增大,一般没有症状,但在妊娠和月经前可以有不适感和疼痛,哺乳时还可以有乳汁流出。副乳腺像正常乳房一样可以有乳头,乳晕,妊娠后副乳腺可以缩小,严重者哺乳后仍可见腋窝明显隆起的副乳腺(见图 5-3)。副乳腺可以发生与正常乳房一样的乳腺疾病,包括乳腺癌、纤维腺瘤、乳腺增生乳腺炎等。副乳腺如无炎症、肿物等异常一般不需要外科手术治疗。但若副乳腺疼痛较严重及外形影响生活及心理时,可行手术切除。副乳体积较大者建议行脂肪抽吸联合副乳腺切除。手术有腋下切口感染、血清肿、术区及上臂内侧感觉异常等并发症风险。

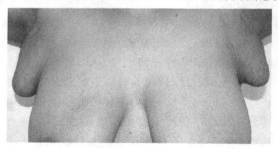

图 5-3　副乳

三、乳房不对称畸形

(一)无乳房畸形

先天性一侧或双侧乳房缺失是在临床上非常少见的畸形(见图 5-4)。Froriep 在 1839 年首先描述了这一现象。1882 年,Gilly 报道一例双侧乳房缺失,同时伴有尺骨缺失和手的尺侧缺失的 30 岁女性患者。有关先天性畸形伴双侧乳头和乳腺组织缺失的病例少见。Trier 的总结发现有右侧胸肌萎缩,右侧尺骨和尺侧手的缺失等,单侧乳房缺失比双侧更常见,并多见于女性。这种缺失病变发生是由于胚胎第六周乳腺发育不全所致。Tier 发现乳房缺失与腭裂,宽鞍鼻,胸肌、尺骨、手、足、腭,耳,生殖泌尿系统缺失有关。有时,也可呈现家族遗传性。乳房再造手术治疗首先要解决皮肤缺失,可应用软组织扩张器,使皮肤扩张增加面积;采用局部皮瓣转移修复,如上腹部逆行或旋转皮瓣、背阔肌肌皮瓣、腹直肌肌皮瓣及游离皮瓣移植等。其次在皮肤修复的同时或之后,进行乳房半球形态的塑造,应用肌皮瓣移植和乳房假体移植等。最后进行乳头乳晕的再造。仅为无功能的形态再造。乳头再造可选用局部皮瓣移植，或选取健侧乳头、小阴唇、耳垂等组织做游离复合组织瓣移植。采用植皮术做乳晕再造，可选用腹股沟或外阴皮肤，但易形成瘢痕。也可用文身方法再造乳晕。

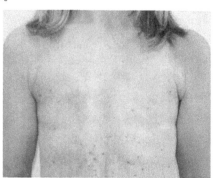

图 5-4　无乳房畸形

(二)乳腺发育不全,乳腺萎缩

乳腺发育不全,乳腺萎缩可发生于一侧或双侧,也可同时伴有胸肌的缺损。乳房双侧一定程度的不对称较常见;但是,还是以乳腺发育不全最突出。治疗主要通过将体积较小一侧行乳房假体植入或肌皮瓣移植增加容积改善外形,或者将体积较大一侧行乳房缩小术,目标是双乳对称。近年来,行脂肪移植术填充也能取得良好效果。

四、管状乳房畸形

管状乳房畸形首先由 Rees 和 Aston 于 1976 年报道。形成管状乳房的基本原因是乳腺发育不全,通常在内下和外下象限发生,是一种较罕见的乳房畸形。在形成乳晕周围的收缩性环的过程中,组织带异常粘连造成乳房基底部缩窄,下皱襞位置提高。这就造成疝样的腺体组织伸入到乳晕后间隙。这部分乳腺组织韧带松弛,缺乏阻力,因此引起乳晕过度肥大。

(一)管状乳房畸形的临床表现

临床表现为乳房形态为管状圆柱形而非半球形,乳房基底部周径窄,下皱襞位置明显高于正常;乳晕肥大且前突,其后方组织臃肿。可发生于单侧或双侧。

(二)管状乳房畸形的处理

通常采用 Rees 的方法,切除肥大乳晕过多的皮肤,皮下分离乳腺,使乳腺基底部增宽。这种手术方式可以达到乳房形状有较好的美容效果,又没有改变腺体的完整性。

对已经发育好的乳腺,可以考虑切除肥大乳晕过多的皮肤和置入假体,以期有更好的美容效果;但是对于严重畸形的患者,由于没有足够的软组织覆盖,假体置入难以实施。采用 Muti 和 Ribeiro 的方法是恰当的,即真皮层切除肥大乳晕过多的皮肤,充分皮下游离乳房下象限直到设计的新下皱襞;从乳晕开始达胸大肌分离乳腺,下部形成以下部腺体为基底的转移瓣,将该转移瓣折叠塑形放置于下部所形成的腔并固定于下皱襞。这种方法的缺点是由于中心部分已被游离瓣占据,再放置假体几乎不可能进行。

现在较流行的手术技术:首先将扩张器放置于腺体后分,然后更换假体,将假体的 2/3 放置于胸大肌后分,下 1/3 以乳腺组织覆盖。这样可以扩展乳腺的基底部,与传统的方式即将假体完全放置于胸大肌后分相比,可以得到较好的美容效果。

脂肪填充术常被用于管状乳腺发育畸形的后期处理。多用于矫正术后乳腺边缘轮廓的修复,同时可以对不对称的小乳房体积进行补充。

五、胸壁畸形(Poland 综合征)

(一)流行病学特点

1841 年,Alfred Poland 首先在 Guy 医院报道 1 例患者表现为肩胛带胸大小肌肉缺失和上肢畸形,同时还伴有外斜肌缺失和部分前锯肌的缺失。既后,又有多位学者报道类似的发现,同时还发现伴有乳头萎缩或乳头,肋软骨,肋骨 2、3、4 或 3、4、5 缺失,胸壁皮下组织萎缩和短并指(趾)畸形。这种临床发现要么全部要么部分表现。现在把一侧胸壁的萎缩,加上同侧上肢畸形统称为 Poland 综合征(见图 5-5),即是一侧肢体胚芽的第 5 周胚胎发育的第二个阶段的基因变异综合征,由于接近乳腺嵴的形成,因此这种畸形可能发生在乳腺,胸壁,胸肌,上肢和手。该综合征病发病率低,为 1∶7 000 到 1∶1 000 000,多见于男性。该病的病因不清楚,没有家族遗传性,可能因胚胎发育的 46 天,锁骨下轴的发育异常,造成锁骨下血管及其分支的血液供应阻挡,从而影响胚胎结构的发育。

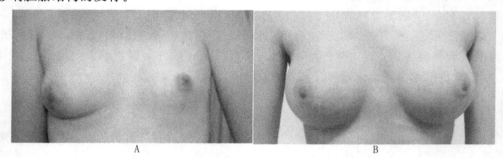

图 5-5 Poland 综合征手术修复

A.左侧胸大肌缺如,左乳萎缩(Poland 综合征);B.术后表现

(二)临床表现

Poland 综合征的临床表现各异,几乎很少在一个患者都表现出来。一般是单侧发生,常常发生于右侧。表现为乳房、乳头萎缩或缺失,胸肌缺失,胸壁畸形,上肢畸形,较常见的畸形是乳房外形的不全伴部分下分胸肌的缺损畸形。对于女性,由于部分或完全缺失胸大肌,表现为腋前皱襞的消失;这种非自然的外观要想隐藏是非常困难的。文献报道发现该综合征与黑素沉着斑有关。因为乳腺和黑素细胞都是来源于外胚层。乳腺异常萎缩和高色素沉着可能均来自于此胚芽层。表现为一侧胸壁和/或乳腺萎缩,伴有高色素沉着斑,没有恶变倾向,故患者一般不要求对高色素沉着斑治疗。

尽管在 Poland 综合征的患者,乳腺发育不良,但仍然有文献报道发生乳腺癌。对于这种患者,虽然有解剖变异,但前哨淋巴结活检技术仍然可以采用。还有并发白血病的报道。

(三)治疗

由于这种疾病的表现各异,因此对这种患者的治疗往往会根据患者的不同表现采取不同的手术方式。多数患者对功能上的胸前肌肉缺乏和小乳房并不感到尴尬,只有一些严重的病例如胸廓或前肋缺失造成形态的畸形,表现为吸气时肺形成疝,呼气时胸壁形成深的凹陷腔,不论在形态和情感上都影响了患者的生活质量,才要求进行手术治疗。

手术目的包括以肌瓣覆盖的胸壁修复和乳房重建。常用的方法有假体,带蒂皮瓣和游离皮瓣,以及肌皮瓣都可以应用。

在制定手术方案中,Hurwitz 建议术前 CT 加三维重建对胸壁和乳房重建的手术方式选择有重要的帮助。

Schneider 等推荐采用一步法修复 Poland 综合征的患者。他们采用背阔肌肌皮瓣修复胸壁和乳房的缺失,较以前传统方法,有明显的优势,并发症更低,美容效果更好的优势。近年来,内镜的使用及利用 3D 打印技术联合假体植入,亦取得突破进展及良好效果。

(任大花)

第七节　乳房肥大

乳房的发育受下丘脑-垂体-卵巢轴的影响。它们的生理和病理变化,影响促性腺激素释放激素、卵泡刺激素、黄体生成素、雌激素孕激素的变化,从而影响乳腺的增生,激素水平的过高可诱发乳房肥大。

乳房肥大的分类:①乳房早熟;②青春期乳房肥大;③药物性乳房肥大;④妊娠性乳房肥大。

一、乳房早熟

乳房早熟是指 8 岁以下女孩在缺乏任何性成熟标志的情况下,乳房的单纯发育。关于其病因仍然存在争论。Wilkins 等推测乳房早熟与乳腺组织对雌二醇,雌酮的敏感性提高有关;也有研究认为与促黄体生成素和促卵泡雌激素的轻度增高有关,但也有研究未发现该现象,其下丘脑-垂体轴是正常的。对于该类患者,不需特殊处理,一般采取观察方法,检测其性激素水平至成年期,多数患儿激素水平可恢复正常水平。

二、青春期乳房肥大

青春期乳房肥大是青年女性青春期发育后比较常见的表现。这种临床表现是由于这种女性乳房在青春期发育后,仍继续生长。多数为双侧,也有单侧报道。

(一)病因

多数观点认为青春期乳房肥大是由于血浆雌酮或雌二醇水平增高所致,但是,通过各种催乳激素的检测,并没发现其与乳房肥大有关。有推论认为由于靶器官组织如导管上皮,胶原和基质有雌激素受体存在,对催乳激素如雌激素,孕激素高度敏感,继而促进乳房的发育。

(二)治疗

由于乳腺肥大与激素的高敏感性有关。有学者推荐使用抗雌激素药物去氢孕酮和甲羟孕酮治疗青春期乳房肥大,但效果不佳。亦有报道认为使用雌激素受体拮抗剂他莫昔芬可能更有效,但 Bromocriptine 用于治疗青春期乳房肥大,也未成功。

目前的观点认为乳房缩小整形术是青春期乳房肥大治疗的主要手段。乳房缩小整形术的适应证主要依据体格检查乳房肥大者,患者对肥大的乳房感觉不适,下垂感明显,慢性背部疼痛,颈部僵硬,乳房下皱襞反复糜烂,同时结合患者个体对美学的要求决定是否有手术指征。

1.手术前准备

(1)术前常规乳房 X 线检查、超声检查,排除乳房肿瘤性病变。

(2)整形外科医师与患者充分沟通,了解患者通过乳房缩小整形手术后,期望达到的效果,同时也要向患者介绍手术的目的,手术方式选择,手术后切口瘢痕的位置,需要多长时间恢复,手术中和手术后可能出现的风险和并发症,手术可能达到的预期效果等,使患者对本次乳房缩小整形手术有充分的理解。

(3)对于正在服用抗凝剂的患者,要求停止服用 1 周以上。

2.乳房缩小整形手术的方式

一个成功的乳房缩小整形手术应该包括以下几个方面:①重新定位乳头乳晕复合体;②乳房皮肤,脂肪,腺体组织体积减小;③缩乳术后的乳房切口瘢痕应尽量小,隐蔽,形状稳定、持久。

乳房缩小整形术有多种方式,目前应用最多的是"T"切口的乳房缩小整形术和短垂直切口乳房缩小整形术。采用何种方式与乳房体积和乳房下垂的程度,以及整形外科医师对该项技术掌握的熟练程度密切相关。一般而言,乳房肥大中度以下,切除乳房组织体积不多,乳房下垂不严重者,可以选择短垂直切口乳房缩小整形术;如果乳房肥大中度以上,乳房下垂明显者,皮肤松弛者,或需切除上组织者,建议选用"T"切口的乳房缩小整形术。

(1)短垂直切口乳房缩小整形术(Lejour 技术):外科标记→皮下注射浸润→去表皮化→吸脂→切除部分腺体,形成新的乳房。

外科标记:①要求患者站立位,标记胸骨中线和乳房下皱襞;②确定术后乳头的位置,一般据胸骨上凹 21～23 cm。注意:一定避免术后新乳头位置过高,因此在设计新乳头位置时要相对保守;③在乳房中份从乳房下皱襞垂直向下标记乳房中线;④根据缩乳的大小,标记乳晕两侧垂直线,并在乳房下皱襞上 2 cm 汇合;⑤新的乳晕周径可依据公式计算:周径＝$2\pi r$,并利用 Lejour 技术在新的乳晕周围标记一个像清真寺顶的半弧形并于两侧垂直线交叉;⑥标记包括乳头、乳晕的上蒂。

皮下乳房注射浸润:全身麻醉后,取半卧位,消毒铺巾,除带蒂乳头瓣外,注射含肾上腺素的生理盐水,以利于手术剥离和减少术中出血。

去表皮化:去表皮化包括乳头晕上方和下方 5～6 cm 范围。

吸脂术:主要针对那些脂肪多的病例,通过吸脂术,可以减少乳房体积,改善乳房外形,同时有利于蒂的包裹。

切除部分腺体,形成新的乳房:外科手术切除腺体包括乳房下分和乳房后分的组织,以达到双乳对称。

(2)"T"切口的乳房缩小整形术:该手术有各种技术的带蒂保证乳头,乳晕复合体的血供,包括垂直双蒂,垂直单蒂,侧方单蒂等。垂直双蒂对乳房下垂,胸骨上凹与乳头距离大于 30 cm 以上患者更适用。多数情况下,采用上方单蒂就可达到较好的美容效果。

3.并发症

(1)近期并发症:①血肿或血清肿。血肿形成的原因:术前使用抗凝剂,如阿司匹林(建议术前 1 周要停药),手术剥离范围宽,切除组织量大,手术止血不彻底引流安置不当,致引流不畅等。血肿的表现:主要的症状是疼痛,体征为双乳房不对称,肿胀,触痛,乳房瘀斑。时间超过 1 周者,多形成血清肿。血肿的处理:小血肿,在局部麻醉下,注射器抽吸。大的血肿,必须在手术室拆除缝线,清除血肿,止血,重新安置引流管引流。②切口裂开:发生率为 10％～15％,切口裂开的原因包括缺血、感染、皮肤张力过高、脂肪液化等。切口裂开的处理:创面换药,引流,如果是感染引起,全身和局部使用抗生素。创面小、浅,会在短期内愈合;如果创面大、深,可能换药时间长达数月。二期愈合后,瘢痕较大。③皮瓣缺血和坏死:主要与皮瓣的设计有关,手术时避免切口张力过大。如果关闭切口时,张力高,建议切除蒂部部分乳腺组织。通常外侧皮瓣由于供血距离远,更容易发生缺血。如果只是轻微的缺血,一般不需要特殊处理;皮肤的坏死多见于 T 型切口的三角部位和切口的边缘,因其张力大,距离供血最远。小的坏死,通过换药二期愈合,大的坏死则需要植皮处理。④急性蜂窝组织炎:感染致病菌多为肺炎链球菌和金黄色葡萄球菌,但也有院内感染所致的革兰阴性球菌或厌氧菌的感染。表现为红、肿、痛,发热、寒战等。如果有分泌物,应首先进行细菌培养,明确感染类型。在不能明确感染源时,使用一代或二代头孢菌素抗感染治疗。对于反复发生蜂窝组织炎患者,应注意是否有异物存在,不能通过临床体检发现者,建议做磁共振(MRI)检查,明确异物的部位,通过手术取出异物。⑤乳头乳晕复合体缺血、坏死:多数乳头乳晕复合体的缺血坏死是由于静脉回流障碍,静脉淤血造成,只有少数是由于动脉血供障碍所致。多数情况在术中就发现有静脉充血,这时应迅速松解,检查是否带蒂瓣扭转,是否蒂太厚,或是否有足够的空间容纳带蒂的瓣。通常静脉回流障碍表现为乳头乳晕复合体充血,暗红色的静脉血自切口边缘溢出,而动脉血供障碍,则表现为乳头乳晕复合体苍白,切口无出血,但这种在术中很难发现。如果发生手术后乳头乳晕复合体的坏死,就要仔细与患者沟通,告诉其可能需要的时间较长,需要多次换药,最后二期再次行乳头乳晕重建或采用文身的方式进行乳晕修复。

(2)远期并发症:①脂肪坏死:脂肪坏死常由于某一区域缺血或手术所致。表现为乳房局部硬节或块状,可于手术后数周,数月后出现。范围小的可变软,不需特殊处理。对于质地硬或范围广者,建议做超声,乳腺 X 线检查或 MRI 检查,必要时做细针穿刺活检,以排除恶性病变,消除患者疑虑心理。如果患者焦虑严重要求切除者,应尽量选用原切口手术切除,范围大可能影响乳房外观,应在手术前告诉患者,以避免医疗纠纷的发生。②双侧乳房大小,形态不对称:事实上,对所有行乳房缩小整形手术患者术后都有不同程度的大小和形态不对称。如果是轻微的,绝大多数患者都能接受,因为多数乳房肥大患者,手术前就存在不同程度的双乳不对称,相比手术前肥大乳房带来的不便,手术后的一对大小适中的乳房,以及带来的愉快心理,即使有轻度大小,形态不对称,患者还是满意的。如果双侧乳房差异较大,会给患者带来烦恼,如果是大小不对称,多数可以通过吸脂或切除组织的方式解决。如果是形态不对称,需要用手术方式校正。③乳头乳晕不对称:乳头乳晕的不对称包括大小,形态,位置和凸度,以及颜色的不对称。常见的有乳头乳晕复合体被拉长或像水滴样,这在乳房缩小手术中并不少见,还可见乳晕变大,瘢痕呈星状,增大。这主要与手术切口的选择,缝合的方式及上移乳头距离的多少等有关,一般这种情况必须等待水肿消退,术后 6 个月后再行处理。④乳头内陷:乳头内陷往往是由于乳头后方的组织太薄,不足以支撑乳头。处理的方法就是尽量保证乳头后分有足够的组织支撑。

三、药物性乳房肥大

药物诱发的乳房肥大被报道与 D 青霉素胺有关,它发生于青春期或成熟的乳房。虽然病因清楚,但发病机制不清。Desai 推测 D 青霉素胺影响性激素连接蛋白,从而使血液循环中游离雌激素水平升高,但对患者的月经功能没有影响。

Cumming 使用达那唑(具有弱孕激素、蛋白同化和抗孕激素作用)通过干扰乳腺实质的雌激素受体敏感性抑制乳腺的增长。Buckle 还将该药用于男性乳房肥大的治疗。

四、妊娠性乳房肥大

(一)病因和流行病学

妊娠性乳房肥大是一个非常少见的疾病,高加索白人妇女发病多见。目前病因不清楚,可能与激素的水平异常,组织的敏感性增高,自身免疫,恶性肿瘤等有关。文献报道认为与激素的变化有关,认为妊娠时,体内产生大量雌激素,同时,肝脏代谢功能的异常对雌激素的灭活能力下降可能是妊娠期乳房肥大的原因。

(二)临床表现

该病发生于妊娠开始的几个月,多为双侧发生,亦有单侧发生的报道。乳房的增大达正常的数倍,患者往往难以承受。乳房变硬,水肿,张力高,静脉怒张,可出现橘皮样变病征。由于乳房迅速增大,皮肤张力增高,造成血供不足,引起乳房皮肤溃疡,坏死,感染,和血肿发生。

(三)治疗

妊娠性乳房肥大是一个自限性疾病,多数不需治疗,一般在分娩后,乳房会缩小到正常乳房大小。因此建议这部分患者佩戴合适的乳罩,保持皮肤清洁。对于有严重疼痛症状,皮肤严重感染,坏死,溃疡无法控制者,可以采用缩小乳房手术或双侧乳房切除,行Ⅱ期乳房重建术。

(任大花)

第八节　男性乳房发育症

人类乳腺发生是从胚胎第 6 周或体长达 11.5 mm 时开始,先在躯干腹面两侧由外胚叶细胞增厚形成乳腺始基,然后转向腹侧,除在胸部继续发育外,他处萎缩消失。出生后 2～10 天,受母体与胎盘激素的影响,乳腺可以出现增大,甚至有类似母亲的初乳样乳汁泌出,但 2～3 周消失,乳腺转入静止状态,在性成熟以前,男女乳腺均保持此种静止状态。在性成熟开始时期,女性乳腺开始继续发育,男子乳腺终生保持婴儿时期的状态,如果男子乳房持续发育不退,体积较正常增大,甚至达到成年妇女的乳房体积,被称为男性乳房发育症(gynecomastia,GYN),又称男性乳腺增生症或男子女性型乳房。GYN 是男性乳房常见的病变之一,可发生于任何年龄组。

一、病因

GYN 可以分为生理性乳房肥大和病理性乳房肥大,其中,生理性乳房肥大可以细分为新生儿乳房肥大、青春期乳房肥大和老年乳房发育症,它的病因不明,多数人认为与内分泌的不平衡、雌/雄激素比例失调,以及乳腺组织对雌激素的高度敏感有关。病理性乳房肥大多是因为睾丸、肾上腺皮质、脑垂体、肝脏、肾脏等部位的病变引起内分泌激素的失调或与激素有关的改变有关。但是,临床上大多数患者并无明确病因,被认为是特发性疾病。

二、临床表现及分级标准

乳房增大为其特点。根据不同的病因,发育的乳房可以呈单侧增大、双侧对称性或不对称性增大。

GYN 的分级标准最常用的为 Simon's 分级标准：I级，轻度乳房增大，没有多余皮肤；ⅡA 级，中等程度的乳房增大，没有多余皮肤；ⅡB 级，中等程度的乳房增大，伴有多余皮肤；Ⅲ级，显著的乳房增大伴明显的多余皮肤，类似成年女性乳房。此外，按乳腺组织中乳腺实质与脂肪组织的比例分类，GYN 可分为以下 3 种：①增大的乳房以乳腺实质的增生为主；②增大的乳房以脂肪组织的增生为主，多见于肥胖的男性减肥后出现的乳房增大；③增大的乳房中乳腺实质和脂肪组织均有增生。

三、治疗

对男性乳房发育症的治疗，首先要查明原因，对症治疗。部分患者不经治疗，增大的乳房可以自行消退，如特发性男性乳房发育、青春期男性乳房肥大，无须特殊处理。由药物引起者，只要停药也可以随之消退。

（一）病因治疗

如已明确诊断，可除掉病因。营养缺乏引起者，可行补充营养的治疗。肝病引起的或各种内分泌紊乱所致者，可针对各种病因进行治疗。对肿瘤性男性乳房发育者，有效的肿瘤治疗才是关键。

（二）激素治疗

对于睾丸功能低下者可试用睾酮治疗，肌内注射丙酸睾酮，每周 2～3 次，每次 25～50 mg，或甲睾酮舌下含用，每次 10～15 mg，每天 2～3 次。但是，激素治疗对于乳房明显增大者不易使其乳房恢复原状。多数学者认为此疗法效果不肯定，而且易引起不良反应，主要是因为雄性激素在体内能够转化为雌激素，导致治疗失败，故不主张长期以此药为主的治疗。雌激素拮抗剂，如他莫昔芬对多数男性乳房肥大者有明显疗效，可以应用 10 mg，每天 1～2 次。

（三）男性乳房发育症的手术治疗

1.手术指征

多数患者通过性激素相关的药物治疗可以得到一定程度缓解，部分病例由于乳房较大、病期较长、药物治疗疗效不明显，以及肿大的乳房对患者造成了严重的心理负担，此类患者需要手术治疗。

男性乳房发育症的手术指征：①乳腺直径＞4 cm，持续 24 个月不消退者；②有症状者；③可疑恶性变者；④药物治疗无效者；⑤影响美观或患者恐惧癌症要求手术者。虽然多数青春期生理性男性乳房发育可自行消退，但部分患者随着病程的延长，增生腺体可被纤维组织和玻璃样变所替代，即使病因祛除或予以性激素相关药物治疗后发育乳房也不能完全消退，此类患者需要手术治疗。

2.传统手术方法

锐性切除法的切口多选择在乳晕内、乳晕周围、腋窝等瘢痕小而隐蔽的部位。但该法在手术后易出现皮下血肿、积液、乳头坏死及乳头感觉障碍等并发症。

手术切口的部位或方式：①放射状切口：在乳晕上以乳头为中心做放射状切口。②经腋窝切口：在腋顶做一长约 2 cm 的横行切口。此两种切口仅适合于乳房较小且无皮肤松弛的患者。③乳晕内半环形切口：在乳晕内设计乳头上方或乳头下方的半环形切口，具有暴露好、瘢痕小、可以去除多余皮肤等优点。④晕周（晕内）环形切口：在乳晕内或其周围做环形切口，用"剥苹果核"技术切除乳腺组织，仅在乳晕下保留一圆形乳腺组织，使乳头与胸壁相连，用剪刀同心圆修整多余的皮肤,重建乳房和胸壁外形。这种切口显露较好,去除乳腺组织彻底,较少发生乳头坏死等并发症,手术后瘢痕较小。⑤乳房双环形切口:乳房双环形切口线内环位于乳晕内,以乳头为中心作直径 2.0～3.0 cm 的环形切口;外环在乳晕外乳房皮肤上,与内环平行,内环和外环之间的距离根据乳房的大小而定,一般 1～5 cm。乳头乳晕真皮乳腺蒂位于乳头外上部,宽度为乳晕周径的 1/3～1/2,呈扇形,双环之间的部分应去表皮。术中除保留内环内的乳头、乳晕皮肤和0.8～1.0 cm 厚的乳头乳晕外上真皮乳腺蒂外,彻底切除乳腺组织,止血后在外环切口上对称性做多个小"V"形切口,对边缝合,或荷包缝合外环,缩小外环,并与内环缝合,重建新乳晕的边缘。该方法手术切除乳腺组织彻底,术后瘢痕小,乳头乳晕的血运和感觉保存好,胸部外形恢复好,适合于中重度的 GYN 患者。

除了传统的手术切除方法以外,目前,有部分学者采用内镜辅助治疗 GYN。此外,超声辅助吸脂技术也被用于治疗大多数的 GYN,但抽吸法能否去除乳腺实质尚存有争议。抽吸加锐性切除法是近年来国外比较流行的治疗方法。具体的方法有吸脂加偏心圆切口和吸脂加乳晕半环形切口乳腺组织切除法。但事实上,单纯吸脂术去除腺体不充分,术后复发率 35%,同时合用腺体锐性切除后,复发率明显降至 10% 以下。有学者比较了腺体切除、吸脂术和吸脂术联合腺体切除三种方法,认为联合方法最有效,美容效果最好。

3.腔镜手术治疗

男性乳腺发育的标准手术为乳腺单纯切除术,该术式通常会在乳房表面遗留较为明显的瘢痕,严重影响美观;另外,如果考虑美观因素行乳晕切口,该切口势必破坏部分乳头乳晕周围血管网,影响乳头乳晕血供,增加乳头乳晕坏死概率。由于以上缺陷,使得部分患者担心手术效果甚至拒绝手术,这种矛盾的心理状况,对患者的身心势必造成严重的伤害。因此,设计一种微创且美容效果满意的手术方式对于男性乳腺发育症具有重要意义。腔镜下的乳房皮下腺体切除在溶脂吸脂的基础上建立操作空间,可应用于各种程度的男性乳房,切除腺体的同时可避免乳房表面的切口瘢痕,有良好的美容效果。

(1)手术指征:对男性乳房发育症病例行腔镜下乳房皮下腺体切除手术选择标准:①术前彩超检查发现乳房内有明确的腺体成分;②乳房最大直径＞5 cm,Simon's 分级 ⅡB 级以上,持续1 年以上者;③术前检查未发现引起乳房发育的直接原因,或行抗雌激素药物及其他药物治疗3 个月以上无明显疗效;④乳房表面无手术或外伤引起的较大瘢痕。

(2)腔镜乳房皮下腺体切除术的麻醉及术前准备:术前准备无特殊要求,由于全腔镜下的乳房皮下切除需要用充气法建立操作空间,充气压力需要在 1.1 kPa(8 mmHg)以上才能形成足够的气压以维持空间需要,局麻下多数患者不能耐受。在进行良性肿瘤的切除过程中对切除腔隙的充气观察表明,多数患者在局麻下不能耐受 0.9 kPa(7 mmHg)以上的气压。因此全麻是腔镜下乳房皮下腺体切除最合适的麻醉方式。患者取仰卧位,患侧上肢外展,肩关节及肘关节各分别屈曲约 90°,并固定在头架上,调整手术台使手术侧抬高 15°～20°,可根据术中情况适当调整手术台倾斜度以利操作。

溶脂吸脂是乳房腔镜手术最重要的环节,充分的溶脂吸脂是建立足够的操作空间,完成手术的根本条件。手术开始前先用记号笔标记乳房的边界及手术入路,标出 Trocar 进入的位置。在腋窝、平乳头水平的外侧边缘及乳房外下分别取 0.5 cm 的切口 3 个,切口距乳房边缘约 2 cm,经此切口采用粗长穿刺针在乳房皮下及乳房后间隙均匀注入溶脂液 500～800 mL,良性疾病可适当按摩乳房,使溶脂液充分扩散,均匀分布。10～20 分钟后用带侧孔的金属吸引管(也可直接用刮宫用吸头)经乳房边缘外侧切口插入,接中心负压(压力为 0.03~0.08 mPa),在乳房皮下和乳房后间隙充分吸脂,皮下吸脂时要注意在乳房皮下和乳房后间隙吸脂时吸引头侧孔尽量朝向侧面或腺体方向,避免朝向皮肤和胸大肌表面,避免猛力或暴力吸刮,溶脂时间不足或过长均不利于充分抽吸脂肪。吸脂完成后可于腔镜下检查空间建立情况,如发现吸脂不够充分特别是在 Trocar 进入径路上空间建立不充分,可重复吸脂操作,直至达到形成满意的操作空间。充分的溶脂、吸脂可简化手术操作。溶脂不充分时会增加手术难度,延长手术时间。但是,过分的吸脂会导致术后胸壁塌陷,不利于美观。所以,在有利于操作的前提下,尽量保留脂肪也是必需的,手术医师要在两者之间寻求平衡。

(3)腔镜乳房皮下腺体切除术的手术步骤:经前述切口分别置入 3 个 5 mm Trocar,充入二氧化碳,建立操作空间,维持充气压力在 1.1~1.3 kPa(8~10 mmHg)。腋窝 Trocar 为腔镜观察孔,其他两个为操作孔;切除外下部分腺体时为方便操作,可换乳房外下 Trocar 作为腔镜观察孔。经充分吸脂后腺体表面只有 Cooper 韧带和乳头后方的大乳管及腺体与皮肤和乳头相连,而乳腺后间隙只有 Cooper 韧带与胸大肌筋膜相连,另腺体边缘尚与周围筋膜有部分连接。

手术时先将腔镜置入皮下间隙,进行腺体前方的操作,在腔镜监视下用电凝钩切断腺体与皮肤相连的 Cooper 韧带;为避免破坏乳晕皮下的血管网,保护乳头乳晕血供,游离皮瓣到乳头乳晕后方时对于初学者可改用超声刀操作,并于乳晕处以粗线缝合一针,以该缝线垂直向上牵引乳头乳晕,以超声刀分次切断乳头后方与腺体连接的乳管及腺体,全部完成腺体与皮肤及乳头乳晕的游离;对于能熟练应用微创电钩操作技术的术者可采用电钩完成全部操作。完成皮下间隙的分离切割后,继续进行乳腺后间隙的解离,将腔镜置于乳房外下缘皮下间隙,找到吸脂时建立的后间隙入口,采用电凝钩先切断部分乳房外下缘腺体与边缘组织附着处的筋膜,扩大后间隙入口,于腔镜监视下充分游离乳房后间隙,用电凝钩切断连接腺体后方与胸大肌筋膜的 Cooper 韧带及连接腺体边缘与周围筋膜的组织,直至完成全部腺体与周围组织之间的游离。术中如遇有较大血管时用电凝或超声刀止血。容易出血的部位主要是乳房内侧腺体边缘,尤其是第二肋间常有较大的肋间血管穿支,此处时采用电凝操作时需小心止血。

切除腺体后延长腋窝切口取出腺体,在乳房残腔内皮下放置引流管一根自乳房外下切口引出并固定。对于原乳房体积较大者,因腺体切除后乳房皮肤较松弛易导致乳头偏移,术后应适当调整位置,适度包扎固定乳头以避免其偏离正常位置,并使两侧对称。敷料包扎应暴露乳头、乳晕,以利于术后观察乳头乳晕血供情况。

(4)术后观察和处理:术后 24 小时内密切观察患者生命指征;引流管持续负压吸引,保持引流管通畅,定期观察并记录引流物的性质和引流量,引流量每天<10 mL 后拔除引流管。术后适当补液并维持水、电解质和酸碱代谢平衡,根据病情需要围术期适当给予抗生素及止血药。同时注意术后不同时期双侧乳房正侧位照相并作为资料留存。

术后较常见的并发症:皮下气肿、高碳酸血症、术后出血、皮瓣和乳头、乳晕坏死、皮下积液、乳头功能障碍。当采用二氧化碳充气方式建立操作空间时,气腔压力过大可能造成手术区以外的皮下气肿,严重时皮下气肿可发展到颈部甚至发生纵隔气肿压迫静脉。动物实验和临床手术实践表明,皮下二氧化碳充气压力保持在 1.1~1.3 kPa(8~10 mmHg)是安全的。手术时应随时注意充气压力以避免压力过高造成手术区以外的皮下气肿。良好的正压通气可保证体内过多的二氧化碳排出而不至于发生高碳酸血症。但目前乳腺腔镜手术仍需选择无严重心肺疾病、心肺功能正常患者,同时术中应常规监测,保持动脉血氧分压(PaO_2)及二氧化碳分压($PaCO_2$)等血气指标在正常范围,避免出现高碳酸血症。

术后出血是任何外科手术较常见的并发症。但由于腔镜皮下腺体切除术前应用了含肾上腺素的低渗盐水进行溶脂,术中主要采用电凝或超声刀操作,术中腔镜的放大作用也可及时发现并处理出血,避免遗漏活动性出血点。因此腔镜手术的术中出血量一般均少于常规手术,并很少出现术后出血的并发症。术后注意观察引流情况,如术后引流管内持续有鲜红血液渗出,并影响患者的血压时,应果断手术止血,可在原切口打开,插入腔镜,反复冲洗清除积血,找到出血点妥善止血。术后少量的出血可通过引流管注射肾上腺素盐水、加压包扎及止血等措施得到有效处理。

皮下全乳腺切除术后发生乳头、乳晕坏死常是因血运障碍引起。术中要特别注意保护真皮下血管网。因此对于良性疾病的腔镜皮下腺体切除时要尽量保留较厚的皮瓣,在处理乳头乳晕后方的大乳管时应避免用超声刀或电刀在高功率状态下长时间持续操作,以免引起乳头乳晕部位组织或血管网的势损伤。

单纯腔镜乳房皮下腺体切除后皮下积液少见,其发生与乳房体积过大,腺体切除后皮肤冗余形成皱褶,引流管无负压、堵塞或过早拔除,术野有小出血点持续出血等原因有关。当乳房体积过大,术后有皮肤冗余形成皱褶时,应于包扎时适当调整并固定皮肤位置,并可于皮下放置双引流管。彻底止血,术后确保引流管负压及通畅,选择适当时机拔引流管均可预防术后皮下积液。

(李玉杰)

第九节　乳腺良性肿瘤

乳腺是体表器官,表面覆盖皮肤、皮下脂肪,腺体本身由导管上皮、腺上皮、小叶间纤维组织及脂肪组织构成。其中任何一种组织都可能发生良性肿瘤。如皮肤乳头状瘤、皮脂腺腺瘤、皮下脂肪及小叶间脂肪发生的脂肪瘤、乳腺导管上皮或腺上皮增生引起导管内乳头状瘤及腺瘤、上皮组织和纤维组织同时增生形成的纤维腺瘤。这些乳腺良性肿瘤均是女性常见的肿瘤,据统计乳腺良性肿瘤的发生率仅次于乳腺增生症和乳腺癌,占第 3 位。

一、乳腺纤维腺瘤

乳腺纤维腺瘤是由纤维组织和上皮组织异常增生所致的良性肿瘤,是青年女性中最常见的乳腺良性肿瘤,约占乳腺良性肿瘤的 3/4,多发生在卵巢处于功能活跃时期的 20～35 岁青年女性,绝经后女性少见。

(一)病因及病理

乳腺纤维腺瘤的发生与机体雌激素水平过高及局部乳腺组织对内分泌激素(雌激素)反应过于敏感有关,故常伴有乳腺小叶的其他增生性变化。大体观察:肿瘤多呈圆形或椭圆形,有完整包膜。直径为 1～3 cm,也可大于 10 cm。表面光滑、结节状、中等硬度、质韧、与周围乳腺组织分界清楚。切面质地均匀,灰白或淡粉色,稍外突。当其上皮成分丰富时,切面呈淡粉红色,质地偏软;镜下观察:根据肿瘤中纤维组织和腺管结构之间的关系,一般将乳腺纤维腺瘤病理类型分为以下五型。①向管型(管内型):主要为腺管上皮下结缔组织增生形成的肿瘤,上皮下平滑肌组织也参与肿瘤的形成,但无弹性纤维成分。②围管型(管周型):病变主要为腺管周围弹力纤维层外的管周结缔组织增生,弹力纤维参与肿瘤形成,但无平滑肌成分,亦不成黏液变性。③混合型:同时存在向管型及围管型两种病变者。④囊性增生型:腺管上皮和上皮下或弹力层外结缔组织增生而形成。⑤分叶型:基本结构似向管型纤维腺瘤,上皮下纤维组织从多点突入高度扩张的管腔,但不完全充满,因此无论用肉眼观察及镜下检查均呈明显分叶状。

(二)临床表现

患者常无意中发现乳房肿块,无疼痛、压痛及乳头异常分泌物。肿块好发于乳腺外上象限。常为单发,亦有多发者。肿块多成圆形、卵圆形或扁形,表面光滑,质地坚韧,边界清楚,与表皮或胸肌无粘连,活动度大,触之有滑动感。腋下淋巴结无肿大。肿瘤增长速度很慢,数年或数十余年无变化。如果静止多年后肿瘤突然迅速增大,出现疼痛及腋窝淋巴结肿大,要高度怀疑恶变。根据肿瘤临床表现又可分为以下 3 种。①普通型纤维腺瘤:此型最多见,瘤体小,生长缓慢,一般在 3 cm 以下。可发生于乳腺各个部位,以外上象限为主。大多为单发,也可多发。②巨纤维腺瘤:此型多见于青春期和 40 岁以上女性。特点是生长迅速,短时间可占据整个乳房。肿块直径一般超过 5 cm,最大可达 20 cm,边界清,表面光滑,活动度良好,与表皮无粘连。乳房皮肤紧张,发红(见图 5-6)。③青春型纤维腺瘤:临床上较少见。发病于月经初潮前,在初潮后数月及 1～2 年瘤体迅速增大,约 1 年瘤体即可占满全乳房,肿块最大径为 1～13 cm。由于瘤体快速膨胀生长,使乳房皮肤高度紧张,致使乳房表浅静脉曲张,此体征易被误诊为恶性肿瘤。

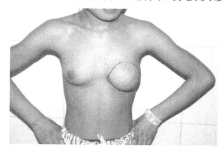

图 5-6 左乳巨纤维腺瘤

(三)诊断

有典型的临床表现,并结合辅助检查即可作出诊断。辅助检查主要如下。①乳腺彩超:瘤体多为圆形或卵圆形暗区,边界清晰,形态规则,包膜回声完整,呈均匀的中低回升。彩色多普勒表现为以周边性为主的血流信号,体积较大者,血流信号较丰富。频谱多普勒表现为 RI≤0.7 作为纤维腺瘤的诊断标准(见图 5-7)。②乳腺钼靶 X 线检查:X 线下肿块表现为等密度,边缘光滑,边界清楚的肿块,有时伴有良性钙化灶,但比较少见。③针吸细胞学检测:针感介于韧与脆之间,针吸细胞量较多。涂片常见 3 种成分:导管上皮细胞片段、裸核细胞和间质细胞片段,诊断符合率达 90%。

(四)鉴别诊断

1.乳腺囊性增生病

好发于 30～50 岁。表现为单侧或双侧乳腺腺体增厚,肿块以双侧多发者较为常见,可呈结节状、片状状或颗粒状。肿块常有明显压痛,双侧或单侧乳房疼痛,且与月经有明显关系。经前整个乳房常有胀感,经后可缓解。必要时可行有关辅助检查予以鉴别,如钼靶 X 线检查等。病理检查可确诊。

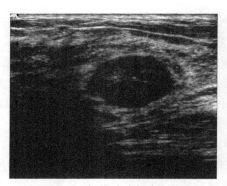

图 5-7　纤维腺瘤超声影像

2.乳腺癌

乳癌肿块可呈圆形、卵圆形或不规则形,质地较硬,表面欠光滑,活动度差,易与皮肤及周围组织发生粘连,肿块生长迅速,同侧腋窝淋巴结常有肿大。乳癌肿块介于 0.5～1.0 cm 时,临床酷似纤维腺瘤。如发现肿瘤与表皮或深部组织有部分粘连者,应首先考虑乳腺癌。必要时行针吸细胞学检查及病理检查可提供组织学证据进行鉴别。

3.乳腺囊肿

多见于绝经前后的中老年女性。乳腺囊肿的肿块较纤维腺瘤有囊性感,活动度不似纤维腺瘤那样大。此外,可行肿块穿刺予以鉴别,腺瘤为实性肿块,无液体,而囊肿则可抽出乳汁样或浆液性的液体。

(五)治疗

1.药物治疗

药物治疗纤维腺瘤效果不好。因此临床主张"一旦确诊,均应手术"的治疗原则。未婚女性一旦发现此病,应在婚前,至少妊娠前切除肿瘤。孕后发现肿瘤,可在妊娠 3～4 月时切除肿瘤。乳腺纤维腺瘤虽属良性肿瘤,但少数也有恶变可能,因此术后均应将切除的组织标本送病理检查,以明确肿块性质。

2.开放手术

多采用以乳头为中心的放射状切口,不致损伤乳管;切口应尽量小而美观,使愈合后的瘢痕能缩小到最小程度。当肿瘤位于乳晕旁时,可在乳晕边缘做一弧形切口。当肿瘤位置较深、较大或多发时,可在乳腺下方做弧形切口,经乳腺后间隙切除肿瘤。由于该病有时包膜不完整,应做包括肿瘤及其周围至少0.5 cm正常组织在内的局部切除术。

3.超声引导下 Mammotome 微创旋切术

适用于小于 2.5 cm 的乳腺良性肿物,以及病理性质不明、需要进行切除活检的乳房肿物。对可疑乳腺癌患者可进行活检,但应避免行肿块旋切手术。有出血倾向、血管瘤及糖尿病患者为手术的禁忌证。对于肿块较大且血流丰富及肿块位于乳晕且直径>2.5 cm 者,仍然选择外科手术传统切除。与传统手术相比,超声引导下的 Mammotome 微创旋切技术的优点:①精确定位,准确切除病灶。传统手术方式为凭手感盲切,Mammotome 微创旋切术在高频 B 超精确定位下完整切除病灶,其过程为实时监控,因此其精确度较高。②切口微小,美容效果好。传统开放手术,切口较多、术后瘢痕明显。Mammotome 微创旋切术手术切口只有 3～5 mm,无须缝合、不留瘢痕。而且同一侧乳房多个病灶,可以通过一个切口切除,避免了切开皮肤、皮下组织和正常腺体。组织损伤小,恢复快。

(六)预后

纤维腺瘤经手术切除,多可治愈。但由于致病的内分泌因素(雌激素)持续存在,少数患者在术后可在同侧或对侧乳房中复发。极个别患者可在原肿瘤切除的瘢痕处发生复发。如有多次复发者,应提高警惕,以免发生恶变。

二、乳腺导管内乳头状瘤

乳腺导管内乳头状瘤是发生于乳腺导管上皮的良性肿瘤,大多发生在乳晕下方的输乳管内,肉眼可见导管内壁有米粒大小的乳头状结节突入管腔。其瘤体较小,直径仅数毫米,带蒂及绒毛,瘤体血管丰富,易出血。根据其病灶的多少及发生部位可将其分为单发性、大导管内乳头状瘤和多发性、中小导管内乳头状瘤两种类型。前者源于输乳管的壶腹部内,多为单发,位于乳晕下区,恶变者较少见;后者源于乳腺的末梢导管,常为多发,位于乳腺的周边区,此类较易发生恶变。此病发生于青春期后任何年龄的女性,以经产妇多见,尤其多发于 40～50 岁妇女。本病有一定的恶变率。一般认为本病与雌激素的过度刺激有关。

(一)病理改变

1.大体形态

大导管内乳头状瘤类型的瘤体位于乳头或乳晕下的大导管,肿瘤直径一般为 0.5～1.0 cm,边界清楚,无纤维性包膜,多数为单发,少数可同时在几个大乳腺导管内发生,瘤体自导管腔内突出,由许多细小的树枝状或乳头状突起粘连在一起而形成"杨梅样"结节。结节常有粗细、长短不同的蒂,亦可无蒂。一般粗短的乳头状瘤纤维成分较多,切面呈灰白色,质韧。细长且顶端呈颗粒状鲜红的乳头状瘤,质脆,容易出血,易恶变。瘤体所在的部位导管扩张,内有浅黄色或咖啡的液体残留,有时可伴有黏液或血性液体。中小导管内乳头状瘤类型位于中小乳腺导管内,瘤体呈白色半透明小颗粒状,无蒂,附着于管壁上,质韧,上皮生长旺盛,属癌前病变,癌变率达 5%～10%。

2.组织形态

由导管上皮细胞及间质增生形成的乳头状肿物突入由扩张导管围成的腔内,在以纤维组织和血管构成乳头的轴心外覆盖 1～2 层柱状上皮细胞。根据乳头状瘤细胞分化的程度及间质细胞的多少,可将其分为以下 3 种类型。①纤维型管内乳头状瘤:其特点为乳头粗短,间质内纤维组织层丰富,乳头的表面被覆的多为立方上皮或柱状上皮,也可为上皮与肌上皮双层细胞。细胞排列整齐,分化良好,无异形性。由于瘤体内纤维组织成分较多,故称纤维型管内乳头状瘤,是临床上较为常见的一种。②腺型管内乳头状瘤:导管增生的上皮细胞构成细小的乳头,反复分支,相互吻合形成不规则的腺样结构,间质内纤维组织较少,常呈细条索状夹杂在上皮细胞之间。③移行型管内乳头状瘤:其特点为导管上皮高度增生,形成乳头,突入管腔。增生的上皮为立方或低柱状上皮细胞,细胞排列均匀一致,无异形性,排列类似移行上皮。

(二)临床表现

乳腺导管内乳头状瘤以间歇性、自主性乳头溢液为主要临床表现,溢液可为黄色、暗棕色或血性液体。也可在挤压乳晕区或乳头时,从乳头溢出液体。部分患者在乳晕下方可触及小结节,质地较软,可推动。绝大多数为单侧乳房发病。①单发性大导管内乳头状瘤:该类型肿瘤组织比较脆弱,血管丰富,导管内积血积液,轻微的挤压即可引起出血或分泌铁锈色液体,这是本病呈血性溢液的最常见的原因。在乳晕下或乳晕边缘部位能触及长约 1 cm 的索状肿块，或扪及枣核大小结节，本病常为间歇性自发溢液，或挤压、碰撞后溢液。多数患者以发现内衣上留下棕黄色的污迹而就诊。当肿瘤阻塞大导管时，可有乳头、乳晕区胀痛，并发现乳晕下或乳晕附近小肿块，一旦积血、积液排出后，肿块即变小或消失，疼痛缓解，该症状可反复出现，此类型恶变较少见。②多发性、中小导管内乳头状瘤：此类型源于末梢乳腺导管，是由于中小导管内的腺上皮增生而形成。乳头溢液较少见。此时患者多无特殊不适感。体检时，约 2/3 的患者不能触及肿块，仅在压迫乳晕区附近某处时，可见血液或浆液血性液从乳头相应乳管溢出。1/3 的患者可扪及乳晕区小肿块，1～2 cm 大小，圆形、质韧、光滑，活动度好，压迫该肿块时上述液体可溢出，随即肿块变小或消失。腋窝淋巴结通常不肿大。部分有溢液症状，溢液呈血样、黄色水样、咖啡样。本病恶变率可达 5％～10％，为癌前病变，诊断时应予以高度重视。

（三）诊断

在乳晕下方或周边扪及一小肿块或结节，轻压时有血性或浆液性液体溢出，即可作出诊断。如未能扪及肿块，以示指尖围绕乳头按压乳晕区，如见到乳头乳腺导管口有溢液，也可作出诊断。部分病例虽可触及结节，但按压时乳头无溢液。乳腺钼靶 X 线检查、乳腺导管造影可显示肿瘤所在部位及大小。乳腺导管内镜检查可以对乳管内乳头状病变作出明确诊断和定位，是乳头溢液病因诊断的有效方法。乳头溢液细胞学检查亦可明确诊断。凡发现乳头有血性溢液者，应先明确出血导管的部位和性质，再根据具体情况确定手术方案。术前准确定位是手术成功的关键。

（四）鉴别诊断

1.乳腺导管内乳头状癌

本病与乳腺导管内乳头状癌均可见到自发的、无痛性乳头血性溢液，均可扪及乳晕部肿块，且按压该肿块时可自乳管开口处溢出血性液体。由于两者的临床表现及形态学特征都非常相似，故两者的鉴别诊断十分困难。一般认为，乳腺导管内乳头状瘤的溢液可为血性，亦可为浆液血性或浆液性。而乳头状癌的溢液则以血性者为多见，且多为单侧单孔。乳头状瘤的肿块多位于乳晕区，质地较软，肿块一般不大于 1 cm，同侧腋窝淋巴结无肿大。而乳头状癌的肿块多位于乳晕区以外，质地硬，表面不光滑，活动度差，易与皮肤粘连，肿块一般大于 1 cm，同侧腋窝可见肿大的淋巴结。乳腺导管造影显示导管突然中断，断端呈光滑杯口状，近侧导管显示明显扩张，有时为圆形或卵圆形充盈缺损，导管柔软、光整者，多为导管内乳头状瘤；若发现断端不整齐，近侧导管轻度扩张、扭曲、排列紊乱、充盈缺损或完全性阻塞、导管失去自然柔软度而变得僵硬等情况时，则多为导管内癌。溢液涂片细胞学检查乳头状癌可找到癌细胞。最终确立诊断则以病理诊断为准，而且应做石蜡切片，避免因冰冻切片的局限性造成假阴性或假阳性结果。

2.乳腺导管扩张综合征

两者在溢液期均可以乳头溢液为主要症状，但导管扩张综合征常伴有先天性乳头凹陷，溢液多为双侧多孔，性状可呈水样、乳汁样、浆液样、脓血性或血性。乳头状瘤与导管扩张综合征在肿块期均可见到乳晕下肿块，但后者的肿块常较前者为大，且肿块形状不规则，质地硬韧，可与皮肤粘连，常发生红肿疼痛，后期可发生溃破和流脓。导管扩张综合征还可见患侧腋窝淋巴结肿大、压痛。乳腺导管造影显示导管突然中断，有规则的充盈缺损者，多为乳头状瘤。若较大导管呈明显扩张，导管粗细不均匀，失去正常规则的树枝状外形者，则多为导管扩张综合征。必要时可行肿块针吸细胞学检查或活组织病理检查。

（五）治疗

手术治疗是本病的首选治疗方法。通常认为乳管内乳头状瘤属良性,但 6%～8% 的病例可发生恶变,尤其对起源于小乳管的乳头状瘤应警惕其恶变的可能。故应在早期手术治疗。对单发的乳管内乳头状瘤应切除病变的乳管系统。术前需正确定位,可先循乳头溢血口插入细探针,尔后沿探针切开乳管,寻找肿瘤,予以切除;或可经探针注入少许亚甲蓝注射液,然后依染色所示的乳管分布范围和方向做腺体的楔形切除,切除部位包括病变乳管及其周围组织。年龄较大的患者,可考虑行患乳单纯切除。切除标本应送常规病理检查,如有恶变应施行乳腺癌根治术。对年龄较大、乳管上皮增生活跃或渐变者,可行单纯乳房切除术。

（六）预后

虽然导管内乳头状瘤是一种良性疾病,是否会发生恶变尚有争议,但临床确有发现,管内乳头状瘤无论发生于大、中、小导管内,都有一定的恶变概率。一般认为多发性导管乳头状瘤病理生物学特性倾向恶变,故称癌前病变,乳头状瘤癌变一般恶性度较低,生长缓慢,但因处理不当而致复发或转移,造成不良后果并不少见。因此,及早就诊、慎重采取治疗措施甚为重要。有少数患者,由于致病内环境存在,手术后仍可在其他导管内新生导管内乳头状瘤,应视为多发性而非原肿瘤复发。

三、乳腺其他良性肿瘤

（一）乳腺脂肪瘤

乳腺脂肪瘤同身体其他部位脂肪瘤一样,其肿块较软,边界清楚,生长缓慢无特殊不适,极少恶变。

1.临床表现

本病可发生于任何年龄,多见于 40～60 岁妇女,好发于脂肪丰富的肥大乳房内。本病发病率低,多为圆形、椭圆形,质地柔软,有分叶,直径多在 5 cm 以下,也有达 10 cm 者。根据肿瘤在乳房内位置不同分类:①乳房皮下脂肪瘤;②乳房内脂肪瘤;③乳腺外脂肪瘤。

2.病理改变

（1）大体所见:肿物质地软,有完整包膜,呈结节状或分叶状,形态不规则,多为圆形或椭圆形,瘤组织与正常乳腺内脂肪极为相似。其颜色较正常脂肪黄。脂肪瘤组织有包膜与乳房皮下脂肪组织及乳房脂肪小叶不同。

（2）镜下:瘤体由分化良好的成熟脂肪组织所构成。有时混有少许幼稚的脂肪细胞,细胞核小且位于细胞中央,细胞质内充有丰富的脂滴,瘤细胞间有少许纤维组织及小血管。根据肿瘤组织的所含成分,乳房脂肪瘤可分为乳腺单纯性脂肪瘤、乳腺内血管型脂肪瘤、乳腺纤维型脂肪瘤和乳腺腺脂肪瘤。

3.X 线表现

可行 X 线检查鉴别肿瘤的性质。恶性者,在肿块周围有毛刷状阴影出现,良性则无此现象。脂肪瘤的 X 线检查表现为边界清楚、密度较低的肿块阴影,呈圆形或卵圆形,也有呈分叶状的。有时病变位居皮下,其密度与脂肪组织相似,因此往往不能在 X 线片上显示。位居乳房内的脂肪瘤,可显示乳腺内占他性病变。边缘呈现薄层纤维脂肪包膜的透亮带,将邻近的乳腺条索状结缔组织推开,以此作为诊断参考。

4.治疗

乳房的脂肪瘤,与其他部位的脂肪瘤一样,为良性肿瘤,很少发生恶变,且生长缓慢,对机体的危害不大。若瘤体不大,无须处理。对于乳腺间脂肪瘤,因手术探查遇到本病可随即摘除。位于乳房后的脂肪瘤,如诊断清楚,瘤体又不大,不影响其乳房功能者,不必手术。而对瘤体较大,明显压迫周围组织,甚至影响乳腺功能者,或继发癌变者,以手术切除为原则。

(二)乳房血管瘤

乳房血管瘤发生在乳腺的很少,主要见于乳房皮肤或皮下,病变处皮肤呈青紫色,或皮肤正常少有隆起,以及皮肤的毛细血管样红色小结节。可单发也可多发,肿物大小、深浅不定,没有包膜,质地柔软有弹性可以压平。无明显症状。血管瘤大多数为先天性,生长缓慢,很少有恶变。病因与雌激素增高有关。发生在乳腺上的血管瘤,依其组织结构、形态特点可分为毛细血管瘤和海绵状血管瘤。根据临床症状和体征诊断本病不难。

1.乳房毛细血管型血管瘤

(1)临床表现:毛细血管型血管瘤又称莓状痣。是一种良性自限性病变,可发展为海绵状血管瘤。呈鲜红色,高出皮表,也可为紫红色或青紫色,界限清楚,表面为细颗粒状或皱襞状,压迫退色,生长缓慢。有报道其发病率为乳房疾病的 1.2% 左右。

(2)病理改变。①大体所见:血管瘤多发生在乳腺的真皮内,大小不定,表皮隆起,质地柔软无包膜,呈暗紫红色,切面暗红有血液渗出。②镜下所见:镜下见大量排列方向不一的细胞,在血管之间有少量的疏松纤维组织增生。

(3)治疗:毛细血管瘤是一种自限性病变,一般不需治疗,但要密切观察。如病变小还是以手术切除为最好,但幼儿时不宜手术。也可用 X 射线或低电压 X 射线超短距离照射,一般一次 2.58×10^{-2} C/kg,每周 2 次,$0.2 \sim 0.26$ C/kg 为 1 个疗程。放射性^{32}P 贴敷,1 个疗程成人可为 0.9 C/kg,必要时间隔 3 个月后再贴敷 1 次,均可收到明显效果。

2.乳房海绵状血管瘤

本病除在体表及四肢多见外,肝脏也可见到,乳房内则少见,常与乳房毛细血管瘤混合存在。

(1)临床表现:乳房海绵状血管瘤位于皮下,瘤组织软,多为稍隆起的圆形,边界不太清楚,状如海绵有压缩性。病变处表皮正常,对于表浅的海绵状血管瘤,可以透过皮肤看到蓝色团块状瘤,亦可呈青紫色,常与毛细血管瘤并存,构成混合性血管瘤。穿刺有血抽出,最大者可达 6 cm×8 cm,X 线检查偶尔见成人血管瘤内血管腔钙化。

(2)病理改变。①大体所见:海绵状血管瘤可见于乳腺皮下或深层组织。瘤组织大小不一,质地柔软。切面紫红色可见有大小不等的血管腔,管壁厚薄不均,内含较多的血液。②镜下特点:瘤组织由大小不等、形态不规则的血管构成。管腔内有较多的血液,管壁仅有一层内皮细胞,无平滑肌,血管间可见有不等量的纤维间隔。

(3)治疗。①治疗原则:因乳房血管瘤为良性肿瘤,可呈浸润性生长,但有的可停止生长或缩小,一些幼儿的血管瘤经过一段时间可以自行消退。故对婴幼儿,此病可以观察,不宜过早处理。血管瘤对放疗也很敏感,有些可以完全治愈,但对婴幼儿身体及乳腺都有损害,甚至乳腺终生不发育,故应慎重应用或不过早使用。海绵状血管瘤手术切除时,须小心谨慎逐一结扎外围血管以防出血过多。海绵状血管瘤须硬化治疗者,也宜在少年时为宜,但必须根据肿瘤生长状况而定。对生长迅速的血管瘤以尽早处理为宜,以手术切除为主。②具体方法。X 射线放射治疗:海绵状血管瘤对 X 射线颇为敏感,一般常用浅层 X 射线治疗机,每周照射 1～2 次,每次(1.29～2.58)×

10^{-2} C/kg,总量可达 0.2～0.26 C/kg,有条件者可用镭盒接触治疗。硬化剂:硬化剂注射,可用 5%～10%高渗盐水或 5%色肝油酸钠等,注入肿瘤下方及周围。切勿注入瘤内或上方,否则可引起破溃。剂量一般不超过 1.0 mL,每周 1 次,数次后可见效果。手术切除:手术治疗时要注意止血,术后效果良好,但在硬化后尽量少切乳房或部分切除乳房,也不行乳房全切以作为整形基础。

(三)乳房皮脂腺囊肿

乳腺皮脂腺囊肿是由于某些原因造成皮脂腺管闭塞,使皮脂不能泌出而淤积在皮脂腺内,并使其扩张成囊。皮脂腺囊肿可单发也可多发。常见于成人头面部、肩颈部,偶尔见于乳腺乳晕部皮内。临床上将本病和表皮囊肿统称皮脂腺囊肿,或称粉瘤。

1.临床表现

在乳房的乳晕皮内可见 1 个或数个高出皮面约 1 cm、直径 2 cm 大小的微隆起结节,一般呈圆形或椭圆形,与皮肤粘连甚紧,与皮下组织不粘连。肿物中等硬度,推之可动,边界清楚,有柔软感,无压痛,有时有感染症状。

2.病理改变

(1)大体所见:囊肿为灰白色圆形或椭圆形,表面光滑,包膜完整,切面为实性,内容物为油脂状,囊壁菲薄。

(2)镜下特点:囊肿壁由鳞状上皮细胞组成,没有细胞间桥,也没有角化,不分层。囊壁周围可见发育成熟的皮脂腺,囊内可见破碎的皮脂腺细胞。

3.治疗

包括囊壁在内的完整切除是其根治方法。如有感染,可在感染控制后再行切除,如囊壁残留还会复发。

(四)乳房表皮囊肿

乳房表皮囊肿常见,与乳房皮脂腺囊肿不易区分,无明显的临床症状和体征。

1.病因

(1)外伤时将表皮种植于真皮内。

(2)皮脂腺囊肿的鳞状上皮过度增生形成,及皮脂腺细胞萎缩后而形成。

(3)皮肤附件中较为原始的上皮细胞长出。

2.临床表现

在乳房皮肤表面可见隆起皮肤的肿物,多呈椭圆形,界限明显,不与深层组织粘连,一般情况下无明显临床症状。触诊时,可于皮下或皮内触及 1 个或数个较硬的,明显隆起的肿物,表皮无改变。如合并感染,局部皮肤红肿甚至化脓。

3.病理改变

(1)大体所见:囊肿为圆形或椭圆形肿物,灰白色,表面光滑,包膜完整。切面可见囊内充满灰色或灰白色豆腐渣样物,或银灰色鳞片状物,有时可见钙盐沉着。

(2)镜下所见:囊壁由鳞状上皮所组成,最外层为基底层,依次向内,最内层为角化细胞层。囊内角化物 HE 染色为一致性粉红色物,有时可伴有异物巨细胞和胆固醇结晶。

4.治疗和预后

治疗原则同皮脂腺囊肿。手术切除后可获痊愈。手术时未能将囊壁完整切除,术后有复发的可能。

(五)乳房平滑肌瘤

乳腺的平滑肌瘤来源于乳腺的平滑肌组织。可见于乳头、乳晕区内的平滑肌及腺内血管平滑肌组织。乳腺平滑肌瘤生长缓慢,可对瘤周围组织产生压迫,阻碍乳腺的正常功能。如果生长迅速者,应考虑平滑肌瘤恶变或是平滑肌肉瘤。发生于乳腺上的平滑肌瘤可分为乳头平滑肌瘤和乳腺平滑肌瘤。乳腺平滑肌瘤又可分为3型,即浅表型、血管型和腺型。浅表型平滑肌瘤来自乳腺区真皮内的平滑肌;血管型平滑肌瘤来源于乳腺本身血管壁上的平滑肌;腺型平滑肌瘤来自深层血管的平滑肌,也可能来源于管周平滑肌。

1.乳头平滑肌瘤

源自乳头的平滑肌细胞(乳头及乳晕处无皮下组织,而主要是平滑肌构成)。一般肿物不超过1 cm。发病年龄为20～40岁女性,多数单发,偶尔见多发者。

(1)临床表现:肿物位于乳头内,直径一般不大于1 cm。触之较硬,富于弹性,活动性差,时而疼痛,生长缓慢,可有局部压迫症状,如在哺乳期可影响哺乳,肿瘤压迫乳管使乳汁流出不畅。可继发乳腺炎,使乳腺出现红肿、疼痛等炎性表现。

(2)病理改变。①大体所见:乳头内有平滑肌瘤生长,使其肿胀增粗,触之呈结节状,质地坚实,体积不大,直径一般均小于1.0 cm,切面隆起,呈灰红色。如果瘤内含纤维成分增多则呈乳白色,包膜可有可无。②镜下所见:平滑肌瘤由分化比较成熟的平滑肌细胞所构成。瘤细胞呈长梭形、胞质丰富、红染,边界清楚。细胞核呈杆状,两端钝圆,位于细胞中央,少见或不见核分裂。瘤细胞排列成束状或编织状,有时可见瘤细胞呈栅栏状排列,间质为少量的纤维组织。

2.乳腺内平滑肌瘤

(1)临床表现:乳腺内平滑肌瘤罕见,有些特点与乳头平滑肌瘤相似,不同的是它可以发生在乳头以外的乳腺任何部位,呈圆形或椭圆形,有时扁平,直径为0.5～2.5 cm,生长缓慢,无疼痛。由于生长部位及来源和结构不同,可分为三型:①浅表型平滑肌瘤:本瘤发生于乳晕区真皮内,与皮下组织无关,皮肤包膜隆起呈结节状,大量分化良好的平滑肌细胞呈编织状排列。②血管型平滑肌瘤:起源于乳腺血管平滑肌细胞,肿瘤边界清楚,有完整包膜,间质略软,大小不超过2.5 cm。③腺样型平滑肌瘤:此型肿瘤由平滑肌细胞和上皮细胞构成,肿瘤大小不定,一般直径在3 cm以下。

(2)诊断:乳腺内平滑肌瘤少见,早期患者无症状,瘤组织生长缓慢,多见于乳头、乳晕区。1个或数个1～3 cm大小的圆形或椭圆形肿块,质地硬韧,有弹性,周界清楚。由于肿瘤呈膨胀性生长,压迫乳腺导管,使乳汁潴留可继发乳腺炎。少数患者主诉乳腺有阵痛。①表浅型平滑肌瘤:肿瘤生长在乳头内,使乳头变粗变硬。瘤细胞呈梭形,胞质丰富而红染,核呈杆棒状,平直而两端钝圆,位于细胞中央。②血管型平滑肌瘤:瘤组织由平滑肌和厚壁的血管构成。血管大小不等。③腺型平滑肌瘤:肿瘤较大,直径可达3 cm,在乳腺皮下较深处。肿瘤由平滑肌和腺胞或腺上皮细胞所构成。

(3)X线检查:可见有边界清楚、整齐、锐利、瘤体直径为1～3 cm的高密度阴影区。

(4)需与平滑肌肉瘤和皮肤纤维瘤相鉴别。

平滑肌瘤与平滑肌肉瘤相鉴别:①平滑肌肉瘤一般体积较大,无完整包膜,侵犯周围组织,切面呈鱼肉状。②平滑肌肉瘤的瘤细胞间变明显,每高倍视野可见1个以上核分裂。平滑肌瘤几乎不见核分裂现象。③平滑肌肉瘤可发生转移,术后易复发。

平滑肌瘤与皮肤纤维瘤相鉴别:①皮肤纤维瘤细胞界限不清,常见胶原成纤维细胞。②皮肤纤维瘤细胞核两端尖锐呈枣核状。③Masson 染色,胶原纤维染成绿色,平滑肌细胞呈红色。vangison 染色,纤维组织呈红色,而平滑肌细胞呈黄色。

(5)治疗:乳腺的平滑肌瘤是良性肿瘤,手术切除预后良好。如果瘤体较大,生长迅速,疼痛加剧,说明有恶变的可能,则应及早做乳腺单纯切除或区段切除。平滑肌瘤恶变最重要的指征是瘤细胞的核分裂数量,对决定其良、恶性有极为重要的意义。一般认为高倍视野(×400)能找到一个肯定的病理性核分裂,即可作出低度恶性的诊断;如果查到 5～25 个核分裂,可以认为是中度恶性平滑肌瘤;若 25 个以上核分裂,可定为高度恶性肿瘤。

(六)乳房神经纤维瘤

乳腺神经纤维瘤是周围神经发生的一种良性肿瘤,发生在乳腺组织不常见。发生在乳腺皮肤或皮下的神经纤维瘤,有一大部分是神经纤维瘤病。

1.临床表现

任何年龄均可发生,乳腺的神经纤维瘤常位于乳晕区附近的皮下组织中,呈圆形或椭圆形结节状。境界清楚,活动性好,一般仅为 1～2 cm。可有压痛,偶尔有放射样痛,很少恶变。常为多发,也可单发。

2.病理改变

(1)大体所见:①神经纤维瘤一般坚实,富有弹性。切面观:灰白色,细嫩,实性,肿瘤血管丰富。②神经鞘瘤呈球形或圆形,表面光滑,包膜完整,切面为灰黄色、黄白色或灰褐色、半透明、细嫩脆弱的质块。

(2)镜下特点:①神经纤维瘤的瘤细胞呈长棱形,细胞核细长或椭圆,胞质呈丝状伸出,相互连接成疏松旋涡状或波浪状或细网状无核分裂象。②神经鞘瘤:瘤细胞呈长横形,细胞质浅染边缘不清,瘤细胞往往呈行排列,似波浪状、旋涡状、细胞核呈棱形或椭圆形,有些核在同一水平线上,排列呈栅栏状。

3.诊断

乳腺神经纤维瘤多见于女性,生长缓慢,早期无自觉症状,肿瘤常位于乳晕区或附近的皮下组织中。触诊时可触及一个或数个直径不大于 3 cm 质稍软的肿块。边界清楚,可有压痛或阵发性疼痛,偶尔也会有放射样疼痛。而神经纤维瘤病可在表皮出现大小不一的咖啡牛奶斑,也可出现神经纤维瘤结节隆起于皮肤,质较硬,直径为 1～2 cm,可单发也可多发,后期可有疼痛。

4.鉴别诊断

(1)与神经纤维肉瘤相鉴别:如果切除后复发,肿瘤细胞丰富,有明显间变,核分裂多见,则是神经纤维肉瘤。

(2)与神经鞘瘤相鉴别:神经纤维瘤无包膜、神经鞘瘤可有完整的包膜。神经鞘瘤内血管扩张,管壁增厚,可放射透明变性,而神经纤维瘤内血管很少。

5.治疗

对肿瘤体积较小者可行完整切除,一次治愈。如果肿瘤体积较大,与周围组织粘连,特别是神经纤维瘤无完整包膜,与周围组织的界限不清,连同肿物周围的部分乳腺组织一并切除是主要治疗原则,术后很少复发。

(七)乳腺错构瘤

乳腺错构瘤是一种由乳腺组织、脂肪组织、纤维组织混合在一起的乳房良性肿瘤。以乳房肿块为临床特点,多见于 35～45 岁的妇女,很少恶变。手术切除可达治疗目的。

1.病因及病理改变

有学者认为本病的发生与妊娠和哺乳等激素变化有一定关系,且认为是发生本病的主要因素。从发病机制上看,是由于乳腺内的正常组织错乱组合,即由残留的乳腺管胚芽及纤维脂肪组织异常发育而构成瘤样畸形生长。

病理可分3个类型。①以乳腺的小叶为主者:腺性错构瘤。②以脂肪组织成分为主者:脂肪性结构瘤。③以纤维组织为主者:纤维性错构瘤。

(1)大体所见:首先乳腺错构瘤具有包膜,切面见脂肪和纤维成分混合存在的病灶脂肪组织特别丰富,肉眼观察类似脂肪瘤。

(2)镜下所见:显微镜下根据见到发育良好的乳腺小叶或有异常增生的乳腺组织病灶,导管和小叶结构常有不同程度的改变,但仍清晰可见。另外,同时又有成熟的脂肪组织和纤维组织,3种成分不同比例混合存在,即是确诊本病的组织学依据。如缺乏对该病的认识,未重视观察包膜或因取材不当,在切片上仅看到类似增生的乳腺小叶,可伴导管扩张,易误诊为小叶增生性腺病;仅看到脂肪组织时,易误诊为脂肪瘤;看到小叶增生紊乱伴固有纤维组织增生未注意其他成分时,易误诊为纤维腺瘤。乳腺错构瘤以脂肪组织为主时,要注意从切面呈星芒状灰白色区取材,找到少量腺体方可确诊。以腺纤维组织为主时,虽然乳腺小叶增生紊乱,与纤维瘤相似,但仔细观察其仍具有小叶结构并有少量脂肪成分时,即可确诊。该瘤中导管上皮可有增生,或伴导管扩张,长期带瘤者,腺导管上皮增生能否癌变有待进一步观察。

2.临床表现

(1)发病年龄:本病多发生在中青年妇女,目前未见有男性发病的报道。多发生在25～35岁,也有文献报道在32～42岁多发病,另有文献报道在绝经后妇女常见。

(2)临床特点:本病最突出表现为,乳房无任何不适的、圆形或椭圆形、质地柔软、边界清楚、活动度大的肿物。常在无意中发现,直径多在2～8 cm。

3.辅助检查

X线检查:在X线检查上可见肿物处乳腺组织密度增高,瘤体的结构和形态清晰,呈圆形或椭圆形,边缘光滑。界限清晰,肿物密度不均,外有紧密的包裹,乳腺组织失去指向乳头的三角形结构,瘤体将正常的乳腺组织推向一边。X线检查呈现密度不均的低密度区是本病的特点。

4.临床诊断

(1)无明显症状:无明显症状的乳房肿块,圆形或椭圆形,软硬不均,活动度大,无粘连,同时也可触及表面凸凹不平、软硬不均的肿块,乳头无溢液,腋下无肿大的淋巴结。

(2)X射线特点:瘤体结构和形状清晰,呈圆形或椭圆形,边缘光滑,界限清楚,肿物密度不均是其特点。

5.治疗

本病是良性肿瘤,药物治疗及放疗无效。手术切除肿物是该病治疗的首选方法。切除肿物应严格止血,术后可不放引流条,均可一期缝合。所要提及的是,应根据肿瘤位置及患者年龄选择不同的既能方便切除肿块又能使乳房外形不破坏的切口。切口可为放射状或弧形状。

6.预后

乳腺错构瘤为良性肿瘤,手术后无复发也不影响乳房的功能。

(八)乳房汗腺肌上皮瘤

本病为皮内孤立性肿瘤,偶尔为多发。可发生在乳房任何部位的皮肤上,瘤体质坚硬,表面皮肤正常,或轻微发红,直径多为 0.5～2 cm,往往易误诊为乳腺癌。该病的组织学检查,可见肿瘤为包膜完整的界限清楚的实体瘤,其肿瘤的大多数细胞为肌上皮细胞,排列成带状或团块状,多位于边缘部分,可呈现不规则增生,向周围基质突入。其次为分泌细胞,位居中央,排列成团,细胞团块中间出现小管腔,有时肿瘤呈小叶结构。小叶中间有管腔,腔壁为分泌细胞,其余多为肌上皮细胞,此瘤位于皮内,易与癌区别。该病行局部病变切除,即可达治疗目的。

(九)乳头的乳头状瘤

乳头的乳头状瘤很少见。是乳头表皮鳞状上皮细胞呈乳头样增生,多个增生的乳头状物聚积在一起,看起来似菜花状,与乳腺鳞状细胞癌相似。

1.临床表现

成年女性的乳头表面,可见凸凹不平的暗棕色状或菜花状肿物,单个或多个,呈丛状,长期存在,生长缓慢,无特殊不适。

2.病理改变

(1)大体所见:鳞状细胞增生成乳头状,构成本病的主体。

(2)镜下所见:由纤维和脉管所组成的中轴,外被鳞状上皮细胞,可发生过度角化,胞质略呈碱性,细胞核深染。瘤体的基底部几乎在一个平面上,不向深层发展。

3.鉴别诊断

与乳头的鳞状细胞癌鉴别见表 5-1。

表 5-1 乳头状瘤与鳞状细胞癌的鉴别要点

鉴别点	乳头状瘤	鳞状细胞癌
上皮角化	无	不全角化
细胞间变	似正常鳞状上皮细胞	明显
上皮顶突	顶突平,不成杆状	成杆状,伸入生长密集不规则
核分裂	无或少	棘细胞层核分裂多
间质	无上皮细胞	鳞状癌细胞散入间质
脉管侵犯	无	有

4.治疗

本病的根治性措施是手术,非手术治疗不能彻底治愈,术后预后好,不复发。

(十)乳房淋巴管瘤

发生于乳房的淋巴管瘤甚为少见,大多数为先天性。胚胎时遗留下来的淋巴管组织,后天生长成良性肿瘤。初期淋巴管可以发生扩张,一段为 1～3 cm 大小,念珠状小球囊内含淋巴液。生长在乳腺真皮内的淋巴管瘤与周围组织边界不清、大小不定、质地柔软、无包膜、生长缓慢或停止生长。

根据淋巴管瘤的特征可分为单纯性淋巴管瘤(又称毛细淋巴管瘤)、海绵状淋巴管瘤、囊性淋巴管瘤(又称囊性水瘤)、混合型淋巴管瘤。

1.病理改变

(1)大体所见:①单纯性淋巴管瘤发生在真皮表面,呈疣状小颗粒。②海绵状淋巴管瘤可隆出于皮肤表面形成畸形,切面见有许多小囊腔状似海绵。③囊状淋巴管瘤,由多房性的囊腔构成,体积较大,不能压缩。

（2）镜下所见：①淋巴管瘤组织由许多管腔大小不等、管壁薄厚不一的淋巴管构成，其腔内含有淋巴液。②毛细淋巴管瘤，腔隙小，肿瘤位于真皮的上部。③海绵状淋巴管瘤，由大而薄的淋巴管及丰富的纤维间质构成。④囊性淋巴管瘤，多位于真皮的深部，可有大的囊腔，囊壁较厚，含有胶原，有时还可见断续的平滑肌。

2.治疗

淋巴管瘤并非无害，可以生长很大，造成畸形。也可发生感染、破溃、肿胀等。单纯性淋巴管瘤，可用冷冻疗法（液氮）或用激光治疗。对 X 射线也比较敏感。其余两型对射线不敏感，应进行手术治疗。海绵状淋巴管瘤切除范围应大（包括一部分正常组织在内），否则易于复发。

（十一）乳房骨瘤

骨瘤是骨组织常发生的一种良性肿瘤，发生于乳腺内罕见。一般患者于无意中发现乳房内有坚硬的肿块，体积不大。可以活动，界限清楚，表面光滑，不痛，生长缓慢。X 线检查显示乳内肿块为不与骨连接的骨组织。

1.病理改变

（1）大体所见：瘤组织为椭圆形或结节状、包灰白、质坚硬、表面光滑如骨组织。

（2）镜下所见：骨外膜可分为 2 层，外层为致密的胶原纤维，内层纤维少，细胞多。在骨膜小梁周围可见少数成骨细胞和小血管。在骨松质内有数量不等、粗细不均、排列紊乱的成熟板状骨小梁，但无哈氏系统。

2.治疗及预后

乳腺骨瘤是良性肿瘤。由于生长缓慢或停止生长，对身体无明显危害。对体积小或对乳腺功能无影响者，可以不必治疗。

（十二）乳腺颗粒细胞瘤

乳腺颗粒细脑瘤又称作颗粒细胞肌母细胞瘤。好发全身各部位，尤其舌部居多，占全部病例的 1/3，发生在乳房者占全部病例的 5%。其他部位如皮下、软组织、子宫、胃肠道等多处都有不同程度的发生。有文献报道至今不足 1 000 例。发病年龄年轻于乳腺癌，为 20～50 岁，女性多于男性。近年来经过组织培养、组织化学和电子显微镜观察研究证明，是来自神经鞘的施万细胞。乳腺的颗粒细胞瘤是源自乳腺区的软组织，而不是来自乳腺本身。

1.临床表现

临床症状不明显，多在无意中发现乳腺皮下肿物。多见于乳腺的内上象限。触诊时可触及 0.5～2.0 cm 质硬、圆形、较固定的无痛性结节。受累皮肤下陷，易与乳腺癌相混淆。

2.病理改变

（1）大体所见：乳腺部的颗粒细胞瘤，直径一般不超过 2 cm，无包膜或有假包膜，与周围组织界限不清。切面观为均质，呈浅黄色或灰白色，分叶状，中心有条索状结构，质地较硬，有时可见受累区皮肤凹陷，常误诊为癌。

（2）镜下特点：瘤细胞体积较大，呈多边形、椭圆形或圆形。通常边界清楚，胞质丰富，并有均匀分布的嗜伊红颗粒。PAS 染色颗粒呈阳性反应。细胞核较小呈圆形或椭圆形，较一致。着色或深或浅，可有 1～2 个核仁，核分裂象很少。常见瘤细胞与外围神经密切相关，常围绕神经鞘或在神经鞘内生长。排列紧密的瘤细胞，被结缔组织分割成大小不一的巢状、条索状。受累皮肤出现鳞状上皮假瘤样增生，并伴在角化过度及角珠形成。易诊为高分化鳞状细胞癌。尤其冰冻切片时要注意与浸润性乳癌鉴别，此两点应引起注意。

（3）电镜所见：肿瘤细胞内有丰富颗粒，表现为界膜状的自噬空泡，空泡内充满颗粒，同时可见髓质样物质及线粒体，粗面内质网及微丝，胞质内颗粒 PAS 阳性。免疫组化：S-100 阳性。

3.诊断与鉴别诊断

无任何症状的乳腺上出现的质地坚实，呈结节状或分叶状肿物。一般不超过 2 cm 的肿块，界限不清，较为固定。大多为孤立性结节。组织学所见：瘤细胞较大，呈多边形或椭圆形，胞质内均匀分布着 PAS 染色阳性颗粒。瘤细胞与外围神经密切相关。

本病应与恶性颗粒细胞瘤相鉴别。恶性颗粒细胞瘤，尤其临床表现为恶性，组织学所见似良性者，与本瘤很相似。只是细胞核略有增大，核分裂偶见。瘤体积较大，可超过 5 cm。鉴别诊断对本瘤来说更要密切结合临床，以免做出错误诊断。

4.治疗

乳腺颗粒细胞瘤为良性肿瘤，仅行肿块切除或乳房区段切除后不复发不转移，可一次性治愈。对临床上有转移、浸润生长怀疑恶性者，可根据具体情况按恶性肿瘤处理。

（1）乳腺颗粒细胞瘤，不是发生于乳腺本身，而是发生于乳腺邻近的软组织。

（2）乳腺颗粒细胞瘤良、恶性有时不易鉴别。病理改变呈良性肿瘤特性，而临床上有侵犯、转移等恶性肿瘤的特征，应按恶性肿瘤处理。

（3）良性乳腺颗粒细胞瘤，只做肿物切除或区段切除即达目的，术后不复发不转移。

（李玉杰）

第十节　乳　腺　癌

乳腺癌是女性常见的恶性肿瘤之一，发病率位居女性恶性肿瘤的首位。发病原因不明，雌激素为主的内分泌激素与乳腺癌的发病密切相关。目前，通过采用综合治疗手段，乳腺癌已成为预后较好的实体肿瘤之一。

一、病因

乳腺癌的病因尚不清楚。乳腺是多种内分泌激素的靶器官，如雌激素、孕激素及泌乳素等，其中雌酮及雌二醇对乳腺癌的发病有直接关系。20 岁前本病少见，20 岁以后发病率迅速上升，45～50 岁发病率较高，绝经后发病率继续上升，可能与年老者雌酮含量提高相关。月经初潮年龄早、绝经年龄晚、不孕及初次足月产的年龄与乳腺癌发病均有关。一级亲属中有乳腺癌病史者，发病危险性是普通人群的 2～3 倍。乳腺良性疾病与乳腺癌的关系尚有争论，多数认为乳腺小叶有上皮高度增生或不典型增生者可能与乳腺癌发病有关。另外，营养过剩、肥胖、脂肪饮食，可加强或延长雌激素对乳腺上皮细胞的刺激，从而增加发病机会。北美、北欧地区乳腺癌发病率约为亚、非、拉美地区的 4 倍，而低发地区居民移居至高发地区后，第二、三代移民的乳腺癌发病率逐渐升高，提示环境因素及生活方式与乳腺癌的发病有一定关系。

二、病理类型

乳腺癌有多种分型方法，目前国内多采用以下病理分型。①非浸润性癌：包括导管内癌（癌细胞未突破导管壁基底膜）、小叶原位癌（癌细胞未突破末梢乳管或腺泡基底膜）及乳头湿疹样乳腺癌。此型属早期，预后较好。②早期浸润性癌：早期浸润是指癌的浸润成分＜10％。包括早期浸润性导管癌（癌细胞突破管壁基底膜开始向间质浸润）、早期浸润性小叶癌（癌细胞突破末梢乳管或腺泡基底膜开始向间质浸润，但仍局限于小叶内）。此型仍属早期，预后较好。③浸润性特殊癌：包括乳头状癌、髓样癌（伴大量淋巴细胞浸润）、小管癌（高分化腺癌）、腺样囊性癌、黏液腺癌、大汗腺样癌、鳞状细胞癌等。此型分化一般较高，预后尚好。④浸润性非特殊癌：包括浸润性小叶癌、浸润性导管癌、硬癌、髓样癌（无大量淋巴细胞浸润）、单纯癌、腺癌等。此型一般分化低，预后较上述类型差，且是乳腺癌中最常见的类型，占80％，但判断预后尚需结合疾病分期等因素。⑤其他罕见癌。

三、转移途径

（一）局部扩展

癌细胞沿导管或筋膜间隙蔓延，继而侵及 Cooper 韧带和皮肤。

（二）淋巴转移

主要途径有：①癌细胞经胸大肌外侧缘淋巴管侵入同侧腋窝淋巴结，然后侵入锁骨下淋巴结以至锁骨上淋巴结，进而可经胸导管（左）或右淋巴管侵入静脉血流而向远处转移；②癌细胞向内侧淋巴管，沿着乳内血管的肋间穿支引流到胸骨旁淋巴结，继而达到锁骨上淋巴结，并可通过同样途径侵入血流。一般第一条途径为多数，根据我国各地乳腺癌扩大根治术后病理检查结果，腋窝淋巴结转移约60％，胸骨旁淋巴结转移率为20％～30％。后者原发灶大多数在乳房内侧和中央区。癌细胞也可通过逆行途径转移到对侧腋窝或腹股沟淋巴结。

（三）血运转移

以往认为血运转移多发生在晚期，而这一概念已被否定，因为现在一致认为乳腺癌是一个全身性疾病。研究发现有些早期乳腺癌已有血运转移。癌细胞可经淋巴途径进入静脉，也可直接侵入血液循环而致远处转移。最常见的远处转移依次为肺、骨、肝。

四、临床表现

早期乳腺癌不具备典型症状和体征，不易引起患者重视，常通过体检或乳腺癌筛查发现。

（一）临床症状、体征

1.乳腺肿块

80％的乳腺癌患者以乳腺肿块首诊。患者常无意中发现肿块，多为单发，质硬，边缘不规则，表面欠光滑。大多数乳腺癌为无痛性肿块，仅少数伴有不同程度的隐痛或刺痛。

2.乳头溢液

非妊娠期从乳头流出血液、浆液、乳汁、脓液，或停止哺乳半年以上仍有乳汁流出者，称为乳头溢液。引起乳头溢液的原因很多，常见的疾病有导管内乳头状瘤、乳腺增生、乳腺导管扩张症和乳腺癌。单侧单孔的血性溢液应进一步检查，若伴有乳腺肿块更应重视。

3.皮肤改变

乳腺癌引起皮肤改变可出现多种体征，最常见的是肿瘤侵犯 Cooper 韧带后与皮肤粘连，出现"酒窝征"。若癌细胞阻塞了淋巴管，则会出现"橘皮样改变"。乳腺癌晚期，癌细胞沿淋巴管、腺管或纤维组织浸润到皮内并生长，形成"皮肤卫星结节"。

4.乳头、乳晕异常

肿瘤位于或接近乳头深部,可引起乳头回缩。肿瘤距乳头较远,乳腺内的大导管受到侵犯而短缩时,也可引起乳头回缩或抬高。乳头湿疹样癌,即乳头 Paget 病,表现为乳头皮肤瘙痒、糜烂、破溃、结痂、脱屑,伴灼痛,至乳头回缩。

5.腋窝淋巴结肿大

隐匿性乳腺癌乳腺体检摸不到肿块,常以腋窝淋巴结肿大为首发症状。医院收治的乳腺癌患者 1/3 以上有腋窝淋巴结转移。初期可出现同侧腋窝淋巴结肿大,肿大的淋巴结质硬、散在、可推动。随着病情发展,淋巴结逐渐融合,并与皮肤和周围组织粘连、固定。晚期可在锁骨上和对侧腋窝摸到转移的淋巴结。

(二)乳腺触诊

(1)方法:遵循先视诊后触诊,先健侧后患侧的原则。触诊时应采用手指指腹侧,按一定顺序,不遗漏乳头、乳晕区及腋窝部位,可双手结合。

(2)大多数乳腺癌触诊时可以触到肿块,查体时应重视乳腺局部腺体增厚变硬、乳头糜烂、乳头溢液,以及乳头轻度回缩、乳房皮肤轻度凹陷等,必要时可活检行细胞学诊断。

五、诊断

详细询问病史及临床检查后,大多数乳房肿块可得出诊断。但乳腺组织在不同年龄及月经周期中可出现多种变化,因而应注意查体方法及检查时距月经期的时间。乳腺有明确的肿块时诊断一般不困难,但不能忽视一些早期乳腺癌的体征,如局部乳腺腺体增厚、乳头溢液、乳头糜烂、局部皮肤内陷等,以及对有高危因素的妇女,可应用一些辅助检查。诊断时应与下列疾病鉴别。

(一)纤维腺瘤

常见于青年妇女,肿瘤大多为圆形或椭圆形,边界清楚,活动度大,发展缓慢,一般易于诊断。但 40 岁以后的妇女不要轻易诊断为纤维腺瘤,必须排除恶性肿瘤的可能。

(二)乳腺囊性增生病

多见于中年妇女,特点是乳房胀痛、肿块可呈周期性,与月经周期有关。肿块或局部乳腺增厚与周围乳腺组织分界不明显。可观察一至数个月经周期,若月经来潮后肿块缩小、变软,则可继续观察,如无明显消退,可考虑做手术切除及活检。

(三)浆细胞性乳腺炎

浆细胞性乳腺炎是乳腺组织的无菌性炎症,炎性细胞中以浆细胞为主。临床上 60% 呈急性炎症表现,肿块大时皮肤可呈"橘皮样改变"。40% 的患者开始即为慢性炎症,表现为乳晕旁肿块,边界不清,可有皮肤粘连和乳头凹陷。急性期应予抗感染治疗,炎症消退后若肿块仍存在,则需手术切除,做包括周围部分正常乳腺组织的肿块切除术。

(四)乳腺结核

乳腺结核是由结核分枝杆菌引起的乳腺组织慢性炎症。好发于中、青年女性。病程较长,发展较缓慢。局部表现为乳房内肿块,肿块质硬偏韧,部分区域可有囊性感。肿块境界有时不清楚,活动度可受限,可有疼痛,但无周期性。治疗包括全身治疗及局部治疗,可做包括周围正常乳腺组织在内的乳腺区段切除。

六、临床分期

由于分期是依据疾病的严重程度,所以肿瘤的分期是最重要的预后指标之一。美国癌症委员会和国际抗癌联盟已制定了一个统一的乳癌分类系统:TNM 分期系统。在一个原位及浸润混合性病灶,肿瘤的大小取决于浸润成分的大小。微浸润乳腺癌指的是浸润成分<2 mm。小浸润乳癌通常指<1 cm 的病灶(T_{1a},T_b),而早期乳腺癌指的是Ⅰ和Ⅱ期的病灶。生存率与分期呈负相关:Ⅰ期乳腺癌 5 年生存率大约为 90%,而Ⅳ期患者诊断后很少能活过 5 年。

TNM 分期系统如下。

(一)原发灶(T)

T_X:原发灶无法评价。

T_0:无原发灶。

T_{is}:原位癌:导管内癌,小叶原位癌,或未发现肿块的 Paget's 病(有肿块的 Paget's 病分类根据肿瘤大小)。

T_1:肿瘤最大径$\leqslant 2$ cm。

T_{1mic}:最大径$\leqslant 0.1$ cm 的微浸润。

T_{1a}:肿瘤最大径>0.1 cm,但$\leqslant 0.5$ cm。

T_{1b}:肿瘤最大径>0.5 cm,但$\leqslant 1$ cm。

T_{1c}:肿瘤最大径>1 cm,但$\leqslant 2$ cm。

T_2:肿瘤最大径>2 cm,但$\leqslant 5$ cm。

T_3:肿瘤最大径>5 cm。

T_4:肿瘤大小不计,直接侵犯(a)胸壁或(b)皮肤,如下。

T_{4a}:侵犯胸壁。

T_{4b}:水肿(包括"橘皮样改变")或乳腺皮肤溃疡或限于同侧乳腺的卫星结节。

T_{4c}:两者都有(T_{4a} 和 T_{4b})。

T_{4d}:炎性乳癌。

(二)区域淋巴结(N)

N_X:区域淋巴结无法评价(如已切除)。

N_0:无区域淋巴结转移。

N_1:同侧腋窝淋巴结转移但可推动。

N_2:同侧腋窝淋巴结转移,彼此或与其他结构固定。

N_3:对侧乳腺淋巴结转移。

(三)远处转移(M)

M_X:远处转移无法评价。

M_0:无远处转移。

M_1:有远处转移(包括同侧锁骨上淋巴结转移)。

(四)临床分期

0 期:$T_{is}N_0M_0$

Ⅰ期:$T_1N_0M_0$

ⅡA 期:$T_0N_1M_0$,T_1(包括 T_{1mic})N_1M_0,$T_2N_0M_0$

ⅡB 期：$T_2N_1M_0$，$T_3N_0M_0$

ⅢA 期：$T_0N_2M_0$，$T_1②N_2M_0$，$T_2N_2M_0$，$T_3N_1M_0$，$T_3N_2M_0$

ⅢB 期：T_4任何 NM_0，任何 TN_3M_0

Ⅳ 期：任何 T 任何 NM_1

以上分期以临床检查为依据，实际上并不精确，还应结合术后病理检查结果进行校正。

七、预防

乳腺癌病因尚不清楚，目前难以提出确切的病因学预防（一级预防）。但重视乳腺癌的早期发现（二级预防），经普查检出病例，将提高乳腺癌的生存率。不过乳腺癌普查是一项复杂的工作，要有周密的设计、实施计划及随访，才能收到效果。目前一般认为乳房钼靶摄片是最有效的检出方法。

八、治疗

乳腺癌是一种全身性疾病，其治疗原则是采取以手术为主的局部治疗和全身治疗相结合的综合治疗，局部治疗包括手术和放射等治疗，全身治疗主要是化疗、内分泌治疗和生物治疗。

（一）手术治疗

外科手术是乳腺癌的主要治疗手段。1894 年 Halsted 建立了经典乳腺癌根治术（称为 Halsted或 Halsted-Meyer 乳腺癌根治性），给乳腺癌和其他肿瘤的治疗带来了一场革命。但随着对乳腺癌认识的深入及早期诊断和辅助治疗技术的提高，该术式现已少用。乳腺癌根治切除的手术方式较多，对不能根治的晚期乳腺癌也可行姑息性手术，以改善患者的生活质量。

1.保留乳房手术

即对病灶较小的乳腺癌行局部扩大切除，保留大部分乳房，是否行腋窝清扫视腋窝转移情况而定。该术式已成为西方发达国家的主要手术方式，国内应用也越来越多。主要适应证：单个肿瘤、最大径≤3 cm、腋窝淋巴结转移少或无转移、且残留乳房无其他病变。如肿瘤距乳晕边缘距离≥2 cm，可保留乳头乳晕；位于乳头乳晕区的乳腺癌，如病灶小，也可行中央区局部扩大切除，保留剩余乳房。对肿瘤直径＞3 cm者，经术前化疗缩小后也可考虑保留乳房。循证医学证明，如手术指征选择恰当，切缘距肿瘤边缘1 cm以上，保留乳房手术能获得与改良根治术相同的疗效，但术中必须对所有切缘进行病检以保证无癌残留，且术后需行全乳放疗。

2.单纯乳房切除术

该手术又名全乳切除术，即只切除整个乳房而不行腋窝清扫。适用于前哨淋巴结活检（SNB）无转移者、年老体弱不能耐受根治手术者及晚期乳腺癌姑息性切除。

前哨淋巴结（SLN/SN）是指最先接受原发肿瘤的淋巴引流并最早发生癌转移的特定区域淋巴结。前哨淋巴结无转移时，其所在的区域淋巴结一般无转移。因此，通过行腋窝前哨淋巴结活检可以判断腋窝淋巴结有无转移，进而确定腋窝清扫是否必要。如前哨淋巴结阴性，通常不必清扫腋窝，反之应行腋窝清扫。临床上，一般采用染料法和核素示踪法结合显示前哨淋巴结，其准确性在 95％以上，假阴性率低于 5％。

3.乳腺癌改良根治术

该手术亦称简化根治术，是指在全乳切除的同时行腋窝清扫，其与乳腺癌根治术的不同之处在于保留胸大小肌。又分两种术式：一种是胸大、小肌均保留，另一种是保留胸大肌，切除胸小肌。适用于胸大肌无侵犯的乳腺癌。随着保留乳房手术的兴起,该术式逐渐减少。

4.Halsted 乳腺癌根治术

手术切除整个乳房,胸大、小肌,腋窝和锁骨下淋巴结。切除范围上至锁骨下,下到肋缘,外至背阔肌前缘,内达胸骨旁。根据病变的部位可选择纵或横梭形切口。该手术适用于肿瘤较大、已侵犯胸大肌或腋窝、锁骨下淋巴结转移较多的乳腺癌患者。

5.乳腺癌扩大根治术

在乳腺癌根治术的同时切除第 2、第 3、第 4 肋软骨,清扫内乳淋巴结即为扩大根治术。适用于有内乳淋巴结转移的乳腺癌患者。根据是否切除局部胸膜又分为胸膜外扩大根治术和胸膜内扩大根治术,前者不切胸膜,不进胸腔,创伤相对要小,故应用多于后者。

乳腺癌的手术方式还有保留胸大小肌同时清扫内乳淋巴结的改良扩大根治术、皮下乳腺切除及腔镜乳腺癌手术等。手术完毕应找出切除的全部淋巴结,按部位分别送病检,以便确定淋巴结转移状况和分期,合理制订治疗计划。

(二)化学治疗

乳腺癌是对化疗敏感的肿瘤之一,因此,化疗是乳腺癌的重要治疗手段。一般认为,除原位癌、微浸润癌及部分低危的乳腺癌外,年龄在 70 岁以下的浸润性乳腺癌术后都应化疗。在用药上,主张联合或序贯给药,其效果较单一药物好。

对乳腺癌疗效较好的常用化疗药物:环磷酰胺、氟尿嘧啶、甲氨蝶呤、表柔比星或多柔比星、紫杉醇和多希紫杉醇、吉西他滨、长春瑞滨、卡培他滨等。常用的化疗方案:环磷酰胺＋甲氨蝶呤＋氟尿嘧啶(CMF)、氟尿嘧啶＋表柔比星＋环磷酰胺(FEC)、紫杉醇或多希紫杉醇＋表柔比星(TE)或再加环磷酰胺(TEC)等,一般每 3 周为 1 个周期,对体质较好的高危患者也可采用剂量或强度密度化疗,通常连用6 个周期。化疗期间应经常检查肝功能和白细胞计数。如白细胞计数低于正常,可注射粒细胞刺激因子,白细胞计数严重减少时应停药。

对局部晚期乳腺癌及具备其他保留乳房的条件但肿瘤偏大的患者,可采用新辅助化疗,即在术前先予化疗数个周期,待肿瘤缩小和分期下降后进行手术,术后再行化疗。新辅助化疗可增加保留乳房的概率、变不可手术为可手术,或使难切除的肿瘤变得容易切除,并可减少术后复发。

(三)放射治疗

主要用于手术后辅助治疗及晚期患者的转移灶放疗。术后辅助放疗一般在全部化疗结束后进行,指征:原发病变≥5 cm;有局部皮肤或深部肌肉浸润;手术证实腋窝淋巴结转移≥4 个或超过切除淋巴结数的一半;锁骨下或内乳淋巴结转移;保留乳房手术后等。对早期乳癌确无淋巴转移的患者,不必常规进行放射治疗,以免对人体造成损害。

(四)内分泌治疗

内分泌治疗又称激素治疗,50％～70％的乳腺癌属激素依赖性肿瘤,雌激素可刺激其生长和增殖。内分泌治疗的机制在于减少雌激素的来源、阻断雌激素受体,对抗雌激素对乳腺癌的促生长作用,其特点是不良反应较轻,疗效较持久,但起效慢。内分泌治疗适用于雌激素受体(ER)或孕激素受体(PR)阳性的乳腺癌患者,术后内分泌治疗一般在全部放、化疗结束后开始,常规使用 5 年,如出现复发等耐药现象,应及时换药。在绝经前,女性体内的雌激素主要来自卵巢的分泌,绝经后,卵巢功能消退,雌激素主要来源于肾上腺皮质分泌的雄激素转化而来,在转化过程中需要芳香酶的参与。据此,内分泌治疗可采用不同的方法。卵巢去势适用于绝经前 ER 阳性的乳腺癌,对骨、肺转移效果较好,对肝、脑转移效果差,现已少用。也可用深部 X 线照射毁坏卵巢,达到去势的效果,但起效慢,6～8周后才见效果。促黄体生成激素释放激素(LHRH)类似物(如诺雷德)能抑制垂体前叶促性腺激素的分泌,从而达到卵巢抑制的效果,称为药物性去势,适用于绝经前 ER 阳性或 PR 阳性的患者。抗雌激素治疗是利用选择性雌激素受体调节剂(SERM)或拮抗剂竞争性结合雌激素受体,从而阻断雌激素与受体结合发挥作用,适用于绝经前或绝经后 ER 阳性或 PR 阳性者,最常用的药物是他莫昔芬(三苯氧胺),一般 10～20 mg,2 次/天。芳香酶(环氧化酶)抑制剂(AI)如莱曲唑和阿那曲唑能抑制芳香酶活性,从而阻断雄激素转化为雌激素,减少雌激素的来源,适用于绝经后 ER 阳性或 PR 阳性者;芳香酶抑制剂也可同 LHRH 类似物联合用于绝经前 ER 阳性或 PR 阳性者。孕激素和雄激素用于晚期乳腺癌的治疗,可以改善患者的骨转移性疼痛和恶病质,对 ER 阳性者更有效。

(五)生物治疗

$Her2$ 是表皮生长因子家族的成员,有近 40% 的乳腺癌呈 $Her2$ 强阳性,$Her2$ 强阳性提示预后较差。赫赛汀是抗 $Her2$ 的人源化单克隆抗体,与 $Her2$ 结合后可抑制乳腺癌的增殖。

(六)核素治疗

用于晚期乳腺癌骨转移,能抑制肿瘤生长,缓解疼痛,可与双磷酸盐结合使用。

九、预后

乳腺癌的预后与患者年龄、肿瘤大小、淋巴结转移情况、组织学类型、病理分级和 ER、PR 状况有关,ER、PR 阳性对内分泌治疗有效,预后相对较好。其他可能有意义的预后指标包括 $Her2$、$p53$、肿瘤血管侵犯和血管生成等。早期乳腺癌手术后 5 年生存率可达 90% 以上,因此,早期发现对乳腺癌的预后有重要意义。

(任大花)

第六章

胃十二指肠疾病

第一节　消化性溃疡

消化性溃疡主要是指胃十二指肠的溃疡,是最常见的疾病之一。主要病变是黏膜的局限性组织缺损、炎症与坏死性病变,深达黏膜肌层。溃疡的形成有多种因素,但酸性胃液对黏膜的消化作用是溃疡形成的基本因素,故称为消化性溃疡。十二指肠溃疡占消化性溃疡的80%。最近30年来,国内外十二指肠溃疡的发病率和需要住院率逐步减少,但溃疡病的急性并发症,如穿孔、大出血、幽门梗阻,需入院急诊手术的病例并没有减少,因而外科治疗在溃疡病的治疗中仍有重要地位。

一、十二指肠溃疡

胃酸在十二指肠溃疡的发病机制中起重要的作用,早在1910年,Schwartz就提出"无酸就无溃疡"。此外,十二指肠黏膜防御机制减弱和幽门螺杆菌也在十二指肠溃疡的发生发展中发挥重要作用。

典型的十二指肠溃疡发生在十二指肠第一部(95%),最常见在距幽门3cm以内(90%),发生在前后壁机会均等,偶可见两者均有。十二指肠溃疡一般不发生恶变。未经治疗的十二指肠溃疡自然史为自发性愈合和复发交替,至少60%的愈合的十二指肠溃疡在1年内复发,80%~90%的在2年内复发。

(一)临床表现

1.症状

(1)节律性、周期性上腹疼痛,10%以上患者可无症状。

(2)春、秋季节多发,夏季和冬季缓解。

(3)一般发生在餐后90分钟至3小时,常可夜间痛醒,进食和服抗酸药后缓解。

(4)疼痛性质的改变提示可能产生并发症,如溃疡疼痛变成持续性,不再为食物或抗酸药缓解,或放射至背部,提示溃疡可能穿透。

2.体征

(1)常规体检一般无异常发现。

(2)急性溃疡发作期,可出现上腹部轻压痛。

(二)辅助检查

1.上消化道内镜检查

可见溃疡面。内镜检查是十二指肠溃疡诊断的最重要方法,不仅可做出十二指肠溃疡的诊断,亦可检查其他病变,如胃溃疡、十二指肠炎、胃炎或食管炎。

2.上消化道钡餐检查

典型可见龛影,可作为十二指肠溃疡初步诊断依据。钡餐检查亦可用作其他病变的鉴别诊断,如钡餐检查有龛影,一般不再做内镜检查。

3.胃酸测定和血清促胃液素测定

主要用于胃泌素瘤的排除。胃酸对十二指肠的诊断作用不大,但术前、术后测定胃酸,对评估患者行迷走神经切断术后迷走神经是否完整切断有帮助。成功的迷走神经切断后单胺氧化酶下降70％。

(三)鉴别诊断

1.慢性胆囊炎

右上腹痛多为餐后发作,常向右肩和背部放射,可伴发热。多伴有厌油腻食物,超声检查多可确诊。

2.慢性胰腺炎

反复发作性腹痛,多在饭后或酗酒后发作,呈持续性,患者常采取一些体位来减轻疼痛。伴有消瘦和营养不良,晚期出现腹泻、糖尿病等症状。B超可见胰腺肿大,内部回声不均匀,胆管、胰管扩张等,CT检查可见胰腺不规则,内有钙化灶及结石表现。

3.功能性消化不良

症状无特异性。其X线检查是正常的。

4.胃泌素瘤

来源于胰腺G细胞的肿瘤,肿瘤往往<1 cm,生长缓慢,大量分泌促胃液素,刺激壁细胞增生,分泌大量胃酸,导致胃十二指肠壶腹部和不典型部位发生多发性溃疡。多发生于不典型部位,具有难治性特点,高胃酸分泌,空腹血清促胃液素>200 pg/mL。

(四)治疗

治疗目的:疼痛缓解、促进溃疡愈合、防止复发、减少并发症。

1.非手术治疗

(1)避免致溃疡因素:烟草、刺激性调味品、精神过度紧张等,鼓励正常有规律的一日三餐。

(2)降低胃酸药物:包括抗酸药如氢氧化铝、组胺H_2受体阻滞剂如西咪替丁、质子泵抑制剂(PPI)如奥美拉唑,其中,质子泵抑制剂是目前最强有力的胃酸抑制剂。

(3)胃黏膜保护药物:硫糖铝、枸橼酸铋钾等。

(4)根治幽门螺杆菌方案:一般采用三联方案及两种抗生素合并胶态次枸橼酸铋,或抗分泌药,推荐方案:PPI(标准剂量)＋阿莫西林(1.0 g)＋克拉霉素(0.5 g),一天2次,共7天。

2.手术治疗

(1)适应证:①合并有穿孔、出血、梗阻的十二指肠溃疡患者。②无并发症的十二指肠溃疡出现以下情况者:穿透性溃疡、复合溃疡、球后溃疡患者;难治性溃疡,经严格的内科治疗,仍发作频繁,影响生活质量者;有穿孔或出血病史者,溃疡复发。

（2）手术禁忌证：①单纯性溃疡无严重并发症者；②年龄在 30 岁以下或 60 岁以上又无绝对适应证；③患者有严重的内科疾病，致手术有严重的危险者。

（3）经典手术方式：①胃大部切除术；②胃迷走神经切断术。

（4）微创手术：腹腔镜下迷走神经切断术具有创伤小、疼痛轻微、住院时间短等优点，而腹腔镜胃大部切除术、胃空肠吻合术经实践证明安全可行。

（5）术后恢复：①术后继续给予抑酸治疗。②术后饮食由流质饮食向半流质、软食、普食过渡。

二、胃溃疡

胃溃疡患者平均胃酸分泌比正常人低，胃排空延缓、十二指肠液反流是导致胃黏膜屏障破坏形成溃疡的重要原因。幽门螺杆菌感染和非甾体抗炎药（NSAID）是影响胃黏膜防御机制的外源性因素。根据溃疡位置可分为 4 型。①Ⅰ型：最常见，占 57%，位于小弯侧胃切迹附近，发生在胃窦和胃体黏膜交界处临床症状不典型，胃酸分泌正常或偏低。②Ⅱ型：复合溃疡，占 22%，呈高胃酸分泌。内科治疗往往无效，易合并出血，常需手术治疗。③Ⅲ型：占 20%，幽门管溃疡或距幽门 2 cm 以内的胃溃疡，临床症状与十二指肠溃疡相似，常呈高胃酸分泌。内科治疗容易复发。④Ⅳ型：高位溃疡，多位于胃近端，距食管胃连接处 4 cm 以内，较少见。患者多为 O 型血，常为穿透性溃疡，易并发出血和穿孔，梗阻少见。

（一）临床表现

胃溃疡发病年龄多为 40～59 岁，较十二指肠溃疡晚了 15～20 年。腹痛节律性不如十二指肠溃疡明显，进食加重，且发生在进餐后 0.5～1 小时，进食不能缓解。疼痛性质多为深在性痛，常有恶心、呕吐。体检通常是正常的，发作或穿透性溃疡上腹部剑突下或稍偏左侧可有压痛。

（二）辅助检查

1.上消化道内镜检查

内镜检查可正确评估溃疡的范围和程度，胃溃疡有一定的恶性可能，因此所有胃溃疡必须做活检，胃窦和胃体黏膜活检用尿素酶试验或组织学检查评估幽门螺杆菌感染。

2.钡餐检查

良性胃溃疡的 X 线特征包括突出胃轮廓外的龛影，放射形黏膜皱襞至溃疡边缘，周围黏膜完整，无充盈缺损。

（三）鉴别诊断

1.胃癌

癌性溃疡常较大（直径＞2.5 cm），边缘隆起不规则，呈"火山口"样，溃疡底部不平整、质硬、污秽。必要时多次活检以排除恶性胃溃疡。

2.功能性疾病

不完全的食管裂孔、萎缩性胃炎、肠易激综合征等功能性疾病的非特异的症状常与胃溃疡的症状混淆。相应的放射学检查或胃镜检查是鉴别的必要手段。

（四）治疗

1.非手术治疗

主要应用组胺 H_2 受体阻滞剂和质子泵抑制剂治疗，溃疡的愈合更重要的是依靠治疗的持续时间，而不是抑酸剂的程度。质子泵抑制剂是针对难治性溃疡最有效的制剂。治疗 6～8 周检查无充分愈合的证据,须重做活检,即使是恶性胃溃疡也可能暂时愈合,若第 3 次复发或怀疑为恶性肿瘤,是手术指征。

2.手术治疗

良性溃疡选择性手术的两个主要目的是切除溃疡灶及受损的黏膜组织和减少胃酸和蛋白酶的分泌,其次是减少胆汁反流和胃潴留。

(1)手术适应证:①经严格的内科治疗 4～6 周,溃疡未愈合或愈合后又复发者。②年龄在 45 岁以上的患者。③巨大溃疡(＞3 cm),穿透性溃疡或高位溃疡者。④出现出血、穿孔、梗阻等并发症或可疑恶性肿瘤。

由于胃溃疡有一定的恶性可能,因此手术指征可适当放宽。

(2)经典手术方式。①胃大部切除术:毕Ⅰ式胃切除术是Ⅰ型和Ⅲ型胃溃疡最常用的术式,因这类胃溃疡大多数十二指肠正常,易于毕Ⅰ式重建,而术后并发症较毕Ⅱ式胃切除为少。②高位溃疡可行溃疡局部切除加远端的胃部分切除术,也可行局部切除加近段选择性迷走神经切断术。③复合溃疡,手术方式同十二指肠溃疡。

三、术后并发症

(一)术后梗阻

1.吻合口梗阻

一般胃切除患者在术后 3～6 天可开始耐受口服进食,若食后引起腹胀、呕吐,可继续给予禁食、胃肠减压、肠外营养等治疗措施,最早可在术后第 7 天进行钡餐检查,早期吻合口梗阻的主要原因为吻合口水肿,通过保守治疗可缓解,若梗阻继续延长,不能解除,则考虑为手术技术不当,需再次手术。

2.输入袢梗阻

输入袢梗阻一般是由于胃空肠吻合时输入袢过长,粘连、扭曲、内疝等形成梗阻。输入袢梗阻为闭袢性梗阻,胆汁和胰液潴积导致肠内压增高,急性完全性梗阻时患者突发上腹部剧烈疼痛,呕吐频繁,呕吐物不含胆汁,查体上腹部压痛,偶可扪及包块,上消化道造影或 CT 有助于明确诊断。诊断明确或高度可疑时应及时手术,手术根据梗阻原因选择术式,如扭转复位,肠段坏死切除等。

当输入袢黏膜内翻过多、输入袢过短或过长、输入袢粘连成角时可发生慢性不全性梗阻,患者间歇性大量呕吐胆汁,多于餐后不久出现,呕吐前出现腹痛,早期考虑为吻合口处黏膜水肿,应予禁食、胃肠减压、肠外营养等保守治疗,持续不缓解时可行上消化道造影或 CT 检查予以诊断。

3.输出袢梗阻

输出袢梗阻与输出袢肠段粘连、大网膜水肿或横结肠系膜压迫有关,主要表现为腹痛、腹胀、恶心、呕吐,呕吐物含胆汁和食物,呕吐后腹胀缓解。上消化道造影可提示输出袢梗阻。经保守治疗如禁食、胃肠减压、肠外营养等无效后可考虑手术进行吻合口重建。

(二)术后胃出血

(1)术后胃管引流出的暗红色或咖啡色液体通常在 24 小时终止,极少引起明显循环容量减少,若术后引流新鲜血液,24 小时后仍未停止,则为术后出血,术后 2～3 天发生严重和持续的出血必须考虑再次手术,可在吻合口上方几厘米的胃壁另做一横切口,清除积血,予以止血。

(2)若术后 5～6 天发生出血,见于吻合口黏膜坏死、脱落,可在内镜下检查止血或再次手术。

(三)瘘

1.吻合口瘘

多见于患者一般情况较差、缝合技术不当、组织血供不足的情况下,患者可发生发热、腹痛、腹膜炎的表现,若症状较轻,可先予充分引流,禁食、胃肠减压,肠外营养,抗感染、抑酸、抑制胰酶等保守治疗,感染情况及腹膜炎持续进展时需及时手术治疗。

2.十二指肠残端瘘

十二指肠残端瘘为毕Ⅱ式胃切除严重并发症,多发生于十二指肠球部周围广泛炎症、血供不足或患者营养状态不良的情况下。患者可于术后 2～5 天突发右上腹剧痛,有腹膜炎体征,体温、白细胞计数升高,可发生休克。病变局限、腹膜炎较轻的情况下可行穿刺引流,加强营养保守治疗。若腹膜炎明显,发生脓毒血症等严重并发症需及时手术治疗。

手术一般均需残端造瘘,并放置引流管及空肠饲养管,术后持续抗生素治疗,控制脓毒血症,应用生长抑素或其类似物减少漏出量。

(四)功能性胃排空障碍

发病原因不明,通常出现于术后最初两周,常在流质饮食改为半流质时发生,表现为上腹饱胀、呕吐,呕吐物为含胆汁的胃液,肠鸣音减弱。胃管引流量>800 mL/d。无明显水电解质和酸碱平衡紊乱,造影可见胃无张力,稍扩大,造影剂滞留于胃内 24 小时以上,无机械性梗阻。可给予胃肠减压,静脉营养支持,多数患者可在 3～4 周后缓解。

(五)溃疡复发

复发原因多为迷走神经切除不完全或胃窦切除不够,大多数复发性溃疡可通过药物治疗获得理想的效果。反复复发的溃疡提示有胃泌素瘤或胃排空障碍。

(六)倾倒综合征

主要由于胃容积缩小和幽门括约肌功能丧失,食物过快由胃进入肠道所致的一系列症状,表现为胃肠道症状,如上腹胀满、恶心、腹部绞痛、腹泻等,和神经循环系统如心慌、出汗、眩晕、无力等。

此类患者应以高蛋白、高脂肪、低糖食物为宜,避免过甜、过咸、过浓饮食和乳制品,固体食物较流质食物为好,少食多餐,应用抗组胺药、抗胆碱药、抗痉挛药和镇静药。

预防倾倒综合征主要是术中避免残胃过小和吻合口过大。

(七)碱性反流性胃炎

碱性反流性胃炎多见于毕Ⅱ式吻合术后,由于丧失了幽门括约肌,导致胆汁反流入胃,少数患者表现为上腹或胸骨后持续性烧灼痛,伴恶心、呕吐,进食后加重,胃镜可见胆汁反流入胃,胃黏膜充血、水肿、易出血,轻度糜烂。

诊断应排除其他上腹部疾病,尤其胃排空障碍。治疗方法为手术将毕Ⅱ式吻合改为 Roux-en-Y 胃空肠吻合,同时行胃迷走神经切断术。

(八)吻合口空肠溃疡

吻合口空肠溃疡多发于胃空肠吻合口对侧的空肠壁上,为胃酸作用于空肠黏膜所致,多见于以下情况。

(1)胃切除范围不够。

(2)胃窦部黏膜残留。

(3)空肠输入袢过长。

（4）空肠输入输出祥侧-侧吻合。

（5）胃迷走神经切断不完全。

（6）胃泌素瘤患者表现为腹痛,常合并出血或慢性穿孔。

针对此并发症可采用制酸治疗,如穿孔形成腹腔脓肿或内瘘则需手术治疗。

（九）残胃癌

残胃癌指因良性疾病行胃部分切除术后 5 年以上残胃内发生的癌。多发生在 Billroth Ⅱ 式胃大部切除术后,与胃酸降低,胆汁反流有关。

（王星际）

第二节　应激性溃疡

应激性溃疡又称应激性黏膜病变,是指机体在各种严重创伤、危重疾病等严重应激状态下继发的急性消化道黏膜糜烂、溃疡,乃至大出血、穿孔等病变,因其表现不同于常见的消化性溃疡,故命名为应激性溃疡。应激性溃疡也被称为急性出血性胃炎、急性糜烂性胃炎等。由不同应激因素引起的又有不同的命名,如继发于严重烧伤者称之为 Curling 溃疡,由中枢神经系统病损引起者称之为 Cushing 溃疡。

一、病因与发病机制

引发应激性溃疡的病因多而复杂,各种机体创伤、精神创伤、严重感染时人体都会出现应激反应,但是否出现应激性溃疡与病因（应激源）的强度及伤病者对应激的反应强弱有关。

常见应激性溃疡的病因:①严重颅脑外伤;②重度大面积烧伤;③严重创伤及各种大手术后;④全身严重感染;⑤多脏器功能障碍综合征或多脏器功能衰竭;⑥休克或心肺复苏术后;⑦心脑血管意外;⑧严重心理应激,如精神创伤、过度紧张等。应激性溃疡的发生是上述应激源使机体神经内分泌功能失调、对胃黏膜的损伤作用相对增强和胃黏膜自身保护功能削弱等因素综合作用的结果。

（一）神经内分泌功能失调

已有的研究证实在严重应激状态下中枢神经系统及其分泌的各种神经肽主要通过自主神经系统及下丘脑-垂体-肾上腺轴作用于胃肠靶器官,引起胃肠黏膜的一系列病理改变,导致发生应激性溃疡。其中下丘脑是应激时神经内分泌的整合中枢,下丘脑分泌的促甲状腺素释放激素（TRH）参与应激性溃疡的发生,其机制可能是通过副交感神经介导促进胃酸与胃蛋白酶原分泌以及增强胃平滑肌收缩造成黏膜缺血。此外,中枢神经系统内的 5-羟色胺也参与调节应激反应,其作用的强度与甲状腺激素水平和血浆皮质激素水平有关。应激状态下,交感神经-肾上腺髓质系统强烈兴奋,儿茶酚胺释放增多,糖皮质激素分泌增加,两者共同持续作用下胃黏膜发生微循环障碍,最终导致应激性溃疡的形成。

（二）胃黏膜损伤作用相对增强

应激状态使胃黏膜局部许多炎性介质含量明显增加,其中脂氧化物含量随应激时间的延长而升高,具有保护作用的巯基化合物含量反见降低,氧自由基随之产生增加,这些炎性介质和自由基均可加重黏膜的损害。

应激状态使胃十二指肠蠕动出现障碍,平滑肌可发生痉挛,加重黏膜缺血。十二指肠胃反流更使胆汁中的卵磷脂在胃腔内积聚使黏膜屏障受到破坏。在多数应激状态下,胃酸分泌受抑,但由于黏膜屏障功能削弱和局部损害作用增强,实际反流入黏膜内的 H^+ 总量增加,使黏膜内 pH 明显降低,其降低程度与胃黏膜损害程度呈正相关。H^+ 不断逆行扩散至细胞内,黏膜细胞呈现酸中毒状态,细胞内溶酶体裂解,释出溶酶,细胞自溶、破坏而死亡,加上能量不足,DNA 合成受损,细胞无法增殖修复,形成溃疡。

(三)胃黏膜防御功能削弱

正常的胃黏膜防御功能由两方面组成。

1.胃黏液-碳酸氢盐屏障

主要由胃黏膜细胞分泌附于胃黏膜表面的一层含大量 HCO_3^- 不溶性黏液凝胶构成,它可减缓 H^+ 和胃蛋白酶的逆向弥散,其中的 HCO_3^- 可与反渗的 H^+ 发生中和,以维持胃壁-腔间恒定的 pH 梯度。

2.胃黏膜屏障

胃黏膜上皮细胞的腔面细胞膜由磷脂双分子层结构及上皮细胞间的紧密连接构成,可防止胃腔内的胃酸、胃蛋白酶对胃黏膜的损伤作用。胃黏膜上皮迁移、增殖修复功能更是胃黏膜的重要保护机制。

应激状态下黏膜屏障障碍表现为黏液分泌量降低,黏液氨基己糖及保护性巯基物质减少,对胃腔内各种氧化物等有害物质的缓冲能力由此降低,黏膜电位差下降,胃腔内反流增加,黏膜内微环境改变,促进黏膜上皮的破坏。应激时肥大细胞释出的肝素和组胺可抑制上皮细胞的 DNA 聚合酶并降低其有丝分裂活性,使得上皮细胞增殖受抑。

在低血压、低灌流情况下,胃缺血、微循环障碍是应激性溃疡的主要诱因。缺血可影响胃黏膜的能量代谢,削弱其屏障功能。血流量不足也可导致 H^+ 在细胞内积聚,加重黏膜内酸中毒造成细胞死亡。

二、病理

根据诱发病因的不同,应激性溃疡可分为 3 类。

(一)Curling 溃疡

Curling 溃疡见于大面积深度烧伤后,多发生在烧伤后数天内,溃疡多位于胃底,多发而表浅;少数可发生在烧伤康复期,溃疡多位于十二指肠。

(二)Cushing 溃疡

发生颅脑外伤、脑血管意外时,颅内压增高,直接刺激中枢迷走神经核而致胃酸分泌亢进,导致 Cushing 溃疡的发生。溃疡常呈弥漫性,位于胃上部和食管,一般较深或呈穿透性,可造成穿孔。

(三)常见性应激性溃疡

该类型多见于严重创伤、大手术、感染和休克后,也可发生在器官衰竭、心脏病、肝硬化和恶性肿瘤等危重患者。溃疡可散在于胃底、胃体含壁细胞泌酸部位。革兰阴性菌脓毒血症常引起胃黏膜广泛糜烂、出血和食管、胃十二指肠或空肠溃疡。

病理肉眼所见胃黏膜均呈苍白,有散在红色淤点,严重的有糜烂、溃疡形成。镜检可见多处上皮细胞破坏或整片脱落,溃疡深度可至黏膜下、固有肌层及浆膜层,一般在应激情况发生 4～48 小时后整个胃黏膜有直径 1～2 mm 的糜烂,伴局限性出血和凝固性坏死。如病情继续恶化,糜烂灶相互融合扩大,全层黏膜脱落形成溃疡,深浅不一,如侵及血管,破裂后即引起大出血,深达全层可造成穿孔。

三、诊断要点

应激性溃疡多发生于严重原发病、应激产生后的 3～5 天内,一般不超过2周,不同于消化性溃疡,其往往无特征性前驱症状,抑或症状被严重的原发病所掩盖。

主要的临床表现为上腹痛和反酸,可有呕血或黑便,甚至上消化道大出血,出现失血性休克,后者预后凶险。在危重患者发现胃液或粪便隐血试验呈阳性、不明原因短时间内血红蛋白的浓度降低 20 g/L 以上,应考虑有应激性溃疡出血可能。

纤维胃镜检查可明确诊断并了解应激性溃疡发生的部位及严重程度。如应激性溃疡发生上消化道穿孔,视穿孔程度可有局限性或弥漫性腹膜炎的症状和体征。

Cushing 溃疡是由中枢神经病变引起的以消化道出血为主要临床表现的应激性溃疡,与一般应激性溃疡相比有以下特点:溃疡好发于食管和胃,呈多发性,形态不规则,直径 0.5～1.0 cm,部分溃疡较深易引起穿孔。

Curling 溃疡为发生于严重大面积烧伤后的应激性溃疡,溃疡多在胃十二指肠,常为单个较深的溃疡,易发生出血,如发生大出血,病死率高。

四、防治措施

(一)预防

应激性溃疡重在预防发生。预防措施的核心是减轻应激反应,其中包括损伤控制、微创技术利用、快速康复和药物干预等现代医学理念和手段的综合应用。高危患者应作重点预防。发生应激性溃疡的高危人群:①高龄(年龄>65 岁);②严重创伤(颅脑外伤、大面积烧伤、各种大型手术等);③各类休克或持续低血压;④严重全身感染;⑤多脏器功能衰竭、机械通气>2 天;⑥重度黄疸;⑦凝血功能障碍;⑧脏器移植术后;⑨长期用免疫抑制剂与胃肠外营养;⑩一年内有溃疡病史。

另外,美国学者 Herzig 等提出的应激性溃疡致消化道出血的临床风险评分系统(表 6-1)也可供临床参考。

表 6-1　应激性溃疡致消化道出血的临床风险评分系统

危险因素	评分
年龄>60 岁	2
男性	2
急性肾功能不全	2
肝脏疾病	2
脓毒症	2
预防性抗凝药物	2
凝血障碍	3
合并内科疾病	3

注:低危<7分,低中危 8～9 分,中高危 10～11 分,高危>12 分。

应激性溃疡不仅是胃肠功能障碍的一种表现,同时也提示存在全身微循环灌注不良和氧供不足现象。预防措施应从全身和局部两方面同时着手。

1.全身性措施

积极祛除应激因素,治疗原发病,纠正供氧不足,改善血流灌注,维持水、电解质和酸碱平衡。鼓励进食,早期进食可促进胃黏液分泌,中和胃酸,促进胃肠道黏膜上皮增殖和修复,防止细菌易位。不能口服进食者可予管饲。注意营养支持的实施与监测。

2.局部措施

对胃肠功能障碍伴胃潴留者应予鼻胃管减压。抑酸剂或抗酸剂的应用有一定的预防应激性溃疡发生的作用。推荐应用胃黏膜保护剂硫糖铝,硫糖铝有促进胃黏膜前列腺素释放、增加胃黏膜血流量和刺激黏液分泌的作用,同时能与胃蛋白酶络合,抑制该酶分解蛋白质,与胃黏膜的蛋白质络合形成保护膜,阻止胃酸、胃蛋白酶和胆汁的渗透和侵蚀,同时不影响胃液的 pH,不会有细菌过度繁殖和易位导致医院获得性肺炎发生率增加的危险。可给硫糖铝 6 g,分次口服或自胃管内灌入,用药时间不少于 2 周。此外,使用谷氨酰胺奥磺酸钠颗粒亦有一定预防作用。

(二)治疗

1.胃管引流和冲洗

放置鼻胃管,抽吸胃液,清除胃内潴留的胃液和胆汁,改善胃壁血液循环,减轻胃酸对黏膜溃疡的侵蚀作用。可用冷生理盐水做胃腔冲洗,清除积血和胃液后灌入 6～12 g 硫糖铝,可根据情况多次使用。反复长时间应用去甲肾上腺素加冰盐水灌注是有害的,因可加重黏膜缺血使溃疡不能愈合。口服或胃管中灌注凝血酶、巴曲酶有局部止血作用。

2.药物治疗

使用质子泵抑制剂(PPI)可迅速提高胃内 pH,以促进血小板聚集和防止凝血块溶解,达到使溃疡止血的目的。可予奥美拉唑或埃索美拉唑 80 mg 静脉推注,以后以 8 mg/h 的剂量维持。出血停止后应继续使用直至溃疡愈合,病程一般为 4～6 周。因奥美拉唑有损害中性粒细胞趋化性及吞噬细胞活性使其杀菌功能降低,故危重患者使用奥美拉唑有加重感染可能,应引起重视。生长抑素可抑制胃酸分泌,减少门静脉和胃肠血流量,如有应激性溃疡大出血可选用八肽生长抑素 0.1 mg,每 8 小时皮下注射 1 次,或生长抑素 14 肽 6 mg 24 小时持续静脉注射。

3.内镜及放射介入治疗

药物止血无效时,可经胃镜局部喷洒凝血酶、高价铁溶液等止血,或选择电凝、激光凝固止血。如果内镜治疗失败也可行放射介入定位、止血治疗,选择性血管栓塞止血尤其适合手术高风险的患者。

4.手术治疗

如出血量大无法控制,或反复多次大量出血应考虑手术治疗。手术术式以切除所有出血病灶为原则。全胃切除止血效果好,但创伤大病死率高。一般选用迷走神经切断加部分胃切除术或胃大部切除术。如患者不能耐受较大手术时,可对明显出血的部位行简单的缝扎术,或选择保留胃短血管的胃周血管断流术。

(王星际)

第三节　胃十二指肠溃疡急性穿孔

急性穿孔是胃十二指肠溃疡的严重并发症,也是外科常见的急腹症之一。起病急、病情重、变化快是其特点,常需紧急处理,若诊治不当,可危及患者生命。

一、流行病学调查

近30年来,胃十二指肠溃疡的发生率下降,住院治疗的胃十二指肠溃疡患者数量明显减少,特别是胃十二指肠溃疡的选择性手术治疗数量尤为减少,但溃疡的急性并发症(穿孔、出血和梗阻)的发生率和需要手术率近20年并无明显改变。

溃疡穿孔每年的发病率为0.7/万~1/万;穿孔病住院患者占溃疡病住院患者的7%;穿孔多发生在30~60岁人群,占75%。约2%十二指肠溃疡患者中穿孔为首发症状。估计在诊断十二指肠溃疡后,在第1个10年中,每年约0.3%患者发生穿孔。十二指肠溃疡穿孔多位于前壁,"前壁溃疡穿孔,后壁溃疡出血"。胃溃疡急性穿孔大多发生在近幽门的胃前壁,偏小弯侧,胃溃疡的穿孔一般较十二指肠溃疡略大。

二、病因及发病机制

胃十二指肠溃疡穿孔发生在慢性溃疡的基础上,患者有长期溃疡病史,但在少数情况下,急性溃疡也可以发生穿孔。下列因素可促进穿孔的发生。

(1)精神过度紧张或劳累,增加迷走神经兴奋程度,溃疡加重而穿孔。

(2)饮食过量,胃内压力增加,使溃疡穿孔。

(3)应用非甾体抗炎药(nonsteroidal anti-inflammtary durgs,NSAIDs)和十二指肠溃疡、胃溃疡的穿孔密切相关,现在研究显示,治疗患者时应用这类药物是主要的促进因素。

(4)免疫抑制,尤其在器官移植患者中应用激素治疗。

(5)其他因素包括患者年龄增加、慢性阻塞性肺疾病、创伤、大面积烧伤和多器官功能障碍。

三、病理生理

急性穿孔后,有强烈刺激性的胃酸、胆汁、胰液等消化液和食物溢入腹腔,引起化学性腹膜炎,导致剧烈的腹痛和大量腹腔渗出液,甚至可致血容量下降,低血容量性休克。6~8小时后,细菌开始繁殖,并逐渐转变为化脓性腹膜炎,病原菌以大肠埃希菌及链球菌多见。在强烈的化学刺激,细胞外液丢失的基础上,大量毒素被吸收,可导致感染中毒性休克的发生。胃十二指肠后壁溃疡可穿透全层,并与周围组织包裹,形成慢性穿透性溃疡。

四、临床表现

(一)症状

患者以往多有溃疡病症状或肯定溃疡病史,而且近期常有溃疡病活动的症状。可在饮食不当后或在清晨空腹时发作。典型的溃疡急性穿孔表现为骤发腹痛,十分剧烈,如刀割或烧灼样,为持续性,但也可有阵发加重。由于腹痛发作突然而猛烈,患者甚至有一时性昏厥感。疼痛初起部位多在上腹或心窝部,迅即延及全腹面,以上腹为重。由于腹后壁及膈肌腹膜受到刺激,有时可引起肩部或肩胛部牵涉性疼痛,可有恶心感及反射性呕吐,但一般不重。

(二)体征

患者仰卧拒动,急性痛苦病容,由于腹痛严重而致面色苍白、四肢凉、出冷汗、脉率快、呼吸浅。腹式呼吸因腹肌紧张而消失。在发病初期,血压仍正常,腹部有明显腹膜炎体征,全腹压痛明显,上腹更重,腹肌高度强直,即所谓板样强直。肠鸣音消失。如腹腔内有较多游离气体,则叩诊时肝浊音界不清楚或消失。随着腹腔内细菌感染的发展,患者的体温、脉搏、血压、血常规等周身感染中毒症状,以及肠麻痹、腹胀、腹水等腹膜炎症也越来越重。

溃疡穿孔后,临床表现的轻重与漏出至游离腹腔内的胃肠内容物的量有直接关系,亦即与穿孔的大小,穿孔时胃内容物的多少(空腹或饱餐后)及孔洞是否很快被邻近器官或组织粘连堵塞等因素有关。穿孔小或漏出的胃肠内容物少或孔洞很快即被堵塞,则漏出的胃肠液可限于上腹,或顺小肠系膜根部及升结肠旁沟流至右下腹,腹痛程度可以较轻,腹膜刺激征也限于上腹及右侧腹部。

五、辅助检查

如考虑为穿孔,应做必要的实验室检查,检查项目包括血常规、血清电解质和淀粉酶,穿孔时间较长的需检查肾功能、血清肌酐、肺功能并进行动脉血气分析、监测酸碱平衡。常见白细胞计数升高及核左移,但在免疫抑制和老年患者中有时没有。血清淀粉酶一般是正常的,但有时升高,通常小于正常的 3 倍。肝功能一般是正常的。除非就诊延迟,血清电解质和肾功能是正常的。

胸部 X 线检查和立位及卧位腹部 X 线检查是必需的。约 70% 的患者有腹腔游离气体,因此无游离气体的不能排除穿孔。当疑为穿孔但无气腹者,可做水溶性造影剂上消化道造影检查,确立诊断腹膜炎体征者,这种 X 线造影是不需要的。

诊断性腹腔穿刺在部分患者是有意义的,若抽出液中含有胆汁或食物残渣常提示有消化道穿孔。

六、诊断和鉴别诊断

(一)诊断标准

胃十二指肠溃疡急性穿孔后表现为急剧上腹痛,并迅速扩展为全腹痛,伴有显著的腹膜刺激征,结合 X 线检查发现腹部膈下游离气体,诊断性腹腔穿刺抽出液含有胆汁或食物残渣等特点,正确诊断一般不困难。在既往无典型溃疡病者,位于十二指肠及幽门后壁的溃疡小穿孔,胃后壁溃疡向小网膜腔内穿孔,老年体弱反应性差者的溃疡穿孔及空腹时发生的小穿孔等情况下,症状、体征不太典型,较难诊断。另需注意的是,X 线检查未发现膈下游离气体并不能排除溃疡穿孔的可能,因约有 20% 的患者穿孔后可以无气腹表现。

(二)鉴别诊断

1.急性胰腺炎

溃疡急性穿孔和急性胰腺炎都是上腹部突然受到强烈化学性刺激而引起的急腹症,因而在临床表现上有很多相似之处,在鉴别诊断上可能造成困难。急性胰腺炎的腹痛发作虽然也较突然,但多不如溃疡穿孔者急骤,腹痛开始时有由轻而重的过程,疼痛部位趋向于上腹偏左及背部,腹肌紧张程度也略轻。血清及腹腔渗液的淀粉酶含量在溃疡穿孔时可以有所增高,但其增高的数值尚不足以诊断。急性胰腺炎 X 线检查无膈下游离气体,B 超及 CT 检查提示胰腺肿胀。

2.胆石症、急性胆囊炎

胆绞痛发作以阵发性为主,压痛较局限于右上腹,而且压痛程度也较轻,腹肌紧张远不如溃疡穿孔者显著。腹膜炎体征多局限在右上腹,有时可触及肿大的胆囊,Murphy 征阳性,X 线检查无膈下游离气体,B 超提示有胆囊结石,胆囊炎,如血清胆红素有增高,则可明确诊断。

3.急性阑尾炎

溃疡穿孔后胃十二指肠内容物可顺升结肠旁沟或小肠系膜根部流至右下腹,引起右下腹腹膜炎症状和体征,易被误诊为急性阑尾炎穿孔。仔细询问病史当能发现急性阑尾炎开始发病时的上腹痛一般不十分剧烈,阑尾穿孔时腹痛的加重也不以上腹为主,腹膜炎体征则右下腹较上腹明显。

4.胃癌穿孔

胃癌急性穿孔所引起的腹内病理变化与溃疡穿孔相同,因而症状和体征也相似,术前难以鉴别。老年患者,特别是无溃疡病既往史而近期内有胃部不适或消化不良及消瘦、体力差等症状者,当出现溃疡急性穿孔的症状和体征时,应考虑到胃肠穿孔的可能。

七、治疗

胃十二指肠溃疡急性穿孔的治疗原则:终止胃肠内容物继续漏入腹腔,使急性腹膜炎好转,以挽救患者的生命。经常述及的三个高危因素:①术前存在休克;②穿孔时间超过24 小时;③伴随严重内科疾病。这三类患者病死率高,可达 5%～20%;而无上述高危因素者病死率<1%。故对此三类患者的处理更要积极、慎重。具体治疗方法有三种,即非手术治疗、手术修补穿孔及急症胃部分切除和迷走神经切断术,现在认为后者(胃部分切除术和迷走神经切断术)不是溃疡病的合理手术方式,已很少采用。术式选择主要依赖于患者一般状况、术中所见、局部解剖和穿孔损伤的严重程度。

(一)非手术治疗

近年来,特别是在我国,对溃疡急性穿孔采用非手术治疗累积了丰富经验,大量临床实践经验表明,连续胃肠吸引减压可以防止胃肠内容物继续漏向腹腔,有利于穿孔自行闭合及急性腹膜炎好转,从而使患者免遭手术痛苦。其病死率与手术缝合穿孔者无显著差别。为了能够得到满意的吸引减压,鼻胃管在胃内的位置要恰当,应处于最低位。非手术疗法的缺点是不能去除已漏入腹腔内的污染物,因此只适用于腹腔污染较轻的患者。其适应证:①患者无明显中毒症状,急性腹膜炎体征较轻,或范围较局限,或已趋向好转,表明漏出的胃肠内容物较少,穿孔已趋于自行闭合。②穿孔是在空腹情况下发生的,估计漏至腹腔内的胃肠内容物有限。③溃疡病本身不是根治性治疗的适应证。④有较重的心肺等重要脏器并存病,致使麻醉及手术有较大风险。但在70 岁以上、诊断不能肯定、应用类固醇激素和正在进行溃疡治疗的患者,不能采取非手术治疗方法。

因为手术治疗的效果确切,非手术治疗的风险并不低(腹内感染、脓毒症等),一般认为非手术治疗要极慎重。在非手术治疗期间,需动态观察患者的全身情况和腹部体征,若病情无好转或有所加重,即需及时改用手术治疗。

(二)手术治疗

手术治疗包括单纯穿孔缝合术和确定性溃疡手术。

1.单纯穿孔缝合术

单纯穿孔缝合术是目前治疗溃疡病穿孔主要的手术方式.只要闭合穿孔不至引起胃出口梗阻,就应首先考虑。缝闭瘘口、中止胃肠内容物继续外漏后,彻底清除腹腔内的污染物及渗出液。术后须经过一时期内科治疗,溃疡可以愈合。缝合术的优点是操作简便,手术时间短,安全性高。一般认为,以下为单纯穿孔缝合术的适应证:穿孔时间超过 8 小时,腹腔内感染及炎症水肿较重,有大量脓性渗出液;以往无溃疡病史或有溃疡病史未经正规内科治疗,无出血、梗阻并发症,特别是十二指肠溃疡;有其他系统器质性疾病而不能耐受彻底性溃疡手术。单纯穿孔缝合术通常采用经腹手术,穿孔以丝线间断横向缝合,再用大网膜覆盖,或以网膜补片修补;也可经腹腔镜行穿孔缝合大网膜覆盖修补。一定吸净腹腔内渗液,特别是膈下及盆腔内。吸除干净后,腹腔引流并非必须。对所有的胃溃疡穿孔患者,需做活检或术中快速病理学检查,若为恶性,应行根治性手术。单纯溃疡穿孔缝合术后仍需内科治疗,幽门螺杆菌感染者需根除幽门螺杆菌,以减少复发的机会,部分患者因溃疡未愈合仍需行彻底性溃疡手术。

利用腹腔镜技术缝合十二指肠溃疡穿孔为 Nathanson 等于 1990 年首先报道。后来 Mouret 等描述一种无缝合穿孔修补技术:以大网膜片和纤维蛋白胶封闭穿孔。以后相继报道了明胶海绵填塞、胃镜引导下肝圆韧带填塞等技术。无缝合技术效果不确切,其术后再漏的机会很大(10%左右),尤其在穿孔>5 mm者,因此应用要慎重。缝合技术有单纯穿孔缝合、缝合加大网膜补片加强和以大网膜补片缝合修补等。虽然腔镜手术具有微创特点,而且据报道术后切口的感染发生率较开腹手术低,但并未被广大外科医师普遍接受,原因是手术效果与开腹手术比较仍有争议,术后发生再漏需要手术处理者不少见,手术时间较长和花费高。以下情况不宜选择腹腔镜手术:①存在前述高危因素(术前存在休克、穿孔时间>24 小时和伴随内科疾病);②有其他溃疡并发症如出血和梗阻;③较大的穿孔(>10 mm);④腹腔镜实施技术上有困难(上腹部手术史等)。

2.部分胃切除和迷走神经切断术

随着对溃疡病病因学的深入理解和内科治疗的良好效果,以往所谓的"确定"性手术方法——部分胃切除和迷走神经切断手术已经很少采用。尤其在急性穿孔有腹膜炎的情况下进行手术,其风险显然较穿孔修补术为大,因此需要严格掌握适应证。仅在以下情况时考虑所谓"确定性"手术:①需切除溃疡本身以治愈疾病。如急性穿孔并发出血;已有幽门瘢痕性狭窄等,在切除溃疡时可根据情况考虑做胃部分切除手术。②较大的胃溃疡穿孔,有癌可能,做胃部分切除。③幽门螺杆菌感染阴性、联合药物治疗无效或胃溃疡复发时,仍有做迷走神经切断术的报道。

(王星际)

第四节　胃十二指肠溃疡大出血

胃十二指肠溃疡患者有大量呕血、柏油样黑便,引起红细胞、血红蛋白和血细胞比容明显下降,脉率加快,血压下降,出现为休克前期症状或休克状态,称为溃疡大出血,不包括小量出血或仅有大便隐血阳性的患者。胃十二指肠溃疡出血,是上消化道大出血中最常见的原因,占 50%以上。

一、流行病学

十二指肠溃疡并发症住院患者中,出血多于穿孔 4 倍。约 20%的十二指肠溃疡患者在其病程中会发生出血,十二指肠溃疡患者出血较胃溃疡出血为多见。估计消化性溃疡患者约占全部上消化道出血住院患者的 50%。虽然 H_2 受体拮抗药和奥美拉唑药物治疗已减少难治性溃疡择期手术的病例数,但因合并出血患者的手术例数并无减少。

二、病因和发病机制

(一)非甾体抗炎药

应用 NSAIDs 是溃疡出血的一个重要因素,具有这部分危险因素的患者在增加。在西方国家多于 50%以上消化道出血患者有新近应用 NSAIDs 史。在老年人口中,以前有胃肠道症状,并有短期 NSAIDs 治疗,这一危险因素正在增高。使用大剂量的阿司匹林(300 mg/d)预防一过性脑缺血发作的患者,其相对上消化道出血的危险性比用安慰剂治疗的高 7.7 倍,其他 NSAIDs 亦增加溃疡上消化道出血的危险性。

(二)皮质类固醇

皮质类固醇在是否引起消化性溃疡合并出血中的作用仍有争议。最近回顾性研究提示,同时应用 NSAIDs 是更重要的危险因素。合并应用皮质类固醇和 NSAIDs,上消化道出血的危险性升高 10 倍。

(三)危重疾病

危重患者是消化性溃疡大出血的危险人群,尤其是需要在重病监护病房治疗的。例如,心脏手术后,这种并发症的发生率为 0.4%,这些患者大多数被证实为十二指肠溃疡,且这些溃疡常是大的或多发性的。加拿大一个大宗的多个医院联合研究发现,ICU 患者上消化道出血的发生率为 1.5%,病死率达 48%,这些患者常需用抗溃疡药预防。

(四)幽门螺杆菌

出血性溃疡患者的幽门螺杆菌感染为 15%～20%,低于非出血溃疡患者,因此幽门螺杆菌根治对于减少溃疡复发和再出血的长期危险是十分重要的。

三、病理生理学

溃疡基底的血管壁被侵蚀而导致破裂出血,大多数为动脉出血。引起大出血的十二指肠溃疡通常位于球部后壁,可侵蚀胃十二指肠动脉或胰十二指肠上动脉及其分支引起大出血。胃溃疡大出血多数发生在胃小弯,出血源自胃左、右动脉及其分支。十二指肠前壁附近无大血管,故此处的溃疡常无大出血。溃疡基底部的血管侧壁破裂出血不易自行停止,可引发致命的动脉性出血。大出血后血容量减少、血压降低、血流变缓,可在血管破裂处形成血凝块而暂时止血。由于胃肠的蠕动和胃十二指肠内容物与溃疡病灶的接触,暂时停止的出血有可能再次活动出血,应予高度重视。

溃疡大出血所引起的病理生理变化与其他原因所造成的失血相同,与失血量的多少及失血的速度有密切的关系。据试验证明,出血 50～80 mL 即可引起柏油样黑便,如此少量失血不致发生其他显著症状,但持续性大量失血可以导致血容量减低、贫血、组织低氧、循环衰竭和死亡。

大量血液在胃肠道内可以引起血液化学上的变化,最显著的变化为血非蛋白氮增高,其主要原因是血红蛋白在胃肠内被消化吸收。有休克症状的患者,由于肾脏血液供应不足,肾功能受损,也是可能的原因。胃肠道大出血所致的血非蛋白氮增高在出血后 24～48 小时内即出现,如肾脏功能未受损害,增高的程度与失血量成正比,出血停止后 3～4 天内恢复至正常。

四、临床表现

胃十二指肠溃疡大出血的临床表现主要取决于出血的量及出血速度。

(一)症状

呕血和柏油样黑便是胃十二指肠溃疡大出血的常见症状,多数患者只有黑便而无呕血症状,迅猛的出血则为大量呕血与紫黑血便。呕血前常有恶心症状,便血前后可有心悸、眼前发黑、乏力、全身疲软,甚至晕厥症状。患者过去多有典型溃疡病史,近期可有服用阿司匹林或 NSAIDs 药物等情况。

(二)体征

一般失血量在 400 mL 以上时,有循环系统代偿的现象,如苍白、脉搏增速但仍强有力,血压正常或稍增高。继续失血达 800 mL 后即可出现明显休克的体征,如出汗、皮肤凉湿、脉搏快弱、血压降低、呼吸急促等。患者意识清醒,表情焦虑或恐惧。腹部检查常无阳性体征,也可能有腹胀、上腹压痛、肠鸣音亢进等。约半数的患者体温增高。

五、辅助检查

大量出血早期,由于血液浓缩,血常规变化不大,以后红细胞计数、血红蛋白值、血细胞比容均呈进行性下降。

依据症状和体检不能准确确定出血的原因。约 75% 的患者过去有消化性溃疡病史以证明溃疡是其出血的病因;干呕或呕吐发作后突然发生出血提示食管黏膜撕裂症;病史及体检有肝硬化证据提示可能食管静脉曲张出血。为了正确诊断出血的来源,必须施行上消化道内镜检查。

内镜检查在上消化道出血患者中有各种作用。除可明确出血的来源,如来源于弥漫性出血性胃炎、静脉曲张、贲门黏膜撕裂症,或胃十二指肠溃疡出血外,内镜所见的胃十二指肠溃疡的外貌有估计的预后意义,在有小出血的患者,见到清洁的溃疡基底或着色的斑点预示复发出血率低,约为 2%,这些患者适合早期进食和出院治疗。相反,发现于溃疡基底可见血管或新鲜凝血块预示有较高的再出血率。大的溃疡(直径＞1 cm)同样有高的复发再出血率。由于内镜下治疗技术的发展,非手术治疗的成功率已明显提高,手术的需要和病死率显著下降。

内镜下胃十二指肠溃疡出血病灶特征现多采用 Forrest 分级:FⅠa,可见溃疡病灶处喷血;FⅠb,可见病灶处渗血;FⅡa,病灶处可见裸露血管;FⅡb,病灶处有血凝块附着;FⅢ,溃疡病灶基底仅有白苔而无上述活动性出血征象。根据上述内镜表现除 FⅢ外,只要有其中一种表现均可确定为此次出血的病因及出血部位。

选择性腹腔动脉或肠系膜上动脉造影也可用于血流动力学稳定的活动性出血患者,可明确病因与出血部位,指导治疗,并可采取栓塞治疗或动脉内注射垂体加压素等介入性止血措施。

六、诊断和鉴别诊断

(一)诊断

有溃疡病史者,发生呕血与黑便,诊断并不困难。10%～15%的患者出血无溃疡病史,鉴别出血的来源较为困难。大出血时不宜行上消化道钡剂检查,因此,急诊纤维胃镜检查在胃十二指肠溃疡出血的诊断中有重要作用,可迅速明确出血部位和病因,出血24小时内胃镜检查检出率可达70%～80%,超过48小时则检出率下降。

(二)鉴别诊断

胃十二指肠溃疡出血应与应激性溃疡出血、胃癌出血、食管静脉曲张破裂出血、贲门黏膜撕裂综合征和胆管出血相鉴别。上述疾病,除内镜下表现与胃十二指肠溃疡出血不同外,应结合其他临床表现相鉴别。如应激性溃疡出血多出现在重大手术或创伤后;食管静脉曲张破裂出血体检可发现蜘蛛痣、肝掌、腹壁静脉曲张、肝大、腹水、巩膜黄染等肝硬化的表现;贲门黏膜撕裂综合征多发生在剧烈呕吐或干呕之后;胆管大量出血常由肝内疾病(化脓性感染、胆石、肿瘤)所致,其典型表现为胆绞痛、便血或呕血、黄疸三联征。

七、治疗

治疗原则是补充血容量,防止失血性休克,尽快明确出血部位,并采取有效的止血措施,防止再出血。总体上,治疗方式包括非手术及手术治疗。

(一)非手术治疗

主要是针对休克的治疗,主要措施:①补充血容量,建立可靠畅通的静脉通道,快速滴注平衡盐液,做输血配型试验。同时严密观察血压、脉搏、尿量和周围循环状况,并判断失血量,指导补液。失血量达全身总血量的20%时,应输注羟乙基淀粉、右旋糖酐或其他血浆代用品,用量在1 000 mL左右。出血量较大时可输注浓缩红细胞,也可输全血,并维持血细胞比容不低于30%。输注液体中晶体与胶体之比以3∶1为宜。监测生命体征,测定中心静脉压、尿量,维持循环功能稳定和良好呼吸、肾功能十分重要。②留置鼻胃管,用生理盐水冲洗胃腔,清除血凝块,直至胃液变清,持续低负压吸引,动态观察出血情况。可经胃管注入200 mL含8 mg去甲肾上腺素的生理盐水溶液,每4～6小时1次。③急诊纤维胃镜检查可明确出血病灶,还可同时施行内镜下电凝、激光灼凝、注射或喷洒药物等局部止血措施。检查前必须纠正患者的低血容量状态。④止血、制酸、生长抑素等药物的应用经静脉或肌内注射巴曲酶;静脉给予H_2受体拮抗药(西咪替丁等)或质子泵抑制药(奥美拉唑等);静脉应用生长抑素(善宁、奥曲肽等)。

(二)手术治疗

内镜止血的成功率可达90%,使急诊手术大为减少,且具有创伤小、极少并发穿孔和可重复实施的优点,适用于绝大多数溃疡病出血,特别是高危老年患者。即使不能止血的病例,内镜检查也明确了出血部位、原因,使后续的手术更有的放矢,成功率升高。内镜处理后发生再出血时仍建议首选内镜治疗,仅在以下患者考虑手术处理:①难以控制的大出血,出血速度快,短期内发生休克,或较短时间内(6～8小时)需要输注较大量血液(>800 mL)方能维持血压和血细胞比容者。②纤维胃镜检查发现动脉搏动性出血,或溃疡底部血管显露再出血危险很大。③年龄在60岁以上,有心血管疾病、十二指肠球后溃疡及有过相应并发症者。④近期发生过类似的大出血或合并穿孔或幽门梗阻。⑤正在进行药物治疗的胃十二指肠溃疡患者发生大出血,表明溃疡侵蚀性大,非手术治疗难以止血。

手术治疗的目的在于止血抢救患者生命,而不在于治疗溃疡本身和术后的溃疡复发问题。手术介入的方式:①单纯止血手术,即胃十二指肠切开＋腔内血管缝扎,加或不加腔外血管结扎。结合术前胃镜和术中扪摸检查,一般可快速确定出血溃疡部位,即在溃疡对应的前壁切开,显露溃疡后稳妥缝扎止血。如是在幽门部切开,止血后要做幽门成形术(Heineke-Mikulicz 法)。②部分胃切除术。③(选择性)迷走神经切断＋胃窦切除或幽门成形术。④介入血管栓塞术。胃部分切除术是前一段时间国内较常采用的一种手术,认为切除了出血灶本身止血可靠,同时切除了溃疡,也避免了术后溃疡的复发。但手术创伤大,在发生了大出血的患者施行,病死率及并发症发生率均高。由于内科治疗的进步和考虑到胃切除后可能的并发症和病死率,近年来更多地采用仅以止血为目的的较保守的一类手术,通过结扎溃疡出血点和/或阻断局部血管以达到止血目的,术后再辅以正规的内科治疗。因创伤较小,尤其适合老年和高危患者。血管栓塞术止血成功率也较高,但要求特殊设备和娴熟的血管介入技术。

(王星际)

第五节 胃 扭 转

胃扭转是由于胃固定机制发生障碍,或因胃本身及其周围系膜(器官)的异常,使胃沿不同轴向发生部分或完全扭转。胃扭转最早于 1866 年由 Berti 在尸检中发现。

本病可发生于任何年龄,多见于 30～60 岁,男女性别无差异。15％～20％胃扭转发生于儿童,多见于 1 岁以前,常同先天性膈缺损有关。2/3 的胃扭转病例为继发性,最常见的是食管旁疝的并发症,也可能同其他先天性或获得性腹部异常有关。

一、分类

(一)按病因分类

1.原发性胃扭转

致病因素主要是胃的支持韧带有先天性松弛或过长,再加上胃运动功能异常,如饱餐后胃的重量增加,容易导致胃扭转。除解剖学因素外,急性胃扩张、剧烈呕吐、横结肠胀气等亦是胃扭转的诱因。

2.继发性胃扭转

为胃本身或周围脏器的病变造成,如食管裂孔疝、先天及后天性膈肌缺损、胃穿透性溃疡、胃肿瘤、脾大等疾病,亦可由胆囊炎、肝脓肿等造成胃粘连牵拉引起胃扭转。

(二)以胃扭转的轴心分类

1.器官轴(纵轴)型胃扭转

此类型较少见。胃沿贲门至幽门的连线为轴心向上旋转。造成胃大弯向上、向左移位,位于胃小弯上方,贲门和胃底的位置基本无变化,幽门则指向下。横结肠也可随胃大弯向上移位。这种类型的旋转可以在胃的前方或胃的后方,但以前方多见。

2.系膜轴型(横轴)胃扭转

此类型最常见。胃沿着从大、小弯中点的连线为轴发生旋转。又可分为两个亚型：一个亚型是幽门由右向上向左旋转，胃窦转至胃体之前，有时幽门可达到贲门水平，右侧横结肠也可随胃幽门窦部移至左上腹；另一亚型是胃底由左向下向右旋转，胃体移至胃窦之前。系膜轴型扭转造成胃前后对折，使胃形成两个小腔。这类扭转中膈肌异常不常见，多为胃部手术并发症或为特发性，典型的为慢性不完全扭转，食管胃连接部并无梗阻，胃管或内镜多可通过。

3.混合型胃扭转

较常见，兼有器官轴型扭转及系膜轴型扭转两者的特点。

(三)按扭转范围分为完全型和部分型胃扭转

1.完全型扭转

整个胃除与横膈相附着的部分以外都发生扭转。

2.部分型扭转

仅胃的一部分发生扭转，通常是胃幽门终末部发生扭转。

(四)按扭转的性质分为急性胃扭转和慢性胃扭转

1.急性胃扭转

发病急，呈急腹症表现。常与胃解剖学异常有密切关系，在不同的诱因激发下起病。如食管裂孔疝、膈疝、胃下垂、胃的韧带松弛或过长。剧烈呕吐、急性胃扩张、胃巨大肿瘤、横结肠显著胀气等可成为胃的位置突然改变而发生扭转的诱因。

2.慢性胃扭转

有上腹部不适，偶有呕吐等临床表现，可以反复发作。多为继发性，除膈肌的病变外，胃本身或上腹部邻近器官的疾病，如穿透性溃疡、肝脓肿、胆道感染、膈创伤等亦可成为慢性胃扭转的诱因。

二、临床表现

胃扭转的临床表现与扭转范围、程度及发病的快慢有关。

(一)急性胃扭转

表现为上腹部突然剧烈疼痛，可放射至背部及左胸部。有时甚至放射到肩部、颈部并伴随呼吸困难，有时可有心电图改变，有可能被误诊为心肌梗死。急性胃扭转常伴有持续性呕吐，呕吐物量不多，不含胆汁，以后有难以消除的干呕，进食后可立即呕出，这是因为胃扭转使贲门口完全闭塞的结果。上腹部进行性膨胀，下腹部平坦柔软。大多数患者不能经食管插入胃管。急性胃扭转晚期可发生血管闭塞和胃壁缺血坏死，以致发生休克。

查体可发现上腹膨隆及局限性压痛，下腹平坦，全身情况无大变化，若伴有全身情况改变，提示胃部有血液循环障碍。反复干呕、上腹局限压痛、胃管不能插入胃内，这是急性胃扭转的三大特征，称为"急性胃扭转三联症"(Borchardt 三联症)。但这三联症在扭转程度较轻时，不一定存在。

(二)慢性胃扭转

较急性胃扭转多见，临床表现不典型，多为间断性烧心感、嗳气、腹胀、腹鸣、腹痛，进食后尤甚。主要临床症状是间断发作的上腹部疼痛，有的病史可长达数年。亦可无临床症状，仅在钡餐检查时才被发现。对于食管旁疝患者发生间断性上腹痛，特别是伴有呕吐或干呕者应考虑慢性间断性胃扭转。

三、辅助检查

(一)X 线检查

1.立位胸腹部 X 线平片

可见两个液气平面,若出现气腹则提示并发胃穿孔。

2.上消化道钡餐

上消化道 X 线钡餐不仅能明确有无扭转,且能了解扭转的轴向、范围和方向,有时还可了解扭转的病因。器官轴型表现为胃大弯、胃底向前、从左侧转向右侧,胃大弯朝向膈面,胃小弯向下,后壁向前呈倒置胃,食管远端梗阻呈尖削影,腹食管段延长,胃底与膈分离,食管与胃黏膜呈十字形交叉。系膜轴型表现为食管胃连接处位于膈下的异常低位,而远端位于头侧,胃体、胃窦重叠,贲门和幽门可在同一水平面上。

(二)内镜检查

内镜检查有一定难度,进镜时需慎重。胃镜进入贲门口时可见到齿状线扭曲现象,贲门充血、水肿,胃腔正常解剖位置改变,胃前后壁或大、小弯位置改变,有些患者可发现食管炎、肿瘤或溃疡。

四、诊断与鉴别诊断

(一)诊断

诊断标准:①临床表现以间歇性腹胀、间断发作的上腹痛、恶心、轻度呕吐为主要临床症状,病程短者数天,长者选数年,进食可诱发。②胃镜检查时,内镜通过贲门后,盘滞于胃底或胃体腔,并见远端黏膜皱襞呈螺旋或折叠状,镜端难通过到达胃窦,见不到幽门。③胃镜下复位后,患者即感临床症状减轻,尤以腹胀减轻为主。④上消化道 X 线钡剂检查示:胃囊部有两个液平;胃倒转,大弯在小弯之上;贲门幽门在同一水平面,幽门和十二指肠面向下;胃黏膜皱襞可见扭曲或交叉,腹腔段食管比正常增长等。符合上述①～③或①～④条可诊断胃扭转。

(二)鉴别诊断

1.食管裂孔疝

主要临床症状为胸骨后灼痛或烧灼感,伴有嗳气或呃逆。常于餐后 1 小时内出现,可产生压迫临床症状如气促、心悸、咳嗽等。有时胃扭转可合并有疝,X 线钡餐检查有助于鉴别。

2.急性胃扩张

本病腹痛不严重,以上腹胀为主,有频繁的呕吐,呕吐量大且常含有胆汁。可插入胃管抽出大量气体及胃液。患者常有脱水及碱中毒征象。

3.粘连性肠梗阻

常有腹部手术史,表现为突然阵发性腹痛,排气排便停止,呕吐物有粪臭味,X 线检查可见肠腔呈梯形的液平面。

4.胃癌

多见于中老年,腹部疼痛较轻,查体于上腹部可触及节结形包块,多伴有消瘦、贫血等慢性消耗性表现。通过 X 线征象或内镜检查可与胃扭转相鉴别。

5.幽门梗阻

都有消化性溃疡病史,可呕吐宿食,呕吐物量较多。X线检查发现幽门梗阻,内镜检查可见溃疡及幽门梗阻。

6.慢性胆囊炎

非急性发作时,表现为上腹部隐痛及消化不良的临床症状,进油腻食物诱发。可向右肩部放射,Murphy征阳性,但无剧烈腹痛、干呕。可以顺利插入胃管,胆囊B超、胆囊造影、十二指肠引流可有阳性发现。

7.心肌梗死

多发生于中老年患者,常有基础病史,发作前有心悸、心绞痛等先兆,伴有严重的心律失常,特征性心电图、心肌酶学检查可协助鉴别。

五、治疗

急性胃扭转多以急腹症入外科治疗,手术通常是必需的。术前可先试行放置胃管行胃肠减压,可提高手术的成功率;在插入胃管时也有损伤食管下段的危险,操作时应注意。急性绞窄性胃扭转致胃缺血、坏疽或胃肠减压失败时需要尽早应用广谱抗生素和补液。如胃管不能插入,应尽早手术。在解除胃扭转后根据患者情况可进一步行胃固定或胃造瘘术,必要时须行胃大部切除术。术后需持续胃肠减压直至胃肠道功能恢复正常。近年来有人报道内镜下胃造瘘术,但主要适用于无须纠正解剖异常的系膜扭转型患者或少数手术指征不明显的慢性器官轴型扭转。

对于慢性胃扭转,医师和患者应权衡手术利弊。如果患者不愿意接受手术时,应使患者清楚病情有发展为急性胃扭转及其并发症的可能性。如果全胃位于胸腔或存在于食管旁疝,应施行手术预防急性发作。目前手术治疗慢性复发性胃扭转建议行胃扭转的复位术、胃固定术。对因膈向腹腔突出造成的胃扭转行膈下结肠移位术。合并有食管裂孔疝或膈疝者应做胃固定术及膈疝修补术。对有胸腹裂孔疝的儿童,应经腹关闭缺陷。伴有胃溃疡或胃肿瘤者可做胃大部切除。

另有一些急性和慢性胃扭转患者可通过内镜扭转复位。对可耐受手术的患者,行内镜减压可作为暂时性的处理,但不推荐用于治疗急性胃扭转。

六、预后

由于诊断和治疗措施的不断改进,急性胃扭转的死亡率已下降至15%～20%,急性胃扭转的急症手术死亡率约为40%,若发生绞榨则死亡率可达60%。已明确诊断的慢性胃扭转患者的死亡率为0～13%。

（王星际）

第六节　急性胃扩张

急性胃扩张是指短期内由于大量气体和液体积聚,胃和十二指肠上段高度扩张而致的一种综合征。通常为某些内外科疾病或麻醉手术的严重并发症,临床并不常见。

一、病因与发病机制

器质性疾病和功能性因素均可导致急性胃扩张,常见者归纳为四类。

(一)饮食过量或饮食不当

尤其是狂饮暴食,是引起急性胃扩张的最常见病因。短时间内大量进食使胃突然过度充盈,胃壁肌肉受到过度牵拉而发生反射性麻痹,食物积聚于胃内,胃持续扩大。

(二)麻醉和手术

尤其是腹盆腔手术及迷走神经切断术,均可直接刺激躯体或内脏神经,引起胃自主神经功能失调,胃壁反射性抑制,胃平滑肌弛缓,进而形成扩张。麻醉时气管插管,术后给氧和胃管鼻饲,亦可使大量气体进入胃内,形成扩张。

(三)疾病状态

胃扭转、嵌顿性食管裂孔疝、各种原因所致的十二指肠淤滞、十二指肠肿瘤、异物等均可引起胃潴留和急性胃扩张。幽门附近的病变,如脊柱畸形、环状胰腺、胰腺癌等偶可压迫胃的输出道引起急性胃扩张。躯体上石膏套后1~2天发生急性胃扩张,即"石膏管型综合征",可能是脊柱伸展过度,十二指肠受肠系膜上动脉压迫的结果。情绪紧张、精神抑郁、营养不良均可引起自主神经紊乱,使胃的张力减低和排空延迟,在有诱发因素时发生急性胃扩张。糖尿病神经血管病变,使用抗胆碱能药物,水、电解质平衡紊乱,严重感染均可影响胃的张力和排空,导致急性胃扩张。

(四)创伤应激

尤其是上腹部挫伤或严重复合伤,可引起胃的急性扩张。其发生与腹腔神经丛受强烈刺激有关。

发生急性胃扩张时,由于胃黏膜的表面积剧增,胃壁受压,血液循环受阻,加之食物发酵刺激胃黏膜发生炎症,使胃黏膜有大量液体渗出。同时,胃窦扩张和胃内容物刺激使胃窦分泌胃泌素增多,刺激胃液分泌。小肠受扩张胃的推移而使肠系膜受到牵拉,一方面影响腹腔神经丛而加重胃的麻痹,另一方面使十二指肠水平部受肠系膜上动脉压迫,空肠上部亦受到牵拉而出现梗阻。幽门松弛等因素使十二指肠液反流增多。胃扩张后与食管角度发生改变,使胃内容物难以经食管排出。这些因素互为因果,形成恶性循环,终使胃急性进行性扩大,形成急性胃扩张。如病情继续发展,胃壁血液循环状况将进一步恶化,胃十二指肠腔可出现血性渗出,最终发生胃壁坏死穿孔。

二、临床表现

(一)症状和体征

术后患者常于术后开始进流质饮食后2~3天发病。初期仅进食后持续上腹饱胀和隐痛,可有阵发性加剧,少有剧烈腹痛。随后出现频繁呕吐,初为小口,以后量逐渐增加,呕吐物为浑浊棕绿色或咖啡色液体,无粪臭味。呕吐为溢出性,不费力,吐后腹痛腹胀不缓解。腹部呈不对称性膨隆(以上腹为重),可见无蠕动的胃轮廓,局部有压痛,并可查见振水音。也可呈全腹膨隆。脐右侧偏上可出现局限性包块,外观隆起,触之光滑而有弹性,轻压痛,此为极度扩张的胃窦,称"巨胃窦征",是急性胃扩张的特有体征。腹软,可有位置不定的轻压痛,肠鸣音减弱。随病情进展患者全身情况进行性恶化,严重者可出现脱水、酸中毒或碱中毒,并表现为烦躁不安、呼吸急促、手足抽搐、血压下降和休克。晚期可突然出现剧烈腹痛和腹膜炎体征,提示胃穿孔。救治不及时将导致死亡。

(二)辅助检查

1.实验室检查

常规血液、尿液实验室检查可发现血液浓缩,低钾、低钠、低氯血症和碱中毒,脱水严重致肾衰竭者,可出现血肌酐、尿素氮升高。白细胞多不升高。呕吐物隐血试验为强阳性。

2.X线检查

立位腹部平片可见左上腹巨大液平面和充满腹腔的特大胃影,左膈肌抬高。

3.B超检查

胃肠道气体含量较多,一般不适合B超检查,但对于一些暴饮暴食导致的急性胃扩张,B超是一项直接、简便的检查,可见胃内大量食物残留及无回声暗区。

4.CT检查

CT检查可见极度扩大的胃腔及大量胃内容物,胃壁变薄。

三、诊断和鉴别诊断

根据病史、体征,结合实验室检查和影像学检查,诊断一般不难。手术患者进食后初期或过分饱食后,如出现多次溢出性呕吐,并发现上腹部膨隆、振水音,即应怀疑为急性胃扩张。置入胃管后如吸出大量浑浊棕绿色或咖啡色液体,诊断即可成立,不应等到大量呕吐和虚脱症状出现后,才考虑本病可能。在严重创伤和感染的危重患者,如出现以上征象也应想到本病可能。

鉴别诊断主要包括幽门梗阻、肠梗阻和肠麻痹、胃瘫。幽门梗阻有胃窦及幽门部的器质性病变,如肿瘤、溃疡瘢痕狭窄等,可表现为上腹饱胀和呕吐,呕吐物为酸臭宿食,胃扩张程度及全身症状较轻。肠梗阻和肠麻痹主要累及小肠,腹胀以腹中部明显,胃内不会有大量积液积气,立位腹部X线检查可见多个阶梯状液平。弥漫性腹膜炎导致的肠麻痹具有腹膜炎体征。但需注意急性胃扩张穿孔导致弥漫性腹膜炎的情况。胃瘫在外科主要发生在腹部大手术后,由胃动力缺乏所致,表现为恢复饮食后的上腹饱胀和呕吐,呕吐多在餐后4~6小时,呕吐物为食物或宿食,不含血液,腹胀较急性胃扩张轻,消化道稀钡造影可显示胃蠕动波消失,胃潴留,但多没有严重的胃腔扩张。

四、治疗

急性胃扩张若早期诊断和治疗,预后良好。及至已发生休克或胃坏死穿孔时,手术死亡率高,早年文献记载可达75%。暴饮暴食导致的急性胃扩张死亡率仍高,可达20%,早期诊断和治疗是降低死亡率的关键。

(一)对于手术后急性胃扩张的措施

1.留置鼻胃管

吸出胃内全部积液,用温等渗盐水洗胃,禁食,并持续胃管减压,至吸出液为正常性质为止,然后开始少量流质饮食,如无潴留,可逐渐增加。

2.调整体位

目的是解除十二指肠水平部的受压,应避免长时间仰卧位,如病情许可,可采用俯卧位,或将身体下部略垫高。

3.液体和营养支持

根据实验室检查经静脉液体治疗调整水、电解质和酸碱平衡。恢复流质饮食前进行全肠外营养支持,恢复进食后逐渐减少营养支持剂量。给予充分液体支持维持尿量正常。

(二)对于暴饮暴食所致的急性胃扩张的措施

胃内常有大量食物和黏稠液体,不易用一般胃管吸出,需要使用较粗胃管并反复洗胃才能清除,但应注意避免一次用水量过大或用力过猛而造成胃穿孔(图6-1)。若洗胃无效则需考虑手术治疗,切开胃壁清除内容物后缝合,术后应继续留置胃管减压,并予经静脉液体和营养支持,逐渐恢复流质饮食。

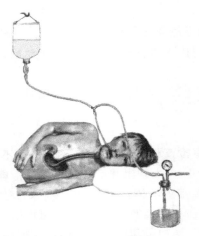

图6-1　洗胃示意图

(三)并发症的治疗

对于已出现腹膜炎或疑有胃壁部分坏死的患者,应积极准备后尽早手术治疗。手术方法以简单有效为原则,如胃切开减压、穿孔修补、胃壁部分切除术等。术后应继续留置胃管减压,并予经静脉液体和营养支持,逐渐恢复流质饮食。

(陈红军)

第七节　溃疡性幽门梗阻

一、概述

溃疡发生于幽门部或十二指肠球部,容易造成幽门梗阻。有暂时性和永久性两种同时存在。约有10%的溃疡患者并发幽门梗阻。梗阻初期,胃内容物排出发生困难,引起反射性胃蠕动增强,到了晚期,代偿功能不足,肌肉萎缩,蠕动极度微弱,胃形成扩张状态。

二、病理分型及病理生理

(一)溃疡病并发幽门梗阻分型

(1)痉挛性梗阻:幽门附近溃疡,刺激幽门括约肌反射性痉挛所致。

(2)炎症水肿性梗阻:幽门区溃疡本身炎症水肿。

(3)瘢痕性梗阻:瘢痕胼胝硬结,溃疡愈后瘢痕挛缩。

(4)粘连性梗阻:溃疡炎症或穿孔后引起粘连或牵拉。

前两种梗阻是暂时性或是反复发作,后两种梗阻是永久性,必须施手术治疗。

(二)病理生理

梗阻初期,为了克服梗阻,胃蠕动加强,胃壁肌肉呈相对地肥厚,胃轻度扩张。到梗阻晚期代偿功能减退,胃蠕动减弱,胃壁松弛。因而胃扩张明显。长期有大量胃内容物潴留,黏膜受到刺激,而发生慢性炎症,又将加重梗阻,因而形成恶性循环。由于长期不能进食,反而经常发生呕吐,造成水电解质失调和严重的营养不良。大量氢离子和氯离子随胃液吐出,血液中氯离子降低;碳酸氢根离子增加,造成代谢性碱中毒。钾除呕吐丢失外,随尿大量排出,可以出现低血钾。因此,低钾低氯性碱中毒是幽门梗阻患者中较为多见。

三、临床表现

(1)呕吐:呕吐是幽门梗阻的突出症状。特点:呕吐多发生在下午或晚上,呕吐量大,一次可达 1 L 以上,呕吐物为郁积的食物,伴有酸臭味,不含胆汁。呕吐后感觉腹部舒服,因此患者常自己诱发呕吐,以缓解症状。

(2)胃蠕动波:腹部可隆起的胃型,有时见到胃蠕动波,蠕动起自左肋弓下,行向右腹,甚至向相反方向蠕动。

(3)振水音:扩张内容物多,用手叩击上腹时,可闻及振水音。

(4)其他:尿少、便秘、脱水、消瘦,严重时呈现恶病质。口服钡剂后,钡剂难以通过幽门。胃扩张、蠕动弱、有大量空腹潴留液,钡剂下沉,出现气、液、钡三层现象。

四、诊断

有长期溃疡病史的患者和典型的胃潴留及呕吐症状,必要时进行 X 线或胃镜检查,诊断不致困难。需要与下列疾病相鉴别。

(1)活动期溃疡所致幽门痉挛和水肿有溃疡病疼痛症状,梗阻为间歇性,呕吐虽然很剧烈,但胃无扩张现象,呕吐物不含宿食。经内科治疗梗阻和疼痛症状可缓解或减轻。

(2)胃癌所致的幽门梗阻病程较短,胃扩张程度较轻,胃蠕动波少见。晚期上腹可触及包块。X 线钡剂检查可见胃窦部充盈缺损,胃镜取活检能确诊。

(3)十二指肠球部以下的梗阻性病变如十二指肠肿瘤、环状胰腺、十二指肠淤滞症均可引起十二指肠梗阻,伴呕吐,胃扩张和潴留,但其呕吐物多含有胆汁。X 线钡剂或内镜检查可确定梗阻性质和部位。

五、治疗

(一)非手术疗法

幽门痉挛或炎症水肿所致梗阻,应以非手术治疗。方法:胃肠减压,保持水电解质平衡及全身支持治疗。

(二)手术疗法

幽门梗阻和非手术治疗无效的幽门梗阻应视为手术适应证。手术的目的是解除梗阻,使食物和胃液能进入小肠,从而改善全身状况。常用的手术方法如下。

1.胃空肠吻合术

方法简单,近期效果好,病死率低,但由于术后吻合溃疡发生率很高,故现在很少采用。对于老年体弱,低胃酸及全身情况极差的患者仍可考虑选用。

2.胃大部切除术

患者一般情况好,在我国为最常用的术式。

3.迷走神经切断术

迷走神经切断加胃窦部切除术或迷走神经切断加胃引流术,对青年患者较适宜。

4.高选择性迷走神经切断术

近年有报道高选择性迷走神经切除及幽门扩张术,取得满意效果。

幽门梗阻患者术前要做好充分准备。术前2～3天行胃肠减压,每天用温盐水洗胃,减少胃组织水肿。输血、输液及改善营养,纠正水电解质紊乱。

(陈红军)

第八节　肥厚性幽门狭窄

肥厚性幽门狭窄是常见疾病,占消化道畸形的第3位。早在1888年丹麦医师Hirchsprung首先描述本病的病理特点和临床表现,但未找到有效治疗方法。1912年Ramstedt在前人研究基础上创用幽门肌切开术,从而使病死率明显降低,成为标准术式推行至今。目前手术病死率已降至1%以下。

依据地理、时令和种族,有不同的发病率。欧美国家较高,在美国每400个活产儿中1例患此病,非洲、亚洲地区发病率较低,我国发病率为1/3 000。男性居多,占90%,男女之比为(4～5):1。多为足月产正常婴儿,未成熟儿较少见;第一胎多见,占总病例数的40%～60%。有家族聚集倾向,母患病,则子女患病可能性增加3倍。

一、病理解剖

主要病理改变是幽门肌层显著增厚和水肿,尤以环肌为著,纤维肥厚但数量没有增加。幽门部呈橄榄形,质硬有弹性。当肌肉痉挛时则更为坚硬。一般测量长2～2.5 cm,直径0.5～1 cm,肌层厚0.4～0.6 cm,在年长儿肿块还要大些。但肿块大小与症状严重程度和病程长短无关。肿块表面覆有腹膜且甚光滑,由于血供受压力影响,色泽显得苍白。肥厚的肌层挤压黏膜呈纵形皱襞,使管腔狭小,加上黏膜水肿,以后出现炎症,使管腔更显细小,在尸解标本上幽门仅能通过 1 mm 的探针。细窄的幽门管向胃窦部移行时腔隙呈锥形逐渐变宽,肥厚的肌层逐渐变薄,二者之间无精确的分界。但在十二指肠侧则界限明显,胃壁肌层与十二指肠肌层不相连续,肥厚的幽门肿块类似子宫颈样突入十二指肠。组织学检查见肌层肥厚,肌纤维排列紊乱,黏膜水肿、充血。由于幽门梗阻,近侧胃扩张,胃壁增厚,黏膜皱襞增多且水肿,并因胃内容物滞留,常导致黏膜炎症和糜烂,甚至有溃疡。

肥厚性幽门狭窄病例合并先天畸形相当少见,7%左右。食管裂孔疝、胃食管反流和腹股沟疝是最常见的畸形,但未见有大量的病例报道。

二、病因

对幽门狭窄的病因和发病机制至今尚无定论,多年来进行大量研究,主要有以下几种观点。

(一)遗传因素

在病因学上起着很重要的作用。发病有明显的家族性,甚至一家中母亲和 7 个儿子同病,且在单卵双胎比双卵双胎多见。双亲中有一人患此病,子女发病率可高达 6.9%。若母亲患病,其子发病率为 19%,其女为 7%;如父亲患病,则分别为 5.5%和 2.4%。经过研究指出幽门狭窄的遗传机制是多基因性,既非隐性遗传亦非伴性遗传,而是由一个显性基因和一个性修饰多因子构成的定向遗传基因。这种遗传倾向受一定的环境因素而起作用,如社会阶层、饮食种类、季节等。发病以春秋季为高,但其相关因素不明。常见于高体重的男婴,但与胎龄的长短无关。

(二)神经功能

从事幽门肠肌层神经丛研究的学者发现,神经节细胞直至生后 2～4 周才发育成熟。因此,许多学者认为神经节细胞发育不良是引起幽门肌肉肥厚的机制,否定了过去幽门神经节细胞变性导致病变的学说。但也有持不同意见者,其观察到幽门狭窄的神经节细胞数目减少不明显,但有神经节细胞分离、空化等改变,这些改变可能造成幽门肌肥厚。如神经节细胞发育不良是原因,则早产儿发病应多于足月儿,然而二者并无差异。近年研究认为肽能神经的结构改变和功能不全可能是主要病因之一,通过免疫荧光技术观察到环肌中含脑啡肽和血管活性肠肽神经纤维数量明显减少,应用放射免疫法测定组织中 P 物质含量减少,由此推测这些肽类神经的变化与发病有关。

(三)胃肠激素

幽门狭窄患儿术前血清促胃液素升高曾被认为是发病原因之一,经反复试验,目前并不能推断是幽门狭窄的原因还是后果。近年研究发现血清和胃液中前列腺素(PGS)浓度增高,由此提示发病机制是幽门肌层局部激素浓度增高使肌肉处于持续紧张状态,而致发病。亦有人对血清胆囊收缩素进行研究,结果无异常变化。近年来,研究认为一氧化氮合成酶的减少也与其病因相关。幽门环肌中还原性辅酶Ⅱ(NADPHd)阳性纤维消失或减少,NO 合酶明显减少,致 NO 产生减少,使幽门括约肌失松弛,导致胃输出道梗阻。

(四)肌肉功能性肥厚

有学者通过细致观察,发现有些出生 7～10 天的婴儿将凝乳块强行通过狭窄幽门管的征象。由此认为这种机械性刺激可造成黏膜水肿增厚。另一方面也导致大脑皮层对内脏的功能失调,使幽门发生痉挛。两种因素促使幽门狭窄形成严重梗阻而出现症状。但亦有持否定意见,认为幽门痉挛首先应引起某些先期症状,如呕吐,而在某些呕吐发作很早进行手术的病例中却发现肿块已经形成,且肥厚的肌肉主要是环肌,这与痉挛引起幽门肌肉的功能性肥厚是不相符的。

(五)环境因素

发病率有明显的季节性高峰,以春秋季为主,在活检组织切片中发现神经节细胞周围有白细胞浸润。推测可能与病毒感染有关,但检测患儿及其母亲的血、粪和咽部均未能分离出柯萨奇病毒,检测血清抗体亦无变化,用柯萨奇病毒感染动物亦未见相关病理改变。

三、临床表现

症状出现于生后 3～6 周,亦有更早的,极少数发生在 4 个月之后。呕吐是主要症状,最初仅是回奶,接着为喷射性呕吐。开始时偶有呕吐,随着梗阻加重,几乎每次喂奶后都要呕吐。呕吐物为黏液或乳汁,在胃内滞留时间较长则吐出凝乳,不含胆汁。少数病例由于刺激性胃炎,呕吐物含有新鲜或变性的血液。有报道幽门狭窄病例在新生儿高胃酸期发生胃溃疡及大量呕血者,亦有报告发生十二指肠溃疡者。在呕吐之后婴儿仍有很强的觅食欲,如再喂奶仍能用力吸吮。未成熟儿的症状常不典型,喷射性呕吐并不显著。

随呕吐加剧,由于奶和水摄入不足,体重起初不增,继之迅速下降,尿量明显减少,数天排便1 次,量少且质硬,偶有排出棕绿色便,被称为饥饿性粪便。由于营养不良、脱水,婴儿明显消瘦,皮肤松弛有皱纹,皮下脂肪减少,精神抑郁呈苦恼面容。发病初期呕吐丧失大量胃酸,可引起碱中毒,呼吸变浅而慢,并可有喉痉挛及手足抽搐等症状,以后脱水严重,肾功能低下,酸性代谢产物滞留体内,部分碱性物质被中和,故很少有严重碱中毒者。如今,因就诊及时,严重营养不良的晚期病例已难以见到。

幽门狭窄伴有黄疸,发生率约 2%。多数以非结合胆红素升高为主。一旦外科手术解除幽门梗阻后,黄疸就很快消退。因此,这种黄疸最初被认为是幽门肿块压迫肝外胆管引起,现代研究认为是肝酶不足的关系。高位胃肠梗阻伴黄疸婴儿的肝葡糖醛酸转移酶活性降低,但其不足的确切原因尚不明确。有人认为酶的抑制与碱中毒有关,但失水和碱中毒在幽门梗阻伴黄疸的病例中并不很严重。热能供给不足亦是一种可能原因,与 Gilbert 综合征的黄疸病例相似,在供给足够热量后患儿胆红素能很快降至正常水平。一般术后 5～7 天黄疸自然消退,无须特殊治疗。

腹部检查时将患儿置于舒适体位,腹部充分暴露,在明亮光线下,喂糖水时进行观察,可见胃型及蠕动波。检查者位于婴儿左侧,手法必须温柔,左手置于右胁缘下腹直肌外缘处,以示指和环指按压腹直肌,用中指指端轻轻向深部按摸,可触到橄榄形、光滑质硬的幽门肿块,1～2 cm 大小。在呕吐之后胃空瘪且腹肌暂时松弛时易于扪及。当腹肌不松弛或胃扩张明显时肿块可能扪不到,可先置胃管排空胃,再喂给糖水边吸吮边检查,要耐心反复检查,据经验多数病例均可扪到肿块。

实验室检查发现临床上有失水的婴儿,均有不同程度的低氯性碱中毒,血液 PCO_2 升高,pH升高和低氯血症。必须认识到代谢性碱中毒时常伴有低钾现象,其机制尚不清楚。小量的钾随胃液丢失外,在碱中毒时钾离子向细胞内移动,引起细胞内高钾,而细胞外低钾,同时肾远曲小管上皮细胞排钾增多,从而造成血钾降低。

四、诊断

依据典型的临床表现,见到胃蠕动波、扪及幽门肿块和喷射性呕吐等 3 项主要征象,诊断即可确定。其中最可靠的诊断依据是触及幽门肿块。同时可进行超声检查或钡餐检查以助明确。

(一)超声检查

诊断标准包括反映幽门肿块的 3 项指标:幽门肌层厚度≥4 mm,幽门管长度≥18 mm,幽门管直径≥15 mm。有人提出以狭窄指数(幽门厚度×2÷幽门管直径×100%)＞50%作为诊断标准。超声下可注意观察幽门管的开闭和食物通过情况。

(二)钡餐检查

诊断的主要依据是幽门管腔增长(＞1 cm)和管径狭窄(＜0.2 cm),"线样征"。另可见胃扩张,胃蠕动增强,幽门口关闭呈"鸟喙状",胃排空延迟等征象。有报道随访复查幽门环肌切开术后的病例,这种征象尚可持续数天,以后幽门管逐渐变短而宽,然而有部分病例不能恢复至正常状态。术前患儿钡餐检查后须经胃管洗出钡剂,用温盐水洗胃以免呕吐而发生吸入性肺炎。

五、鉴别诊断

婴儿呕吐有各种病因,应与下列各种疾病相鉴别,如喂养不当、全身性或局部性感染、肺炎和先天性心脏病、颅内压增加的中枢神经系统疾病、进展性肾脏疾病、感染性胃肠炎、各种肠梗阻、内分泌疾病以及胃食管反流和食管裂孔疝等。

六、治疗

(一)外科治疗

采用幽门环肌切开术是最好的治疗方法,疗程短,效果好。术前必须经过 24～48 小时的准备,纠正脱水和电解质紊乱,补充钾盐。营养不良者给静脉营养,改善全身情况。手术是在幽门前上方无血管区切开浆膜及部分肌层,切口远端不超过十二指肠端,以免切破黏膜,近端则应超过胃端以确保疗效,然后以钝器向深层划开肌层,暴露黏膜,撑开切口至 5 mm 以上宽度,使黏膜自由膨出,局部压迫止血即可。目前采用脐环内弧形切口和腹腔镜完成此项手术已被广泛接受和采纳。患儿术后进食在翌晨开始为妥,先进糖水,由少到多,24 小时渐进奶,2～3 天加至足量。术后呕吐大多是饮食增加太快的结果,应减量后再逐渐增加。

长期随访报道患儿术后胃肠功能正常,溃疡病的发病率并不增加;而 X 线复查见成功的幽门肌切开术后有时显示狭窄幽门存在 7～10 年之久。

(二)内科治疗

内科疗法包括细心喂养的饮食疗法,每隔 2～3 小时 1 次饮食,定时温盐水洗胃,每次进食前 15～30 分钟服用阿托品类解痉剂等 3 方面结合进行治疗。这种疗法需要长期护理,住院 2～3 个月,很易遭受感染,效果进展甚慢且不可靠。目前美国、日本有少数学者主张采用内科治疗,尤其对不能耐受手术的特殊患儿,保守治疗相对更安全。近年提倡硫酸阿托品静脉注射疗法,部分病例有效。

(陈红军)

第九节 胃 轻 瘫

胃轻瘫不是一种独立的疾病,而是各种原因引起的胃运动功能低下。主要表现为胃排空障碍,这种排空障碍是功能性的,诊断主要基于临床症状、无胃出口梗阻或溃疡及胃排空延迟证据。按病因学可分为两类:原发性胃轻瘫及继发性胃轻瘫。前者又称特发性胃轻瘫,二者的发病机制尚不十分清楚。

一、流行病学

胃轻瘫目前的确切患病率尚不清楚,因为部分胃排空障碍患者并不存在临床症状。我国亦缺乏流行病学调查数据。在美国超过 4% 的成年人口存在胃轻瘫相关的临床症状。明尼苏达州的大规模调查显示,1996—2006 年,年龄校正的胃轻瘫确诊病例发病率:女性为 9.8/10 万,男性为 2.5/10 万。患病率:女性为 37.8/10 万,男性为 9.6/10 万。女性与男性患病率之比接近 4∶1,且随着年龄增长发病率显著升高。超过 65 岁人群达到 10.5/10 万。在上述调查的确诊病例中,原发性胃轻瘫占 49.4%,继发性因素中,糖尿病占 25.3%,药物性占 22.9%,结缔组织病占 10.8%,恶性肿瘤占 8.4%,胃切除术后占 7.2%,终末期肾病占 4.8%,甲状腺功能减退占 1.2%。

二、病因学

胃轻瘫的病因繁杂,可分为急性和慢性两类。

(一)急性病因

急性病因多由药物、病毒感染及电解质代谢紊乱引起。常见导致胃轻瘫的药物有麻醉镇静剂、抗胆碱能药物、胰高血糖素样肽-1(GLP-1)和糊精类似物。此外,β 受体阻滞剂、钙通道阻滞剂、左旋多巴、生长抑素类药物也可引起胃轻瘫临床症状。需要注意的是,在进行胃排空检查时需停用类似药物,避免影响检查结果。

前期病毒感染可以导致胃轻瘫,称为病毒感染后胃轻瘫。常见可导致胃轻瘫的病毒包括轮状病毒、诺如病毒、EB 病毒、巨细胞病毒等。沙门菌、肠贾第鞭毛虫等其他病原体可能也参与了胃轻瘫的发病。部分病毒感染后胃轻瘫的临床症状可随时间推移得到改善。

(二)慢性病因

慢性病因诸多,包括糖尿病、胃食管反流病、胃部手术/减肥手术/迷走神经切断手术史、贲门失弛缓症、结缔组织病、甲状腺功能减退、慢性肝衰竭或肾衰竭、假性肠梗阻、神经肌肉病变、肿瘤和神经性厌食等。

糖尿病性胃轻瘫在近年受到最多的关注。临床试验表明,血糖控制水平不佳(血糖 >11.10 mmol/L)会明显加重胃轻瘫临床症状,延迟胃排空。对糖尿病性胃轻瘫而言,控制合适的血糖作为治疗的目标,合适血糖情况下胃排空可明显改善,且临床症状可得到缓解。除糖尿病之外,垂体功能减退症、艾迪生病、甲状腺功能异常、甲状旁腺功能减退等多种内分泌代谢疾病也可引起胃轻瘫。

胃食管反流病和胃轻瘫的发病相关,且胃轻瘫可能加重胃食管反流病临床症状。因而对抑酸治疗存在抵抗的 GERD 患者,有必要评估是否存在胃轻瘫诊断。

三、病理生理学

胃动力障碍是胃轻瘫病理生理的最关键因素。胃肠运动不协调、胃顺应性降低及胃电节律异常均与胃轻瘫的发病关系密切。胃动力障碍可有以下表现:近端胃张力性收缩减弱,容受性舒张功能下降;胃窦收缩幅度减低、频率减少;胃推进性蠕动减慢或消失;胃固相和液相排空延迟;移行性运动复合波Ⅲ相(MMCⅢ)缺如或幅度明显低;幽门功能失调,紧张性和时相性收缩频率增加;胃电节律紊乱;胃扩张感觉阈值降低。

此外,能够影响胃动力及感觉功能的激素分泌异常均可能导致胃轻瘫的发病,包括胃肠动素、生长抑素、生长素、食欲素-A 和食欲素-B、黑色素聚集激素、胆囊收缩素、酪氨酰酪氨酸肽、胰高血糖素样肽-1、胰多肽、胃泌素、瘦素、肠肽、载脂蛋白 AIV、淀粉素等。

而目前研究较为深入的是糖尿病性胃轻瘫。病理生理改变主要认为与副交感神经功能失调、高血糖、神经元型一氧化氮合酶的表达缺失、肠神经元的表达缺失、平滑肌异常、Cajal 肠间质细胞病变、激素、微血管病变等因素有关。

四、临床表现

胃轻瘫的临床表现多样,主要为上腹部饱胀与恶心呕吐。多数患者有早饱、食欲减退表现,晨起明显。部分患者伴上腹部胀痛,少数患者可有腹泻或便秘表现。发作性干呕常见,可伴反复呃逆,进餐时或进餐后加重。也有部分患者空腹存在恶心表现。严重的胃轻瘫可出现呕吐,呕吐物多为 4 小时内进食的胃内容物,也可出现隔夜食物。部分患者呕吐后腹胀可稍减轻,但通常无法完全缓解。

若患者长期食欲减退或反复恶心、呕吐,可出现明显消瘦、体重减轻、疲乏无力等临床症状,严重者出现营养不良、贫血。

部分患者伴有神经精神临床症状。

五、辅助检查

(一)推荐检查

1.核素扫描技术

其是通过核素标记的固体或液体食物从胃中的排空速率来反映胃排空功能的一种检测方法。目前核素扫描的闪烁法固体胃排空是评估胃排空和诊断胃轻瘫的"金标准"技术。诊断胃轻瘫最可靠的方法和参数即是 4 小时闪烁法固体胃潴留评估。固体试餐用 ^{99m}Tc 标记,由 λ-闪烁仪扫描计数,测定不同时间的胃排空率及胃半排空时间。试验持续时间短或基于液体的排空试验可能会降低诊断的敏感性。液体试餐一般由 ^{111}Mo 标记,其敏感性略差,是受倾倒综合征等因素影响。本实验为金标准,但费用昂贵且有放射暴露,所以广泛开展受一定限制。

2.无线胶囊动力检测

吞服内置微型传感器的胶囊,当胶囊在消化道运动时可检测 pH、压力、温度。根据胃内酸性环境到十二指肠碱性环境的 pH 骤变来判断胃排空。胶囊同时也可检测小肠和结肠的数据。该检查历史较短,目前受到临床极大重视,但其替代闪烁显像法还需要进一步确证。

3.^{13}C 呼气试验

应用 ^{13}C 标记的八碳饱和脂肪酸、辛酸、青绿藻或者螺旋藻试餐，^{13}C 进入小肠后迅速被吸收，并在肝脏中氧化分解，从呼吸中排出 ^{13}CO$_2$。通过质谱分析仪检测 ^{13}C 含量从而间接检测胃排空功能。该检查同样在临床迅速推广，但其替代闪烁显像法同样需要确证。

(二)其他检查

1.X 线检测

通过服用不透 X 线标志物装置如钡条，可以了解胃排空情况。此法简便易行、敏感性高，但其为半定量检查，测定的准确性受到一定限制。

2.超声检查

经腹部超声检查是一种相对简单、无创、经济的检查技术。它可以评价胃结构功能异常，被用于研究胃扩张和胃潴留、胃窦收缩力、机械性受损、反流、胃排空等。二维超声是通过测量试餐后不同时间胃窦部胃容积的变化反映胃排空，其局限性在于仅能测定对液体的排空。三维超声能够对胃内食物的分布、胃窦部容积及近端胃容积和总容积的比率进行检测，但该技术耗时，测量结果的准确性与操作者技术密切相关，且操作设备昂贵。

3.磁共振成像(MRI)

近年来发展迅速，已成为临床评价胃肠功能较普及的检测工具。它可以提供精确的解剖扫描图像，并实时收集相关胃容积排空信息。有更好的时间及空间分辨率，可辨别胃内气体还是液体，从而同步评估胃排空和胃分泌功能。该检查依从性高，无创，安全，可以获得动态参数。但数据处理缺乏标准化，且费用昂贵。

4.单光子发射 CT(SPECT)

此技术是应用静脉内注射 ^{99m}Tc 使其在胃壁积聚来构建胃的三维成像，测量实时胃容积，评价胃底潴留和胃内分布情况。缺点是存在射线暴露。

5.上消化道压力及阻抗测定

测定胃内压的方法有导管法、无线电遥测法等。通过导管测压最常用，需将测压导管插至胃十二指肠，通过多导联压力测定进行评估。该方法可区分肌源性和神经源性小肠运动功能障碍。但因其有创性和技术操作要求高，主要用于难治性胃轻瘫的评估。

6.胃电监测

包括体表胃电监测和黏膜下胃电监测。临床常采用体表 EGG 间接反映胃肌电活动，可作为胃轻瘫的筛查试验。

此外需要注意的是，影响胃排空的药物在诊断试验前至少停用 48 小时，具体停用时间主要依赖药物的药代动力学。此外，糖尿病患者在进行胃排空实验前需检测血糖，血糖控制在 15.26 mmol/L 以下时才推荐进行胃排空测定，避免因血糖过高影响试验结果的准确性。

六、诊断与鉴别诊断

胃轻瘫的诊断基于临床症状及以上胃排空的测定的结果，同时需排除胃出口梗阻或溃疡等器质性疾病。急性胃轻瘫的诊断需结合若患者近期较明确的感染、电解质代谢紊乱的病史或用药史。慢性胃轻瘫中的继发性胃轻瘫诊断主要依据患者明确的糖尿病、系统性硬化或迷走神经切断术等病史作出诊断，若患者无此类疾病病史，可考虑原发性胃轻瘫。

鉴别诊断需重点考虑反刍综合征和进食障碍类疾病，如厌食症和贪食症。这些疾病可能与胃排空异常有关。同时也应考虑周期性呕吐综合征,其有反复周期性发作的恶心和呕吐表现。长期慢性使用大麻素的患者可能会出现类似周期性呕吐综合征的表现。以上患者的治疗策略与胃轻瘫并不相同,如建议患者停用大麻素、替代治疗等,在诊断时需重点鉴别以上疾病的可能。

七、治疗

胃轻瘫的治疗包括饮食及营养支持治疗、糖尿病患者的血糖控制、药物治疗、内镜治疗、胃电刺激、手术治疗、其他补充替代治疗、前瞻性治疗。胃轻瘫患者一线治疗包括液体和电解质恢复、营养支持、糖尿病患者优化血糖控制。

(一)饮食及营养支持治疗

营养和水的补充最好经口摄入。患者胃窦研磨能力下降,脂肪排空速度减慢,因而应当接受营养师的建议,少量多次进餐,进食低脂肪、可溶性纤维营养餐。建议患者充分咀嚼食物,饭后保持直立和行走,以缓解临床症状。

如果不能耐受固体食物,推荐使用匀浆或液体营养餐。如果口服摄入不够,需考虑肠内营养支持,因胃传输功能障碍,幽门下营养优于胃内营养。首先需考虑经鼻空肠管进行肠内营养,此后可能需要考虑经空肠造瘘管进行肠内营养。肠内营养的指征包括3~6个月内体重下降10%和/或临床症状顽固反复住院。肠内营养优于肠外营养。

(二)糖尿病胃轻瘫患者的血糖控制

良好的血糖控制是目标,急性血糖升高可能影响胃排空,可以推测控制血糖可能会改善胃排空和减轻临床症状。糖尿病患者应用普兰林肽和GLP-1类似物可能会延迟胃排空,在开始胃轻瘫治疗前应考虑停止以上药物应用,并选择其他替代治疗。

(三)药物治疗

在已开始饮食治疗后,充分考虑治疗利弊,可应用促动力药物以改善胃轻瘫临床症状及胃排空。

1.甲氧氯普胺

甲氧氯普胺是中枢及外周神经多巴胺受体拮抗剂,具有促胃动力和止吐作用。通过拮抗多巴胺受体增加肠肌神经丛释放乙酸胆碱发挥促胃动力作用,止吐效应是作用于延脑催吐化学感应区。甲氧氯普胺的中枢神经系统不良反应相对常见,如嗜睡、头晕及锥体外系反应。为一线促动力药物,推荐以最低剂量液体形式给药,最大剂量不应超过 0.5 mg/(kg·d)。出现锥体外系不良反应后需要停药。

2.多潘立酮

多潘立酮为周围神经多巴胺受体拮抗剂,也具有促胃动力和止吐作用,能增进胃窦部蠕动、十二指肠收缩力。此药不影响胃酸的分泌,不透过血-脑屏障,不良反应相对较少。对不能使用甲氧氯普胺的患者推荐使用多潘立酮。考虑到多潘立酮可能会延长心电图矫正的 Q-T 间期,故推荐做基线心电图。若存在 Q-T 间期延长表现,则不建议应用该药物。应用多潘立酮同时随诊心电图变化。

3.红霉素

除作为抗生素外,还作用于胃及十二指肠的胆碱能神经元和平滑肌,激动胃动素受体,是最有效的静脉促胃动力药物。主要不良反应是胃肠道反应,长期应用易致菌群失调,偶见转氨酶轻度升高。口服红霉素也可以改善胃排空,但长期疗效会因快速抗药反应而受限。

4.米坦西诺

米坦西诺是一种新的大环内酯类胃动素激动剂,具有促胃动力作用而没有抗生素活性。

5.莫沙必利

莫沙必利为苯甲酸胺的衍生物,是新一代选择性 5-羟色胺 4 受体激动剂,主要作用于胃肠肌间神经丛末梢的 5-羟色胺受体,促进节后神经纤维释放乙酰胆碱,从而促进胃排空。

6.止吐药

可以改善伴随的恶心呕吐临床症状,但不能改善胃排空。

7.三环类抗抑郁药

可用于胃轻瘫伴顽固恶心呕吐的患者,但药物本身不能促进胃排空,同时有潜在的延迟胃排空的风险。

(四)内镜治疗

曾有通过幽门内注射肉毒杆菌毒素及幽门扩张治疗以缓解幽门痉挛促进胃排空的方法。但目前基于随机对照研究,不推荐该治疗。

(五)胃电起搏治疗

基本原理是在腹壁埋藏胃电起搏装置,利用外源性电流驱动胃体起搏点的电活动,使其恢复正常的节律和波幅,从而改善胃动力。其临床疗效已在临床试验中得到肯定,可考虑用于顽固性恶心呕吐的患者。与特发性胃轻瘫和术后胃轻瘫相比,糖尿病胃轻瘫患者从胃电起搏治疗获益的可能性更大。

(六)手术治疗

保守治疗无效的严重病例可考虑手术治疗。可行胃造口术、空肠造口术、幽门成形术、胃切除术。胃造口术主要为了引流胃内潴留物,空肠造口术主要为了行肠内营养,均为减轻临床症状的方案。对术后胃轻瘫临床症状严重持续存在、药物治疗失败的患者可考虑行全胃切除。外科幽门成形术或胃空肠造口术已经用于顽固性胃轻瘫的治疗,但需要进一步研究证实手术效果。胃部分切除术和幽门成形术临床很少应用,需慎重评估。

(七)其他补充替代治疗

针灸作为胃轻瘫的替代治疗方案,与胃排空的改善和临床症状减轻有关。许多中医的理气药或方剂具有促进胃排空作用。部分胃轻瘫患者存在焦虑、抑郁等心理障碍,应进行必要的心理支持治疗。

(八)前瞻性治疗

如肠神经和 ICCs 的干细胞移植。已有研究显示,神经元型一氧化氮合成酶被敲除的大鼠,在其幽门壁进行神经干细胞移植,可以改善胃排空。目前仅限于动物实验阶段,其治疗前景值得期待。

八、预防与预后

该疾病属于胃肠动力障碍相关的疾病,病情容易反复发作、迁延不愈。大部分患者需要长期应用药物治疗。目前大部分患者可以通过现有的治疗方式取得较满意的效果,但对于重度胃轻瘫的患者,尚缺乏有效的治疗方法。

（陈红军）

第十节 胃 憩 室

胃憩室可分类为真性和假性两类。对外科医师而言,在手术时区分这两类是非常明显的,但 X 线检查却会引起诊断困难。

假性胃憩室通常是由于良性溃疡造成深度穿透或局限性穿孔。其他因素包括坏死性肿瘤和粘连向外牵张等。这些胃憩室的壁可能不包含任何可辨认的胃壁。

真性的胃憩室较假性少见。可能会有多发性的,通常憩室壁由胃壁的所有层次组成。病因不确定,可能是先天性的。在所有的胃肠憩室病例报告中,真性胃憩室约占 3%。

一、发生率

有文献报道 412 例真性胃憩室,其中的 165 例是 380 000 例常规钡餐检查中发现,发生率为 0.04%。然而在 Meerhof 系列报道中,在 7 500 例常规 X 线钡餐检查中,发现 30 例憩室,发生率为 0.4%。尽管两组发生率相差 10 倍,但不可能代表胃憩室发生率的真正差异,可能与小的病灶易被疏漏及检查者经验等因素有关。

二、病理

胃憩室以发生在右侧贲门的后壁为多见。在 meorof 的报道中,80% 的患者是属于近贲门的胃憩室,其余的多为近幽门的胃憩室。Patmer 报道所收集的 342 例胃憩室中,259 例在胃远端的后壁(73%),31 例在胃窦,29 例在胃体,15 例在幽门,8 例在胃底。

胃憩室大小差异很大,通常为直径 1～6 cm,呈囊状或管状。胃腔和憩室间孔大的可容纳 2 个指尖,最小的只能用极细的探针探及。多数孔径为 2～4 cm。开口的大小与并发症有关,宽颈开口憩室内容物不滞留,并发症发生率较低;腔颈较小者,食物残渣易滞留和细菌过度繁殖,可能引发炎症。另外,憩室开口小者钡剂难以进入憩室腔内,X 线钡餐检查不易发现。

三、临床表现与并发症

憩室可能发生在任何年龄,但最常发生在 20～60 岁的成年人。Palmer 组,成年人占 80%。儿童通常是真性憩室,且易发生并发症。大部分胃憩室是无症状的,有时在一些患者中,充满食物残渣的胃大憩室会引起上腹部胀感及不适,但在缺乏特殊的并发症者,手术切除憩室后很少能减缓症状。

胃憩室并发症罕见。由于内容物滞留和细菌过度繁殖可导致急性憩室炎,严重时会发生穿孔。炎症致局部憩室壁黏膜和血管糜烂,可引起出血和便血。穿孔伴出血则导致血腹。有个案报告成年人胃憩室造成幽门梗阻。罕见的是,憩室内出现恶性肿瘤、异物和胃石。

四、诊断

除发生并发症外,大部分胃憩室无任何症状,故多是在上消化道疾病检查时偶然发现的。在没有其他病理情况时发现憩室较困难。

憩室在上部胃肠道钡餐检查中表现为胃腔的突出物,周围平整圆滑,对照剂有时聚集在囊袋底部,当患者站立时,囊内上部有空气。发生于胃前壁或胃后壁的憩室很容易被忽视,除非使用气钡双重对比造影技术,并取患者头低位或站立位进行检查。小憩室可被误认为穿透性胃溃疡,反之亦然。两者的区分取决于病变的部位,由于近贲门溃疡是少见的。其他运用钡餐进行鉴别诊断的包括贲门癌、贲门裂隙疝、食管末端憩室和皮革样胃。

患者口服对照造影剂 CT 扫描通常能显示憩室。若不给予对照剂,或憩室没有对照物填充,CT 结果会与肾上腺肿瘤相似。

内镜对鉴别诊断是最有价值的。

五、治疗

仅显示有憩室存在并非手术切除的指征。经常显现模糊的消化不良症状,而无其他异常或憩室的并发症,则手术治疗不会减轻患者的症状。

手术仅适应于有并发症时,如发生憩室炎或出血,或合并其他病灶出现者。当诊断不能确定,剖腹探查是最后手段。

六、手术方法

手术由憩室部位和有无合并病灶而定。

若憩室近贲门,游离胃左侧大网膜,以显露近胃食管孔的后方,小心分离粘连、胃壁和胰腺,显露分离憩室,需要时可牵引憩室以利显露,切除憩室、残端双层缝合。

若剖腹探查时不易发现憩室时,可钳闭胃窦,经鼻胃管注入盐水充盈胃,可能易于发现。

胃小弯和大弯侧憩室做 V 形切除,缝合裂口。幽门窦的憩室可施行部分胃切除术治疗,若合并胃部病灶时尤其适合。

(段建峰)

第十一节　十二指肠憩室

消化道憩室最常见的部位是结肠,其次为小肠,而小肠憩室最常发生于十二指肠,即十二指肠憩室(图 6-2)。最早在 1710 年由法国病理学家 Chome 报道,1913 年 Case 首先用 X 线钡剂造影发现十二指肠憩室,1914 年 Bauer 对 1 例产生梗阻症状的十二指肠憩室行胃-空肠吻合术,1915 年 Forsell 和 Key 首次切除 1 例经 X 线检查出的十二指肠憩室。根据目前的文献统计,十二指肠憩室的钡剂造影检出率为 1%～6%,内镜检出率为 12%～27%,尸检检出率更高,为 15%～22%。

一、病因

憩室产生的确切原因尚不清楚,多认为因先天性肠壁局限性肌层发育不全或薄弱,在肠内突然高压,或长期持续,或反复压力增高时,肠壁薄弱处黏膜及黏膜下层突出形成憩室。肠壁外炎症组织形成的粘连瘢痕牵拉亦可导致憩室发生。故不同类型的憩室,其产生原因也有所不同。

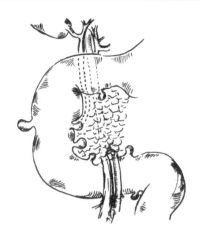

图 6-2　十二指肠憩室示意图

(一)先天性憩室

非常少见,为先天性发育异常,出生时即存在。憩室壁的结构包括肠黏膜、黏膜下层及肌层,与正常肠壁完全相同,又称为真性憩室。

(二)原发性憩室

部分肠壁存在先天性解剖缺陷,因肠内压增高而使该处肠黏膜及黏膜下层向外突出形成憩室。罕见的黏膜和黏膜下层向内突出形成十二指肠腔内憩室,多位于乳头附近,呈息肉样囊袋状。此种憩室壁的肌层组织多缺如或薄弱。

(三)继发性憩室

多由十二指肠溃疡瘢痕收缩或慢性胆囊炎粘连牵拉所致,故均发生在十二指肠球部,又称为假性憩室。

二、病理生理

十二指肠憩室多数可终身没有症状,也没有病理改变,仅在并发憩室炎症或出血时出现相应病理变化和临床症状。

(一)好发部位

十二指肠憩室以单发性多见,多发罕见。原发性憩室 70％位于十二指肠降部,20％位于水平部,10％位于升部。继发性憩室则多在十二指肠球部。文献统计 60％～95％的憩室位于十二指肠降部内侧壁,并且多位于以十二指肠乳头为中心的 2.5 cm 直径范围内,称为乳头旁憩室(peri-ampullary diverticula,PAD)。好发于此处的原因是该处为胚胎发育时前肠和后肠的结合部,为先天性薄弱区,加上胆胰管穿行致结缔组织支撑缺乏,使该处肠壁缺陷或薄弱。

PAD 在解剖上与胰腺关系密切,与胰管和胆管邻近,多数伸向胰腺后方,甚至穿入胰腺组织内。此外,PAD 中还有一种特殊情况,即胆总管和胰管直接开口于憩室,故 PAD 常可引起梗阻、胆管炎、胰腺炎等并发症。

(二)病理改变

憩室大小形态各异,与其解剖位置、肠内压力及产生的时间长短有关。一般为 0.5～10 cm大小,形状可呈圆形、椭圆形或管状等。憩室颈部大小与症状的产生密切相关,颈部开口较宽者憩室内容物容易引流,可长时间无症状发生;如开口狭小,或因炎症反应导致开口狭小、憩室扩张,则肠内容物或食物进入憩室后容易潴留其中,发生细菌感染而致憩室炎和其他并发症。

(三)病理分型

根据憩室突出方向与十二指肠腔的关系,可分为腔内型憩室和腔外型憩室。临床常见为腔外型憩室,腔内型罕见。

1.腔内型憩室

憩室壁由两层肠黏膜和其间少许黏膜下结缔组织构成,呈息肉状或囊袋状附着于十二指肠乳头附近,肠腔外触之似肠腔内息肉。部分病例十二指肠乳头位于憩室内,故易引起胆道、胰腺疾病及十二指肠腔内堵塞,并发胃十二指肠溃疡,此类病例也常伴有其他器官先天畸形。

2.腔外型憩室

多为圆形或呈分叶状,颈部可宽可窄。多为单发,约10%的患者可有两个以上腔外憩室或并存其他消化道憩室。70%位于十二指肠降部,与胰腺解剖关系密切,30%在水平部或升部。

三、临床表现

十二指肠憩室很少发现于30岁以下患者,82%的患者在60岁以上才出现症状,大多数在58~65岁时做出诊断,男女发生率几乎相等。多数十二指肠憩室无症状,只有在发生并发症后才引起不适。憩室的大小形状各不相同,但多数颈部口径比较狭小,一旦肠内容物进入又不易排出时,可引起各种并发症。常见的十二指肠憩室并发症可分为憩室炎和憩室压迫邻近结构两类情况。前者是由于憩室内食糜潴留引发急、慢性憩室炎和憩室周围炎,可有右上腹疼痛及压痛,并可向背部放射,并伴有上腹饱胀不适,恶心、呕吐。严重的憩室炎可继发溃疡、出血或穿孔,出现黑便和剧烈腹痛等症状。后者是因憩室内食糜潴留膨胀,或较大的十二指肠腔内、外憩室扩张,引起十二指肠部分梗阻,或者憩室内虽无肠内容物潴留,但也可能压迫邻近器官而产生并发症。临床表现为上消化道梗阻症状,呕吐物初为胃内容物,其后为胆汁,甚至可混有血液,呕吐后症状可缓解。十二指肠乳头附近的憩室,特别是憩室在乳头内者,可因炎症、压迫胆管和胰管而引发胆道感染、梗阻性黄疸和急、慢性胰腺炎,出现相应症状和体征。

十二指肠憩室的并发症较多,如十二指肠部分梗阻、憩室炎、憩室周围炎、憩室内结石、急性或慢性胰腺炎、胃十二指肠溃疡恶变、大出血、穿孔、胆管炎、憩室胆总管瘘、十二指肠结肠瘘、梗阻性黄疸等。

(一)憩室炎与憩室出血

由于十二指肠憩室内容物潴留,细菌繁殖,发生感染,引起憩室炎。继之憩室黏膜糜烂出血,亦有憩室内为异位胰腺组织,并发胰腺炎引起出血,或憩室炎症侵蚀穿破附近血管发生大出血。尚有少见的憩室内黏膜恶变出血。

(二)憩室穿孔

由于憩室内容物潴留,黏膜炎性糜烂并发溃疡,最终穿孔。穿孔多位于腹膜后,穿孔后症状不典型,甚至剖腹探查仍不能发现。通常出现腹膜后脓肿,胰腺坏死,胰瘘。若剖腹探查时发现十二指肠旁蜂窝织炎,或有胆汁、胰液渗出,应考虑憩室穿孔可能,需切开侧腹膜仔细探查。

(三)十二指肠梗阻

多见于腔内型憩室,形成息肉样囊袋堵塞肠腔。也可因较大的腔外型憩室内容物潴留,压迫十二指肠导致梗阻,但大多数是不全性梗阻。

(四)胆、胰管梗阻

多见于 PAD,腔内型或腔外型均可发生。因胆总管、胰管开口于憩室下方或两侧,甚至于憩室边缘或憩室内,致使 Oddi 括约肌功能障碍,发生梗阻。憩室机械性压迫胆总管和胰管,可致胆汁、胰液潴留,腔内压力增高,十二指肠乳头水肿,胆总管末端水肿,增加逆行感染机会,并发胆管感染或急慢性胰腺炎。十二指肠憩室合并肝胆、胰腺疾病时所表现的症状群可称为 Lemmel 综合征,亦有人称之为十二指肠憩室综合征。

(五)伴发病

十二指肠憩室常伴有胆道疾病、胃炎、消化性溃疡、胰腺炎、结石、寄生虫等,之间互相影响,互为因果,两者同时存在的可能性为 10%～50%。其中伴发胆道疾病者应属首位,常是"胆道术后综合征"的原因之一。因此在处理十二指肠憩室的同时,要注意不要遗漏这些伴发病,反之亦然。

十二指肠憩室反复引起逆行性胆总管感染,可造成胆总管下段结石。部分世界文献统计显示,十二指肠憩室合并胆石的发病率为 6.8%～64.2%,并发现日本人的发病率比英国人、美国人高。有人指出在处理胆石症时(事先未发现十二指肠憩室)同时处理憩室的情况日益多见。遇到十二指肠乳头开口正好在憩室内和/或合并胆石症者,处理较为困难,术前应有所估计。

四、辅助检查

无症状的十二指肠憩室多于行上消化道钡餐检查时被发现,如果发现应做正、斜位摄片,重点了解憩室大小、部位、颈部口径和排空情况。十二指肠镜检查为诊断此病的"金标准",其优点是可以直视十二指肠憩室,并重点了解憩室颈与乳头的关系,有助于正确选择手术方式。对伴有胆胰病变者可同时行 ERCP,以了解胆胰管情况。有观点认为 MRI 检查在十二指肠憩室诊断中具有较高准确性,且认为其临床意义不止于诊断憩室本身,更在于对胆道炎症和结石的病因诊断,以及对 ERCP 及内镜下治疗的指导作用。

(一)X 线钡餐检查

可发现十二指肠憩室,表现为突出肠壁的袋状龛影,轮廓整齐清晰,边缘光滑,加压后可见龛影中有黏膜纹理延续到十二指肠。有的龛影在钡剂排空后,显示为腔内残留钡剂阴影的较大憩室,颈部较宽,在憩室内有时可见气液平面。如憩室周围肠黏膜皱襞增粗,轮廓不整齐,局部有激惹征象,或憩室排空延长,或有限局性压痛,为憩室炎表现,如憩室固定不能移动,为憩室周围炎表现。

继发性十二指肠憩室常伴有十二指肠球部不规则变形,并有肠管增宽阴影。当憩室较小或颈部狭窄,其开口部常被肠黏膜皱襞掩盖,或因憩室内充满大量食物残渣,而不易发现其存在。如有少量钡剂进入憩室,或可见一完整或不完整的环影。用低张十二指肠 X 线钡剂造影可增加憩室的发现率。

(二)纤维十二指肠镜检查

除可发现憩室的开口外,尚可了解憩室与十二指肠乳头的关系,为决定手术方案提供依据。

(三)胆道造影

有静脉胆道造影、经皮经肝穿刺胆道造影(PTC)或 ERCP 等方法。可了解憩室与胆管胰管之间的关系,对外科治疗方法的选择有参考意义。憩室与胆胰管的关系有胆胰管开口于憩室底部,或胆胰管开口于憩室侧壁或颈部等。这些胆胰管异常开口常伴有 Oddi 括约肌功能异常,因而容易引起憩室内容物的逆流或梗阻,而导致胆管炎或胰腺炎。

五、诊断

临床中十二指肠憩室的延误诊断率很高,原因是其临床表现没有特异性,难以与常见病如急、慢性胆囊炎、胆石症、慢性胃炎、胃溃疡、胰腺炎、非溃疡性消化不良等相区别,或有时与这些疾病并存,加上十二指肠憩室的发现率较低,临床医师缺乏警惕性,出现相关症状时首先想到的是常见病,对合并有常见病而症状反复发作的患者,也只满足于原有诊断,而忽略追查原因。因此,凡有前述临床表现而按常见病治疗效果不佳时,除考虑治疗措施得当与否外,还要考虑到存在十二指肠憩室的可能性,以下几点尤应引起注意:①无法用溃疡病解释的消化道症状和黑便史。②胆囊切除术后症状仍存在,反复发作胆管炎而无结石残留或复发者。③反复发作的慢性胰腺炎。④无明确原因的胆道感染。若怀疑憩室是引起症状的原因,也必须排查其他疾病。诊断十二指肠憩室时应先行上消化道钡餐检查,诊断依据为 X 线检查显示的狭颈憩室,钡剂潴留其内超过 6 小时,有条件时可以加做纤维十二指肠镜检查进一步确诊,并明确其与十二指肠乳头的关系。

六、治疗

治疗原则:没有症状的十二指肠憩室无须治疗。有一定临床症状而无其他病变存在时,应先采用内科治疗,包括饮食调节,使用制酸药、解痉药等,并可采取侧卧位或调整各种不同姿势,以帮助憩室内积食排空。由于憩室多位于十二指肠降部内侧壁,甚或埋藏在胰腺组织内,手术切除比较困难,故仅在内科治疗无效并屡次并发憩室炎、出血或压迫邻近脏器时才考虑手术治疗。

手术切除憩室为理想的治疗,但十二指肠憩室壁较薄弱,粘连紧密,剥离时易撕破,憩室位于胰腺头部者分离时出血多,并容易损伤胰腺及胆胰管等,故手术方式必须慎重选择。手术原则是切除憩室和治疗憩室并发症。

(一)手术适应证

十二指肠憩室有下列情况可考虑手术:①憩室颈部狭小,内容物潴留,排空障碍,有憩室炎的明显症状,反复进行内科治疗无效。②憩室出血、穿孔或形成脓肿。③憩室巨大、胀满,使胆总管或胰管受压梗阻,以及胆胰管异常开口于憩室内,引起胆胰系统病变。④憩室内有息肉、肿瘤、寄生虫或性质不明病变等。

(二)术前准备

除按一般胃肠手术前准备外,应尽量了解憩室的部位及与周围器官的关系。准确定位有利于术中探查和术式选择。上消化道 X 线钡餐造影应摄左前斜位和右前斜位片,以判断憩室在十二指肠内前侧或内后侧,与胰腺实质和胆道走行的关系及憩室开口与十二指肠乳头的关系。位于降部内侧的憩室,最好在术前行内镜及胆道造影检查,了解憩室与十二指肠乳头及胆管的关系。必须留置胃管,必要时术中可经胃管注入空气,使憩室充气以显示其位置。

(三)常用手术方法

因十二指肠憩室的手术比较复杂,风险较大,目前国内外均没有腹腔镜十二指肠憩室手术的相关报道,手术仍局限于开放术式。术中显露憩室有不同途径,依其部位而定。位于十二指肠水平部和升部的憩室应将横结肠系膜切开显露;位于降部内前侧的憩室,应解剖降部内前缘;在降部内后侧的憩室,应切开十二指肠外侧腹膜(Kocher 切口),将十二指肠向左前方翻转以显露(图 6-3)。

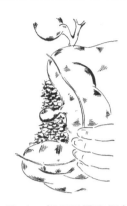

图 6-3　Kocher 切口显露降部内后侧憩室

1.憩室切除术

对容易分离或位于十二指肠水平部和升部的憩室,以切除为好。找到憩室后将其与周围粘连组织剥离干净,在憩室颈部钳夹切除。钳夹部位需离开十二指肠约 1 cm,做纵行(或斜行)切除,切除时避免用力牵拉,以防切除黏膜过多,导致肠腔狭窄。切除后进行全层间断内翻缝合,外加浆肌层间断缝合。

憩室位于十二指肠降部内侧时,可在十二指肠降段前壁中段做一小切口,将憩室内翻入十二指肠腔切除,再缝合十二指肠切口。

若憩室位于十二指肠乳头附近或胆总管、胰管的开口处,切除憩室后须行胆囊切除术、胆总管置 T 形管引流及十二指肠乳头成形术。也可考虑将憩室纳入十二指肠腔,在十二指肠内施行切除,然后做十二指肠乳头成形术。

2.憩室内翻缝闭术

切除憩室会损伤胆总管开口时,不宜强行切除,可做憩室内翻缝闭术,此种手术只适用于无出血、穿孔等并发症的较小憩室。方法是于憩室颈部做一荷包缝合,用血管钳将憩室内翻入肠腔内,然后结扎荷包缝线,或使憩室内翻后以细丝线缝合颈部,使其不再脱出即可。

3.转流术(捷径术)

适用于无法切除或不宜内翻或缝闭的憩室,可行胃部分切除毕Ⅱ式吻合术,使食物改道,将憩室旷置,以避免炎症出血等并发症。对于巨大憩室也有人主张用 DeNicola 法做 Y 形憩室空肠吻合术。

(四)十二指肠憩室急性并发症治疗

1.出血

当憩室入口较小引流不畅时,易使憩室及其周围反复发生炎症,导致局部溃疡、糜烂,可使血管裸露破裂。憩室内如有异位的胰、胃及其他腺组织,或憩室内有异物存留、肿瘤、静脉破裂等,亦可导致憩室出血。临床上以黑便多见,若出血量较大,则可引起呕血。

对十二指肠憩室出血患者,若血压等生命体征稳定,首选抗炎、抑酸、止血等保守治疗,多数有效。随着内镜技术的普及与提高,各种内镜下止血法已广泛开展。只要全身情况许可,急诊内镜检查配合相应治疗已成为诊断和治疗十二指肠憩室出血的首选方法。目前用于内镜下止血的方法主要为无水乙醇、高渗钠-肾上腺素、吸收性明胶海绵等局部注射,以及凝血酶喷洒、金属止血夹等单独或联合应用。对动脉喷射样出血往往需用止血夹止血法,但要求组织具有一定的弹性,或为裸露血管出血。如上述几种内镜止血法治疗无效,就应及时开腹手术治疗。

手术治疗首选憩室切除术,既可切除病灶,又可达到有效止血目的。但有的憩室向胰腺内长入,或距十二指肠乳头太近,若切除易误伤胆胰管,十二指肠多发憩室亦较难切除。遇到这些情况,必须切开十二指肠壁,在直视下缝扎出血点,止血可靠后行十二指肠旷置、毕Ⅱ式胃部分切除术。此外,经保守治疗出血停止后,可择期行保留幽门的十二指肠旷置胃空肠吻合术,此术式可避免残留憩室和十二指肠排空障碍,以及反流性胃炎,有利于防止残胃癌的发生。

2.穿孔

因十二指肠憩室通常位于腹膜后,所以其穿孔症状的发展常呈隐匿性,早期体征亦不明显,为避免误漏诊,需注意上腹部剧烈疼痛伴腰背部疼痛要想到十二指肠憩室穿孔的可能。早期症状不明显的患者,会逐渐出现腹膜刺激征,故反复检查腹部体征并前后对比有重要意义,另外诊断性腹腔穿刺和腹部 X 线检查亦对本病诊断有意义。CT 检查可见腹膜后十二指肠周围积液、积气。在手术探查中发现横结肠系膜右侧或小肠系膜根部有胆汁染色和捻发感时,提示十二指肠穿孔存在。

穿孔诊断明确后多需手术治疗,术式选择应根据十二指肠憩室穿孔的部位、大小、发病时间长短、腹腔污染情况决定。对伤口小,边缘血运好,穿孔时间较短的患者,行单纯修补加局部引流,同时将胃管放至修补处远端肠腔内即可;对破口虽小,但病程长,破口周围污染较重者,行修补加十二指肠造口术;对十二指肠破口大,肠壁有缺损不能直接缝合者,可行带蒂肠片修补术;对十二指肠降段、水平段憩室穿孔应考虑行十二指肠憩室化手术(图 6-4)。术后禁食,应用抗生素,并早期应用静脉营养支持,以保证穿孔处愈合。

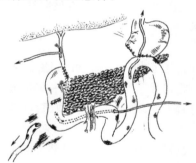

图 6-4　十二指肠憩室化手术

七、术后并发症及处理

由于憩室缺乏肌层组织、壁薄及与周围组织粘连,分离时易撕破,或损伤周围器官,又或因缝合欠佳,常见手术并发症有以下几种。

(一)十二指肠漏

十二指肠漏为严重并发症,死亡率高,多在切除乳头旁憩室时发生。防止的关键在于分离憩室时要操作轻柔,缝合要严密。一旦发生十二指肠漏必须及时引流,给予胃肠减压,抗感染治疗和营养支持,维持水、电解质平衡,漏口多可逐渐愈合。

(二)梗阻性黄疸与胰腺炎

多因切除憩室时误伤胆管或胰管,或憩室内翻缝闭时致胆总管远端或壶腹部局限性狭窄引起。临床表现为上腹部疼痛、发热及黄疸,需再次手术解除梗阻。为避免此并发症发生,手术时应仔细辨认胆、胰管,切除憩室时勿将十二指肠黏膜切除过多,以免影响胆道开口的通畅。切除距乳头近的憩室前一般应先行胆总管切开,插入导管至壶腹部以标志胆道开口位置,然后再分离憩室,缝合时防止误将胆道开口缝合。

十二指肠手术是高风险手术,术后处理十分重要,主要措施:①生命体征监测。②持续十二指肠减压(将胃管远端送至十二指肠降部)3～5 天。③施行十二指肠造瘘者必须妥善固定造瘘管,术后 15 天以后方能酌情拔除。④其他应严格按照胃肠道手术后常规处理。

(段建峰)

第十二节　十二指肠内瘘

十二指肠内瘘是指在十二指肠与腹腔内的其他空腔脏器之间形成的病理性通道开口分别位于十二指肠及相应空腔脏器。十二指肠仅与单一脏器相沟通称单纯性十二指肠内瘘,与 2 个或以上的脏器相沟通则称为复杂性十二指肠内瘘。前者临床多见,后者较少发生。内瘘时十二指肠及相应空腔脏器的内容物可通过该异常通道相互交通,由此引起感染、出血、体液丧失(腹泻呕吐)、水电解质紊乱、器官功能受损及营养不良等一系列改变。

先天性十二指肠内瘘极为罕见,仅见少数个案报道十二指肠可与任何相邻的空腔脏器相沟通形成内瘘,但十二指肠胆囊瘘是最常见的一种类型,据统计其发生率占十二指肠内瘘的44%～83%,十二指肠胆总管瘘占胃肠道内瘘的 5%～25%。韦靖江报道胆内瘘 72 例,其中十二指肠胆总管瘘,占 8.3%(6/72)。其次为十二指肠结肠瘘,十二指肠胰腺瘘发生罕见。

一、病因

十二指肠内瘘形成的原因较多,如先天发育缺陷医源性损伤、创伤、疾病等。在疾病中,可由十二指肠病变所引致,如十二指肠憩室炎,亦可能是十二指肠毗邻器官的病变所造成,如慢性结肠炎胆结石等。一组资料报道,引起十二指肠内瘘最常见的病因是医源性损伤其次是结石、开放性和闭合性损伤。肿瘤、结核、溃疡病、克罗恩病及放射性肠炎等病理因素低于 10%。

(一)先天因素

真正的先天性十二指肠内瘘极为罕见,仅见少数个案报道。许敏华等报道 1 例先天性胆囊十二指肠内瘘,术中见十二指肠与胆囊间存在异常通道,移行处黏膜均光滑,无瘢痕。

(二)医源性损伤

医源性损伤引起的十二指肠内瘘一般存在于十二指肠与胆总管之间,多见于胆管手术中使用硬质胆管探条探查胆总管下端所致,因解剖上胆总管下端较狭小,探查时用力过大穿破胆总管和十二指肠壁,形成胆总管十二指肠乳头旁瘘。薛兆祥等报道 8 例胆管术后发生胆总管十二指肠内瘘,原因均是由于胆总管炎性狭窄,胆管探条引入困难强行探查所致提示对胆总管炎性狭窄胆总管探查术中使用探条应慎重,不可暴力探查以减少医源性损伤。再者胆总管 T 形管引流时,T 形管放置位置过低、置管时间过长、T 形管压迫十二指肠壁致缺血坏死穿孔,引起胆总管十二指肠内瘘,亦属于医源性损伤。樊献军等报道 2 例胆管术后 T 形管压迫十二指肠穿孔胆总管

T形管引流口与十二指肠穿孔处形成十二指肠内瘘,由此提示,胆总管T形管引流时位置不宜放置过低,或者在T形管与十二指肠之间放置小块大网膜并固定、隔断以免压迫十二指肠,造成继发性损伤。

(三)结石

十二指肠内瘘常发生于十二指肠与胆管系统间,大多数是被胆石穿破的结果。90%以上的胆囊十二指肠瘘,胆总管十二指肠瘘,胆囊十二指肠结肠瘘,均来自慢性胆囊炎、胆石症内瘘多在胆、胰十二指肠汇合区,与胆管胰腺疾病有着更多关系,胆囊炎、胆石症的反复发作导致胆囊或胆管与其周围某一器官之间的粘连,是后来形成内瘘的基础。在粘连的基础上,胆囊内的结石压迫胆囊壁引起胆囊壁缺血、坏死、穿孔并与另一器官相通形成内瘘。胆囊颈部是穿孔形成内瘘最常见部位之一,这与胆囊管比较细小、胆囊受炎症或结石刺激后强烈收缩、颈部承受压力较大有关。胆囊炎反复发作时最常累及的器官是十二指肠、结肠和胃,当胆管系统因炎症与十二指肠粘连,胆石即可压迫十二指肠造成肠壁的坏死、穿孔、自行减压引流,胆石被排到十二指肠从而形成胆囊十二指肠瘘、胆总管十二指肠瘘、胆囊十二指肠结肠瘘。这种因结石嵌顿、梗阻、感染导致十二指肠穿孔自行减压形成的内瘘,常常是机体自行排石的一种特殊过程或视为胆结石的一种并发症,有时可引起胆石性肠梗阻。

(四)消化性溃疡

十二指肠的慢性穿透性溃疡,常因慢性炎症向邻近脏器穿孔而形成内瘘,如溃疡位于十二指肠的前壁或侧壁者可穿入胆囊,形成胆囊十二指肠瘘。而溃疡位于十二指肠后壁者穿入胆总管,引起胆总管十二指肠瘘,十二指肠溃疡亦可向下穿入结肠引起十二指肠结肠瘘,或胆囊十二指肠结肠瘘。也有报道穿透性幽门旁溃疡所形成的胃十二指肠瘘,肝门部动脉瘤与十二指肠降部紧密粘连向十二指肠内破溃而导致大出血的报道,亦是一种特殊的十二指肠内瘘。因抗分泌药对十二指肠溃疡的早期治疗作用,由十二指肠溃疡引起的十二指肠内瘘目前临床上已十分少见。

(五)恶性肿瘤

恶性肿瘤引起的十二指肠内瘘亦称为恶性十二指肠内瘘,主要是十二指肠癌浸润结肠肝曲或横结肠,或结肠肝区癌肿向十二指肠的第3、第4段浸润穿孔所致。Hersheson收集37例十二指肠-结肠瘘,其中19例起源于结肠癌。近年,国内有报道十二指肠结肠瘘是结肠癌的少见并发症,另外十二指肠或结肠的霍奇金淋巴瘤,或胆囊的癌肿也可引起十二指肠内瘘。随着肿瘤发病率的增高,由恶性肿瘤引起十二指肠内瘘的报道日益增多。

(六)炎性疾病

因慢性炎症向邻近脏器浸润穿孔可形成内瘘。炎性疾病包括十二指肠憩室炎、克罗恩病溃疡性结肠炎、放射性肠炎及肠道特异性感染,如腹腔结核等均可引起十二指肠结肠瘘或胆囊十二指肠结肠瘘。

二、发病机制

先天性十二指肠内瘘的病理改变:异常通道底部为胆囊黏膜,颈部为十二指肠腺体上方0.5 cm可见胆囊腺体与十二指肠腺体相移行证实为先天性异常。有报道2例手术证实的先天性十二指肠结肠瘘均为成年女性。内瘘瘘管都发生在十二指肠第三部与横结肠之间。鉴于消化系统发生的胚胎学研究,十二指肠后1/3与横结肠前2/3同属中肠演化而来。因此从胚胎发生学的角度来分析,如果中肠在胚胎发育过程中发生异常,则形成这类内瘘是完全有可能的。

三、检查

(一)实验室检查
选择做血、尿、便、常规生化及电解质检查。

(二)其他辅助检查

1.X线检查

X线检查包括腹部透视、腹部平片和消化道钡剂造影。

(1)腹部透视和腹部平片:有时可见胆囊内积气,是诊断十二指肠内瘘的间接依据但要与产气杆菌引起的急性胆囊炎相鉴别。十二指肠肾盂(输尿管)瘘时,腹部平片可见肾区有空气阴影和不透X线的结石(占25%～50%)。

(2)消化道钡剂造影:消化道钡剂造影能提供内瘘存在的直接依据,可显示十二指肠内瘘瘘管的大小、走行方向、有无岔道及多发瘘。

上消化道钡剂造影:可见影像有以下几种。①胃十二指肠瘘:胃幽门管畸形及与其平行的幽门管瘘管。②十二指肠胆囊瘘:胆囊或胆管有钡剂和/或气体,瘘管口有黏膜征象。以前者更具诊断意义此外,胆囊造瘘时不显影也为间接证据之一。③十二指肠结肠瘘:结肠有钡剂充盈。④十二指肠胰腺瘘:钡剂进入胰腺区域。

下消化道钡剂灌肠:可发现钡剂自结肠直接进入十二指肠或胆管系统,对十二指肠结肠瘘的正确诊断率可达90%以上做结肠气钡双重造影,可清楚地显示瘘管的位置,结合观察显示的黏膜纹,有助于鉴别十二指肠结肠瘘、空肠结肠瘘、结肠胰腺瘘和结肠肾盂瘘。

(3)静脉肾盂造影:十二指肠肾盂(输尿管)瘘患者行此检查时,因病肾的功能遭到破坏,常不能显示瘘的位置,但从病肾的病变可提供瘘的诊断线索;并且治疗也需要通过造影来了解健肾的功能,所以仍有造影的意义。

2.超声、CT、MRI检查

可从不同角度不同部位显示肝内外胆管结石及消化道病变的部位、范围及胆管的形态学变化,而对十二指肠内瘘的诊断只能提供间接的诊断依据。如胆管积气、结肠瘘浸润十二指肠等。

3.ERCP检查

内镜可直接观察到十二指肠内瘘的瘘口,同时注入造影剂,可显示瘘管的走行大小等全貌,确诊率可达100%,是十二指肠内瘘最可靠的诊断方法。

4.内镜检查

(1)肠镜检查:可发现胃肠道异常通道的开口,并做鉴别诊断。十二指肠镜进入十二指肠后见黏膜呈环形皱襞柔软光滑,乳头位于十二指肠降段内侧纵行隆起的皱襞上,一般瘘口位于乳头开口的上方,形态多呈不规则的星状形,无正常乳头形态及开口特征。当瘘口被黏膜覆盖时不易发现,但从乳头开口插管,导管可从瘘口折回至肠腔,改从乳头上方瘘口插管,异常通道显影而被确诊,此时将镜面靠近瘘口观察,可见胆汁或其他液体溢出。内镜下十二指肠内瘘应注意与十二指肠憩室相鉴别,憩室也可在十二指肠乳头附近有洞口,但边缘较整齐,开口多呈圆形,洞内常有食物残渣,拨开残渣后能见到憩室底部导管向洞内插入即折回肠腔注入造影剂可全部溢出,同时肠道内可见到造影剂,而无异常通道显影。一组资料报道47例胆总管十二指肠内瘘同时合并十二指肠憩室5例,有1例乳头及瘘口均位于大憩室的腔内,内镜检查后立即服钡剂检查,证实为十二指肠降段内侧大憩室纤维结肠镜检查对十二指肠结肠瘘可明确定位,并可观察瘘口大小,活组织检查以确定原发病灶的性质为选择手术方式提供依据。

（2）腹腔镜检查：亦可作为十二指肠内瘘诊断及治疗的手段且有广泛应用前景。

（3）膀胱镜检查：疑有十二指肠肾盂（输尿管）瘘时，此检查除可发现膀胱炎征象外，尚可在病侧输尿管开口处看到有气泡或脓性碎屑排出；或者经病侧输尿管的插管推注造影剂后摄片，可发现十二指肠内有造影剂。目前，诊断主要依靠逆行肾盂造影，将近 2/3 的患者是阳性。

5.骨炭粉试验

口服骨炭粉，15～40 分钟有黑色炭末自尿中排出。此项检查仅能肯定消化道与尿道之间的内瘘存在，但不能确定瘘的位置。

四、临床表现

十二指肠瘘发生以后，患者是否出现症状，应视与十二指肠相通的不同的空腔脏器而异。与十二指肠相交通的器官不同，内瘘给机体带来的后果亦不同，由此产生的症状常因被损害的器官的不同而差异较大，如十二指肠胆管瘘是以胆管感染为主要病变，故临床以肝脏损害症状为主；而十二指肠结肠瘘则以腹泻、呕吐、营养不良等消化道症状为主。

（一）胃十二指肠瘘

胃十二指肠瘘可发生于胃与十二指肠球部横部及升部之间，几乎都是由于良性胃溃疡继发感染、粘连继而穿孔破入与之粘连的十二指肠球部，或因胃穿孔后形成局部脓肿，继而破入十二指肠横部或升部。胃十二指肠瘘形成后，对机体的生理功能干扰不大，一般多无明显症状。绝大部分患者都因长期严重的溃疡症状而掩盖了瘘的临床表现；少数患者偶尔发生胃输出道梗阻。

（二）十二指肠胆囊瘘

十二指肠胆囊瘘症状颇似胆囊炎如嗳气、恶心呕吐、厌食油类、消化不良有时有寒战高热、腹痛出现黄疸而酷似胆管炎、胆石症的表现。有时表现为十二指肠梗阻，也有因胆石下行到肠腔狭窄的末端回肠或回盲瓣处而发生梗阻，表现为急性机械性肠梗阻症状，如为癌症引起，则多属晚期，其症状较重，且很快出现恶病质。

（三）十二指肠胆总管瘘

通常只出现溃疡病的症状，有少数可发生急性化脓性胆管炎而急诊入院。

（四）十二指肠胰腺瘘

十二指肠胰腺瘘发生之前常先有胰腺脓肿或胰腺囊肿的症状，故可能追问出有上腹部肿块的病史。其次，多数有严重的消化道出血症状。手术前不易明确诊断。Berne 和 Edmondson 认为消化道胰腺瘘具有 3 个相关的临床经过，即胰腺炎后出现腹内肿块及突然出现严重的胃肠道出血，应警惕内瘘的发生；腹内肿块消失之时，常为内瘘形成之日，这个经验可供诊断时参考。

（五）十二指肠结肠瘘

良性十二指肠结肠瘘常有上腹部疼痛、体重减轻、乏力、胃纳增大，大便含有未消化的食物或严重的水泻。有的患者伴有呕吐，可闻到呕吐物中的粪臭结合既往病史有诊断意义。内瘘发生的时间，据统计从 1 周到 32 周，多数（70％以上）患者至少在内瘘发生 3 个月才被确诊而手术。内瘘存在时间越长，症状就越突然，后果也越严重。先天性十二指肠结肠瘘最突出的症状是腹泻，往往自出生即出现，病史中查不到腹膜炎、肿瘤和腹部手术的有关资料。由于先天性内瘘在十二指肠一侧开口位置较低而且内瘘远端不存在梗阻，故很少发生粪性呕吐与腹胀。如无并发症,则不产生腹痛。要注意与非先天性良性十二指肠结肠瘘的区别。若为恶性肿瘤浸润穿破所造成的十二指肠结肠瘘,除了基本具备上述症状外,病情较重,恶化较快,常同时又有恶性肿瘤的相应症状。

(六)十二指肠肾盂(输尿管)瘘

十二指肠肾盂(输尿管)瘘临床上可先发现有肾周围脓肿,即病侧腰痛局部有肿块疼痛向大腿或睾丸放射,腰大肌刺激征阳性。以后尿液可有气泡,或者尿液浑浊,或有食物残渣,以及尿频、尿急、尿痛等膀胱刺激症状。如果有突然发生水样、脓性腹泻同时伴有腰部肿块的消失,往往提示内瘘的发生。此时腰痛减轻,也常有脱水及血尿。此外尚有比较突出的消化道症状如恶心、呕吐和厌食肾结石自肛门排出甚为罕见未能得到及时治疗者呈慢性病容乏力和贫血,有时可以引起明显的脓毒血症,患者始终有泌尿道的感染症状,有的患者有高氯血症的酸中毒。宁天枢等曾报道1例先天性输尿管十二指肠瘘并发尿路蛔虫病,患者自4岁起发病到18岁就诊止估计自尿道排出蛔虫达400条左右,该例经手术证实且治愈。原武汉医学院附属第一医院泌尿外科报道1例5岁男性右输尿管十二指肠瘘的患者,也有排蛔虫史,由于排蛔虫,首先想到的是膀胱低位肠瘘,很容易造成误诊。该例手术发现不仅右输尿管上段与十二指肠间有一瘘管,而且右肾下极1 cm处有一交叉瘘管与十二指肠降部相通,实为特殊。故对尿路蛔虫病的分析不能只局限于膀胱低位肠瘘的诊断。

五、并发症

(1)感染是最常见的并发症,严重者可发生败血症。
(2)合并水电解质紊乱。
(3)出血、贫血亦是常见并发症。

六、诊断

十二指肠内瘘,术前诊断较为困难,因为大部分十二指肠内瘘缺乏特征性表现,漏诊率极高。有学者报道10例胆囊十二指肠内瘘,术前诊断7例为胆囊炎胆囊结石,3例诊断为肠梗阻提高十二指肠内瘘的正确诊断率,应注意以下几个方面。

(一)病史

正确详细的既往史、现病史是临床诊断的可靠信息来源,有下列病史者应考虑有十二指肠内瘘存在的可能。
(1)既往有反复发作的胆管疾病史尤其是曾有胆绞痛黄疸后又突然消失的患者。
(2)既往彩超或B超提示胆囊内有较大结石,近期复查显示结石已消失,或移位在肠腔内。
(3)长期腹痛、腹泻消瘦、乏力伴程度不等的营养不良。

(二)辅助检查

十二指肠内瘘诊断的确定常需要借助影像学检查,如X线检查、彩超或B超、CT、MRI、ERCP等,能提供直接的或间接的影像学诊断依据,或内镜检查发现胃肠道异常通道的开口等即可明确诊断。

七、治疗

十二指肠内瘘的治疗分为手术治疗和非手术治疗,如何选择争议较大。

（一）非手术治疗

鉴于部分十二指肠内瘘可以自行痊愈，加之部分十二指肠内瘘可以长期存在而不发生症状，目前多数学者认为只对有临床症状的十二指肠内瘘行手术治疗，方属合理。一组资料报道13年行胆管手术186例，术后发生8例胆总管十二指肠内瘘（4.7%），经消炎、营养支持治疗，6例内瘘治愈（75%）仅有2例经非手术治疗不好转而改行手术治疗而治愈。非手术治疗包括纠正水电解质紊乱、选用有效足量的抗生素控制感染积极的静脉营养支持，必要时可加用生长激素严密观察生命体征及腹部情况，如临床表现不好转应转手术治疗。

（二）手术治疗

在输液（建立两条输液通道）输血、抗感染等积极抗休克与监护下施行剖腹探查术。

1.胃十二指肠瘘

根据胃溃疡的部位和大小，做胃大部分切除术及妥善地缝闭十二指肠瘘口，疗效均较满意。若瘘口位于横部及升部，往往炎症粘连较重，手术时解剖、显露瘘口要特别小心避免损伤肠系膜上动脉或下腔静脉。Webster推荐在解剖、显露十二指肠瘘口之前，先游离、控制肠系膜上动脉和静脉，这样既可避免术中误伤血管，又可减轻十二指肠瘘口的修补张力。

2.十二指肠胆囊瘘

术中解剖时应注意十二指肠胆囊瘘管位置有瘘口短而较大的直接内瘘，也有瘘管长而狭小的间接内瘘。由于粘连多，解剖关系不易辨认，故宜先切开胆囊，探明瘘口位置与走向，细致地游离，才不致误伤十二指肠及其他脏器，待解剖完毕后，切除十二指肠瘘口边缘的瘢痕组织，再横行缝合十二指肠壁。若顾虑缝合不牢固者，可加用空肠浆膜或浆肌片覆盖然后探查胆总管是否通畅置T管引流，最后切除胆囊。对瘘口较大或炎性水肿较重者，应做相应的十二指肠或胃造口术进行十二指肠减压引流，以利缝合修补的瘘口愈合，术毕须放置腹腔引流。

3.十二指肠胆总管瘘

单纯性的由十二指肠溃疡并发症引起的十二指肠胆总管瘘可经非手术治疗而痊愈。对经常发生胆管炎的患者或顽固的十二指肠溃疡须行手术治疗，否则内瘘不能自愈。较好的手术方法是迷走神经切断胃次全切除的胃空肠吻合术。十二指肠残端的缝闭，可采用Bancroft法。十二指肠胆总管无须另做处理，胃内容改道后瘘管可以自行闭合。如有胆管结石、胆总管积脓，则不宜用上述手术方法。应先探查胆总管胆管内结石、积脓、食物残渣等均须清除、减压，置T形管引流；或者待十二指肠与胆总管分离后分别修补十二指肠和胆总管的瘘孔，置"T"形管引流另外做十二指肠造口减压。切除胆囊，然后腹腔安置引流。

4.十二指肠胰腺瘘

关键在于胰腺脓肿或囊肿得到早期妥善的引流，以及时解除十二指肠远端的梗阻和营养支持，则十二指肠胰腺瘘均能获得自愈。因胰液侵蚀肠壁血管造成严重的消化道出血。如非手术治疗无效，应及时进行手术，切开十二指肠壁，用不吸收缝线缝扎出血点。

5.十二指肠结肠瘘

有学者曾报道1例因溃疡穿孔形成膈下脓肿所致的十二指肠结肠瘘，经引流膈下脓肿后，瘘获得自愈结核造成内瘘者，也有应用抗结核治疗后而痊愈的报道，但大多数十二指肠结肠瘘内瘘（包括先天性），均需施行手术治疗。由于涉及结肠，术前须注意充分的肠道准备与患者全身状况的改善。良性的可做单纯瘘管切除分别做十二指肠和结肠修补，缝闭瘘口倘瘘口周围肠管瘢痕较重或粘连较多要行瘘口周围肠切除和肠吻合术。对位于十二指肠第三部的内瘘切除后，有时十二指肠壁缺损较大,则修补时应注意松解屈氏韧带,以及右侧系膜上血管在腹膜后的附着处,保证修补处无张力。必要时应用近段空肠袢的浆膜或浆肌覆盖修补十二指肠壁的缺损。由十二指肠溃疡引起者,只要患者情况允许宜同时做胃次全切除术。先天性者,有多发性瘘的可能,因此手术时要认真而仔细地探查,防止遗漏。因结肠癌浸润十二指肠而引起恶性内瘘者,视具体情况选择根治性手术或姑息性手术。

(1)根治性手术:Callagher曾介绍以扩大的右半结肠切除术治疗位于结肠肝曲恶性肿瘤所致的十二指肠结肠瘘。所谓的扩大右半结肠切除,即标准右半结肠切除加部分性胰十二指肠切除然后改建消化道。即行胆总管(或胆囊)-空肠吻合,胰腺-空肠吻合(均须分别用橡皮管或塑料管插管引流),胃-空肠吻合,回肠-横结肠吻合术。

(2)姑息性手术:对于无法切除者,可做姑息性手术,即分别切断胃幽门窦横结肠、末端回肠,再分别闭锁胃与回肠的远端,然后胃-空肠吻合回肠-横结肠吻合与空肠输出袢同近侧横结肠吻合。无论是根治性或姑息性手术,术中均需安置腹腔引流。

6.十二指肠肾盂(输尿管)瘘

(1)引流脓肿:伴有肾周围脓肿或腹膜后脓肿者,须及时引流。

(2)排除泌尿道梗阻:如病肾或输尿管有梗阻应设法引流,可选择病侧输尿管逆行插管或暂时性肾造口术。经上述治疗,有少数瘘管可闭合自愈。

(3)肾切除和瘘修补术:病肾如已丧失功能或者是无法控制的感染而健肾功能良好,可考虑病肾的切除,以利内瘘的根治。采用经腹切口,以便同时做肠瘘修补。因慢性炎症使肾周围粘连较多解剖关系不清,故对术中可能遇到的困难有充分的估计并做好相应准备,包括严格的肠道准备。十二指肠侧瘘切除后做缝合修补,并做十二指肠减压,腹腔内和腹膜外的引流。

(4)十二指肠输尿管瘘多数需将病肾和输尿管全切除。如仅在内瘘的上方切除肾和输尿管,而未切除其远侧输尿管,则瘘可持续存在。少数输尿管的病变十分局限,肾未遭到严重破坏,则可考虑做病侧输尿管局部切除后行端端吻合术。术后须严密观察病情,继续应用有效的抗生素给予十二指肠减压。

(段建峰)

第七章

小 肠 疾 病

第一节 先天性肠闭锁与肠狭窄

肠闭锁与肠狭窄是常见的先天性消化道发育畸形，是新生儿时期的主要急腹症之一。发病率为 1/4 000～5 000 活产儿。可发生在肠道任何部位，以空肠、回肠为多见，十二指肠次之，结肠少见。男女性别无显著差异，未成熟儿的发病率较高。

一、十二指肠闭锁与狭窄

十二指肠部位在胚胎发育过程中发生障碍，形成十二指肠部的闭锁或狭窄，发生率约为出生婴儿的 1/7 000～10 000，多见于低出生体重儿。闭锁与狭窄的比例约为 3：2 或 1：1，在全部小肠闭锁中占 37%～49%。其合并畸形的发生率较高。

（一）病因

胚胎第 5 周，原肠管腔内上皮细胞过度增殖使肠腔闭塞，出现暂时性的充实期，第 9～11 周，上皮细胞发生空化形成许多空泡，以后空泡相互融合即为腔化期，使肠腔再度贯通，至第 12 周时形成正常的肠管。如空泡形成受阻，停留在充实期，或空泡未完全融合，肠管重新腔化发生障碍，即可形成肠闭锁或狭窄。此为十二指肠闭锁的主要病因（Tandler 学说）。有人认为胚胎期肠管血液供应障碍，缺血、坏死、吸收、修复异常，亦可形成十二指肠闭锁或狭窄。30%～50% 的病例同时伴发其他畸形，如先天愚型（30%）、肠旋转不良（20%）、环状胰腺、食管闭锁，以及肛门直肠、心血管和泌尿系统畸形等。多系统畸形的存在，提示其与胚胎初期全身发育缺陷有关，而非单纯十二指肠局部发育不良所致。

（二）病理

病变多在十二指肠第二段，梗阻多发生于壶腹部远端，少数在近端。

1.隔膜型

肠管外形保持连续性，肠腔内有未穿破的隔膜，常为单一，亦可多处同时存在；隔膜可薄而松弛，向梗阻部位的远端脱垂形成风袋状；隔膜中央可有针尖样小孔，食物通过困难。壶腹部常位于隔膜的后内侧。

2.盲段型

肠管的连续中断,两盲端完全分离,或仅有纤维索带连接,肠系膜亦有 V 型缺损。临床上此型少见。

3.十二指肠狭窄

肠腔黏膜有一环状增生,该处肠管无扩张的功能;也有表现为在壶腹部附近有一缩窄段。

梗阻近端的十二指肠和胃明显扩张,肌层肥厚,肠肌间神经丛变性,蠕动功能差。肠闭锁远端肠管萎瘪细小,肠壁菲薄,肠腔内无气。肠狭窄的远端肠腔内有空气存在。

(三)临床表现

妊娠妇女妊娠早期可能有病毒感染、阴道流血等现象,半数以上有羊水过多史。婴儿出生后数小时即发生频繁呕吐,量多含胆汁,如梗阻在壶腹部近端则不含胆汁。没有正常胎粪排出,或仅排出少量白色黏液或油灰样物,梗阻发生较晚者有时亦可有1～2次少量灰绿色粪便。轻度狭窄者,间歇性呕吐在生后数周或数月出现,甚至在几年后开始呕吐。因属于高位梗阻,一般均无腹胀,或仅有轻度上腹部膨隆,可见胃蠕动波。剧烈或长期呕吐,有明显的脱水、酸碱失衡及电解质紊乱、消瘦和营养不良。

(四)诊断

生后出现持续性胆汁性呕吐,无正常胎粪者,应考虑十二指肠梗阻。X 线正立位平片见左上腹一宽大液平,为扩张的胃;右上腹亦有一液平,为扩张的十二指肠近段,整个腹部其他部位无气体,为"双气泡征",是十二指肠闭锁的典型 X 线征象。十二指肠狭窄的平片与闭锁相似,但十二指肠近端扩张液平略小,余腹可见少量气体。新生儿肠梗阻时,禁忌做钡餐检查,可引起致死性钡剂吸入性肺炎。为与肠旋转不良鉴别,可行钡剂灌肠,观察盲肠、升结肠的位置。年长儿病史不典型,有十二指肠部分梗阻症状者,需作吞钡检查,检查后应洗胃吸出钡剂。

产前超声诊断上消化道梗阻的准确性大于 90%。如发现母亲羊水过多,同时胎儿腹腔内显示1～2个典型的液性区,或扩张的胃泡,应高度怀疑本病。可为出生后早期诊断、早期手术提供依据。

(五)治疗

术前放置鼻胃管减压,纠正脱水与电解质失衡,适量补充血容量,保暖,给予维生素 K 和抗生素。

术时必须仔细探查有无其他先天性畸形,如肠旋转不良或环状胰腺,闭锁远端需注入生理盐水使之扩张,按顺序检查全部小肠,注意有无多发闭锁与狭窄。根据畸形情况选择术式,隔膜型闭锁采用隔膜切除术,做切除时须慎防损伤胆总管入口处。十二指肠近远两端相当接近,或同时有环状胰腺者,可作十二指肠十二指肠侧-侧吻合术。十二指肠远端(水平部)闭锁与狭窄可选择十二指肠空肠吻合术,但术后可产生盲端综合征。亦可将扩张段肠管裁剪整形后吻合,可以促进十二指肠有效蠕动的恢复,缩短禁食时间,减少并发症。

近年主张十二指肠闭锁患儿手术恢复肠道连续性同时,做胃造瘘并放置空肠喂养管。胃造瘘可保证胃排空,防止误吸;空肠喂养管术后立即灌输营养液,早日进行肠内营养,同时可减少长期胃肠外营养的并发症。

目前随着新生儿呼吸管理、静脉营养、肠内营养技术及各种监测技术的不断改进,十二指肠闭锁的死亡率已大大降低,影响其预后的因素:①早产或低体重儿;②伴发严重畸形;③确诊时间;④病变及肠管发育程度。近端十二指肠瘀滞、功能性肠梗阻是影响患儿存活的关键。研究发现闭锁近端肠壁的环纵肌肥厚增生且比例失调,肠壁内肌间神经丛和神经节细胞减少,产生巨十二指肠伴盲端综合征、胆汁反流性胃炎、胆汁淤积性黄疸、胃食管反流及排空延迟等并发症,是影响术后肠。

二、空、回肠闭锁与狭窄

空、回肠闭锁与十二指肠闭锁的发生率之比为 2∶1。近年报道空、回肠闭锁的发生率较高,达 1/1 500 至 1/4 000,男女相等,1/2 多发性闭锁为低出生体重者。肠闭锁可发生于同一家庭或孪生子女中。

(一)病因

与十二指肠闭锁病因不同,空回肠胚胎发育过程中无暂时性充实期,其并非由管腔再通化异常造成闭锁,而是肠道血液循环障碍所致。胎儿期肠管形成后,肠道再发生某种异常的病理变化,如肠扭转、肠套叠、炎症、穿孔、索带粘连及血管分支畸形等,造成肠系膜血液循环发生障碍,以致影响某段小肠血液供应,导致肠管无菌性坏死和/或穿孔、吸收、修复,出现相应部位的肠管闭锁或狭窄,有时受累肠管消失,出现不同程度小肠缩短。据认为多发性肠闭锁为隐性遗传。回肠近端闭锁伴肠系膜缺损和远端肠管围绕肠系膜血管旋转,也属隐性遗传。

(二)病理

闭锁或狭窄可发生于空、回肠的任何部位,空肠比回肠略多见。闭锁于近段空肠占 31%,远段空肠 20%,近段回肠 13%,远段回肠 36%。>90% 为单一闭锁,6%～10% 病例为多发闭锁。可分为以下 5 种类型。

1.隔膜型

近端扩张肠段与远端萎瘪肠段外形连贯,其相应的肠系膜完整无损,隔膜为黏膜及纤维化的黏膜下层构成。有时隔膜中央有一小孔,少量气体和液体可进入梗阻以下肠腔。

2.盲端Ⅰ型

两盲端间有索带相连;近侧盲端肠腔膨大,肠壁增厚。远侧肠段萎瘪细小,直径仅 0.3～0.6 cm,相应的肠系膜呈"V"型缺损或无缺损。

3.盲端Ⅱ型

两盲端间无索带粘连,相应的肠系膜呈"V"型缺损,有时肠系膜广泛缺损,远端肠系膜完全游离呈一索带,血液供应仅来自回结肠、右结肠或结肠中动脉,远侧细小的小肠以肠系膜为轴,围绕旋转,形成一种特殊类型,称为"苹果皮样闭锁",此型约占 10%,多发生于空肠闭锁,常为低体重儿伴有多发畸形。整个小肠长度可缩短,因缺乏肠系膜固定容易发生小肠扭转。

4.多节段型

闭锁远端肠段与近侧完全分离,肠系膜缺损,远端肠段有多处闭锁,其间有索带相连,状如一串香肠。但亦有远侧肠段内多处闭锁而外观完全正常者。

5.狭窄型

病变部有一段狭窄区域或呈瓣膜样狭窄,仅能通过探针;有时表现为僵硬肠段,而其内腔细小,远侧肠腔内有少量气体。

正常小肠的全长,成熟儿为 250～300 cm,未成熟儿 160～240 cm,肠闭锁者较正常儿明显缩短,仅 100～150 cm,甚至更短。闭锁近端肠腔因内容物积聚而高度扩张,直径可达 30～40 mm,肠壁肥厚,蠕动功能差,血运不良,甚至坏死、穿孔。闭锁远端肠管细小萎陷,直径不足 4～

6 mm,腔内无气,仅有少量黏液和脱落细胞。有时合并胎粪性腹膜炎。伴发畸形有肠旋转不良、肠扭转、腹裂、肛门直肠闭锁、先天性心脏病和先天愚型等。

(三)临床表现

主要为肠梗阻症状,其出现早晚和轻重取决于梗阻的部位和程度。呕吐为早期症状,梗阻部位越高出现呕吐越早,空肠闭锁多在生后 24 小时以内出现呕吐,而回肠闭锁可于生后 2~3 天才出现,呕吐进行性加重,呈频繁呕吐胆汁或粪便样液体。高位闭锁时腹胀仅限于上腹部,多不严重,在大量呕吐或放置胃管抽出胃内容物后,可明显减轻或消失。回肠闭锁时全腹呈一致性腹胀,可见肠型。如腹壁水肿发红,则为肠穿孔腹膜炎征象。肠闭锁者无正常胎便排出,有时可排出少量灰白色或青灰色黏液样物,此为闭锁远段肠管的分泌物和脱落细胞。全身情况可因呕吐频繁很快出现脱水、酸中毒、电解质紊乱及中毒症状,体温不升,并常伴吸入性肺炎,呼吸急促。

(四)诊断

小肠闭锁有 15.8%~45% 伴有羊水过多,尤以空肠闭锁多见。胎儿超声检查可发现腹腔多个液性暗区,提示扩张肠管可能。出生后持续性呕吐、进行性腹胀、无胎粪排出,应怀疑肠闭锁。肛指或灌肠后观察胎粪情况,有助于区别闭锁、胎粪黏滞性便秘或巨结肠。

腹部平片对诊断有很大价值。新生儿吞咽空气 1 小时内到达小肠,12 小时内到达直肠。高位闭锁可见一大液平(胃)及 3~4 个小液平(扩张的小肠),或"三泡征",下腹部完全无气体影。低位闭锁显示较多的扩张肠段及液平,最远的肠袢极度扩张。侧位片示结肠及直肠内无气体。对临床不典型者,少量稀钡做灌肠检查,可显示细小结肠(胎儿型结肠);并可发现合并的肠旋转不良或结肠闭锁,及除外先天性巨结肠。

(五)治疗

按新生儿肠梗阻的要求进行充分的术前准备。根据病变类型及部位,选择合适的术式。凡条件许可者,应常规做肠切除、小肠端-端吻合术,取 3-0~5-0 可吸收线全层间断内翻单层缝合,组织内翻不宜过多。隔膜型可做隔膜切除术,肠壁纵切横缝。高位空肠闭锁,切除扩张肠段有困难时,为改善日后功能,可作裁剪法整形吻合。亦可选择近、远端作端-侧吻合及远端造瘘术(Bishop-koop 法)或近、远端作侧端吻合及近端造瘘术(Santulli 法),后者可使近侧肠管充分减压。病变部位在回肠远端,合并肠穿孔、胎粪性腹膜炎和其他严重畸形者,可作双腔造瘘术(Mikulicz 法)。肠狭窄患儿应将狭窄肠管切除后做肠吻合术。

闭锁近端肠管扩张、肠壁功能障碍为术后肠道通行受阻的主要原因。因此术中应彻底切除盲端及扩张肥厚的近端肠段 10~20 cm。远端肠管切除 2~3 cm。小肠切除的长度不应超过其全长的 50%,全部小肠最好能保留 100 cm 以上,使营养代谢不致发生严重紊乱。吻合前应在闭锁远端肠管注入生理盐水,对整条肠管进行全面仔细检查,以免遗漏多发闭锁。肠吻合时两断端管腔直径不等,可将远端肠管斜行 45° 切开或沿肠系膜对侧缘纵行切开,进行端-端吻合。手术放大镜进行操作,能提高吻合质量。术后肠道功能恢复较慢,一般需 10~14 天,甚至更长。因此在恢复前需较长时间持续胃肠减压,通过静脉营养,补充足够的水、热量和氨基酸,维持氮平衡或正氮平衡。

(六)预后

小肠闭锁的治疗效果随着目前诊疗技术的提高,特别是胃肠外营养的成功应用,已有明显改善。在专业新生儿外科治疗中心的报道其治愈率 90%,但高位空肠闭锁治愈率略低,60%~70%。高位空肠闭锁,仍有较高术后并发症和死亡率,近端空肠裁剪术虽可缩小盲端,但其增加吻合口瘘和破坏肠壁肌层的连续性。对高位空肠闭锁,建议术中放置经吻合口下方的小肠喂养管,早期肠内营养可减少静脉营养的并发症。常见致死原因为肺炎、腹膜炎及败血症,未成熟儿、短肠综合征、吻合口瘘与肠功能不良。术后小肠长度>50%者大多可得到正常生长发育。远侧小肠广泛切除,特别缺少回盲瓣者,大多有脂肪、胆盐、维生素 B_{12}、钙、镁吸收不良,腹泻及肠道细菌过度繁殖。应用静脉营养与要素饮食,使余下小肠>35 cm 有回盲瓣者大多能存活,以后可籍小肠绒毛的肥大,肠黏膜细胞的增生及肠壁增厚增粗而逐渐适应营养吸收。

三、结肠闭锁

结肠闭锁的发生率为 1/15 000~20 000,占肠闭锁<5%。病因与病理基本上与小肠闭锁相同。类型:①黏膜及黏膜下层构成的隔膜,多见于升结肠及乙状结肠;②两端为盲端,中间有结缔组织;③两盲端间无结缔组织,多见于横结肠。

(一)临床表现

结肠闭锁为典型的低位肠梗阻,腹胀明显,呕吐物呈粪汁样,无胎粪排出。腹部平片见全腹均有肠段充气及多个液平面。钡剂灌肠可提示闭锁部位,有助确定诊断。

(二)治疗

主张分期手术,先切除扩张的肠管,近端造瘘排便,远端造瘘进行灌洗,以扩大远端肠管直径,使二期吻合时两端肠管直径基本接近,数周或数月后做造瘘关闭吻合术。尽量避免在病情恶劣时做一期手术。

(段建峰)

第二节 小肠梗阻

肠梗阻指肠内容物在肠道中通过受阻,为常见的急腹症,由于其变化快,需要早期作出诊断、处理。诊治的延误可使病情发展加重,甚至出现肠坏死、腹膜炎等严重的情况。小肠梗阻占肠梗阻的 60%~80%。

一、病因学

肠梗阻的病因主要可分为两大类:机械性和动力性。血运障碍引起的肠动力性梗阻有学者归纳为血运性肠梗阻。

(一)机械性

机械性肠梗阻的病因又可归纳为以下 3 类。

1.肠壁内的病变

这些病变通常是先天性的,或是炎症、新生物或是创伤引起。先天性病变包括先天性扭转不良、梅克尔憩室炎症等。在炎症性疾病中克罗恩病最常见,其他还有结核、放线菌病甚至嗜伊红细胞肉芽肿。当然,原发性或继发性肿瘤、肠道多发息肉,也都可以产生梗阻。创伤后肠壁内血肿可以产生急性梗阻也可以是之后因缺血产生瘢痕而狭窄、梗阻。各种原因引起的肠套叠、肠管狭窄都可引起肠管被堵、梗阻。

2.肠壁外的病变

手术后,先天性或炎症后的肠粘连是常见的产生肠梗阻的肠壁外病变。在我国疝也是产生肠梗阻的一个常见原因,其中以腹股沟疝为最多见,其他如股疝、脐疝及一些少见的先天性疝如闭孔疝、坐骨孔疝也可产生肠梗阻。手术后造成的间隙或缺口而导致的疝如胃空肠吻合后、结肠造口或回肠造口后造成的间隙或系膜缺口、外伤性膈肌破裂均可造成小肠进入而形成疝与梗阻。先天性环状胰腺、腹膜包裹、小肠扭转也都可产生梗阻。肠壁外的癌病、肠外肿瘤、局部软组织肿瘤转移、腹腔炎性肿块、脓肿、肠系膜上动脉压迫综合征,均可引起肠梗阻。

3.肠腔内病变

相比之下,这一类病变较为少见,但在我国临床上仍常见到,特别是在基层医院能遇到这类患者,如寄生虫(蛔虫)、粗糙食物形成的粪石、发团、胆石症等在肠腔内堵塞导致肠梗阻。

(二)动力性

动力性又称麻痹性肠梗阻,它又分为麻痹性与痉挛性两类,是由神经抑制或毒素刺激导致的肠壁肌肉运动紊乱。麻痹性肠梗阻较为常见,发生在腹腔手术后、腹部创伤或急性弥漫性腹膜炎患者,由于严重的神经、体液与代谢(如低钾血症)改变所致。痉挛性较为少见,可在急性肠炎、肠道功能紊乱或慢性铅中毒患者发生。

(三)血运性

血运行亦可归纳入动力性肠梗阻之中,是肠系膜血管发生血栓形成或栓子栓塞,从而有肠血管堵塞,循环障碍,肠失去蠕动能力,肠内容物停止运行出现肠麻痹现象,但是它可迅速继发肠坏死,在处理上与肠麻痹截然不同。

(四)原因不明的肠假性梗阻

假性肠梗阻的治疗主要是非手术方法,仅有些因合并有穿孔、坏死等而需要进行手术处理。重要的是要认识这一类型肠梗阻,不误为其他类型肠梗阻,更不宜采取手术治疗。假性肠梗阻与麻痹性肠梗阻不同,它无明显的病因可查,是一慢性疾病,表现有反复发作肠梗阻的临床症状,有肠蠕动障碍、肠胀气,但十二指肠与结肠蠕动可能正常,患者有腹部绞痛、呕吐、腹胀、腹泻甚至脂肪泻,体检时可发现腹胀、肠鸣音减弱或正常,腹部 X 线片不显示有机械性肠梗阻时出现的肠胀气与气液面。

上述分类的依据是发病的原因,其他分类如下。

1.单纯性和绞窄性肠梗阻

不论发病的原因,而根据肠管血液循环有无障碍分类。无血液循环障碍者为单纯性肠梗阻,有血液循环障碍者则为绞窄性肠梗阻。

2.完全性与不完全性肠梗阻

如果一段肠袢的两端均有梗阻,形成闭袢,称闭袢型肠梗阻,虽属完全性肠梗阻,局部肠袢呈高度膨胀,局部血液循环发生障碍,容易发生肠壁坏死、穿孔。

3.根据梗阻的部位

分为高位、低位和小肠、结肠梗阻,也可根据发病的缓急分为急性和慢性。

分类是为了便于诊断与治疗,这些分类中有相互交错,且梗阻也可以转化,要重视早期诊断,适时给予合理治疗。

二、病理学

肠梗阻可引起局部和全身性的病理和生理变化,慢性不完全性肠梗阻的局部主要改变是梗阻近端肠壁、肥厚和肠腔膨胀,远端肠管变细、肠壁变薄。继发于肠管疾病的病理性肠梗阻,梗阻部还具有原发疾病的改变如结核、克罗恩病等。营养不良及因营养不良而引起器官与代谢改变是主要的改变。急性肠梗阻随梗阻的类型及梗阻的程度而有不同的改变,概括起来有下列几方面。

(一)全身性病理生理改变

1.水、电解质和酸碱失衡

肠梗阻时,吸收功能发生障碍,胃肠道分泌的液体不能被吸收返回全身循环系统而积存在肠腔内。同时肠梗阻时,肠壁继续有液体向肠腔内渗出,导致体液在第三间隙的丢失。如为高位小肠梗阻,出现大量呕吐更易出现脱水,并随丧失液体电解质含量而出现电解质紊乱与酸碱失衡。胆汁及肠液均为碱性,损失的 Na^+、K^+ 较 Cl^- 为多,再加之组织灌注不良、禁食而易有代谢性酸中毒,但在高位小肠梗阻时,胃液的丧失多于小肠液,则有可能出现代谢性碱中毒。K^+ 的丢失可引起肠壁肌张力减退,引起肠腔膨胀。

2.休克

肠梗阻如未得到及时适当的治疗,大量失水、失电解质可引起低血容量休克。在手术前由于体内代偿性调节,血压与脉搏的改变不明显,但在麻醉后,机体失去调节的功能,休克的临床症状可迅速表现出来。另外,由于肠梗阻引起肠黏膜屏障功能障碍,肠道内细菌、内毒素易位至门静脉和淋巴系统,继有腹腔内感染或全身性感染,也可因肠壁坏死、穿孔而有腹膜炎与感染性休克。在绞窄性肠梗阻时,常是静脉回流障碍先于动脉阻断,导致动脉血仍不断流向肠壁、肠腔,以及因血流障碍而迅速发生肠坏死,出现感染和低血容量休克。

3.脓毒症

肠梗阻时,肠内容物淤积,细菌繁殖,因而产生大量毒素,可直接透过肠壁进入腹腔,致使肠内细菌易位引起腹腔内感染与脓毒症。在低位肠梗阻或结肠梗阻时更明显,因肠腔内有较多的细菌,在梗阻未解除时,因静脉反流有障碍,肠内毒素被吸收较少,而一旦梗阻被解除血液循环恢复后,毒素大量被吸收而出现脓毒症、中毒性休克。因此,在解决梗阻前应先清除肠内积存的感染性肠液。

4.呼吸和心脏功能障碍

肠腔膨胀时腹压增高,膈肌上升,腹式呼吸减弱,可影响肺内气体交换,同时,有血容量不足、下腔静脉被压而下肢静脉血回流量减少,均可使心排血量减少。腹腔内压力 >2.7 kPa(20 mmHg),可产生系列腹腔间室综合征累及心、肺、肾与循环障碍。

(二)局部病理生理改变

1.肠腔积气、积液

有学者应用同位素标志的水、钠与钾进行研究,在小肠梗阻的早期(<12 小时),由于吸收功能降低,水与电解质积存在肠腔内,24 小时后不但是吸收减少而且有分泌增加。

梗阻部以上肠腔积气来自:①吞咽的空气;②重碳酸根中和后产生的二氧化碳;③细菌发酵后产生的有机气体。吞咽的空气是肠梗阻时很重要的气体来源,它的含氮量高达 70%,而氮是一种不被肠黏膜吸收的气体。二氧化碳的量虽大,但它易被吸收,不是产生肠胀气的主要成分。

2.肠蠕动增加

正常时肠管蠕动受到自主神经系统、肠管本身的肌电活动和多肽类激素的调节来控制。在发生肠梗阻时,各种刺激增强而使肠管活动增加。在高位肠梗阻频率较快,每 3~5 分钟即可有 1 次,低位肠梗阻间隔时间较长,可 10~15 分钟 1 次,但如梗阻长时间不解除,肠蠕动又可逐渐变弱甚至消失,出现肠麻痹。

3.肠壁充血水肿、通透性增加

正常小肠腔内压力为 0.27~0.53 kPa,发生完全性肠梗阻时,梗阻近端压力可增至 1.33~1.87 kPa,强烈蠕动时可达 4.0 kPa 以上。在肠内压增加时,肠壁静脉回流受阻,毛细血管及淋巴管淤积,引起肠壁充血水肿,液体外渗。同时由于缺氧,细胞能量代谢障碍,致使肠壁通透性增加,液体可自肠腔渗透至腹腔,在闭袢型肠梗阻中,肠内压可增加至更高点,使小动脉血流受阻,引起点状坏死和穿孔。

概括起来,高位小肠梗阻易有水、电解质与酸碱失衡。低位肠梗阻容易出现肠腔膨胀、感染及中毒。绞窄性肠梗阻易引起休克。结肠梗阻或闭袢型肠梗阻则易出现肠穿孔、腹膜炎。如治疗不及时或处理不当,不论何种类型肠梗阻都可出现上述的各种病理生理改变。

三、临床表现

各种类型肠梗阻虽有不同的病因,但有一共同的特点即是肠管的通畅性受阻,肠内容物不能正常地通过,因此,有程度不同的腹痛、呕吐、腹胀和停止排便排气等临床症状。

(一)临床症状

1.腹痛

腹痛是机械性肠梗阻的最先出现的临床症状,呈阵发性剧烈绞痛,且在腹痛发作时,患者自觉有肠蠕动感,且有肠鸣,有时还可出现移动性包块。腹痛可呈全腹性或仅局限在腹部的一侧。在高位肠梗阻时,腹痛发作的同时可伴有呕吐。单纯性肠梗阻时,腹痛有出现逐渐加重,再由重减轻的过程。减轻可以是梗阻有所缓解,肠内容物可以通向远段肠管,但也有可能是由于梗阻完全,肠管高度膨胀,腹腔内有炎性渗出或腹膜炎,肠管进入麻痹状态。这时,腹痛虽减轻,但全身临床症状加重,特别是毒性临床症状明显。绞窄性肠梗阻由于有肠管缺血和肠系膜嵌闭,腹痛往往是持续性伴有阵发性加重,疼痛也较剧烈。绞窄性肠梗阻也常伴有休克及腹膜炎临床症状。麻痹性肠梗阻的腹胀明显,腹痛不明显,阵发性绞痛尤为少见。

2.腹胀

腹胀发生在腹痛之后,低位梗阻的腹胀较高位梗阻更为明显。在腹壁较薄的患者,常可显示梗阻部位的上部肠管膨胀出现肠型。高位小肠梗阻常表现为上腹尤其是上腹中部有饱胀,低位小肠梗阻为全腹性胀气,以中腹部最为明显,闭袢型肠梗阻可出现局限性腹胀。

3.呕吐

呕吐是机械性肠梗阻的主要临床症状之一,高位梗阻的呕吐出现较早,在梗阻后短期即发生,呕吐较频繁。在早期为反射性,呕吐物为食物或胃液,其后为胃十二指肠液和胆汁。低位小肠梗阻的呕吐出现较晚,初为胃内容物,静止期较长,后期的呕吐物为积蓄在肠内并经发酵、腐败呈粪样带臭味的肠内容物。如肠系膜血管有绞窄,呕吐物为有血液的咖啡色、棕色,偶有新鲜血液。

4.排气排便停止

在完全性肠梗阻,排气排便停止是肠梗阻的一个主要临床症状。在梗阻发生的早期,由于肠蠕动增加,梗阻部位以下肠内积存的气体或粪便可以排出,当早期开始腹痛时即可出现排便排气现象,容易误为肠道仍通畅,故在询问病史时,应了解在腹痛再次发作时是否仍有排便排气。但在肠套叠、肠系膜血管栓塞或血栓形成时,可自肛门排出血性黏液或果酱样粪便。

(二)体征

单纯梗阻的早期,患者除在阵发性腹痛发作时出现痛苦表情外,生命体征等无明显变化,待发作时间较长,呕吐频繁,腹胀明显后,可出现脱水现象,患者虚弱甚至休克。当有绞窄性梗阻时可较早地出现休克。腹部检查可观察到腹部有不同程度的腹胀,在腹壁较薄的患者,尚可见到肠型及肠蠕动。肠型及肠蠕动多随腹痛的发作而出现,肠型是梗阻近端肠祥胀气后形成,有助于判断梗阻的部位。

触诊时,单纯性肠梗阻的腹部虽胀气,但腹壁柔软,按之有如充气的球囊,有时在梗阻的部位可有轻度压痛,特别是腹壁切口部粘连引起的梗阻,压痛点较为明显。当梗阻上部肠管内积存的气体与液体较多时,稍加振动可听到振水声。腹部叩诊多呈鼓音。肠鸣音亢进,有时不用听诊器亦可听到。肠鸣音的量和强度均有增加,且可有气过水声及高声调的金属声。腹痛、肠型、肠鸣音亢进都是由于肠蠕动增强引起,常同时出现。因此,在体检时,可稍等待,即可获得这些阳性体征。当有绞窄性肠梗阻或单纯性肠梗阻的晚期,肠壁已有坏死、穿孔,腹腔内已有感染、炎症时,则体征表现为腹膜炎的体征,腹部膨胀,有时可叩出移动性浊音,腹壁有压痛,肠鸣音微弱或消失。因此,在临床观察治疗中,体征的改变应与临床症状相结合,警惕腹膜炎的发生。

四、辅助检查

(一)实验室检查

单纯性肠梗阻早期变化不明显。晚期由于失水和血液浓缩,白细胞计数、血红蛋白、血细胞比容都可增高,血 K^+、Na^+、Cl^- 与酸碱平衡都可发生改变。高位梗阻、呕吐频繁、大量胃液丢失可出现低钾、低氯与代谢性碱中毒。在低位肠梗阻时,可有电解质普遍降低与代谢性酸中毒。腹胀明显,膈肌上升影响呼吸时,亦可出现低氧血症与呼吸性酸或碱中毒,可随患者原有肺部功能障碍而异。因此,动脉血气分析应是一项重要的常规检查。当有绞窄性肠梗阻或腹膜炎时,血常规、血液生物化学测定指标等改变明显。尿量在肠梗阻早期可无明显变化,但在晚期,如无适当的治疗,可出现尿量减少、尿比重增加甚至出现急性肾功能障碍。

(二)影像学检查及内镜检查

1.X 线检查

腹部 X 线检查被认为是诊断肠梗阻的首选方法,可以判断是否存在肠梗阻和推测梗阻部位,但无法正确判断梗阻原因。高位小肠梗阻表现为节段性小的液气平或积气。低位小肠梗阻因梗阻原因不同,X 线表现有所不同,可见鸟嘴征、弹簧圈征、咖啡豆征、牵拉征等征象。在不完全性小肠梗阻患者可行小肠造影,透视下可以反映肠管粗细及观察造影剂通过速度及梗阻程度。在急性期患者由于肠道压力较高,造影剂会增加肠道压力而加重病情,患者难以充分配合。

2.超声检查

据报道,腹部超声检查对肠梗阻诊断的敏感性和特异性均高于 X 线检查。实践表明,肠祥充满液体的小肠梗阻,X 线检查难以诊断,而超声则容易观察,可弥补 X 线检查不足。但当肠祥大量充气、图像不典型、肿块位置特殊及超声医师经验较低时,超声对小肠梗阻的诊断易出现误诊及漏诊。

3.CT 检查

对小肠梗阻的病因鉴别有一定帮助并且能判断有无较窄及其程度。小肠造影 CT、小肠 CT 成像等检查可以提高小肠梗阻病因的检出,不仅可以良好地显示小肠病变,依靠其后处理功能,还可以更清晰、更全面、更直观地显示肠梗阻的细节,对于由于肿瘤引起的机械性小肠梗阻,可以更好地了解小肠壁及向外侵犯程度,明确病灶的数量及范围,明显优于 X 线及超声检查。

4.MRI 检查

在诊断小肠梗阻有一定优势,具有无创伤检查,无 X 线损伤,一般不需要注射对比剂。由于 MRI 检查能多序列、多方位扫描及重建,能获得更多的信息。对小肠梗阻的定位较 CT 检查及腹部 X 线检查有明显优势。能在冠状位很好地显示梗阻点,更加直观地显示肠管受压,能区分是肠粘连或肠道本身病变引起小肠梗阻。但其检查时间长,价格昂贵,部分患者有幽闭恐惧症,不能行此检查。

5.胶囊内镜

随着胶囊内镜临床应用的增多,临床医师对胶囊内镜适应证、禁忌证掌握的经验日渐丰富,胶囊内镜的使用范围也越广泛,以前所认为的使用禁忌证逐渐变为相对禁忌证。胶囊内镜对于小肠梗阻患者中仅适用于不完全性小肠梗阻患者,其具有无创性、可视化检查的优点,但其对不完全性小肠梗阻患者使用仍存在很高滞留并加重梗阻的风险。

6.推进式小肠镜

对部分小肠梗阻患者进行诊断及治疗,但其最大的缺点是检查范围只能到达屈氏韧带以下 120 cm 以内,已经逐渐被气囊辅助内镜所取代。

五、诊断

(一)肠梗阻的诊断

典型的单纯性肠梗阻有阵发性腹部绞痛,同时伴有腹胀、呕吐、肠鸣音增加等自觉临床症状。在粘连性肠梗阻,多数患者都有腹部手术史,或者曾有过腹痛史。但在早期,有时并不具有典型的上述临床症状仅有腹痛与呕吐,则需与其他的急腹症如急性胃肠炎、急性胰腺炎、输尿管结石等鉴别。除病史与详细的腹部检查外,化验检查与辅助检查可有助于诊断。

(二)肠梗阻类型的鉴别

1.机械性与动力性肠梗阻

机械性肠梗阻是常见的肠梗阻类型,具有典型的腹痛、呕吐、肠鸣音增强、腹胀等临床症状,与麻痹性肠梗阻有明显的区别,后者是腹部持续腹胀,但无腹痛,肠鸣音微弱或消失,且多是与腹腔感染、外伤、腹膜后感染、血肿、腹部手术、肠道炎症、脊髓损伤等有关。虽然,机械性肠梗阻的晚期因腹腔炎症而出现与动力性肠梗阻相似的临床症状,但在发作的早期,其临床症状较为明显。腹部 X 线检查对鉴别这两种肠梗阻甚有价值,动力型肠梗阻出现全腹、小肠与结肠均有明显充气。体征与 X 线检查能准确地分辨这两类肠梗阻。

2.单纯性与绞窄性肠梗阻

单纯性肠梗阻只是肠内容物通过受阻,而无肠管血运障碍。绞窄性肠梗阻有血运障碍,可发生肠坏死、穿孔与腹膜炎,应及早确诊、手术,解除血运障碍,防止肠坏死、穿孔。绞窄性肠梗阻发病急骤且迅速加重,早期的腹痛剧烈,无静止期,呕吐频繁发作,可有血液呕吐物,腹部有腹膜炎的体征,可有局部隆起或为可触及的孤立胀大的肠袢等均为其特征。腹腔穿刺可以有血性液体。

全身变化也较快出现,有脉率快,体温上升,甚至出现休克,腹部 X 线检查可显示有孤立扩大的肠袢。非手术治疗不能改善其临床症状。当疑为绞窄性肠梗阻而不能得到证实时,仍应及早行手术探查。

3.小肠梗阻与结肠梗阻

临床上常见的是小肠梗阻,但结肠梗阻时因回盲瓣具有单向阀的作用,气体仅能向结肠灌注而不能反流至小肠致形成闭袢性梗阻,结肠呈极度的扩张。加之结肠薄,易发生盲肠部穿孔。结肠梗阻的原因多为肿瘤或乙状结肠扭转,在治疗方法上也有别于小肠梗阻,及早明确是否为结肠梗阻有利于制订治疗计划。结肠梗阻以腹胀为主要临床症状,腹痛、呕吐、肠鸣音亢进均不及小肠梗阻明显。体检时可发现腹部有不对称的膨隆,如腹部 X 线检查出现充气扩张的一段结肠袢,可考虑为结肠梗阻。钡灌肠检查或结肠镜检查可进一步明确诊断。

(三)病因诊断

肠梗阻可以有不同的类型,也有不同的病因,在采用治疗前,应先明确梗阻类型、部位与病因,以便确定治疗策略与方法。病因的诊断可根据以下方面进行判断。

1.病史

详细的病史可有助于病因的诊断。腹部手术史提示有粘连性肠梗阻的可能。腹股沟疝可引起肠绞窄性梗阻。腹部外伤可致麻痹性梗阻。慢性腹痛伴有低热并突发肠梗阻可能是腹内慢性炎症如结核所致。饱餐后运动或体力劳动出现梗阻应考虑肠扭转。心血管疾病如心房颤动、瓣膜置换后应考虑肠系膜血管栓塞。下腹疼痛伴有肠梗阻的女性患者应考虑有无盆腔附件病变等。

2.体征

腹部检查提示有腹膜刺激临床症状者,应考虑为腹腔内炎症改变或是绞窄性肠梗阻引起。腹部有手术或外伤瘢痕应考虑腹腔内有粘连性肠梗阻。直肠指诊触及肠腔内肿块是否有粪便,直肠膀胱凹有无肿块,指套上是否有血液,腹部触及肿块,在老年人应考虑是否为肿瘤、肠扭转。在幼儿右侧腹部有肿块应考虑是否为肠套叠。具有明显压痛的肿块多提示为炎性病变或绞窄的肠袢。

3.影像学诊断

B 超检查虽简便,但因肠袢胀气,影响诊断的效果。CT 诊断的准确性虽优于 B 超,但仅能诊断出明显的实质性肿块或肠腔外有积液。腹部平片除能诊断是结肠、小肠,完全与不完全梗阻外,有时也能提示病因。

六、治疗

急性肠梗阻的治疗包括非手术治疗和手术治疗,治疗方法的选择根据梗阻的原因、性质、部位及全身情况和病情严重程度而定。不论采用何种治疗,均应首先纠正梗阻带来的水、电解质与酸碱紊乱,改善患者的全身情况。

(一)非手术治疗

1.胃肠减压

胃肠减压是治疗肠梗阻的主要措施之一。现多采用鼻胃管减压,导管插入位置调整合适后,先将胃内容物抽空再行持续低负压吸引。抽出的胃肠液应观察其性质,以帮助鉴别有无绞窄与梗阻部位的高低。胃肠减压的目的是减轻胃肠道积留的气体、液体,减轻肠腔膨胀,有利于肠壁血液循环的恢复,减少肠壁水肿,使某些原有部分梗阻的肠袢因肠壁肿胀而致的完全性梗阻得以缓解,也可使某些扭曲不重的肠袢得以复位,临床症状得到缓解。胃肠减压还可减轻腹内压,改善因膈肌抬高而导致的呼吸与循环障碍。以往有用 Miller-Abbott 管者,该管为双腔,长达3.5 m,管前端带有铜头及橡胶囊,管尾有 Y 形管,一通气囊,一作吸引用。待管前端通过幽门后,将气囊充气,借铜头的重量及充气的气囊随肠蠕动而下行直至梗阻部,以期对低位梗阻作有效的减压。但操作困难,难以达到预期的目的。现也有相似的长三腔减压管。有文献报道,经X线下经鼻肠导管小肠排列治疗小肠梗阻显示出部分疗效。其他治疗还有中药治疗、针灸穴位封闭、油类、造影剂及液状石蜡口服、手法复位等。

2.纠正水、电解质与酸碱失衡

水、电解质与酸碱失衡是急性肠梗阻最突出的生理紊乱,应及早给予纠正。当血液生化检查结果尚未获得前,可先给予平衡盐液(乳酸钠林格液)。待有测定结果后,再添加电解质与纠正酸、碱紊乱,在无心、肺、肾功能障碍的情况下,最初输入液体的速度可稍快一些,但需做尿量监测,必要时做中心静脉压(CVP)监测,以防液体过多或不足。在单纯性肠梗阻的晚期或是绞窄性肠梗阻,常有大量血浆和血液渗出至肠腔或腹腔,需要补充血浆和全血。

3.抗感染

肠梗阻后,肠壁循环有障碍,肠黏膜屏障功能受损而有肠道细菌易位,或是肠腔内细菌直接穿透肠壁至腹腔内产生感染。肠腔内细菌亦可迅速繁殖。同时,膈肌升高引起肺部气体交换与分泌物的排出有影响,易发生肺部感染。因而,肠梗阻患者应给予抗菌药物以预防或治疗腹部或肺部感染,常用的有可以杀灭肠道细菌与肺部细菌的广谱头孢菌素或氨基糖苷类抗生素,以及抗厌氧菌的甲硝唑等。

4.其他治疗

腹胀后影响肺的功能,患者宜吸氧。为减轻胃肠道的膨胀可给予生长抑素以减少胃肠液的分泌量。降低肠腔内压力,改善肠壁循环,水肿消退,可使部分单纯肠梗阻患者的临床症状得以改善。

采用非手术方法治疗肠梗阻时,应严密观察病情的变化,绞窄性肠梗阻或已出现腹膜炎临床症状的肠梗阻,经过 2～3 小时的非手术治疗,实际上是术前准备,纠正患者的生理失衡状况后即进行手术治疗。单纯性肠梗阻经过非手术治疗 24～48 小时,梗阻的临床症状未能缓解或在观察治疗过程中临床症状加重或出现腹膜炎临床症状或有腹腔间室综合征出现时,应及时改为手术治疗解除梗阻与减压。但是在手术后早期发生的炎症性肠梗阻除有绞窄发生,应继续治疗等待炎症的消退。

(二)手术治疗

有文献报道,手术治疗仍是目前最安全、最有效的方法。手术治疗目的是解除梗阻、防治绞窄、防治临床症状复发及最大限度保证术后生活质量。其手术主要技术是粘连松解、嵌顿疝整复、肿瘤切除及坏死肠管切除、肠造漏术、短路吻合术。通过手术以恢复肠道生理连续性,保护正常肠管。

1.单纯解除梗阻的手术

这类手术包括为粘连性肠梗阻的粘连分解,祛除肠扭曲,切断粘连束带;为肠内堵塞切开肠腔,去除毛粪石、蛔虫等;为肠扭转、肠套叠的肠袢复位术。

2.肠切除吻合术

肠梗阻是由于肠肿瘤所致,切除肿瘤是解除梗阻的首选方法。在其他非肿瘤性病变,因肠梗阻时间较长,或有绞窄引起肠坏死,或是分离肠粘连时造成较大范围的肠损伤,则需考虑将有病变的肠段切除吻合。在绞窄性肠梗阻,如腹股沟疝、肠扭转、胃大部切除后绞窄性内疝,绞窄解除后,血运有所恢复,但肠袢的生活力如何、是否应切除、切除多少,常是手术医师感到困难之处。当不能肯定小段肠袢有无血运障碍时,以切除吻合为安全。但当有较长段肠袢尤其是全小肠扭转,贸然切除将影响患者将来的生存。为此,应认真判断肠管有无生活力。

3.肠短路吻合

当梗阻的部位切除有困难,如肿瘤向周围组织广泛侵犯,或是粘连广泛难以剥离,但肠管无坏死现象,为解除梗阻,可分离梗阻部远近端肠管作短路吻合,旷置梗阻部,但应注意旷置的肠管尤其是梗阻部的近端肠管不宜过长,以免引起盲袢综合征。

4.肠造口术或肠外置术

肠梗阻部位的病变复杂或患者的情况差,不允许行复杂的手术时,可在膨胀的肠管上,即在梗阻部的近端肠管作肠造口术以减压,解除因肠管高度膨胀而带来的生理紊乱。小肠可采用插管造口的方法,可先在膨胀的肠管上切一小口,放入吸引管进行减压,但应注意避免肠内容物污染腹腔及腹壁切口。肠插管造口管宜稍粗一些如 F16、F18 以防堵塞,也应行隧道式包埋造口,以防有水肿的膨胀肠管愈合不良而发生瘘。有时当有梗阻病变的肠袢已游离或是肠袢已有坏死,但患者的情况差不能耐受切除吻合术时,可将该肠袢外置、关腹。立即或待患者情况复苏后再在腹腔外切除坏死或病变的肠袢,远、近两切除端固定在腹壁上,近端插管减压、引流,以后再行二期手术,重建肠管的连续性。

急性肠梗阻都是在急诊或半急诊情况下进行,术前的准备不如择期性手术那样完善,且肠袢高度膨胀有血液循环障碍,肠壁有水肿愈合能力差,手术时腹腔已有感染或手术时腹腔为肠内容物严重污染术后易有肠瘘、腹腔感染、切口感染裂开。在绞窄性肠梗阻患者,绞窄解除后循环恢复,肠腔内的毒素大量被吸收入血液循环中,出现全身性中毒临床症状,有些晚期患者还可能发生多器官功能障碍甚至衰竭。绞窄性肠梗阻的手术病死率为 4.5%～31%,而单纯性肠梗阻仅为1%。因此,肠梗阻患者术后的监测治疗仍很重要,胃肠减压,维持水、电解质及酸碱平衡,加强营养支持,抗感染等都必须予以重视。

(三)微创治疗

1.腹腔镜下手术

腹腔镜下手术治疗较开腹手术的优点:一是可以在远离手术部位全面系统地探查腹腔,创口远离创面和原有粘连部位减少术后复发。二是手术创伤小,减少感染,患者恢复时间短,可早期下床活动。同时胃肠功能恢复快,术后早期即可进食。但开展此项手术应严格掌握手术适应证,对于探查发现不适于腹腔镜手术者,应及时中转开腹。

2.介入治疗

对于恶性肿瘤引起的小肠梗阻,不能手术者传统方法采用鼻胃管减压及禁食,但此法对低位小肠梗阻的治疗作用有限。通过介入治疗选择性对肿瘤供血动脉注入化疗药物,达到减轻临床症状,延长生存期。介入治疗有局部治疗效果直接、快速、缓解快、正常组织损伤轻、毒副作用小、患者易接受等优势。

3.内镜下治疗

小肠不全梗阻患者,经双气囊内镜镜下治疗已经是一种新的选择,可以在镜下切除引起梗阻的息肉、支架放置及狭窄扩张。随着经验的积累和器械的改进,运用双气囊内镜有效治疗肠梗阻的报道日益增多。对于病因不明的小肠梗阻是一种同时可以进行有效诊断和治疗的新方法。当然双气囊内镜已经得到初步应用,但其临床应用仍缺乏一套可行的标准。在未来的研究中通过试验及摸索总结建立一套适用于临床的规范是势在必行的。

小肠梗阻的诊断及治疗正向着多学科综合的方向发展。小肠梗阻的诊治需根据具体病情采取个体化综合治疗,通过选择必要且适合患者的辅助检查尽可能在短时间内明确梗阻程度及病因,以此为前提选择适合患者的治疗手段是影响患者预后的关键因素。就目前而言,小肠梗阻的治疗仍存在诸多尚待解决的问题,有待今后进一步探讨与发现。

(段建峰)

第三节　肠　套　叠

一段肠管套入其相连的肠管腔内称为肠套叠,多见于幼儿,成年人肠套叠在我国较为少见。大多数小儿肠套叠属急性原发性,肠管并无器质性病变,而成人肠套叠多由肠壁器质性病变引发,多为慢性反复发作,常见原因有憩室、息肉或肿瘤等,临床表现多不典型,且缺少特异性诊断技术,故术前较难确诊。跟随微创外科的发展,腹腔镜探查和手术的应用日益广泛,在明确肠套叠诊断的同时,还可进行治疗性手术,或为开腹手术设计切口,减小创伤,具有明显的微创优势。

一、成人肠套叠

(一)病因

成人肠套叠临床较少见,多为继发性。其中90%的病因是良性肿瘤、恶性肿瘤、炎性损伤或Meckel憩室。小肠发生肠套叠多于结肠,这可能与小肠较长,活动度较大,蠕动较频繁,蠕动方式改变机会较大有关。原因不明的肠套叠可能与饮食习惯改变、精神刺激、肠蠕动增强、药物或肠系膜过长有关。腹部外伤和手术后亦可发生不明原因的肠套叠。

肠套叠按套叠类型分为回肠-结肠型、回肠盲肠-结肠型、小肠-小肠型、结肠-结肠型(图7-1)。套叠肠管可分为头部、鞘部、套入部和颈部(图7-2)。

(二)病理生理

肠管套入相邻肠管腔将导致肠腔狭窄,可引起机械性梗阻。尤其当套入部肠段系膜亦套入时,将出现肠管血运障碍,使肠黏膜发生溃疡和坏死,如没得到及时处理,肠壁会因缺血而坏死,最终肠管破裂。由于急性腹膜炎,水电解质严重丢失,感染和毒素吸收,将导致败血症和MODS。

(三)辅助检查

1.超声检查

超声显示为中央套入部多层肠壁,造成多层次界面的高回声区,两侧为只有一层肠壁构成的低回声或不均质回声环,可表现为"假肾征"或"靶环征",套入部进入套鞘处呈舌状表现,远端呈低或不均质回声肿块。超声检查的缺点是在肠梗阻情况下,肠腔内气体较多,无法获得满意图像。

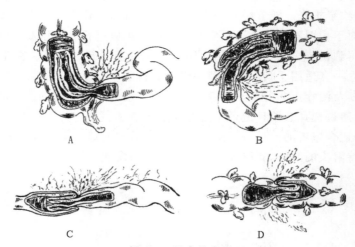

图 7-1　肠套叠类型

A.回肠-结肠型;B.回肠盲肠-结肠型;C.小肠-小肠型;D.结肠-结肠型

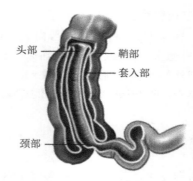

图 7-2　套叠肠管分部

2.X 线检查

(1)单纯立位腹部平片:可见不全性或完全性肠梗阻表现。

(2)钡灌肠检查:在有结肠套入的成人肠套叠中典型表现为杯口征,对单纯小肠套叠无确诊价值,且必须行肠道准备,在急性完全性肠梗阻时无法行此检查,现已逐渐被 B 超所取代。

3.CT 检查

对成人肠套叠诊断有较高应用价值。肠套叠部位与 CT 扫描线垂直时,表现为圆形或类似环形,称之为"靶征",是肠套叠最常见的特征性 CT 表现之一。套叠部位与 CT 扫描线平行时,则肿块呈椭圆形或圆柱形,附以线状的血管影,描述为"腊肠样"肿块。肠系膜血管及脂肪卷入套入部,也是较特异性的 CT 征象之一。

(四)诊断

1.临床表现

腹痛、腹部包块、呕吐、血便为肠套叠常见四大症状。成人肠套叠临床表现不典型,早期诊断困难,在急诊情况下更容易误诊。出现下列情况者应高度怀疑:①病程较长,亚急性起病,腹痛反复发作,症状可自行缓解或经保守治疗后好转,呈不完全性肠梗阻。②腹痛伴腹部包块,包块大小可随腹痛变化,位置不固定,常游走,可消失,消失后腹痛也随之消失。③有腹部包块的急腹症和腹痛伴血便者。④不明原因肠梗阻。

2.辅助检查

影像学检查特别是 B 超可作为首选。CT 检查在成人肠套叠的诊断上有重要价值。

3.腹腔镜探查

术前诊断困难时,剖腹探查或腹腔镜探查是最主要的确诊手段,按微创原则,患者条件允许时首选腹腔镜探查。

(五)治疗

成人肠套叠大多数原发病为肿瘤,通常应手术治疗。

1.不应手法复位的肠套叠

(1)术前或术中探查明确为恶性肿瘤引起肠套叠,应行包括肿瘤及区域淋巴结在内的根治性切除术,试图将肠管复位很可能造成恶性肿瘤细胞播散或血行转移,且在复位过程中,缺血肠段易发生穿孔,而在水肿肠壁处切除吻合易致术后吻合口并发症。

(2)结肠套叠原发于恶性肿瘤的占 $50\%\sim67\%$,因此结肠套叠不应手法复位,而应行规范肠切除并清扫淋巴结。

(3)套叠肠段有缺血坏死情况可直接手术切除。

(4)老年患者的肠套叠恶性肿瘤和缺血坏死发生率高,不应复位,可直接行肠段切除术。

2.可以手法复位的肠套叠

(1)肠管易复位且血供良好,可先行手法复位,再根据探查情况决定是否行肠切除手术。对于回肠-结肠型套叠,如肠管复位后未发现其他病变,以切除阑尾为宜,盲肠过长者应做盲肠固定术。

(2)小肠套叠多由良性病变引起,术中可考虑先将肠管手法复位,再行手术治疗。

(六)手术步骤

(1)探查:根据术前影像学评估,一般能明确套叠肠段位置。如梗阻不明显、有足够腹腔空间,可行腹腔镜探查。如腹胀明显、肿物巨大或有其他腹腔镜手术禁忌证时应行剖腹探查。

(2)手法复位:小肠-小肠型套叠较易复位,方法是通过缓慢轻柔挤压、牵拉两端小肠将套叠肠段拖出。回肠-结肠型套叠更容易出现回肠肠壁水肿、缺血、坏死,在复位时容易将肠壁撕裂或损伤,故建议在手法复位回肠-结肠型套叠时应格外小心。

(3)恶性肿瘤引起的肠套叠以不同部位的肿瘤根治原则行肿瘤根治术。

(4)小肠良性疾病引起的套叠在肠管复位后,酌情行单纯病变切除或套叠肠段切除。

(七)术后处理

术后根据不同肠段的手术和术式决定禁饮食时间,预防性应用抗生素。未恢复饮食前应予肠外营养支持。鼓励患者尽早下床活动,促进胃肠道功能恢复。肛门排气后可酌情拔除胃管及腹腔引流管,循序渐进恢复经口进食。

二、小儿肠套叠

小儿肠套叠是指各种原因引起的部分肠管及其附近的肠系膜套入邻近肠腔内,导致肠梗阻,是一种婴幼儿常见急腹症。肠套叠发病率为1.5‰～4‰,不同民族和地区发病率有差异,我国远较欧美国家多见,男孩发病多于女孩,为(1.5～3)∶1。肠套叠偶尔可见于成人或新生儿,而主要见于1岁以内的婴儿,占60%以上,尤以4～10个月婴儿最多见,是发病高峰。2岁以后发病逐年减少,5岁以后发病罕见。

(一)病因

肠套叠分为原发性和继发性两种。

1.原发性肠套叠

90%的肠套叠属于原发性,套入肠段及周围组织无显著器质性病变。病因至今尚不清楚,可能与下列因素有关。

(1)饮食改变:由于婴儿肠道不能立即适应所改变食物的刺激,发生肠道功能紊乱而引起肠套叠。

(2)回盲部解剖因素:婴儿期回盲部游动性大,小肠系膜相对较长,回肠盲肠发育速度不同,成人回肠盲肠直径比为1∶2.5,而新生儿为1∶1.43,可能导致蠕动功能失调。婴儿回盲瓣过度肥厚且呈唇样凸入盲肠,加上该区淋巴组织丰富,受炎症或食物刺激后易引起充血、水肿、肥厚,肠蠕动易将回盲瓣向前推移,并牵拉肠管形成套叠。

(3)病毒感染:系列研究报道急性肠套叠与肠道内腺病毒、轮状病毒感染有关。病毒感染可能引起肠系膜淋巴结肿大和回肠末端集合淋巴结增殖肥厚,从而诱发肠套叠。

(4)肠痉挛及自主神经失调:各种原因的刺激,如食物、炎症、腹泻、细菌和寄生虫毒素等,使肠道发生痉挛、蠕动功能节律紊乱或逆蠕动而引起肠套叠。也有人提出由于婴幼儿交感神经发育迟缓,因自主神经系统功能失调而引起肠套叠。

(5)遗传因素:近年来有报道称,部分肠套叠患者有家族发病史。这种家族发病率高的原因尚不清楚,可能与遗传、体质、解剖学特点及对肠套叠诱因的易感性增高等有关。

2.继发性肠套叠

由肠道器质性病变引起,以Meckel憩室占首位,其次为息肉及肠重复畸形,此外还包括肿瘤、异物、结核、阑尾残端内翻、盲肠袋内翻及紫癜血肿等。患儿发病年龄越大,存在继发性肠套叠的可能性越大。

(二)病理生理

肠套叠在纵形切面上由三层肠壁组成称为单套:外层为肠套叠鞘部或外筒,套入部为内筒和中筒。肠套叠套入最远处为头部或顶端,肠管从外面卷入处为颈部。外筒与中筒以黏膜面相接触,中筒与内筒以浆膜面相接触。绝大多数肠套叠病例是单套。少数病例小肠肠套叠再套入远端结肠肠管内,称为复套,断面上有5层肠壁。肠套叠多为顺行性套叠,与肠蠕动方向一致,逆行套叠极少见。肠套叠一旦形成很少自动复位,套入部进入鞘部,并受到肠蠕动的推动向远端逐渐深入,同时其肠系膜也被牵入鞘内,颈部紧束使之不能自动退出。由于鞘部肠管持续痉挛紧缩而压迫套入部,致使套入部肠管发生循环障碍,初期静脉回流受阻,组织淤血水肿,套入部肠壁静脉怒张破裂出血,黏膜细胞分泌大量黏液,黏液进入肠腔后与血液、粪质混合呈果酱样胶冻状排出。肠壁水肿不断加重,静脉回流障碍加剧,致使动脉受压,供血不足,最终发生肠壁坏死。肠坏死根据发生的病理机制分为动脉性和静脉性坏死。动脉性坏死多发生于鞘部,因鞘部肠管长时间持续性痉挛,肠壁动脉痉挛,血供阻断,部分肠壁出现散在的斑点状坏死,又称缺血性坏死(白色坏死)。静脉性坏死多发生于套入部,是由于系膜血管受压,静脉回流受阻,造成淤血,最终肠管坏死(黑色坏死)。

(三)类型

根据套入部最近端和鞘部最远端肠段部位将肠套叠分为以下类型。

1.小肠型

小肠型包括空肠套入空肠型、回肠套入回肠型和空肠套入回肠型。

2.回盲型

以回盲瓣为起套点。

3.回结型

以回肠末端为起套点,阑尾不套入鞘内,此型最多,占70%～80%。

4.结肠型

结肠套入结肠。

5.复杂型或复套型

常见为回回结型,占肠套叠的10%～15%。

6.多发型

在肠管不同区域内有分开的2个、3个或更多肠套叠。

(四)临床表现

小儿肠套叠分为婴儿肠套叠(2岁以内者)和儿童肠套叠,临床以前者多见。

1.婴儿肠套叠

多为原发性肠套叠,临床特点如下。

(1)腹痛:为最早症状,常常突然发作,婴儿表现为哭闹不安,伴有拒食出汗、面色苍白、手足乱动等异常痛苦表现。腹痛为阵发性,每次持续数分钟。每次发作后,患儿全身松弛、安静,甚至可以入睡,但间歇十余分钟后又重复发作,如此反复。这种腹痛与肠蠕动间期相一致,是由于肠蠕动将套入肠段向前推进,牵拉肠系膜,肠套叠鞘部产生强烈痉挛而引起的剧烈疼痛,当蠕动波过后,患儿即转为安静。肠套叠晚期合并肠坏死和腹膜炎后,患儿表现萎靡不振,反应低下。部分患儿体质较弱,或并发肠炎、痢疾等疾病时,哭闹不明显,而表现为烦躁不安。

(2)呕吐:呕吐是婴儿肠套叠早期症状之一,在阵发性哭闹开始不久,即出现呕吐,呕吐物初为奶汁及乳块或其他食物,以后转为胆汁样物,1～2天后转为带臭味的肠内容物,提示病情严重。

(3)血便:多在发病后6～12小时排血便,便血早者可在发病后3～4小时出现,为稀薄黏液或胶冻样果酱色血便,数小时后可重复排出。便血是由于肠套叠时套叠肠管的系膜嵌入在肠壁间,发生血液循环障碍而引起黏膜渗血,与肠黏液混合形成暗红色胶冻样液体。有些来诊较早患儿,虽无血便排出,但通过肛门指诊可见手套染血,对诊断肠套叠极有价值。

(4)腹部包块:在患儿安静时进行触诊,多数可在右上腹肝下触及腊肠样、稍活动、伴有轻压痛的肿块,肿块可沿结肠走行移动,右下腹一般有空虚感,严重者可在肛门指诊时,触到直肠内子宫颈样肿物,即为套叠头部。

(5)全身状况:依就诊早晚而异,早期除面色苍白,烦躁不安外,营养状况良好。晚期患儿可有脱水,电解质紊乱,精神萎靡不振、嗜睡、反应迟钝。发生肠坏死时,有腹膜炎表现,可出现全身中毒症状,脉搏细速,高热昏迷,休克,衰竭以至死亡。

2.儿童肠套叠

儿童肠套叠与婴儿肠套叠相比较,症状不典型。起病较为缓慢,多表现为不完全性肠梗阻,肠坏死发生时间相对较晚。患儿也有阵发性腹痛,但发作间歇期较婴儿长,呕吐、血便较少见。据统计儿童肠套叠发生便血者只有约 40%,而且便血往往在套叠后几天才出现,或者仅在肛门指诊时指套上有少许血迹。儿童较合作时,腹部查体多能触及腊肠形包块,很少有严重脱水及休克表现。

(五)诊断

1.临床表现

阵发性腹痛或哭闹不安、呕吐、便血和腹部包块。

2.腹部查体

可触到腊肠样包块,右下腹有空虚感,肛门指诊可见指套血染。

3.腹部超声

为首选检查方法,可通过肠套叠特征性影像协助确诊。超声图像在肠套叠横切面上显示为"同心圆"或"靶环"征,纵切面表现为"套筒"征或"假肾"征。

4.腹部 X 光平片或透视

可观察肠气分布、肠梗阻及腹腔渗液情况。

(六)鉴别诊断

小儿肠套叠临床症状和体征不典型时,易与下列疾病混淆:①细菌性痢疾;②消化不良及婴儿肠炎;③腹型过敏性紫癜;④Meckel 憩室出血;⑤蛔虫性肠梗阻;⑥直肠脱垂;⑦其他:结肠息肉脱落出血,肠内外肿瘤等引起的出血或肠梗阻。

(七)治疗

1.非手术疗法

(1)适应证:适用于病程不超过 48 小时,全身情况良好,生命体征平稳,无明显脱水及电解质紊乱,无明显腹胀和腹膜炎表现者。

(2)禁忌证为:①病程超过 48 小时,全身情况不良,如有高热、脱水、精神萎靡、休克等症状。②高度腹胀,透视下可见肠腔内多个大液平。③已有腹膜刺激征或疑有肠坏死者。④多次复发性肠套叠而疑似有器质性病变。⑤小肠型肠套叠。

(3)空气灌肠:在空气灌肠前先作腹部正侧位全面透视检查,观察肠内充气及分布情况,注意膈下有无游离气体。采用自动控制压力的结肠注气机,向肛门内插入有气囊的注气管,注气后见气体阴影由直肠顺结肠上行达降结肠及横结肠,遇到套叠头端则阴影受阻,出现柱状、杯口状、螺旋状影像。继续注气时可见空气影向前推进,套头部逐渐向回盲部退缩,直至完全消失,此时可见大量气体进入右下腹小肠,然后迅速扩展到腹中部和左腹部,同时可闻及气过水声。透视下回盲部肿块影消失和小肠内进入大量气体,说明肠套叠已复位。

(4)B超下生理盐水加压灌肠:腹部 B 超可在观察到肠套叠影像后,于超声实时监视下行水压灌肠复位,随着水压缓慢增加,B 超下可见套入部与鞘部之间无回声区加宽,纵切面上套叠头部由"靶环"样声像逐渐转变成典型的"宫颈"征,套叠肠管缓慢后退,当退至回盲瓣时,套头部表现为"半岛"征,此时肠管后退较困难,需缓慢加大水压,随水压增大,"半岛"逐渐变小,最后通过回盲瓣而突然消失。此时可见回盲瓣呈"蟹爪样"运动,同时注水阻力消失,证明肠套叠已复位。

(5)钡剂灌肠:流筒悬挂高出检查台 100 cm,将钡剂徐徐灌入直肠内,在荧光屏上追随钡剂进展,在见到肠套叠阴影后增加水柱压力,直至套叠影完全消失。

(6)复位成功的判定及观察:①拔出气囊肛管后患儿排出大量带有臭味的黏液血便和黄色粪水。②患儿很快入睡,无阵发性哭闹及呕吐。③腹部平软,已触不到原有包块。④口服活性炭0.5～1 g,如经6～8小时由肛门排出黑色炭末,证明复位成功。

2.手术疗法

(1)手术适应证:①非手术疗法有禁忌证者。②应用非手术疗法复位失败或穿孔者。③小肠套叠。④继发性肠套叠。

(2)肠套叠手术复位。

术前准备:首先应纠正脱水和电解质紊乱,禁食水、胃肠减压、抗感染;必要时采用退热、吸氧、备血等措施。体温降至38.5 ℃以下可以手术,否则易引起术后高热抽搐,导致死亡。麻醉多采用气管插管全身麻醉。

切口选择:依据套叠肿块部位,选择右上腹横切口、麦氏切口或右侧经腹直肌切口。较小婴儿多采用上腹部横切口,若经过灌肠得知肠套叠已达回盲部,也可采用麦氏切口。

手法整复:开腹后,术者以右手顺结肠走向探查套叠肿块,常可在右上腹、横结肠肝曲或中部触到。由于肠系膜固定较松,小肿块多可提出切口。如肿块较大宜将手伸入腹腔,在套叠部远端用右示、中指先将肿块逆行推挤,当肿块退至升结肠或盲肠时即可将其托出切口。套叠肿块显露后,检查有无肠坏死。如无肠坏死,则于明视下用两手拇指及示指缓慢交替挤压直至完全复位。复位过程中切忌牵拉套入的近端肠段,以免造成套入肠壁撕裂。如复位困难时,可用温盐水纱布热敷后,再进行复位。复位后要仔细检查肠管有无坏死,肠壁有无破裂,肠管本身有无器质性病变等,如无上述征象,将肠管纳入腹腔后逐层关腹。如为回盲型肠套叠复位后,阑尾挤压严重,应将阑尾切除。

肠切除术:对不能复位及肠坏死者,手法整复时肠破裂者,肠管有器质性病变者,疑似有继发性坏死者,在病情允许时可做肠切除一期吻合术。如病情严重,患儿不能耐受肠切除术,可暂行肠造瘘或肠外置术,病情好转后再关闭肠瘘。

腹腔镜下肠套叠复位术:腹腔镜手术探查和治疗肠套叠因其显著的优点而得到肯定。①腹腔镜手术创伤小、恢复快、并发症少;②某些空气灌肠提示复位失败或复位不确切者,麻醉后肠套叠可自行复位,腹腔镜手术探查可以发现上述情况而避免开腹手术的创伤;③对腹腔内脏器探查全面,可及时发现因器质性病变导致的继发性肠套叠;④术中可与空气灌肠相结合,提高复位率,由于腹腔内二氧化碳气腹压力和空气灌肠压力叠加作用于肠套叠头部,同时配合器械在腹腔内的牵拉作用,用较低的空气灌肠压力即能顺利将套叠肠管复位,安全性明显提高。

(于锡洋)

第四节　肠系膜上静脉血栓形成

肠系膜上静脉(superior mesenteric vein,SMV)血栓形成于1935年由Warren等首先描述,是一种少见急腹症,占急性肠缺血的3%～7%,因其可导致范围不等的肠管坏死,是一种危重的急腹症。本病多为急性病程,临床表现复杂多变,特别是在肠管坏死前并无特异性症状和体征,使早期诊断颇有难度。在急诊病例较少的单位,缺乏对本病的诊治经验,使本病容易被误诊和延误。对本病的早期发现和及时治疗非常重要,可以避免进展至肠管坏死或尽量减少坏死范围,从而避免危及生命的重症状态和短肠综合征等严重并发症。

一、病因

发生 SMV 血栓的患者 80% 以上有可能成为诱因的既往病史,多为引起凝血机制异常的疾病,主要包括 AT-Ⅲ 缺乏症,血小板增多症,真性红细胞增多症,恶性肿瘤,高血压,糖尿病,肝硬化,门静脉高压,脾切除后。长期吸烟,口服避孕药及剖宫产术后也可为本病诱因。少于 20% 的患者没有明确的既往史或诱因,当然这也可能与急诊病史采集不够翔实有关。而以上诱因若有叠加,则更增加本病的危险因素。部分患者既往就有多次其他部位血栓形成病史,常见反复下肢深静脉血栓形成脑梗死等。

二、病理生理

肠系膜静脉血栓形成常开始于 SMV 的分支,由于肠管静脉回流受阻,出现逐渐加重的肠壁水肿、充血和黏膜下出血,肠腔内有血性液体渗出,肠系膜水肿,腹腔内有淡红血性液体渗出。严重的静脉回流障碍最终导致动脉供血不足,动脉痉挛、闭塞,血栓形成,最后发展至肠管坏死。其病变过程比肠系膜动脉栓塞慢,多区域性累及肠系膜及其所属肠管节段。肠系膜静脉血栓形成可随病程逐渐蔓延,累及肠系膜及肠管范围不断扩大,直至 SMV 主干,造成大部或全部空回肠坏死,甚至延及升结肠,患者病情呈危重状态,围术期病死率很高,或可能已失去手术机会。并非所有 SMV 血栓形成都发展至肠坏死阶段,在部分患者,可能因血栓栓塞不完全或再通而使病情缓解。

三、临床表现

SMV 血栓形成在发生肠坏死、出现腹膜炎之前诊断较困难,临床表现多样且缺乏特异性。部分患者可能在本次发病前数月内,有 1 次至数次腹痛发作又自行缓解的过程,程度轻重不等,为定位不明确的腹部绞痛或钝痛。这可能由患者存在的基础疾病状态导致,如高血压、糖尿病引起的小动脉硬化、狭窄和闭塞,造成慢性肠系膜动脉供血不足。而这些疾病也造成血栓形成倾向,属于 SMV 血栓形成的诱因。

本病起病缓急不等,多见在发生肠坏死前腹痛持续 2～14 天。腹痛初为定位不清的隐痛和钝痛,持续加重或呈阵发性加重,多伴有发热、呕吐、腹胀、腹泻、便血。腹部可有广泛压痛,而压痛最剧处可能不甚明确或不固定,肠鸣音多减弱。当发生肠坏死时,多有心率加快,腹痛腹胀加重,腹部出现固定区域的压痛、反跳痛和肌紧张,即坏死肠管所在区域,在病变范围广的患者,出现弥漫性腹膜炎体征,或全腹高度膨隆,腹壁张力高并有广泛压痛,肠鸣音消失。

四、诊断

(一)实验室检查

在有凝血功能障碍的患者可发现红细胞及血红蛋白升高,血小板升高,AT-Ⅲ 低,血黏度增高等。而血浆凝血酶原时间(PT)和活化部分凝血活酶时间(APTT)多在正常范围,部分患者有国际标准化比值 INR<1。患者多有白细胞升高,中性粒细胞比值升高,电解质平衡紊乱。发生

肠坏死后肌酸激酶(CK)和乳酸脱氢酶(LD)可有轻度升高。血浆纤维蛋白降解产物(FDP)对观察 SMV 血栓形成的病情进展有一定参考作用,在因本病急诊入院的患者,FDP 多升高至大于4 000 ng/mL,随病情进展可继续升高,而经手术和抗凝治疗,病情好转时,FDP 多逐渐下降,若再次发生 SMV 血栓,病情反复时,FDP 可再次升高。

(二)影像学检查

X 线腹平片在未发生肠管坏死前无特殊征象,仅可发现肠道积气,发生肠坏死后可见有气液平面的扩张肠管。B 超和多普勒超声可发现腹水,静脉血栓,肝硬化,脾大,门静脉海绵样变等。CT 和 CTA 可提供有价值的信息,目前在本病诊断中常用。本病中肠管病变的 CT 征象主要包括腹水,肠管扩张积气积液,肠管壁增厚水肿,系膜密度增高、水肿,腹膜增厚、腹膜炎。CTA 则可显示静脉血栓形成征象。间断复查 CT 和 CTA 可作为监测病情进展的指标。

本病的诊断难点在于,肠坏死和腹膜炎发生之前,其临床症状变化较多,又无特征性的症状和体征。对于有危险诱发因素的腹痛患者,鉴别诊断时应想到本病,利用血液学检查,B 超,CT和 CTA 可发现相关异常。诊断中最重要的是及时判断手术适应证,而不一定要在术前完全明确原发病。SMV 血栓形成发展至肠坏死阶段后诊断较明确,依据腹膜炎 B 体征,肠鸣音消失,已可确定手术探查适应证。诊断性腹腔穿刺抽出淡红血性液,可带有粪臭味,是已发生肠坏死的征象。需注意在个别年老体弱患者,由于对疼痛的反应迟钝,腹肌薄弱,机体防御能力低下,即使发生肠坏死后,其症状主诉、体征及实验室检查仍可能并无明显征象,而患者将很快出现神志淡漠甚至昏迷,病情转为危重状态。此时腹腔穿刺、B 超和 CT 则可提供重要依据。

五、治疗

(一)非手术治疗

诊断为 SMV 血栓形成的患者,若无腹膜炎体征,腹腔穿刺阴性,影像学检查未发现肠管坏死征象者,可以与血液科协同进行溶栓抗凝治疗,部分患者病情可缓解。同时严密观察病情,包括心率、体温、腹痛转归、腹部压痛变化等,间断复查血细胞计数,凝血功能,FDP 和 CT,一旦出现肠管坏死、腹膜炎征象,应尽快手术探查。

(二)手术治疗

因肠系膜静脉血栓形成病变累及范围会逐渐扩大,肠管坏死病情危重,故对此类患者一旦明确手术适应证,就应尽快完善准备,手术探查,以最大限度地减少受累肠管范围,避免短肠综合征。手术切口选择经腹正中线切口或经右腹直肌探查切口。切口应足够长度以获得良好暴露。手术应选择最简单快速的方式,切除坏死肠管及其所属的肠系膜。术中肉眼可见肠系膜静脉内的血栓,切除范围应略超过坏死肠段,两端各超出 3 cm 为宜。术毕前应用蒸馏水或生理盐水冲洗腹腔,吸尽积液,留置腹腔引流管。因此类患者病情重,且有肠坏死和腹腔污染,切口最好采用全层减张缝合。

SMV 血栓形成后,若肠管病变进展至较严重的淤血,表面有少量渗出时,即可引起腹膜炎体征。开腹后可能见肠管呈暗红色明显淤血状,比正常肠管肿胀变硬,但尚未完全坏死,此时可在术中与血液内科协同处理,使用抗凝药物和扩血管措施观察肠管血运是否有改善,至少应观察30 分钟以上,若肠管血运及活力有明显改善,可留置腹腔引流后关腹,术后继续抗凝治疗,并密切观察腹部体征,监测凝血功能,间断复查 CT、B 超,直至病情稳定。若肠管状况不能改善或继续恶化,则应果断切除。在手术中使用溶栓治疗风险很大,可能引起小栓子脱落阻塞重要血管,导致心、肺、脑梗死等严重问题，亦可能造成难以控制的出血，此时可在多专业科室协同和严密监测下试用尿激酶或阿替普酶等。在肠管病变范围大，切除后可能引起短肠综合征的情况下，若有可能应尽量抢救肠管。

小肠吻合口较少出现术后吻合口漏，但若患者病情危重，吻合口血运不佳时，可先将吻合口外置，或暂不吻合而将双侧断端外置，结束手术，术后进行 ICU 治疗，待患者全身情况好转，观察吻合口愈合良好则回纳腹腔，肠管断端血运良好则行肠吻合术。若吻合口或肠管断端继续坏死，则需再次切除坏死肠管，至此患者病情将危重且棘手。

(三)血管介入治疗

对尚未发生肠坏死的 SMV 血栓形成，可以进行血管介入治疗。本病 DSA 表现为肠系膜上动脉及其分支痉挛，动脉变细，动脉时相延长超过 40 秒，SMV 显影超过 40 秒，肠壁增厚，肠管内可见造影剂渗漏。明确诊断后可进行超选择插管，注入肝素或尿激酶、血管扩张剂，以期改善肠管血运，阻止肠管病变向坏死发展。介入治疗后应严密监护病情，观察重点是出血和各系统血栓栓塞征象。抗凝治疗应继续使用，从皮下注射低分子肝素逐渐过渡至口服华法林，剂量需根据复查凝血功能调整，维持 INR 在 2.0～3.0 为宜。

六、术后处理

(一)切口换药

肠坏死切除术的切口属Ⅲ类切口，发生切口感染风险很高，宜选择全层减张缝合，可避免分层缝合形成的层间无效腔。此时即使发生切口感染，脓性渗出物也不会存留于切口内，每天酒精湿敷换药即可，直至切口红肿渗出消失，最终愈合。发生感染的全层减张缝合切口应酌情延长拆线时间至 1 个月或以上。若分层缝合的切口发生感染，则必须拆除表层缝线，敞开引流，每天换药至切口内坏死组织排尽，再行二期缝合，或用胶带拉拢切口，待其愈合。

(二)抗凝治疗

SMV 血栓形成导致肠坏死，切除术后的抗凝治疗非常重要，否则可能血栓再发，继续引起肠坏死，被迫再次手术，导致病情危重甚至死亡。术后 18 小时即可开始抗凝治疗，常用右旋糖酐-40 静脉输注，每天不超过 500 mL，低分子肝素 0.4 mL 皮下注射，2 次/天。恢复饮食后改为口服华法林，用量个体差异较大，应依据凝血功能监测结果调整剂量，使 INR 维持于 2.0～3.0。患者出院后应定期复诊血液科门诊，调整抗凝治疗方案。

(三)短肠综合征

SMV 血栓形成累及肠管范围大时，经肠切除术后可能造成短肠综合征。小肠的代偿能力很强，经大范围肠切除后，在无回盲部存在时，至少应剩余 150 cm 小肠，才能通过肠内营养满足基本营养需求，若有回盲部存在时，则至少保留 70 cm 小肠。而这仅为达到生存需求，并不是与正常人一样的营养状况和生活质量。

短肠综合征患者在术后需经 3 个阶段的小肠代偿期，以达到稳定的小肠代偿功能，第 1 阶段为术后 2 个月内，患者每天大量腹泻，可达 2 L/d，此期以静脉肠外营养支持和补液调整水、电解质平衡为主，逐渐恢复口服少量等渗液体，或进行近似等渗的肠内营养支持，并用药物控制胃酸分泌和腹泻。第 2 阶段为术后 2 个月至 2 年，患者饮食量逐渐增加，营养不足部分由肠外营养补充。第 3 阶段为完全代偿期，即达到完全由饮食满足营养需求。但部分患者无法达到肠道完全代偿，仍需长期肠外营养支持。肠内营养对肠道有营养和促进再生的作用，故应坚持肠内营养以最大限度地获得小肠功能代偿。

长期肠外营养支持价格昂贵,且可引起多种并发症,如导管感染,胆结石,肝功能障碍,骨质病变等。现已有方便使用的 all-inone 肠外营养支持输液袋。除补充足够能量和每天所需电解质外,还需补充复合维生素和微量元素。长期肠外营养支持需根据每个患者的情况调整摸索,制订个体化方案。

Byrne 和 Wilmore 在 1995 年提出用生长激素、谷氨酰胺、谷物纤维等联合经肠道应用,治疗短肠综合征的方法,可促进肠道功能代谢,国内经原南京军区总医院临床研究亦证实有效,可改善短肠综合征疗效。此外还有一些效果仍待定论的手术治疗方法,包括倒置部分肠管,或将肠管做成环形吻合等,但并未形成治疗常规。

小肠移植目前已成为治疗短肠综合征的理想方式。自 1988 年加拿大 Grant 等首次成功地完成临床肝小肠联合移植以来,随着外科技术和免疫抑制方案的进步,经过 20 余年发展,小肠移植已经从临床试验阶段进入实用阶段,从挽救终末期患者生命的措施转变为显著提高患者生存质量的措施。小肠移植在美国已被纳入联邦医疗保险范畴。2009 年全球小肠移植登记处(intestine transplant registry,ITR)的最新资料显示,全世界 73 个移植中心对 2 061 例患者完成了 2 291 次小肠移植,1 184 例患者仍存活,其中 726 例患者拥有良好的移植肠功能并成功摆脱肠外营养支持,1 年和 5 年总生存率分别达 70% 和 50%。在所有小肠移植病例中儿童患者占 2/3 以上。在一些先进的移植中心,1 年和 5 年生存率可高达 91% 和 75%(美国 Pittsburgh 大学)。ITR 资料显示 2005 年以后,登记的小肠移植例数已增至每年 200 例次。我国原南京军区南京总医院于 1994 年成功完成国内首例成人单独小肠移植,目前已有南京、西安、广州、武汉、天津、上海、哈尔滨、杭州和内蒙古多家移植中心共完成总计数十例单独或与其他脏器联合小肠移植,但与国际水平相比,小肠移植在中国仍是极富挑战的领域。

(牛作平)

第五节 急性出血性坏死性肠炎

急性出血性坏死性肠炎(acute hemorrhagic necrotizing enteritis,AHNE)也称急性出血性肠炎,是一种危及生命的暴发性疾病,病因不清,其发病与肠道缺血、感染等因素有关,以春秋季节发病为多。病变主要累及小肠,呈节段性,但少数病例可有全部小肠及结肠受累,以出血、坏死为特征。主要临床表现为腹痛、腹胀、呕吐、腹泻和便血,重症可出现败血症和中毒性休克。本病主要发生于婴幼儿及儿童,成年人也有罹患。

一、诊断

(一)症状

发病急骤,开始以腹痛为主,多在脐周或遍及全腹,为阵发性绞痛或持续性疼痛伴阵发性加重。往往有寒战、发热。多伴腹泻,80% 的患者有血便,呈血水样或果酱样,有时为紫黑色血便。60% 的患者有恶心、呕吐。约 1/4 的患者病情较严重,可伴有中毒性休克。

(二)体检

有不同程度的腹胀,腹肌紧张及压痛,肠鸣音一般减弱。有时,可触及伴压痛的包块。

(三)实验室检查

白细胞计数中度升高,大便潜血往往为阳性。部分患者大便培养有大肠埃希菌生长,厌氧培养可见到产气荚膜杆菌。

(四)辅助检查

X线腹部平片检查可见小肠扩张、充气并有液平,肠间隙增宽显示腹腔内有积液。

二、鉴别诊断

儿童期发病易误诊为肠套叠或过敏性紫癜,此外,尚需与细菌性痢疾、克罗恩病等相鉴别。

(一)肠套叠

肠套叠表现为阵发性腹部绞痛,间断发作每次持续数分钟,缓解期患儿嬉戏如常,于腹痛发作时往往在右下腹可扪及肠壁肿块,肛门指诊可见指套染有血液无特殊腥臭味。对于回结肠套叠的病例常在早期出现果酱样大便,但小肠型套叠发生便血较晚。

(二)过敏性紫癜

过敏性紫癜是变态反应性疾病,主要累及毛细血管壁而发生出血症状。对于肠道反应多是由肠黏膜水肿、出血引起,临床上多表现为突发性腹部绞痛,多位于脐周及下腹,有时甚为剧烈,但多可伴有皮肤紫斑、关节肿胀及疼痛,尿检查可发现蛋白尿、血尿或管型尿。

(三)细菌性痢疾

临床上以发热、腹泻、腹痛、里急后重及排脓血便为主要特征。中毒性菌痢多发生在体质较好的儿童中,起病以重度毒血症、休克或中毒性脑病为主要症状,而肠道症状不明显或出现较晚。大便培养发现痢疾杆菌可明确诊断。

(四)克罗恩病

多数患者表现为腹痛不适,呈间歇性发作,大便次数增多,常为不成形稀便,很少排黏液血便,且可有口腔溃疡等肠外表现。X线钡餐或钡灌肠可见黏膜皱襞增宽变平,走行紊乱,纵行或横行的线性溃疡呈现出刺状或线条状影像及"鹅卵石"征,Kantor"线状"征等典型表现。

三、治疗原则

(一)非手术疗法

(1)禁食、胃肠减压,输液、输血及适当的静脉营养。

(2)应用广谱抗生素及甲硝唑以抑制肠道细菌,特别是厌氧菌的生长。

(二)手术疗法

1.手术指征

经非手术治疗,全身中毒症状不见好转且有休克倾向,局部体征加重者;有明显腹膜刺激征考虑肠坏死穿孔者;有肠梗阻表现经非手术治疗不见好转者;反复肠道大出血非手术治疗无法控制者。

2.手术方式

如肠管表现为充血和浆膜下出血,无坏死穿孔,亦无大量消化道出血,仅给予普鲁卡因肠系膜封闭即可。有肠穿孔或有不可控制的消化道出血,病变部可行一期切除吻合术。病变广泛,远端肠管无坏死,可切除坏死肠段,行双腔造瘘,待恢复后再行二期吻合。也可行一期吻合后远端做导管造瘘,待肠功能恢复后再将导管拔除。

(雷　强)

第六节　肠　瘘

肠瘘是指肠管之间、肠管与其他脏器或者体外出现病理性通道,造成肠内容物流出肠腔,引起感染、体液丢失、营养不良和器官功能障碍等一系列病理生理改变。肠瘘可分为内瘘和外瘘两类。肠内容物不流出腹壁称为内瘘,如小肠间内瘘、小肠结肠瘘、小肠胆囊瘘、小肠膀胱瘘等。肠管与体外相通则称肠外瘘。根据瘘口所在部位、经瘘口流出的肠液量、肠道瘘口的数目、肠道是否存在连续性以及引起肠瘘的病变性质等有关,可将肠瘘分为高位瘘与低位瘘、高流量瘘与低流量瘘、单个瘘与多发瘘、端瘘与侧瘘以及良性瘘与恶性瘘等。

一、病因

肠瘘的常见原因有手术、创伤、腹腔感染、恶性肿瘤、放射线损伤、化疗,以及肠道炎症与感染性疾病。肠外瘘主要发生在腹部手术后,是一种严重的术后并发症,主要病因是术后腹腔感染,各种原因导致的吻合口漏。小肠炎症、结核、消化道憩室炎、恶性肿瘤,以及外伤伤道感染、腹腔脓肿也可直接穿破肠壁引起肠瘘。有些为炎性肠病本身的并发症,如克罗恩病引起的内瘘或外瘘。根据临床统计,以继发于腹腔脓肿、感染和手术后肠瘘最为多见,肠内瘘常见于恶性肿瘤。放射治疗和化疗也可导致肠瘘,比较少见。

二、临床表现

肠瘘的临床表现比较复杂,其病情轻重受多种因素影响,包括肠瘘的类型、原因、患者身体状况以及肠瘘发生的不同阶段等。肠间内瘘可无明显症状和生理紊乱。肠外瘘早期一般表现为局限性或弥漫性腹膜炎症状,患者可出现发热、腹胀、腹痛、局部腹壁压痛反跳痛等,在手术后患者与原有疾病的症状、体征难以区别,临床医师对患者诉腹胀、没有排气排便缺乏重视而将此归结为术后肠蠕动差、肠粘连等,往往错过早期诊断时机。在瘘管形成、肠液溢出体外以后,则主要表现为感染、营养不良、水电解质和酸碱平衡紊乱以及多器官功能障碍等。

(一)瘘口形成和肠内容物漏出

肠外瘘的特征性表现是在腹壁出现一个或多个瘘口,有肠液、胆汁、气体、粪便或食物流出。唇状瘘可在创面观察到外翻的肠黏膜,甚至破裂的肠管。瘘口周围的皮肤红肿、糜烂。十二指肠瘘和高位空肠瘘流出量大,可达 4 000～5 000 mL/d,含有大量胆汁和胰液,经口进食的食物很快以原形从瘘口排出。低位小肠瘘流出量仍较多,肠液较稠,主要为部分消化的食糜。结肠瘘一般流出量少,呈半成形的粪便,瘘口周围皮肤腐蚀较轻。肠间内瘘可表现为不同程度的腹泻,应用止泻剂无效。肠道与输尿管、膀胱或者子宫发生的瘘,则出现肠内容物随尿液或从阴道排出,或者尿液随大便排出。

（二）感染

感染是肠瘘发生和发展的重要因素,也是主要临床表现。腹腔感染,特别是腹腔脓肿可引起肠瘘。肠瘘初期肠液漏出会引起不同程度的腹腔感染、腹腔脓肿,污染蔓延可出现弥漫性腹膜炎、脓毒血症等。

（三）营养不良

由于肠内容物特别是消化液的漏出,造成消化吸收障碍,加上感染、进食减少及原发病影响,肠瘘患者大多出现不同程度的营养不良,表现为低蛋白血症、水肿、消瘦等。水、电解质和酸碱平衡紊乱依肠瘘的位置、类型和流量而不同,表现为程度不等的内稳态失衡,常见低钾、低钠血症和代谢性酸中毒。

（四）多器官功能障碍

肠瘘后期可出现多器官功能障碍,较易出现胃肠道出血、肝脏损害。此外,肠瘘患者还可能存在一些与瘘发生相关的疾病,如消化道肿瘤、肠粘连、炎性肠病、重症胰腺炎以及多发性创伤等,出现相应的临床表现。

（五）各种肠瘘的特点

十二指肠瘘发生后常表现为突然出现的持续性腹痛,以右上腹最明显,局部腹肌紧张、压痛、反跳痛,可伴有高热、脉速,白细胞升高。一般发生于胃切除术后十二指肠残端破裂、盲襻梗阻和内镜检查损伤等。症状的严重程度与漏出液的多少有关。瘘孔较小,漏出物仅是少量黏液和十二指肠液,症状较轻;若瘘口较大则有大量肠内容物漏出,形成外瘘则伤口附近皮肤很快发生糜烂,大量消化液流失很快导致水、电解质紊乱,甚至导致死亡。空-回肠内瘘常有腹泻,外瘘则有明显的肠液外溢,瘘口皮肤红肿、糜烂、疼痛,并常有腹腔感染。当肠腔与其他脏器,如泌尿系统等相通时,常出现相应器官的感染。肠瘘远端常有部分或完全性梗阻。持久的感染、肠液丢失和营养摄入困难可造成营养不良,体重迅速下降。

三、病理生理

（一）病理生理分期

肠瘘的病理生理发展一般经历 4 个阶段,相继出现以下病理改变。

1.腹膜炎期

主要发生于创伤或手术后 1 周以内。由于肠内容物经肠壁缺损处漏入腹腔而引起腹膜炎。其严重程度依瘘口的位置、大小、漏出液的性质和量不同而异。高位、高流量的空肠瘘,漏出液中含有大量胆汁、胰液,具有强烈消化腐蚀作用,且流量大,常常形成急性弥漫性腹膜炎。瘘口小、流量少的肠瘘则可形成局限性腹膜炎。

2.局限性脓肿期

多发生于肠瘘发病后 7～10 天。由于急性肠瘘引起腹腔感染,腹腔内纤维素渗出,大网膜包裹,周围器官粘连等,使渗漏液局限、包裹形成脓肿。

3.瘘管形成期

上述脓肿在没有及时引流情况下,可发生破溃,使脓腔通向体表或周围器官,从肠壁瘘口至腹壁或其他器官瘘口处,形成固定的异常通路,脓液与肠液经过此通道流出。

4.瘘管闭合期

随着全身情况的改善和有效治疗,瘘管内容物引流通畅,周围组织炎症反应消退以及纤维组织增生,瘘管将最后被肉芽组织充填并形成纤维瘢痕愈合。

(二)病理生理改变

肠瘘有一系列特有的病理生理改变,主要包括水电解质和酸碱平衡紊乱、营养不良、消化酶腐蚀作用、感染及器官功能障碍等。因瘘口位置、大小、流量及原有疾病不同,对机体造成的影响也不同。瘘口小,位置低、流量少的肠瘘引起全身病理生理改变小,而高位、高流量的瘘则引起明显的全身症状,甚至出现多器官功能衰竭,导致死亡。

1.水电解质和酸碱平衡紊乱

肠瘘按其流出量的多少,分为高流量瘘与低流量瘘。消化液丢失量的多少取决于肠瘘的部位,十二指肠、空肠瘘丢失肠液量大,也称高位肠瘘,而结肠及回肠瘘肠液损失少,也称低位肠瘘。大量肠液流失引起脱水、电解质和酸碱紊乱,甚至危及患者生命。因肠液丢失,肠液中营养物质和消化酶丢失,消化吸收功能发生障碍,加上感染等因素,导致和加重营养不良,其后果与短肠综合征相同。

2.消化液腐蚀作用

肠液腐蚀皮肤可发生糜烂、溃疡甚至坏死,消化液积聚在腹腔或瘘管内,可能腐蚀其他脏器,也可能腐蚀血管造成大出血和伤口难以愈合。

3.感染

肠瘘发生后,由于引流不畅而造成腹腔内脓肿形成。肠腔内细菌污染周围组织发生感染,又因消化酶腐蚀作用使感染难以局限。如肠瘘与胆道、膀胱相通则引起相应器官的感染,甚至发生败血症。

水电解质和酸碱平衡紊乱、营养不良、感染,是肠瘘的三大基本病理生理改变,尤其是营养不良和感染,在肠瘘中往往比较突出,而且互为因果,形成恶性循环,可引起脓毒血症和 MODS,最后导致死亡。

四、诊断

根据临床表现、病史和有关检查,肠瘘的诊断多无困难,但为实施正确治疗,对肠瘘的诊断需明确以下重要问题:①肠瘘的位置与数目,即明确是高位瘘还是低位瘘,是单个瘘还是多发瘘;②瘘管的走行情况,包括瘘管的形状、长度、有无脓腔存在、是否与其他脏器相通;③肠道的通畅情况,是端瘘还是侧瘘,瘘的远端有无梗阻;④肠瘘的原因,是良性瘘还是恶性瘘;⑤有无腹腔脓肿和其他并发症,瘘管的引流情况等;⑥患者的营养状态和重要器官功能情况,是否存在水电解质和酸碱平衡紊乱。

为明确上述情况,需进行实验室检查和影像学检查,特别是瘘管检查。瘘管检查可通过口服染料或炭粉,观察排出情况,或口服或直接向瘘管内注入碘造影剂行瘘管造影。口服经稀释的炭粉或亚甲蓝后,定时观察瘘口,记录炭粉或亚甲蓝排出的量和时间。如有炭粉或染料经创口排出则肠瘘诊断明确,根据排出时间可粗略估计瘘的部位,根据排出量可初步估计瘘口大小。瘘管造影有助于明确瘘的部位、大小、瘘管长短、走行及脓腔范围,还可了解与肠瘘相关的部分肠袢情况。其他辅助检查包括以下几种。

(1)腹部 X 线平片:通过腹部立、卧位 X 线平片了解有无肠梗阻,是否存在腹腔占位性病变。

(2)B 超检查:可以检查腹腔脓肿,胸腹水,腹腔占位病变等,还可行 B 超引导下经皮穿刺脓肿引流。

（3）消化道造影：包括口服造影剂行全消化道造影和经腹壁瘘口造影，是诊断肠瘘的有效手段。常可明确是否存在肠瘘、肠瘘的部位与数量、瘘口大小、瘘口与皮肤距离、是否伴有脓腔以及瘘口引流情况等，同时还可明确瘘口远、近端肠管是否通畅。如果是唇状瘘，在明确瘘口近端肠管情况后，还可经瘘口向远端肠管注入造影剂进行检查。造影时应动态观察胃肠蠕动和造影剂分布情况，注意造影剂漏出的部位、量与速度、有无分支叉道和脓腔等。

对肠瘘患者进行消化道造影检查一般不宜使用钡剂，因为钡剂不能吸收或溶解，会造成钡剂存留在腹腔和瘘管内，形成异物，影响肠瘘自愈，且钡剂漏入腹腔或胸腔后引起的炎性反应也较剧烈。一般对早期肠外瘘患者多使用76％泛影葡胺，60～100 mL 口服或经胃管注入，多能清楚显示肠瘘情况。肠腔内和漏入腹腔的泛影葡胺均可很快吸收。

（4）CT 检查：是临床诊断肠瘘及其并发的腹盆腔脓肿的理想方法。特别是通过口服造影剂 CT 扫描，或 CT 瘘管造影，不仅可以明确肠道通畅情况和瘘管情况，还可协助进行术前评价，帮助确定手术时机。如炎症粘连明显的肠管 CT 表现为肠管粘连成团，肠壁增厚和肠腔积液。此时，手术不但不能完全分离粘连，还可能造成肠管更多的继发损伤，产生更多的瘘，使手术彻底失败。

（5）其他检查：如对小肠胆道瘘、小肠膀胱瘘等进行胆管、泌尿道造影检查。

五、治疗

（一）治疗原则

肠瘘的治疗目的是设法闭合瘘管，恢复肠道连续性，纠正肠液外溢所致的各种病理生理改变。20 世纪 70 年代以前，治疗肠瘘的首选方法是紧急手术修补肠瘘，当时公认的原则是"愈是高位的瘘，愈要尽早手术"。但由于对肠瘘的病理生理学了解不够，将肠瘘等同于十二指肠溃疡穿孔、外伤性肠穿孔等，希望能一次修补成功，而事实上由于腹腔内感染严重，肠祥组织不健康且愈合不良，早期手术失败率高达 80％。20 世纪 70 年代初期，随着全肠外营养（TPN）的发展，肠瘘患者的营养障碍问题可得到解决，加上新型广谱抗生素的应用，对肠瘘感染可有效控制，肠瘘的治疗策略出现了根本性转变，以采用各种非手术治疗促进肠瘘自行愈合为主，而确定性手术是最后的选择。

TPN 不仅可以改善患者营养不良，而且可减少肠液分泌量 50％～70％，有利于肠瘘愈合。20 世纪 80 年代后期，生长抑素应用于肠瘘的治疗，使肠液分泌再减少 50％～70％，可使 24 小时空腹肠液流出量由约 2 000 mL 减少至 200 mL 左右。90 年代以后，重组人生长激素应用于临床，可促进蛋白质合成与组织修复，使肠瘘非手术治疗的治愈率进一步提高。目前肠瘘的基本治疗原则是，根据肠瘘的不同类型和病理生理情况，采取营养支持、抗感染、减少肠液分泌、封堵瘘管、维持内环境稳定、促进瘘管愈合以及选择性手术等综合措施。一些研究正在探索在有效的营养支持和抗感染前提下，通过生长抑素和生长激素联合应用，对肠外瘘实施早期确定性手术以缩短疗程。

（二）治疗措施

1.纠正水电解质和酸碱平衡紊乱

水电解质和酸碱平衡紊乱是高流量肠瘘的严重并发症，也是肠瘘早期死亡的主要原因。其病因包括消化液的大量丢失，严重腹腔感染所致的高分解代谢（胰岛素拮抗，糖利用障碍，高血糖），难以纠正的酸中毒，以及不恰当的营养支持和补液等。因此，肠瘘所致的水电解质和酸碱平衡紊乱比较复杂，且贯穿整个病程。随瘘流量的改变，感染控制程度的不同，紊乱的程度也会发生改变。在肠瘘的治疗过程中,必须自始至终注意纠正水电解质和酸碱平衡紊乱,基本措施是保证足量补充,控制肠液漏出,实时监测调整。对肠瘘患者应注意监测 24 小时液体出入量、血电解质、血气分析、血细胞比容、血浆渗透压、尿量、尿比重、尿电解质等,特别要注意有无低钾血症、低钠血症和代谢性酸中毒。肠瘘治疗过程中既可出现高钾,也可出现低钾,而患者可无明显症状。由于细胞内外钾离子交换缓慢,并需消耗一定能量,因此血清钾并不能完全反映总体钾的量及变化。随着感染的控制,机体由分解代谢转向合成代谢,对钾离子的需求也会增加。在临床上补钾时应多作监测,不宜在短期内将所缺失的钾全部补充。补钾一般用 10% 氯化钾加入液体中,应严格掌握量和浓度限制(浓度不超过 40 mmol/L,即氯化钾 30 mL/L,速度不超过 20～40 mmol/h,每天总量不超过氯化钾 60～80 mL,尿量应超过 40 mL/h),补充途径可经外周静脉、中心静脉或口服,因肠瘘患者多需长期营养支持,一般采用中心静脉给予,并应进行心电监测,监测心律失常。

2.营养支持

肠瘘患者营养支持的目的是改善营养状况和适当的胃肠功能休息。有效的营养支持不仅促进合成代谢,而且增强机体免疫力,使感染易于控制,提高肠瘘的治愈率。营养支持基本方法包括肠外营养(PN)和肠内营养(EN)两种,但所用的营养成分组成和具体途径可以有多种。

PN 用于肠瘘患者具有以下优点:营养素全部从静脉输入,胃肠液的分泌量明显减少,经瘘口溢出的肠液量也随之减少;调整补充水、电解质比较方便;部分肠瘘经过 PN,溢出的肠液减少,感染控制,营养改善而可以自愈;围术期应用 PN 提高了手术成功率。肠瘘患者进行 PN 一般时间较长,其不足之处在于,PN 导管败血症发生率较高;容易产生淤胆、PN 性肝病等代谢并发症;长期 PN 还可引起肠黏膜萎缩,肠屏障功能受损和细菌易位;PN 费用较昂贵。故应酌情尽量缩短 PN 时间,添加特殊营养素、药物等以减少并发症,条件允许时尽快过渡到 EN。肠瘘患者PN 的基本要求包括:针对每个患者具体计算热量和需氮量,一般轻度至中度应激者给予的非蛋白质热量分别为 104.6～125.5 kJ/(kg·d) 及 125.5～146.4 kJ/(kg·d),氮量分别为 0.16～0.2 g/(kg·d) 及 0.2～0.3 g/(kg·d);应同时应用葡萄糖液和脂肪乳剂作为能量供给,糖:脂比例为(1～2):1;根据患者氮平衡状态、营养状况和治疗目的选用适当的氨基酸制剂,并且按不同品牌的溶液含氮量,计算决定输注量,一般选用含氨基酸种类较多的制剂,应激较重者可选用含支链氨基酸(BCAA)较多的制剂;补充适当的电解质、维生素和微量元素,不仅要注意钾、钠、氯水平,还要注意补充钙、镁和磷,以及水溶性维生素、脂溶性维生素和微量元素。

肠内营养(EN)是将一些只需化学性消化或不需消化就能吸收的营养液通过消化道置管或造口注入胃肠道内,更符合胃肠道正常生理,能够维持胃肠道和肝脏正常功能,避免肠黏膜萎缩,保护肠道屏障,防止细菌易位,并发症少,费用较低,技术要求低,故应尽量创造条件以实现 EN。肠瘘患者实施 EN 要注意时机,对于肠瘘急性期,并发严重的感染和水电解质酸碱平衡紊乱,或者存在肠梗阻,肠内容物漏出比较严重者,不能采取 EN。对单纯的管状瘘,可在堵瘘后用鼻胃管实施 EN。在瘘发生后,如行腹腔引流术,可尽量同时作肠造口备 EN 用。对于肠瘘造成短肠综合征或者肠道功能不良,宜选用易于吸收的氨基酸或短肽要素膳。当肠道功能基本正常,宜选用含蛋白水解物或全蛋白的制剂。应用 EN 应采取循序渐进原则,输入量逐渐增加,速度由慢至快,使肠道有充分的适应,实施 EN 时应注意保温,输入的肠内营养液应在 40 ℃左右,以减少腹胀、腹泻的发生。

另外,生长抑素可进一步减少胃肠液的分泌,有利于腹腔感染的控制,纠正水和电解质紊乱,促进管状瘘愈合。生长激素具有促进合成代谢、促进伤口和瘘口愈合的作用。谷氨酰胺是合成氨基酸、蛋白质、核酸及其他生物大分子的前体,是肠黏膜细胞、免疫细胞等生长迅速细胞的主要能源物质,在应激状态下相当于必需氨基酸,经静脉或肠道补充谷氨酰胺可促进蛋白质合成,促进肠黏膜细胞增殖,保护肠屏障功能。精氨酸具有营养和免疫调节双重作用,经肠外或肠内补充可促进蛋白质合成,增强机体免疫功能。ω-3 多不饱和脂肪酸可改变细胞膜结构,影响细胞流动性、信号传递和受体功能,具有免疫调节作用。

3.控制感染

肠瘘患者的感染主要是肠液外溢至腹腔形成的腹腔感染,以及静脉导管和肠道细菌易位导致的感染,通常由多种病原菌引起,可反复发生,加上患者常常同时存在营养障碍,免疫功能低下等问题,感染控制比较困难。腹腔内感染是肠瘘最主要、最初的感染灶,容易形成脓肿,而且易被腹腔粘连形成许多分隔,不易定位与引流。治疗腹腔内感染的最主要措施是有效引流、适当应用抗感染药物和全身支持治疗。

引流是控制肠瘘腹腔感染的主要方法,也是管状瘘治疗的基本方法。在肠瘘形成初期,若腹腔已经安置引流管且通畅,可利用此引流管继续引流。如果无腹腔引流管或引流不畅,存在广泛多处腹腔感染、脓肿,可考虑剖腹探查,大量冲洗腹腔后放置有效引流。若感染或脓肿局限,B 超或 CT 引导下穿刺引流可避免剖腹探查。肠瘘腹腔引流应使用单腔负压管、双套管及三腔管。单腔负压管容易发生堵塞,适于短期抽吸引流。双套管的优点是能预防组织堵塞引流管,但由于肠瘘患者的腹腔引流液中含有多量纤维素和组织碎屑,仍可引起管腔堵塞。三腔引流管是在双套管旁附加注水管,可以持续滴入灌洗液,可达到持续冲洗效果,推荐使用。用临时性关腹技术处理严重的腹腔感染和多发脓肿近年来越来越多地用于临床,即暂时用聚丙烯网片等材料遮盖敞开的腹腔,以减少再次剖腹的次数,腹腔内液体可透过网孔得到引流,引流物和肠造口可从网片上戳孔引出,待病情恢复后再行腹壁修复。该技术在肠外瘘的应用指征是腹腔感染严重且广泛;腹腔内有多发或多腔脓肿;腹壁感染严重,不能缝合关闭。应用生物网片更可以促进组织在网片上爬行生长,有利于远期的腹壁修复。因肠瘘患者通常治疗时间较长,而长期使用广谱抗生素将导致菌群失调或二重感染,故不可随意使用,应严格掌握适应证,并在病情允许时及时停药。肠瘘患者应用抗生素的主要适应证包括肠瘘早期存在严重的腹腔或全身感染;PN 静脉导管感染;肠瘘患者全身情况较差,存在肠道细菌易位危险;肠瘘围术期。肠瘘患者在慢性期和恢复期,以及在腹腔感染局限,经过引流冲洗和营养支持瘘管开始愈合缩小等情况下,一般不需要抗生素治疗。

4.瘘口瘘管的处理

关闭瘘口是肠瘘治愈的目标,基本方法是吸引和封堵。吸引的目的是引流肠液、脓液和坏死组织,减少对瘘管和瘘口的进一步侵蚀,使瘘口瘘管缩小以便于封堵或者自愈。常用方法是从瘘口向近端肠腔插入一根直径 0.5 cm 的硅胶双套管,如置管困难,可采取介入技术,将双套管尖端尽量摆放在肠瘘内口附近,低引力持续吸引,用凡士林纱布把瘘口与腹壁隔开。也可应用三腔管引流,间断吸引冲洗。准确收集记录吸引量作为补液参考。

封堵适于管状瘘或者高流量瘘,以尽快控制肠液漏出以改善营养状况。封堵前应进行瘘管造影,明确瘘管瘘口位置和解剖关系,最好在影像引导下完成。传统的方法是用纱布、油纱条填塞,还有盲管堵塞法、水压法堵塞等。也有报道经瘘口将避孕套放入肠腔,向套内注入适量的空气或水,使其在肠腔内外形成哑铃状而堵塞瘘口的方法。瘘口较大或唇状瘘,可用硅胶片内堵。

目前应用更多的是医用粘胶,包括各种生物胶。进行肠瘘封堵时必须先明确瘘口远端肠管无明显狭窄和梗阻,避免对多发瘘进行封堵,以免引起部分瘘管引流不畅。封堵肠瘘时应尽量首先堵住内口,对外口进行引流冲洗,局部应用抗生素和促进瘘管愈合的药物,使肠瘘自行愈合。瘘口周围皮肤可以涂抹氧化锌、氢氧化铝或其他抗生素软膏予以保护。

5.其他治疗

肠瘘的治疗还应注意对其他器官功能的维护和病变的治疗,由于肠瘘属胃肠科疑难病危重病,尤其是早期未能发现,导致腹腔严重感染和多发性脓肿形成的患者,可能存在不同程度的心、肺、肝、肾等器官功能障碍,在治疗过程中应注意监测和维护。

六、预后

肠瘘是多种疾病和损伤引起的一种复杂并发症,在原发病基础上又出现新的病理生理学改变,其治疗一直是临床难题。肠瘘的病死率在 20 世纪 60 年代高达 40%～65%,70 年代以来,由于治疗策略的改进,营养支持的进步,重视患者整体情况和有效抗感染等,肠瘘的病死率已明显下降,一般在 5.3%～21.3%。

决定肠瘘预后的主要因素是发生部位、类型和原因,腹腔感染的严重程度及治疗策略等,肠瘘的三大死亡原因是水电解质和酸碱平衡紊乱,营养不良和感染,肠瘘治疗失败的原因:感染未能得到有效控制,所引发的 MODS 是治疗失败的主要因素,占死亡患者的 90%;特殊病因引起的肠外瘘,如克罗恩病、放射性损伤、恶性肿瘤等,缺乏有效治疗措施;并发其他重要脏器病变,如肿瘤、肝病和心血管病变。

(胡海兵)

第七节 小肠良性肿瘤

较为常见的小肠良性肿瘤包括平滑肌瘤、脂肪瘤、腺瘤、纤维瘤和血管瘤,而神经纤维瘤、黏液瘤与囊性淋巴管瘤则更为少见。据统计小肠良性肿瘤占原发性小肠肿瘤的 18%～25%,占全部胃肠道肿瘤的 0.5%～1%。小肠良性肿瘤可见于任何年龄组,多见于 30～60 岁,男女比例在发病学上无意义。由于不同的小肠良性肿瘤在临床上并无特征性表现,故术前正确诊断极为困难。

一、病理

(一)平滑肌瘤

平滑肌瘤为小肠良性肿瘤中最常见的一种,可见于小肠的任何部位,但以空、回肠较为多见。肿瘤多为单发,瘤体圆形或椭圆形,多数在 8 cm 以下,超过 8 cm 多为恶性。根据瘤体与小肠间的关系可将小肠平滑肌瘤分为肠内型、壁间型、肠外型和混合型 4 种。瘤体一般质地硬,但较大者可因变性与坏死而变软。部分病例可恶变。

(二)脂肪瘤

脂肪瘤位于小肠黏膜下,形成大小不一的单发或多发性肿瘤,切面与体表脂肪瘤无异,很少有恶变。

（三）血管瘤

血管瘤源于黏膜下血管，可分为海绵状血管瘤、毛细血管瘤和蔓状血管瘤，以前两种多见。因瘤体膨胀性生长易致肠黏膜溃疡、急性消化道出血与肠穿孔。

（四）纤维瘤

纤维瘤源于小肠壁组织中的纤维细胞，常与其他组织成分一同构成混合瘤，如腺纤维瘤、肌纤维瘤等，有恶变倾向。

（五）腺瘤

腺瘤源于黏膜或腺体上皮，外观呈息肉状，数毫米至数厘米不等，也有恶变的可能。

二、临床表现

小肠良性肿瘤早期症状不明显，偶因其他疾病手术时发现，也有部分患者因并发症就诊，术前正确诊断率仅 20% 左右。常见症状可归纳如下。

（一）腹部不适或腹痛

腹部不适或腹痛是最常见和最为早期出现的症状，占 63%。引起腹痛的原因多数为肠梗阻，也可因肿瘤的牵伸、瘤体坏死继发炎症、溃疡和穿孔。疼痛部位与肿瘤发生部位有关，但大多数位于脐周及右下腹。疼痛性质可为隐痛且进食后加重，呕吐或排便后减轻，也可为阵发性绞痛、胀痛等。

（二）肠梗阻

急性完全性或慢性进行性小肠梗阻是小肠良性肿瘤常见症状之一。肠梗阻的主要原因为肠套叠，占 68%，少部分为肠扭转与肠腔狭窄。临床表现为机械性小肠梗阻：反复发作性剧烈绞痛、腹胀伴肠鸣音亢进等。部分患者可触及腹部包块。平滑肌瘤、脂肪瘤、腺瘤、纤维瘤等都可致肠梗阻。临床上若遇到无腹部手术史，反复发生肠梗阻且渐加重或成年人肠套叠患者时应考虑小肠肿瘤的可能。

（三）消化道出血

9%～25% 的小肠肿瘤患者有消化道出血表现，多见于平滑肌瘤、腺瘤和血管瘤。大多数患者表现为间断性柏油便或血便，但发生于十二指肠的腺瘤和平滑肌瘤，以及部分空、回肠肿瘤由于肠黏膜下层血管丰富，在炎症或瘤体活动过度牵拉基底时可发生消化道大出血，表现为呕血或大量血便，此时行常规胃镜或结肠镜检查不易发现病变所在。慢性失血的患者常被误诊为缺铁性贫血。

（四）腹部包块

腹部包块的发生率各家报道不一，在 30%～72%。包块可为肿瘤本身，也可为套叠的肠袢。包块多位于脐周和右下腹，移动度大、边界清楚、表面光滑、伴有或不伴有压痛。

（五）肠穿孔

肠穿孔多由肠平滑肌瘤所致，原因是肿瘤生长较大，瘤体中心缺血坏死，肠壁溃疡形成，最终引发肠穿孔。

三、诊断

除依据前述临床表现外，可根据病情和医院条件选用以下检查。

(一)非出血患者的检查

1.X 线检查

（1）腹部平片：可用于观察肠梗阻征象及有无膈下游离气体等。

（2）普通全消化道钡剂造影：可能发现的影像包括肠腔内充盈缺损与软组织阴影、某段肠腔狭窄伴其近侧扩张、肠壁溃疡性龛影（常见于肠平滑肌瘤）等，但实际上由于小肠较长，影像常因小肠迂曲重叠及检查间隔期长而致效果不十分理想。

（3）气钡双重造影，可提高阳性发现率。

（4）低张十二指肠造影。

2.纤维内镜

（1）纤维胃十二指肠镜：可直接观察十二指肠内病变，超声内镜更可显示出肿瘤的原发部位及侵犯肠壁的层次。

（2）小肠镜：理论上讲可观察小肠内病变，但实际上成功率较低。

（3）纤维结肠镜：可对小部分患者回肠末端的病变进行观察与活检。

3.其他影像学检查

对表现为腹部包块或疑有腹部包块的患者可根据情况选用 B 超、CT 或 MRI 等项检查，以确定包块的位置并估计其来源。

(二)出血患者的检查

1.除外胃和结、直肠出血

引起消化道出血的疾病多在消化道的两端，故遇消化道出血患者应先选用内镜法以排除之。急性消化道出血不是内镜检查的禁忌证，因此宜尽早进行以提高诊断符合率。

2.小肠气钡造影

经十二指肠内导管注入气体与钡剂进行气钡双重造影，其诊断率高于普通全消化道钡餐检查。

3.小肠镜与小肠钡灌联合检查

有研究者采用推进式电子小肠镜结合小肠钡灌检查小肠出血原因，证明两者有明显互补作用，检出阳性患者占 57%。

4.选择性内脏血管造影

当出血速度＞0.5 mL/min 时，外渗到肠腔内的造影剂可显示出血部位及病变性质。对初次血管造影未能做出诊断而仍有出血的患者可于次日及出血停止后 4 周再行血管造影检查，可提高诊断率。有条件者可采用数字减影技术，据报道定性与定位率都很高。

5.同位素扫描

常用的有^{99m}Tc 硫化胶体和^{99m}Tc 标记红细胞。前者在静脉内迅速被肝脾清除，同时外渗到出血部位形成焦点。动物试验证明该法可发现出血速度 0.1 mL/min 的出血点。后者衰变比前者慢，限制了这一方法的应用，动物试验证明 30～60 mL 的血液外渗才能获得阳性结果。同位素扫描可反复使用。

6.术中内镜检查

术前全肠道灌洗，术中取截石位，内镜医师经肛门插入纤维结肠镜，外科医师引导前进，除个别肥胖患者，镜子很容易达到十二指肠，然后关闭室内照明退镜观察出血部位。一般 30 分钟即可完成检查，无并发症发生。

7.术中注射亚甲蓝显示病变

利用选择性动脉插管术中注射亚甲蓝可较好地显示病变的肠管。也可将 10 mL 亚甲蓝稀释液直接注射到供应可疑病变血管内,根据病变部位清除亚甲蓝较其他部位迅速的原理找出出血部位。

小肠出血定位诊断较难,常需联合几种方法反复检查,方能做出正确诊断。

四、治疗

小肠良性肿瘤可致肠套叠、肠穿孔、消化道出血等严重并发症,部分有恶变的可能,因此无论腹部手术中偶然发现还是患者就诊时发现都应手术治疗。根据病情可行小肠局部切除或小肠部分切除术。对发生在十二指肠乳头周围的腺瘤如无法行局部切除,也可行胰头十二指肠切除术。

（马松林）

第八节　小肠腺癌

小肠黏膜占整个消化系统黏膜表面积的 90％,而癌症发病率仅占 2％左右。小肠腺癌是最常见的小肠恶性肿瘤之一,约占小肠肿瘤的 33％,近年发病率呈上升趋势。小肠腺癌多位于十二指肠乳头周围、空肠和回肠。由于小肠黏膜富含淋巴管,故能够通过绒毛与邻近的黏膜腔相连,因此大多数的小肠腺癌在做出诊断时往往已经发生转移。

一、流行病学

小肠腺癌是一种少见疾病,随着年龄增长发病率增加,平均发病年龄为 50～70 岁。黑种人发病率高于白种人,男性高于女性。美国是小肠腺癌发病率最高的国家,且发病率呈上升趋势,由 1973 年的 0.57/10 万增长到 2004 年的 0.73/10 万。

二、病因学

小肠腺癌的病因不明,长期克罗恩病可以发生腺癌(发生率为 3％～60％),部位以回肠为主,克罗恩病的癌变危险性比正常对照人群高出 300～1 000 倍,可能与黏膜完整性破坏及异常免疫应答和潜在的微生物感染有关。

临床观察发现,65％的十二指肠腺癌发生于 Vater 壶腹周围区域,22.5％发生于十二指肠乳头近侧的壶腹上部,亦以降部为主。壶腹部癌发生率高的原因未明,但壶腹区域标志着前中原肠交接部位,很可能此交接区域黏膜对发生疾病的抵抗力不如十二指肠的其他部位。也有学者认为,十二指肠和空肠近端的腺癌或许与胆汁中的某些胆酸(如脱氧胆酸、原胆酸等)在细菌作用下的降解产物与致癌作用有关。另外,近期欧洲多中心的研究表明,其发生可能与饮酒、高脂饮食和某些职业有关,而与吸烟无关。

三、病理生理学

小肠腺癌原发于小肠黏膜,由黏膜经黏膜下向肌层、浆膜层发展同时向周围扩展。小肠腺癌侵犯肠管的长度一般仅 4～5 cm,很少超过 10 cm,其发病机制还未完全明确。研究表明与结肠癌的腺瘤-腺癌序列相似,小肠腺瘤是常见的癌前疾病,特别是家族性腺瘤性息肉病(FAP)患者中,十二指肠腺癌的危险度增加 300 倍。

分子机制研究表明,几乎 20% 的患者与出现 DNA 错配修复基因的高级别卫星不稳定性有关,一些患者中出现了 *MARCKS* 基因突变而导致 MARCKS 蛋白表达缺失,表明 MARCKS 基因失活是导致小肠腺癌的重要因素。

四、病理学

(一)大体病理形态

1.环状浸润的腺癌

亦称为狭窄型,病变沿肠管横轴环形生长,最后形成环形病变,易引起肠道的狭窄梗阻。

2.息肉状的乳头状癌

较多见,向肠腔内突出,易引起肠套叠,并可逐渐浸润肠壁造成环状狭窄。

3.溃疡型癌

随着病变向深层发展时,黏膜出现糜烂,继而破溃,形成溃疡。此型易引起慢性消化道出血甚至穿孔引起腹膜炎。亦可能在穿孔前,邻近肠管间已经粘连,故穿破后与之相通形成内瘘。

(二)组织学分型

小肠腺癌的组织学分为高分化腺癌、中分化腺癌、低分化腺癌及黏液腺癌。黏液腺癌分化较好,能分泌黏液。但由于黏液中含有蛋白水解酶,能够溶解癌组织中的胶原纤维、蛋白多糖等,有利于癌细胞浸润和转移,故黏液腺癌恶性程度高、转移早。

(三)临床病理分期

按照 Astler Coller 修订的 Duke 分期法,小肠腺癌分为四期六级。A:癌肿限于黏膜层及黏膜下层,无淋巴结转移;B_1:癌肿浸润固有肌层,无淋巴结转移;B_2:癌肿穿透固有肌层,无淋巴结转移;C_1:癌肿浸润固有肌层,区域淋巴结转移健康搜索;C_2:癌肿穿透固有肌层,区域淋巴结转移;D:远处转移(包括血行转移、腹主动脉旁淋巴转移、腹腔种植及广泛浸润邻近脏器组织)。

五、临床表现

(一)腹痛

一般为慢性持续性腹痛,与饮食关系不密切。早期较轻易误诊为"胃痛",疼痛多在上腹正中或偏右,呈持续性钝痛胀痛、隐痛,并逐渐加重,致食欲减退、消瘦、乏力。并发肠梗阻、肠穿孔时腹痛加重。

(二)梗阻临床症状

梗阻常是患者就诊的主要原因之一,环形狭窄病变常以慢性不全性肠梗阻为主要表现,肿块呈浸润性生长,使肠腔僵硬、狭窄,出现肠梗阻。患者常有呕吐、腹胀,呕吐物为胃内容物,带有胆汁或血液。

(三)消化道出血

较常见,溃疡型腺癌表面因血管糜烂、破溃可出现阵发性或持续性的消化道出血。多数为慢性失血,以黑便为主,病变累及较大血管时,可有大量出血,表现为呕血或便血,大便呈现黑便或暗红色,甚至出现低血容量性休克。长期慢性失血则有贫血。

(四)腹部肿块

小肠腺癌的体积一般不大,很少出现肿物。约 1/3 的患者就诊时可扪及腹部肿块,可能为梗阻近端扩张增厚的肠管。向腔外生长者有时也可扪及肿块,可有压痛,消瘦者肿块界限清楚。

(五)黄疸

十二指肠降部腺癌 80% 是以黄疸为主要临床症状。肿块压迫胆总管或十二指肠乳头部而引起胆管阻塞发生阻塞性黄疸。早期呈现波动性,后期呈持续性并逐渐加深。

(六)体征

患者可呈现消瘦、贫血貌、腹部可有压痛,压痛部位常为肿块所在部位,至晚期可触及腹部肿块。并发肠梗阻者有肠型及蠕动波,肠鸣音亢进。肠穿孔者可有腹膜刺激征。有肝脏转移者有时可触及肿大的肝脏。

六、并发症

消化道出血较常见,多数为慢性失血,以黑便为主长期慢性失血则有贫血。肿块压迫胆总管或十二指肠乳头部而引起胆管阻塞发生阻塞性黄疸。慢性不全性肠梗阻、失血性贫血也是小肠腺癌的常见并发症。

七、辅助检查

(一)实验室检查

1.血常规检查

现小细胞性贫血。

2.大便潜血试验

小肠肿瘤可有 50% 的患者出现大便潜血阳性,大便潜血试验不仅有助于肿瘤的发现,而且有助于出血的判断和医疗方案的选择,应列为常规。

3.小肠肿瘤标记物和分子生物学检查

血清 CEA、淋巴细胞分类和计数以及血细胞镜检形态分析,对于鉴别小肠腺癌、平滑肌瘤、淋巴瘤以及白血病的小肠表现有一定价值。但对于小肠腺癌而言,CEA 极少上升,除非有肝或远处转移。

4.血清胆红素检查

十二指肠壶腹部肿瘤可出现血清结合胆红素增高。

(二)选择性腹腔动脉造影

小肠腺癌的造影表现变化不一,可表现为丰富的肿瘤血管,肿瘤染色伴引流静脉早显和颜色增生,也可能无明显的血管及肿瘤染色,但常有瘤周围动脉受侵犯。对于腺癌、肉瘤及其他肿瘤有分辨意义,可判断外科切除的可能性及了解血管异常情况。

(三)消化道钡剂造影

消化道钡餐检查阳性率较低,需口服大量钡剂,且通常因受小肠袢重叠影像干扰结果判断。口服法或导管法低张十二指肠造影可以清楚地显示十二指肠损害的黏膜像及其性质。对于十二指肠肿瘤颇有诊断价值,正确率为 53%~62.5%,全消化道气钡双对比造影可以观察黏膜的细致结构及其异常改变,对小肠癌诊断有一定帮助。有经验的医师能查出较早期的病变。病变部位黏膜皱襞破坏消失,管壁僵硬,蠕动消失。

（四）CT 及 MRI 检查

小肠腺癌 CT 可表现为不规则软组织肿块，向腔内外生长，增强后肿块呈轻至中度强化影，局部肠壁不规则或环形增厚，肠腔狭窄，少数小肠腺癌仅单纯表现为局限性肠壁增厚。有时坏死的肿块内有气体或造影剂进入，则提示有溃疡形成。MRI 表现为肠壁明显增厚及突向肠腔内的软组织肿块影，肠腔环形狭窄，T_1WI 上呈等低信号，T_2WI 上呈略高信号，中心坏死在 T_1WI 上呈低信号，T_2WI 上呈明显高信号，增强扫描后病灶呈均匀或不均匀强化，中心的坏死灶不强化。

（五）胶囊内镜

胶囊内镜可在门诊完成，是一种无创性检查方法，可使临床医师清楚地看到整个小肠。但是若小肠腺癌已导致不全梗阻，则有发生胶囊内镜嵌顿的风险。

（六）小肠镜

十二指肠腺癌可用十二指肠镜检查，确诊率为 $90\%\sim100\%$。单气囊及双气囊小肠镜均可用于小肠腺癌的诊断，是小肠腺癌诊断的"金标准"。表现为小肠腔内的隆起性病变，质地较硬，部分呈溃疡型，表明伴有污苔，周边黏膜呈结节状，质地硬易出血，可伴有肠腔狭窄。小肠镜不仅可确定肿瘤位置、大小，还可取活检以确诊，为外科手术提供依据。但对黏膜下肿瘤，可能活检为阴性，应予以注意。台湾学者报道在小肠镜发现的小肠肿瘤中，小肠腺癌占 18%，其次为小肠淋巴瘤占 7%。

八、诊断与鉴别诊断

小肠腺癌的临床表现缺乏特异性，凡 50 岁以上具有慢性腹痛史、消化道出血史，近期出现食欲减退、消瘦、乏力，或有不完全性肠梗阻表现和贫血症者均应想到本病的可能。小肠镜钳取活组织进行组织病理学检查可明确诊断。CT、MRI 检查可协助判断是否有远端转移。小肠腺癌需与下列疾病鉴别。

（一）十二指肠溃疡

呈慢性病程，有周期性发作及节律性上腹痛等典型表现，且腹痛可经摄食或服用抗酸药所缓解，X 线钡餐和内镜检查即可确诊。

（二）克罗恩病

克罗恩病是病因未明的胃肠道肉芽肿性炎性疾病，病变多位于末端回肠和邻近结肠，常呈节段性、局限性、跳跃性分布。临床发病年龄多为青壮年，反复发作有下腹或脐周痛、腹泻，体重下降。具有特征性 X 线征象：回肠末端肠腔狭窄、管壁僵直呈一细条状，称线样征。小肠镜或结肠镜可见肠壁黏膜在大溃疡之间突出呈"铺路石状"外观，而病变之间的肠管黏膜正常。病理活检是非干酪样肉芽肿性改变。

九、治疗

手术切除是小肠腺癌的首选治疗方案，术中是否能够完全切除肿物及阳性淋巴结数目是影响预后的主要因素。其他方案包括姑息性化疗及靶向治疗。

（一）手术治疗

1.根治术

如无远处转移，转移性淋巴结未侵及系膜根部大血管，可行根治术。十二指肠腺癌宜行胰十二指肠切除术，可达到根治目的。而空、回肠腺癌应在该段肠管的血管根部（肠系膜上动静脉分出该段血管的起始部)结扎,清除该段肠系膜,并清扫肠系膜上动静脉旁淋巴脂肪组织。为了清除区域淋巴结,小肠可做较广泛切除,肠管两端各距肿块边缘不少于 10~15 cm,末端回肠应进行根治性右半结肠切除术。

2.姑息性切除术

如有远处转移,应尽可能切除原发病灶及侵犯的肠管,术后给予辅助治疗。

3.短路手术

如肿瘤已固定于腹主动脉或下腔静脉上,无法分离仅能做姑息性的短路手术。如十二指肠完全梗阻者行胃空肠吻合术,但胆总管下段和十二指肠乳头梗阻者应行胆总管空肠 Roux-en-Y 式吻合术。

4.术后化疗

一般采用联合化疗方案。如丝裂霉素 C(MMC)、氟尿嘧啶(5-FU)和长春新碱联合(VCR)(MFV)方案,3 周为一周期,2~3 周期为 1 个疗程或环磷酰胺(CTX)、长春新碱(VCR)、甲氨蝶呤联合(MTX)(COM)方案,5 周后重复,2 周期为 1 个疗程。辅助性化疗证据不充分,有学者提出可能导致肿瘤分化不良、结节粘连和更高的复发率。

(二)姑息性化疗

小肠腺癌对放疗不敏感,对化疗亦不敏感。化疗主要用于无法手术的患者。最佳的化疗方案还有待确立。大多数采用氟尿嘧啶,单独使用或与其他药合用,不应答者可采用伊立替康,二者合用可使 1/2 的患者中位无病进展期达到 5 个月。东方肿瘤协作组研究表明,联合使用氟尿嘧啶、多柔比星、MMC 的有效率为 18%,中位生存期大约 8 个月。

十、预后

小肠腺癌确诊时往往已有区域淋巴结及肝转移,多无法行根治性切除术,预后较差。有报道 298 例小肠腺癌的手术治疗,能进行根治性切除术者仅占 50.7%,约 25% 的患者只能单纯开腹探查。国内报告小肠腺癌切除术后的 5 年生存率为 19%~31%,根治性切除术后的 5 年生存率为 34%~41%。综合 923 例小肠腺癌,位于十二指肠者 5 年、10 年生存率分别为 39%、37%,空回肠者分别为 46%、41%,女性 5 年生存率稍高于男性。

(王　冰)

第八章

结直肠及肛管疾病

第一节 克 罗 恩 病

克罗恩病是一种病因尚不明确的胃肠道慢性非特异性炎症。1932 年,Crohn 等介绍了一种好发于末段回肠的炎症病变,将该病与其他慢性远段小肠炎性病变相区别,因此称为克罗恩病,多见于年轻人,常导致肠狭窄和多发瘘,其临床特点为:病变呈节段性或跳跃式分布,病情进展缓慢,临床表现呈多样化,易出现梗阻或穿孔等各种并发症以及手术后高复发率等表现。内科、外科治疗都可以缓解病情,如手术能切除病变肠段则可以较长时间缓解症状。

一、流行病学

本病见于世界各地,但以北欧、北美为高发区。我国的确切发病率尚不清楚,但国内本病的发病率逐年增高,可见于各种年龄,以青壮年为多,发病年龄多为 20～40 岁,男性与女性间发生率无明显差别。

二、病因

克罗恩病的发病机制尚未完全明了,有环境、遗传、免疫、炎症细胞因子和介质等参与发病,构成肠黏膜炎症和肠动力紊乱。肠道存在黏膜上皮的机械性屏障和免疫性屏障,正常状态下肠道免疫细胞持续地监控着肠道菌群并维持内环境的稳态,但当上述多种因素可能影响炎症反应的启动,并存在免疫负性调节障碍,免疫细胞包括 B 细胞,以 Th1、Th2、Th17 为主的效应性 T 细胞以及调节性 T 细胞(Treg)被过度激活,导致组织损伤过程持续增强,难以终止其进行性组织损害。

三、病理

克罗恩病可累及从口腔到肛门的胃肠道任何部位,以末段回肠和右半结肠处最常见,80％的病例可同时累及回肠和结肠,典型的好发部位是距回盲瓣 15～25 cm 的末段回肠,偶见病变仅累及结肠。

（一）大体病理

病变的肠段界限清晰，呈多个病灶时可被正常肠段分隔开，形成跳跃式病灶。

1.急性期

少见，属早期病变，肠壁明显充血、水肿、增厚，浆膜面有纤维蛋白性渗出物，肠系膜对侧的黏膜面有浅溃疡形成。

2.慢性期

多见，病变肠段壁增厚变硬呈圆管状，浆膜面呈颗粒状，增生的脂肪组织覆盖于肠表面。光镜下见肠壁各层均增厚，以黏膜下层为最显著。肠黏膜呈不同程度的溃疡，线状溃疡可深入肠壁，亦可融合成较大的溃疡。由于病变部位的黏膜下层高度充血、水肿、淋巴组织增生，黏膜呈结节样隆起，再加上有深在的溃疡相掺杂，致黏膜外观呈鹅卵石样。由于慢性炎症使肠壁增厚，管腔狭窄，肠管呈短的环状狭窄或长管状狭窄，肠黏膜面可布满大小不等的炎性息肉。肠系膜增厚，近端肠腔常扩张。

（二）镜下形态

1.早期

整个肠壁明显水肿，尤其是黏膜下层。黏膜层基本正常，无干酪样坏死或肉芽肿。

2.中期

出现不越过黏膜肌层的小溃疡，肠壁增厚主要由于黏膜下纤维化伴大单核细胞广泛浸润及淋巴滤泡的增生。有70％～80％的病例可见到由上皮样细胞和巨细胞组成的类肉瘤样肉芽肿，中心无干酪样坏死，分布在黏膜下层、浆膜下层和区域淋巴结中。

3.晚期

以慢性炎性细胞浸润和纤维化为主要特征。广泛区域黏膜剥脱，存留黏膜岛处绒毛变钝或消失，腺体萎缩，溃疡形成，黏膜下和浆膜有重度纤维化。常可见深溃疡，周围为局灶性化脓，可穿透肠壁全层形成瘘管。约40％的病例缺乏肉芽肿病变。

四、临床表现

本病临床表现多样化，根据其起病急缓、病变范围、程度及有无并发症而异，可分为初发型和慢性复发型。病程常为慢性、反复发作性，逐渐进展，缺乏特异性。有些是在出现并发症如肠梗阻、肠穿孔、肠瘘等才作出诊断。有10％～25％的病例起病较急，表现为脐周或右下腹痛伴有压痛，并可有发热、恶心、腹泻、血白细胞计数升高等，在临床上酷似急性阑尾炎，一般在术前很难做出诊断，往往在手术时才发现阑尾正常而见到末端回肠局限性充血、水肿、肠系膜增厚、系膜淋巴结肿大而才得以确诊。

本病常见症状如下。

（一）腹痛

临床常见脐周或上腹部间歇性腹痛。是由于一段肠管的肠壁增厚、使肠腔环形狭窄引起部分性肠梗阻所致。近端肠袢剧烈的蠕动刺激传入神经产生中腹部反射性阵发性疼痛。当炎症波及壁腹膜时可产生局部腹壁持续性疼痛伴触痛。如病变累及肠系膜可出现腰背部酸痛，易被误诊为骨骼或肾脏病变。

（二）腹泻

80％～90％的病例主诉大便次数增多，每天2～5次，一般为水样便，不含脓血或黏液。腹泻是由于小肠广泛的炎症影响正常的营养吸收;滞留的肠内容物中细菌滋生能加重腹泻;末段病变的回肠不能正常地吸收胆盐,胆盐进入结肠后抑制水和盐的吸收也促进水泻。

(三)腹块

多数是病变的肠段与增厚的肠系膜与邻近器官粘连形成的炎性肿块或脓肿。

(四)全身症状

有活动性肠道炎症时可出现中等程度的间歇性发热,如伴有腹腔脓肿,可出现高热及毒血症状。因慢性腹泻和肠吸收功能降低,加上进食后腹痛加重造成畏食等原因,可引起营养不良、贫血、体重减轻、低蛋白血症、电解质紊乱。

五、并发症

克罗恩病晚期常伴随一些并发症,可以帮助诊断。

(一)肠瘘

容易形成瘘管是本病的一个特点,发病率为 $20\%\sim40\%$。病变肠管溃疡直接穿透邻近器官,或先形成脓肿再破溃到邻近脏器而形成内瘘,常见的有回肠乙状结肠瘘、回肠瘘及小肠膀胱瘘。肠内瘘一般很少有症状,除了胃结肠、十二指肠结肠瘘可以引起严重腹泻。肠膀胱瘘典型表现为尿痛、尿气、尿脓(粪)。肠外瘘常发生于手术瘢痕处,可在术后数周或数年后自发性发生,术后近期瘘多为吻合口瘘,晚期瘘则可能为病变复发。

(二)腹腔脓肿

腹腔脓肿也是本病一种较多见的并发症,发生率为 $15\%\sim20\%$。脓肿多形成于肠管之间,或肠管与肠系膜或腹膜之间,少见于实质器官内。好发部位多在相当于末段回肠,其次是肝、脾曲处及盆腔处。临床表现为发热和腹痛,可出现具有压痛的腹块,伴有白细胞计数增高;腹部 CT 或 B 超检查有助于诊断;脓液培养多为大肠埃希菌、肠球菌等革兰阴性菌属。

(三)肠穿孔

并发肠道游离穿孔者少见,大多数发生在小肠。多数患者有长期病史,但也有以穿孔为首发症状者。

(四)消化道大量出血

发生率低,为 $1\%\sim2\%$,一般为深的溃疡蚀破血管后引起。

(五)肛周病变

克罗恩病并发肛周病变者为 $22\%\sim36\%$,主要表现为肛周脓肿、肛瘘、肛裂等,肛周、腹股沟、外阴或阴囊处可见多发性瘘口。

(六)肠道外表现

少见,但有很多种如游走性关节炎、口疮性溃疡、皮肤结节性红斑、坏疽性脓皮症、炎症性眼病、硬化性胆管炎、肝病及血栓性脉管炎等。

六、辅助检查

(一)实验室检查

无特异性试验,约 70% 的患者有不同程度的贫血,活动期血白细胞计数升高。尚可有血沉加快、免疫球蛋白增高、低蛋白血症、大便潜血试验阳性等。

（二）放射学诊断

肠道钡餐检查在克罗恩病的诊断上极为重要，尤其是气钡双重造影，而 CT 和各种扫描的影像检查帮助不大。早期的改变为黏膜和黏膜下炎症水肿和增厚，在放射学检查时表现为黏膜面变粗钝、扁平，并有黏膜轮廓不规则且常不对称；当肠壁全层炎症、水肿和痉挛时可造成肠腔狭窄，即 Kantor 线状征，是本病的一种典型 X 线表现。黏膜病变发展成纵或横向线状溃疡或裂隙时，可形成条纹状钡影，这些不规则的纵横线状溃疡网状交织，结合黏膜下水肿，产生典型的"鹅卵石"征。病变后期黏膜可完全剥脱，X 线表现为一个无扩张性的僵硬管道；肠管纤维化狭窄且可产生线状征；病变肠段可单发或多发，长短不一，多发时出现典型的跳跃式病灶；并发肠瘘时可见钡剂分流现象。结肠病变时可作钡剂灌肠，X 线改变与小肠相同。

（三）内镜检查和活组织检查

乙状结肠镜或纤维结肠镜检查可了解结肠是否有节段性病变，包括裂隙样溃疡、卵石样改变、肠管狭窄、瘘管等，如黏膜活检见到非干酪性肉芽肿则有助于诊断。

（四）B 超和 CT 扫描

对观察肠壁厚度以及鉴别脓肿有参考价值。

七、诊断

目前尚无统一的"金标准"，需结合临床表现、内镜检查、影像学表现及病理结果进行综合判断。临床出现下列表现需考虑克罗恩病可能：①上述炎性肠病的临床症状；②X 线表现有胃肠道的炎性病变如裂隙状溃疡、鹅卵石征、假息肉、多发性狭窄、瘘管形成等，病变呈节段性分布。CT 扫描可显示肠壁增厚的肠袢，盆腔或腹腔的脓肿；③内镜下见到跳跃式分布的纵向或匍行性溃疡，周围黏膜正常或增生呈鹅卵石样；或病变活检有非干酪样坏死性肉芽肿或大量淋巴细胞聚集。

八、治疗

本病无根治的疗法，手术后复发率高，所以除非发生严重并发症外，一般宜内科治疗，主要为对症治疗包括营养支持、抗炎、免疫抑制剂治疗等。此外，安慰患者，稳定情绪也颇为重要。

（一）内科治疗

1.支持疗法

纠正水电解质紊乱，改善贫血、低蛋白血症状态，病变活动期进食高热量、高蛋白、低脂肪、低渣饮食。近年来应用的要素饮食能提供一种高热量、高蛋白、无脂肪、无残渣的食物，可在小肠上段被吸收，适用于几乎所有病例，包括急性发作者。患者常可因此避免手术或术前准备成最佳状态。

2.抑制炎症药物

适用于慢性期和轻、中度急性期患者，不用于预防该病的复发。

（1）水杨酸柳氮磺吡啶：发作期 4～6 g/d，病情缓解后维持量为 0.5 g，每天 4 次，应注意消化道反应、白细胞计数减少等磺胺类不良反应；5-氨基水杨酸是柳氮磺吡啶的分解产物及有效成分，如美沙拉秦、奥沙拉秦等，正代替柳氮磺吡啶成为治疗克罗恩病的有效药物，美沙拉秦的用法为 3～4 g/d。

（2）甲硝唑：对肠道厌氧菌有抑制作用，临床研究其对克罗恩病治疗有效，往往用在水杨酸制剂治疗无效后。

3.糖皮质激素

糖皮质激素仍然是目前控制病情活动最有效的药物,适用于中、重度或爆发型患者。成年人一般起始用量为泼尼松 30～60 mg/d,为病情炎症急性期的首选药物。常用的给药途径有口服和静脉注射(氢化可的松琥珀酸钠)两种,偶尔也用于保留灌肠。用药原则:①初始剂量要足;②待症状控制后采取逐渐减量维持的办法,在数周至数月内将剂量逐渐递减到 5～15 mg/d,其维持剂量的大小因人而异。目前布地奈德是一种新型糖皮质激素,不良反应少,可以灌肠及口服。

4.免疫调节药物

如 6-硫基嘌呤、甲氨蝶呤对慢性活动性克罗恩病有效。环孢素宜用于重症克罗恩病,每天 4 mg/kg,起效快,但由于价格昂贵,不能普遍应用。近年来有人应用生物治疗,如针对 CD4 及 TNF-α 的单克隆抗体、重组 IL-10 和黏附分子抑制剂等,取得一定的疗效。

5.生物制剂

包括肿瘤坏死因子阻断剂如英利昔、阿达木单抗,抑制 T 细胞激活药物如嵌合型扩大 CD40 单体(ch5D12),抑制炎症细胞迁移和黏附药物如那他珠单抗,作用于其他细胞因子的药物如 Fontolizumab、IL-6R 单克隆抗体(MRA)。

(二)外科治疗

本病大多为慢性,病程长,易反复发作,所以很多患者最终需要手术治疗。手术虽然不能改变基本病变进程,但多数并发症可经外科治疗获得缓解。

1.手术指征

经内科治疗无效或有并发症的患者,如梗阻、穿孔、内瘘、腹腔脓肿、肠道出血和肛周疾病等,其中尤以肠梗阻为最常见的手术指征,梗阻通常多为不完全性,并不需急症手术。术后需消化内科进一步治疗控制病情。

2.手术方式

(1)肠段切除术:适用于肠管局限性病变。关于切除病变肠管周围多少正常肠管,在过去 50 年来争论很多:1958 年,Crohn 等主张 30～45 cm,其后英国和瑞典的报道认为 10～25 cm,现在不少学者提议少切除正常肠管为 2～5 cm,认为复发与切缘有无病变并无密切关系。本病病变常呈多发性,多处的肠切除可导致短肠综合征和营养不良,近年来有人作狭窄段成形术治疗炎症性狭窄。肿大的淋巴结也不需要全部清除,因为这并不能改变复发率,相反易损伤系膜血管。手术最困难的步骤是切断肠系膜,对增厚、水肿、发硬的系膜在结扎血管时需加小心。

(2)捷径手术:适用于老年、高危、全身一般情况较差、严重营养不良、病变,广泛者。为缓解梗阻症状可先行肠捷径吻合,3 个月后如情况好转再行二期切除吻合术。目前,除了对胃十二指肠克罗恩病作胃空肠吻合较切除为好外,一般不主张捷径手术。因病变虽可以静止,但旷置的病变肠腔内细菌易滋生,出现滞留综合征,并容易发生穿孔和癌变。

(3)内瘘的手术:对于无明显症状的内瘘患者,一般不需要手术。当因内瘘造成严重腹泻、营养障碍时需及早手术。手术根据两端肠管有无病变而定,原则上切除瘘口处病变肠段,修补被穿透的脏器。外瘘患者同样需切除病变肠管及瘘管。

(4)十二指肠克罗恩病:发生率为 2%～4%,一般伴回肠炎或空肠炎。主要表现为溃疡病症状即出血、疼痛、狭窄,临床上很难与溃疡病尤其是球后溃疡相鉴别。手术指征为大出血,梗阻,宜作胃空肠吻合加迷走神经切断,以减少吻合口溃疡的发生,但要注意保留迷走神经后支即腹腔支,以免使已存在的回肠炎所致的腹泻加重。

九、预后

克罗恩病是一种自限性疾病,在一次急性发作经治疗缓解后,可出现反复的发作和缓解相交替,很难治愈。少数重症病例可因穿孔、腹膜炎、休克、大出血、严重水电解质紊乱及各种并发症而死亡。多数患者在接受适当的内、外科治疗后都有临床症状的缓解效果。本病复发率很高,文献报道远期复发率可达 50% 以上,以往认为复发原因为病变肠段切除不够彻底,现在认识到本病是一种全身性的胃肠道疾病,术后复发大多数是发生了新的病灶。手术病死率为 4%,远期病死率为 10%~15%,原因在于感染或衰竭。克罗恩病可发生癌变,尤其是旷置的肠段。

(赵月堂)

第二节　溃疡性结肠炎

溃疡性结肠炎(ulcerative colitis,UC)是一种原因尚不十分清楚的发生于结、直肠的慢性非特异性炎症性疾病。以直肠和乙状结肠最常见,病变多局限于黏膜层和黏膜下层。临床表现以腹泻、黏液脓血便、腹痛为主,缓解和复发交替进展的慢性难治性疾病。

世界各地均有本病发生,年发病率最高的是欧洲,达 24.3/10 万,其次为北美,达 19.2/10 万,我国为 0.3/10 万~2.22/10 万。患病率欧洲为 505/10 万,北美为 249/10 万,我国为 11.6/10 万。UC 发病有种族差异,白种人比有色人种发病率高 4 倍;而白种人中,犹太人种比非犹太人高;有色人种和地中海地区较低。UC 最常发生于青壮年期,根据我国统计资料,发病高峰年龄为 20~49 岁,男女性别差异不大(男女比为 1.0:1~1.3:1)。

一、病因

病因至今不明,由遗传、环境、感染、免疫等多种因素共同导致的疾病。

(一)遗传因素

研究表明,5.7%~15.5% 的 UC 患者,其一级亲属也患有 UC。同卵双胞胎患 UC 的发病一致率为 6%~13%,这证明了遗传因素与 UC 的关系。近年来,全基因组关联分析也证明了多个与 UC 有关的易感位点,如 ECM1、STAT3 等。由于本病的发病有一定的种族差异,也反映可能与遗传素质有关。近年来,用转基因方法在动物体内注入与人自身免疫性疾病有关的 HLA-B27 基因,成功地制作出类似人类 UC 的模型。

(二)环境因素

与 CD 类似,UC 发病也与环境因素有关,但不同的是,吸烟对 UC 可能起保护作用。

(三)感染因素

UC 发病可能与感染有关,肠内细菌多是继发侵入,破坏黏膜。有人认为溶菌酶和黏蛋白酶是原发因素,UC 患者粪内溶菌酶浓度增高,能溶解保护肠黏膜的黏液,使肠黏膜暴露于粪便,引起继发感染。在 UC 患者病变的肠段中分离出一种物质,其大小近似于病毒颗粒,将其注入动物肠段可出现类似的病变。也有人怀疑难辨梭状芽孢杆菌的毒素可能与本病的复发和活动性有关,但也可能细菌和毒素的存在是一种继发性感染。目前认为,肠道细菌在 UC 发病机制中的作用如下:①UC 菌丛的组成和空间分布与对照组存在明显差异;②在肠道免疫系统中,一些共生菌株在黏膜内环境稳态和成熟方面起重要作用;③不同的细菌存在变异诱导 UC。

(四)免疫因素

有研究发现,某些侵犯肠壁的病原体和人结肠上皮细胞的蛋白质之间有共同的抗原性,从而推论患者的结肠黏膜经病原体重复感染后可能诱导体内产生对于自身结肠上皮具有杀伤作用的抗体、免疫复合物或淋巴细胞反应。支持这一论点的论据:①近年来发现,在 UC 患者的肠上皮中存在一种 40 kDa 抗原,可产生具有特异性的抗结肠上皮的抗体,其抗体属于 IgG1 和 IgG3 亚型,具有产生补体和抗原—抗体复合物的活性;②患者的淋巴细胞和巨噬细胞被激活后,可释放多种细胞因子和血管活性物质,促进并加重组织炎症反应;③患者肠黏膜内淋巴细胞数量可增多,并对自身的肠上皮具有细胞毒作用,同时 T 细胞的免疫抑制功能减弱。上述免疫异常是病因还是炎症的后果,有待进一步研究。

UC 作为一种非典型的 Th2 型反应,涉及肠屏障破坏、肠道菌群失调、免疫反应失衡等各方面。当肠道上皮的紧密连接以及覆盖其表面的黏液层被破坏,肠道上皮通透性增加,对肠腔内抗原的摄取增多。巨噬细胞及树突状细胞就会通过 TLR 识别这些在正常状态下的非致病菌,从而导致 NF-κB 等通路激活,产生大量的促炎因子。研究表明,UC 患者肠道内非经典的 NKT 细胞增多,后者可分泌 IL-5 和 IL-13。IL-13 可介导上皮细胞的细胞毒作用、细胞凋亡,导致上皮屏障的破坏。

(五)其他

精神心理因素、变态反应、自主神经紊乱、缺乏营养、代谢失调等也被认为与发病有关。

二、临床表现

(一)消化系统表现

1.腹泻

持续或反复发作,严重者每天排便 10 次以上,黏液脓血便是 UC 最常见症状,常伴腹痛和里急后重。有时以下消化道大出血为主要表现。

2.腹痛

腹痛一般较轻,为隐痛,病变广泛或病情严重者可有绞痛,多位于左下腹,便后缓解。

(二)全身表现

中、重度患者可伴有发热、营养不良、贫血等。

(三)肠外表现

皮肤黏膜可表现为口腔溃疡、结节性红斑和坏疽性脓皮病;关节损害可表现为外周关节炎、脊柱关节炎等;眼部病变可表现为虹膜炎、巩膜炎、葡萄膜炎等;肝胆疾病可有脂肪肝、原发性硬化性胆管炎、胆石症等;血栓栓塞性疾病等。

(四)并发症

1.中毒性巨结肠

中毒性巨结肠是严重的并发症,常见诱因为低血钾、服用可待因、地芬诺酯(苯乙哌啶)及阿托品等抗胆碱能药物、服用蓖麻油等泻剂,肠镜和钡剂灌肠检查也可诱发。扩张的结肠多在横结肠和脾曲。患者病情急剧恶化,出现毒血症明显,精神萎靡或谵语,间歇性高热,水、电解质、酸碱平衡紊乱。腹部很快膨隆,压痛,鼓音,肠鸣音减弱或消失。由于结肠快速扩张,肠壁变薄,血运障碍,常发生肠坏死穿孔,病死率高达30%～50%。

2.大出血

结直肠黏膜广泛渗血,一次出血量很多,可反复发作,出血量可达数千毫升,甚至出现休克。据统计,UC占下消化道出血中的8.3%。

3.肠穿孔

多发生于慢性复发和重度UC患者,造成弥漫性腹膜炎,病死率较高。

4.癌变

病程10年以上、全结肠广泛病变以及青少年、儿童期发病者,其癌变发病率明显增高。有报道,患病10、20和30年后,癌变率分别为2%、8%和18%。癌变可发生在全结肠的任何部位,5%～42%为多中心癌,多为低分化黏液腺癌,呈皮革状浸润肠壁生长,预后差。UC患者应每年行肠镜检查,多处取活检,早期发现癌变。

5.肠腔狭窄

肠腔狭窄是晚期并发症,管壁僵硬,呈铅管样改变。但很少造成肠梗阻。

6.形成瘘

病变穿透肠壁,导致病变肠腔与其他肠腔或空腔脏器相通,形成内瘘;与皮肤相通形成外瘘。

7.肛周疾病

最常见周围脓肿和肛瘘,严重腹泻可导致混合痔脱出。

三、辅助检查

(一)实验室检查

粪常规和培养不少于3次,常规检查血常规、血清清蛋白、电解质、血沉、C反应蛋白、免疫全项等。粪便钙防卫蛋白、血清乳铁蛋白等亦可作为辅助检查指标。应用免疫抑制剂维持缓解治疗时病情恶化,或重度UC患者,进行艰难梭菌或巨细胞病毒感染检查具有一定意义。

(二)结肠镜

结肠镜检查及活检为诊断本病的主要依据,应达回肠末段,了解病变范围及其界限,并多段多点取活检。本病为连续弥漫性分布,镜下多从直肠开始逆行向上蔓延:①黏膜血管纹理模糊、紊乱或消失,充血、水肿、质脆、自发或接触性出血,脓性分泌物附着,黏膜粗糙、呈细颗粒样改变;②病变明显处可见弥漫性、多发性糜烂或溃疡;③可见结肠袋变浅、变钝或消失,假息肉和桥黏膜形成等。重度急性发作期应先行腹部X线检查,了解肠管情况,需要行结肠镜检查时,禁忌喝泻药,慎重取活检,避免大出血及穿孔,最好在腹膜返折以下取活检。EUS检查有助于UC和CD的鉴别诊断。

(三)影像检查

出现肠腔狭窄,结肠镜无法通过时,可行钡剂灌肠或CT/MRI结肠显像,有助于了解结肠受累范围和病变程度。可呈现结肠袋消失,结肠管腔绞窄、缩短、僵直呈铅管状改变,也可见多发息肉成像。重度UC不适于进行钡剂灌肠检查,应选择CT/MRI更安全。

(四)病理检查

1.外科标本

病变主要从直肠起病,向近端发展,呈弥漫性连续性分布,无跳跃区,左半结肠受累多于右半结肠,也可出现倒灌性回肠炎。病变黏膜与正常黏膜分界清楚,黏膜呈颗粒状改变,有浅表溃疡;重度 UC 可以形成黏膜表面剥蚀,向下穿过黏膜肌层,多数出现炎性假息肉。晚期结肠袋减少或消失,结肠缩短。

2.镜下改变

弥漫连续的隐窝结构异常、上皮异常、炎性浸润、缺乏肉芽肿。隐窝结构异常是诊断 UC 的重要指标,包括分支、扭曲、萎缩、减少、表面不规则。上皮异常包括潘氏细胞化生和黏液分泌减少。全黏膜层炎性浸润包括固有膜内炎性细胞和嗜酸性粒细胞计数增多,基底部浆细胞增多及淋巴细胞聚集以及间质改变。基底部浆细胞增多是早期诊断 UC 具有高度预测价值的指标。活动期可见固有层内中性粒细胞浸润,隐窝炎和隐窝脓肿,黏液分泌减少。

四、临床诊断

UC 诊断缺乏"金标准",主要结合临床表现、内镜、病理组织学进行综合分析,在排除感染性和非感染性结直肠炎基础上做出诊断。

(一)诊断要点

在排除其他疾病基础上:①具有 UC 典型临床表现者为临床疑诊,安排进一步检查;②同时具备上述结肠镜和/或放射影像特征者,可临床拟诊;③如再具备上述黏膜活检组织病理学特征和/或手术切除标本病理检查特征者,可以确诊;④初发病例如临床表现、结肠镜及活检组织学改变都不典型者,暂不确诊,应予随访。

(二)疾病评估

1.临床分型

(1)初发型:无既往病史首次发作。

(2)慢性复发型:临床缓解期再次出现症状。

2.病变范围

根据蒙特利尔 UC 病变范围分类,可将 UC 分为以下 3 种类型。

(1)E1 直肠型:结肠镜下所见炎性病变累及的最大范围局限于直肠,未达乙状结肠。

(2)E2 左半结肠型:病变累及左半结肠,脾区以外。

(3)E3 广泛结肠型:病变累及结肠脾区以近乃至全结肠。

3.按严重程度分类

UC 病情分为活动期和缓解期,根据改良的 Truelove 和 Witts 疾病严重程度分类标准将活动期分为轻、中、重度。

五、鉴别诊断

UC 需与慢性细菌性痢疾、阿米巴肠病、肠结核和血吸虫病等感染性肠炎相鉴别。轻症仅有便血,可被误诊为内痔,应予警惕。另外要与结肠息肉、大肠癌、结肠憩室炎、CD、缺血性结肠炎、胶原性结肠炎、放射性肠炎、白塞病、过敏性紫癜和 IBS 等疾病鉴别。

六、治疗

内科治疗目标为诱导缓解并维持缓解,促进黏膜愈合,防治并发症,改善生活质量。约30%的UC患者需要手术治疗,可以达到治愈。

(一)一般治疗

充分休息,避免疲劳及精神过度紧张。给予易消化、少渣、少刺激及营养丰富的饮食,病情严重者应禁食,完全胃肠外营养。补充足够水分、电解质、维生素及微量元素,贫血者给予输血,补充铁剂及叶酸。益生菌有益于维持缓解,暂停服用牛奶及乳制品。

(二)药物治疗

1.活动期

(1)轻度UC:氨基水杨酸制剂是主要用药,无效或病变广泛,可口服激素。氨基水杨酸制剂和激素保留灌肠,常用于E1,可减轻症状,促进溃疡愈合。口服和局部联合用药疗效最佳。

(2)中度UC:足量氨基水杨酸类制剂一般治疗2~4周,症状控制不佳,特别是病变较广泛者,应及时加用激素。激素无效或依赖,可采用硫唑嘌呤类药物(AZA和6-MP)。激素和免疫抑制剂治疗无效、激素依赖、不能耐受上述药物不良反应,可用英夫利昔单抗治疗。

(3)重度UC:首选静脉激素治疗,氢化可的松300~400 mg/d,一般治疗5天仍无缓解,应转换治疗。①首选药物再选手术,静脉滴注环孢素:2~4 mg/(kg·d),4~7天无效应及时手术治疗。近年文献报道,英夫利昔单抗用于拯救性治疗具有一定疗效。②首选手术治疗。著者更倾向于后者,因为前者再手术后并发症发生率较高,严重影响预后。继发感染时应静脉给予广谱抗生素和甲硝唑。禁用可诱发结肠扩张的药物。

2.缓解期

经规范治疗后活动期缓解,必须用氨基水杨酸制剂维持治疗3~5年或更长。也可用免疫抑制剂和英夫利昔单抗维持治疗,但不良反应较多且价格昂贵。激素只能用于诱导缓解,禁忌用于维持缓解。

中药、白细胞洗涤术、干细胞移植、粪菌移植等治疗方法的疗效有待进一步研究。

(三)手术治疗

1.手术适应证

(1)急诊手术适应证:有5%的患者需要行急诊手术。①肠壁穿孔或邻近穿孔;②中毒性巨结肠;③大量便血;④急性重度患者,规范内科治疗的同时病情继续恶化,或48~96小时病情无明显解。

(2)限期手术适应证:①癌变或疑似癌;②病变的肠黏膜上皮细胞轻到重度异型增生。病程与癌变率呈正相关,患病5、10和15年,癌变率分别为5%、12%、24%。

(3)择期手术适应证:①规范的内科治疗无法控制症状;②不能达到可接受的生活质量;③导致儿童生长发育障碍;④对类固醇皮质激素抵抗或依赖;⑤不能耐受治疗药物的毒副作用;⑥发病初期药物治疗无效,病程持续6个月以上症状无缓解或6个月以内多次复发;⑦肠管狭窄,呈铅管样改变;⑧肠镜检查病变自直肠蔓延超过乙状结肠或广泛病变;⑨合并肠外并发症(虹膜炎、大关节炎、化脓性脓皮病等)。①至⑤统称为难治性UC,临床最常见,对于手术时机目前在我国内外科是争议的焦点,需要达成共识,避免错过最佳手术时机。

2.术前常规检查

(1)实验室检查:①血常规、凝血功能;②尿常规、粪常规＋潜血、粪便菌群分析;③肝肾功能、血糖、血脂、血气。清蛋白水平低于 35 g/L、近期体重下降 5 kg 以上提示术后并发症(如吻合口漏)的发生率远高于一般患者,前清蛋白、转铁蛋白、纤维结合蛋白、视黄醇结合蛋白等对近期营养状况更加有意义。血浆总胆固醇水平低是评价患者缺乏性营养不良的敏感指标,其预测价值优于低蛋白指标,应作为常规检查。④免疫功能检查,包括自免肝、C 反应蛋白、血沉等,除外合并肝、胰等其他脏器免疫性疾病;⑤感染性疾病筛查,包括肝炎、梅毒、艾滋病、结核、巨细胞病毒、真菌等;⑥评价疾病活动度的粪便钙防卫蛋白。

(2)影像学检查:①上消化道和小肠钡剂造影、全腹 MRI,CD 可累及全消化道,UC 仅累及结直肠;②全结直肠气钡双重造影、CT 虚拟结肠镜,诊断结肠铅管样改变;③结肠超声检查,根据肠壁厚度和血流分支情况判断炎性分级,从而诊断缓解期或复发期。肠壁厚＞4 mm,无血流为 1 级,伴点状或短血流为 2 级,伴长血流为 3 级,血流延伸系膜为 4 级。

(3)内镜检查:①胃镜,除外 CD 或淋巴瘤;②结肠超声内镜,CD 累及肠壁全层,UC 仅累及黏膜层和黏膜下层。

(4)病理活检:UC 黏膜上皮溃疡、糜烂,腺体萎缩、增生、甚至消失,隐窝脓肿多见;黏膜下层炎性细胞浸润,一般肌层很少受累。CD 黏膜上皮一般完整,腺体病变不显著,但肌层大量炎性细胞浸润,可见散在多发的非干酪样坏死性肉芽肿,这一点与结核较大融合的干酪样坏死性肉芽肿可以鉴别诊断。

(5)肛门功能检查:术前必须检查肛门括约肌功能,对是否行 IPAA 手术有指导作用。直肠静息压力＜5.3 kPa(40 mmHg),可能出现肛周皮肤粪染,术后患者生活质量下降,对 IPAA 的满意程度也下降。年龄＞50 岁患者,括约肌功能低下,造口还纳后自主排便能力较差。

(6)营养评估和食物不耐受检查:营养评估应用主观全面评价法和微型营养评定法,均采用国际通用的调查表。SGA 分级标准主要包括 8 个方面:近 2 周内体重变化、饮食摄入量、胃肠道症状、活动能力大小、应激反应程度、皮下脂肪减少、肌肉消耗和踝部水肿等。人体测量指标包括体重、身高、三头肌皮褶厚度、上臂围、上臂肌围、体质指数。食物不耐受检查,对个性化饮食指导具有重要意义,是当前欧洲各国研究的热点。人群中至少 50％个体对某些食物产生不同程度的不良反应,排在前 3 位的食物为鸡蛋、蟹和牛奶。有些 UC 患者主诉进食某种食物后自觉症状加重。

3.手术方法

(1)腹会阴联合全结肠直肠肛门切除,腹壁永久性回肠单腔造口:Brooke 于 1944 年首先报道该术式,彻底切除了病变部位,消除了复发和癌变的风险,对 UC 的外科治疗具有划时代的意义,是最经典的术式。然而,由于外置回肠造口袋给患者带来生活及社交上的诸多不便,故医师们纷纷对其改良,最著名的是 Kock 于 1972 年设计的可控制式回肠造口贮袋,即在回肠末端设计 1 个 S 形贮袋,用于储存粪便,并用导管连接腹壁回肠造口,通过生物瓣控制排便。Kock 回肠造口贮袋的应用为回肠贮袋肛管吻合手术的产生奠定了基础。

(2)全结肠及部分直肠切除,回肠直肠吻合:1949 年,Ravitch 和 Sabiston 推荐了经腹全结肠及直肠部分切除,直肠下段黏膜剥除,回肠经直肠肌鞘拖出与肛管吻合手术,该术式存在较多缺陷。第一,由于直肠黏膜炎性浸润,需剥离的黏膜过长,导致出血较多,也难免有病变黏膜残留;第二,直肠肌鞘较长,极易形成肌间脓肿,导致肛门括约肌环感染及瘢痕化,其顺应性消失,出现肛门功能障碍,引起失禁或狭窄,甚至既失禁又狭窄。

为了保留肛门功能,免除腹壁永久性回肠造口的痛苦,20世纪60年代初期开展了全结肠切除、回肠直肠吻合。虽然该术式保留了肛门功能,但残留的直肠是复发和癌变的危险因素;回肠与病变的直肠吻合,吻合口漏发生率较高。

(3)全结直肠切除回肠贮袋肛管吻合手术(ileal pouchanal anastomosis,IPAA):目前IPAA被国际学界公认为是治疗UC的标准术式。UC病变的靶器官是全结直肠黏膜,完全切除病变的靶器官可以达到治愈。全结直肠切除,腹壁回肠永久性造口是经典的手术方法,虽然患者得到了治愈,但术后终身残疾,降低了生活质量。IPAA不仅切除了病变的靶器官结直肠,而且保留了肛门功能,使患者不仅得到了治愈,而且还提高了术后生活质量,降低了复发和癌变的风险。IPAA开创了UC现代外科治疗的新时代。1978年,Parks和Nicholls在全世界首先报道了该术式。

4.解析IPAA手术

(1)IPAA手术禁忌证。

1)绝对禁忌证:包括疑为或确诊为CD或淋巴瘤;肛门功能不良、肛门括约肌损伤或60岁以上的患者;反流性回肠炎导致回肠末端切除;低位直肠癌变或癌转移的患者;已行永久性回肠造口的患者。

2)相对禁忌证:①长期大剂量激素或免疫抑制剂治疗后。目前,我国较多激素依赖的UC患者都用激素维持治疗,导致组织水肿,机体蛋白合成能力减低,术后组织愈合较差,所以许多外科医师强调必须完全停用激素才可以手术,然而这是不现实的。因为一旦停用激素,这些患者势必复发,所以不得不在使用激素的同时进行手术,但要尽可能将激素使用剂量降到最低。②生物制剂停用不足12周。文献报道,生物制剂在体内12周完全代谢,有些UC患者在生物制剂治疗过程中病情进展,此时是否转至外科治疗是一个两难的选择,需要根据患者具体病情决定,这是对结直肠肛门外科医师临床经验和外科技能的考验。

(2)IPAA分期手术。

一期手术:一次完成全结直肠切除回肠贮袋肛管吻合手术,无须预防性腹壁回肠双腔造口。对于病程短、未使用过大剂量激素和免疫抑制剂治疗,而且营养状况较好,处于缓解期的患者,可一期完成IPAA。由于欧美国家内科治疗限度掌握较好,所以接受一期IPAA的患者较多,而我国极少。一期IPAA手术,术后并发症少,住院时间短,医疗费用低,应该是我们追求的目标。

二期手术:对于病程较长,长期使用激素或免疫抑制剂,贫血及低蛋白血症的患者,机体愈合能力差,可能出现吻合口漏。所以需要采取分期手术。一期手术行全结直肠切除,回肠贮袋肛管吻合术,腹壁预防性回肠双腔造口,预防出现吻合口漏时盆腔感染。一般一期术后3~6个月行第二期回肠双腔造口还纳手术。由于我国UC患者术前病史较长,激素使用较多,一般状况较差,所以二期IPAA手术较多。

三期手术:年轻UC患者接受急症手术时,既要降低手术风险,又要考虑今后生活质量,三期手术是较好的选择。一期手术有两种方法:第一,只行回肠末端单腔或双腔造口,保留回结肠动脉,保证二期手术能够完成贮袋制作;第二,行全结肠及腹膜返折以上直肠切除,回肠末端单腔造口,保留回结肠动脉。第1种方法术后仅38%的患者症状可以得到缓解,如果不能缓解,还需要再行第2种方法;如果第2种方法术后残留直肠继续出血,可以用阴道纱条填塞止血。著者更倾向于选择第2种方法。一期术后3~6个月行二期手术,即切除残留的全结直肠,回肠贮袋肛管吻合,腹壁预防性回肠双腔造口。一般二期术后 3～6 个月行第三期回肠双腔造口还纳。分三期手术可以控制手术风险,保证生命安全,提高术后生活质量,加大二期手术难度。欧美国家 UC 患者极少在急症状态下接受手术,如果需要,一般行全结肠直肠肛门切除,腹壁永久性回肠造口,极少行三期手术。随着免疫抑制剂和生物制剂的应用增加,三期手术也会增加。

(3)IPAA 手术要点。

1)手术体位及切口:患者麻醉前清醒状态下摆成双下肢前倾外展截石位,请其感觉一个最舒服的体位,特别是膝关节,因为 IPAA 手术时间一般为 5～6 小时,既往有腓骨神经压迫损伤的报道。行左侧腹直肌旁正中切口,有利于结肠脾区的分离;选择右下腹预防性回肠造口,可减少切口污染。

2)结直肠切除:术者首先站在患者分腿处,取头高右转体位,将小肠放入盆腔。于大网膜无血管区进入小网膜腔,沿无血管区向左侧分离大网膜前后叶至结肠脾区,直视下切开脾结肠韧带及左侧腹膜至降结肠,锐性分离结肠系膜,避免脾脏损伤。于左结肠动脉第一分支处结扎、切断,保留较多结肠系膜,以利于全腹膜化;如果沿结肠壁结扎血管易出血,亦会延长手术时间。

3)转换患者为头高平卧体位,于小网膜腔沿无血管区向右侧分离大网膜前后叶至结肠肝区,直视下切开肝结肠韧带及右侧腹膜至升结肠,锐性分离结肠系膜,避免十二指肠损伤。于中结肠动脉第一分支处结扎切断。直视下锐性分离回盲部及阑尾。

4)根据回肠贮袋制作具体情况决定回结肠动脉的处理方法。术者换位至右侧,患者取头低平卧位,将小肠放入上腹。提起乙状结肠,于卵圆孔处切开乙状结肠及直肠左侧腹膜至腹膜返折处,同法切开右侧腹膜至腹膜返折处,两边对合。直视下锐性游离骶前间隙、分离直肠前壁与阴道后壁、切断两侧肛提肌。避免双侧输尿管、生殖血管、骶前神经(特别是下腹下神经)的损伤,保证术后具有良好肛门功能、性功能和排尿功能。术者右手肛门指诊与左手示指在盆腔对顶检查,确认直肠下端前后左右均游离至肛门括约肌上缘。由于患者长期使用大剂量激素,导致血管收缩能力差,渗透性增加,术中渗血较多,所以必要时用干纱垫填压骶前间隙,可压迫止血。另外,在切除结肠时即输注血浆,切除直肠时可以减少盆腔渗血。

5)回肠贮袋制作:回肠贮袋有 J 型、H 型、S 型、W 型 4 种。贮袋类型根据回结肠动脉长度和回肠末端肠管的长度而定,一般长 15～20 cm。因为 J 型贮袋制作简单,使用的肠管较短,返折的肠管是逆蠕动,术后储便功能较好,所以选择较多。

目前国外在制作 J 型贮袋时,为了使贮袋与肛管松弛吻合,往往选择结扎回结肠动脉,造成只有回肠动脉分支单一供血,极易造成肠管缺血,出现贮袋炎。有学者在制作 J 型贮袋时保留回结肠动脉及其回肠支,保证了两路供血,避免了缺血的可能,显著降低了贮袋炎发生率。国外文献报道,贮袋术后 5 年贮袋炎发生率＞50%。

6)十字切开无血管区,将小肠系膜游离至胰腺下缘,充分松解末端回肠。将回肠对折,单袢长度 15～20 cm,最低点可达耻骨联合下 4～6 cm,确认回肠贮袋与肛管可行无张力吻合。于回肠对折最低点切开肠壁,置入 80 mm 直线切割吻合器,确认无系膜挤压,行侧侧吻合两次。经贮袋出口灌注生理盐水 200～300 mL,将贮袋充盈,确认吻合处无液体漏出,将贮袋内液体吸出,呈淡血性,确认吻合处无活动性出血。于贮袋出口行荷包缝合后将胶管插入贮袋内,系紧荷包缝合线,并将贮袋自肛门拉出。如果末端回肠不够长,可行 H 型贮袋,但必须保留回结肠动脉及其回肠支。于末端回肠 20 cm 处切断肠管,输入肠管远端 3～5 cm 作为输出端,于回肠中间切开肠壁,分别向近端和远端行侧侧吻合,将中间切口再闭合。由于 S 型和 W 型使用肠管较长,制作复杂,必须手缝,所以现在很少采用。

7)回肠贮袋与肛管吻合:回肠贮袋与肛管吻合的方法有手缝吻合和双吻合器吻合,吻合的部位有肛直线和齿状线。不同的吻合方法和位置,术后肛门功能不同,这与肛管的解剖特点有关。

8)肛管解剖:肛管有3条解剖标志线,肛缘、齿状线和肛直线。肛缘与齿状线之间的区域称为齿线下区,管内覆以移行和复层扁平上皮,具有脊神经,痛觉敏感,称为皮肤肛管,即解剖肛管。齿状线与肛直线之间的区域称为齿线上区,即ATZ区,混合覆以立方、移行和扁平上皮,具有自主神经,感觉末梢丰富,具有痛、冷、压、触、摩擦等多种感受器,使肛门对气体和液体具有精细控便和排便功能。肛缘至肛直线包括齿线下区和上区,管壁全部由肛门括约肌环包绕,称为括约肌肛管,即外科肛管。肛门括约肌环是复合肌群,包括内括约肌、外括约肌、耻骨直肠肌和联合纵肌。

9)肠贮袋与肛直线手缝吻合:有学者经多年临床实践与观察,创新了回肠贮袋与肛直线手缝吻合。将270°肛门镜置入肛门直肠内,在肛直线处切开直肠黏膜,于直肠后壁向近端游离2 cm,切断黏膜下肠壁,将全结肠直肠拉出,再游离直肠前壁黏膜。用可吸收线连续缝合吻合回肠贮袋和肛直线,使吻合口可容纳示指。该方法保留了完整肛门括约肌环,肛门自制功能良好;保留了完整ATZ区,肛门精细排便功能良好;同时无直肠黏膜残留,降低了复发和癌变风险,提高了术后生活质量。

10)回肠贮袋与齿状线手缝吻合:这是早期IPAA回肠贮袋与肛管吻合的方法。在齿状线切开直肠黏膜,其他步骤与肛直线手缝吻合相同。该方法保留了完整肛门括约肌环,肛门自制功能良好;无直肠黏膜残留,降低复发和癌变风险;但是完全切除了ATZ区,肛门精细排便功能不良,术后肛门皮肤湿疹,影响生活质量。

11)双吻合器吻合回肠贮袋与肛管:吻合器吻合不能直视下切断直肠。为了保留完整肛门括约肌环和ATZ区,吻合器需放置较高位置,术后可保证肛门自制功能和精细排便功能良好;但是会有直肠黏膜残留,增加复发和癌变风险。为了避免直肠黏膜残留,将吻合器需放置较低位置,则会损伤部分肛门内括约肌,术后肛门自制功能欠佳。

12)尽量完全修复腹腔腹膜:因为IPAA手术损伤大,完全腹膜化是为了避免术后出现广泛的腹腔粘连和内疝,预防肠梗阻。

13)回肠双腔造口还纳手术:一般在前期术后3～6个月完成。术前必须行电子结肠镜检查和回肠贮袋病理活检,除外贮袋炎;排粪造影和贮袋肛门压力测定,评价回肠贮袋顺应性和肛门自制功能。如果排粪造影出现贮袋吻合口漏,或电子结肠镜出现溃疡、贮袋炎表现,都应推迟回肠双腔造口还纳的时间。回肠双腔造口还纳手术一般用80 mm直线切割吻合器行回肠侧侧吻合,操作简单,减少吻合口狭窄发生。

(4)IPAA术后常见并发症及治疗方法。

1)吻合口瘘:吻合口瘘可以发生在回肠侧侧吻合处和贮袋肛管吻合处,一般术后一周内出现。术前患者营养不良,长期大剂量使用激素是主要原因,吻合技术缺陷亦可导致。改善营养状态,充分引流,冲洗贮袋,一般6个月可以愈合,也有长期不愈合的。

2)感染:腹部切口感染与患者术前营养不良,长期大剂量使用激素有关。术后合理肠外营养可以改善营养状态;每天静脉输入20 g清蛋白和10 mg托拉塞米可以改善组织水肿,促进切口愈合。术中肠腔破溃,污染腹腔是造成腹腔感染的主要原因,术中一旦腹腔污染应及时做细菌培养和药物敏感试验,以便术后尽早合理使用抗生素。

3)贮袋瘘、贮袋阴道瘘和吻合口狭窄:主要是吻合技术有缺陷造成,一般迟发。贮袋与肛管手缝吻合不严密,或吻合过紧,导致吻合组织缺血坏死,形成肛门周围感染,切开引流或自行破溃后形成贮袋瘘,严重的可以影响肛门括约肌功能,应该注重术后患者肛门不适的主诉,及时指诊检查,可以早期发现和治疗。贮袋阴道瘘多发生在手缝吻合直肠前壁时,牵挂阴道后壁所致,或关闭吻合器时将阴道后壁一并加入,所以一定要注意保护阴道后壁。吻合口狭窄是由于吻合口缺血所致;手缝锁边吻合回肠贮袋和肛管常出现吻合口狭窄,连续或间断缝合并不断扩肛,使吻合口能容纳1～2指可避免。

4)残端直肠炎:直肠黏膜切除不完全,反复出现少量脓血便,电子肠镜显示吻合口远端黏膜糜烂出血,美沙拉秦栓纳肛是有效的治疗方法。

5)贮袋功能不良:贮袋吻合口瘘可导致盆腔感染,使贮袋顺应性降低,导致贮袋储粪量减少,排便和控便功能不良,所以预防性回肠造口的重要临床价值在于可以减轻或避免贮袋吻合口漏发生时导致的盆腔感染。

6)贮袋炎:贮袋炎为远期并发症,国外报道 IPAA 术后 5 年以上有 50% 出现贮袋炎,主要病因是贮袋菌群失调,厌氧菌过度生长所致。表现为脓血便、里急后重、排便次数增加;肠镜显示黏膜糜烂、溃疡和出血,严重者可能需要废弃或切除贮袋,行腹部永久性回肠造口。目前国际公认甲硝唑和左氧氟沙星联合用药是治疗贮袋炎最有效的方法。有学者对 128 例 IPAA 术后患者随访 5 年以上,贮袋炎发生率低于 5%,有人认为这与中国人习惯吃熟食和软食有关,也与学者在贮袋制作时保留回结肠动脉及其回肠支有关,保证贮袋有回肠动脉和回结肠动脉的双路供血。近期有学者报道,贮袋炎与贮袋供血不足有关。

7)水吸收障碍导致的腹泻:结肠的主要功能是进一步吸收水分和电解质,使粪便成形、储存和排泄。全结肠直肠切除术后机体水吸收减少,粪便在体内停留时间缩短。所以术后早期可能出现腹泻,经蒙脱石散、利尿剂、补充电解质、益生菌等对症治疗后,回肠可以结肠化,回肠绒毛变短变粗,一般术后 6 个月后 80% 的患者,24 小时排便次数为 3～5 次,其中夜间排便 0～1 次。

8)慢性肾上腺皮质功能减退导致的腹泻:UC 患者术前长期大剂量糖皮质激素治疗,可导致慢性肾上腺皮质功能减退,使皮质醇分泌不足,胃蛋白酶和胃酸分泌减少,影响消化吸收,出现腹泻。血浆皮质激素降低和 ACTH 增高是诊断的重要依据,后者更稳定可靠。其腹泻特点是:主要发生在小肠;多为吸收不良,分泌性水样便,无脓血,可含有脂肪或电解质;胃肠蠕动加速,肠鸣音亢进,无腹痛或轻度腹痛;抗生素治疗无效,激素替代治疗后症状缓解,口服氢化可的松 20 mg,每 12 小时 1 次,缓慢减量,治疗至少 6 个月。24 小时入量不超过 2 500 mL,其中包括 1 000 mL 电解质口服液(1 000 mL 水,食糖 20 g,食盐 3.5 g,碳酸氢钠 2.5 g),如果粪便量仍多于 1 000 mL,尿量少于 1 000 mL,应隔天输液 1 000 mL,预防水电解质酸碱平衡紊乱。

9)维生素 B_{12} 缺乏导致贫血:食物中的维生素 B_{12} 与蛋白质结合进入人体消化道,在胃酸、胃蛋白酶及胰蛋白酶的作用下,维生素 B_{12} 被释放,并与胃黏膜细胞分泌的一种糖蛋白内因子(IF)结合形成维生素 B_{12}-IF 复合物,在回肠被吸收。维生素 B_{12}-IF 复合物促进红细胞的发育和成熟,使机体造血功能处于正常状态,预防恶性贫血。IPAA 术后早期因为排便次数较多,维生素 B_{12}-IF 复合物在回肠吸收减少,极易出现恶性贫血。减少排便次数是解决这一问题的最好方法,因此要对症治疗,严重腹泻时可以口服肠蠕动抑制剂。

10)泌尿系统结石:正常人每天排尿量 1 000～1 500 mL,IPAA 术后出现腹泻可导致尿量减少,是形成泌尿系统结石的主要原因,术后应该密切观测尿量,及时对症治疗是最好的预防措施。

11)性功能和排尿功能障碍：虽然 UC 是良性疾病，但分离直肠后壁时，也必须在骶前间隙脏层和壁层之间直视下锐性分离，这样才能保证骶前神经无损伤，避免术后出现性功能和排尿功能障碍。

12)不孕不育：文献报道女性患者行 IPAA 术后 60％不孕，主要是术后盆腔粘连导致输卵管不通所致。男性患者行 IPAA 术后可能出现逆行射精。在性发育时期长期大剂量激素治疗，可以导致性器官功能发育障碍，也可以造成不孕不育。术前将卵子和精子储藏是解决不孕不育的有效方法。

（刘海磊）

第三节　肛门直肠狭窄

一、概述

肛门直肠狭窄是指由于先天性肛门直肠缺陷或者因外伤、医源性损伤、局部炎症刺激及新生物等原因引起的一种以肛门直肠管径变小为主要病理特点，以排便功能障碍（甚至不能排便）为主要临床表现的一种疾病。婴幼儿患者多系先天性缺陷，成年患者多因医源性损伤或继发于其他病症。中医属便秘、锁肛痔的范畴。

二、病因病理

(一)病因

1.先天性因素

对于肛门直肠狭窄，大多数学者认为是在胚胎发育过程中，外胚层由外向内、向上形成原始肛道的融合阶段出现了障碍。这种障碍一旦出现将直接导致肛门直肠形成不完全或不充分，从而引起肛门直肠狭窄甚至闭锁。

2.外伤因素

肛门直肠外伤，可直接导致肛门、肛管皮肤及肌肉的损害。创伤在愈合恢复过程中，由于肛门平时多呈持续收缩状态，致使局部创伤愈合面积缩小，愈合后形成的窄小、僵硬而缺乏弹性的瘢痕反过来又会制约肛门的随意开放程度，从而引起狭窄。

3.医源性创伤

肛门直肠不正确的手术方式、注射疗法、肛门直肠部放射治疗、枯痔散的使用等均可能引起肛门、直肠的损伤，引起狭窄。

4.新生物因素

肛门、直肠新生物（包括肿瘤、疣体等）可占据部分或全部肛门直肠腔径，形成阻挡及狭窄。

5.炎症

溃疡性结肠炎、克罗恩病、肛瘘、肛门直肠结核、放射性肠炎也可引起肛门直肠狭窄。

(二)病理改变

肛门直肠管径变小、呈环形、镰状、管状狭窄，部分患者伴肛裂、直肠炎或结直肠溃疡。肛周瘢痕组织肿硬,弹性降低。

三、临床表现

(一)症状

1.排粪不畅

本病患者不能随意通畅排出大便,排便时间延长,须临厕努挣方能少量排出。需长期服用泻药、灌肠、注射开塞露等帮助排便,否则不能解出大便。

2.腹部不适

腹部不适以腹痛、腹胀为主,尤以左下腹明显。

3.便血

肛门有裂口者便血色鲜红,量多少不等,便前、便后均可发生。溃疡及肠炎患者可有黏液样血便。

4.疼痛

肛门、腹部疼痛,尤以排便前后明显,疼痛时间从数分钟至数十分钟不等。

5.假性失禁

由于肛门弹性差,部分大便、肠液因肠内压的增高而被挤出肛门。

(二)体征

1.肛门狭窄

肛门仅存一小孔,或仅容一指通过甚至不能进入。

2.直肠狭窄

直肠内可有镰状狭窄带或环形狭窄带,直肠腔因此而明显缩窄。

3.结肠直肠炎

直肠或结肠可发生炎性水肿,溃疡形成。

4.裂口

肛管部呈放射状存在一至数条裂口,可深达肌层。

5.腹部体征

腹部胀满压疼,左下腹常扪及肠型积粪。

6.粪石

直肠内存留大量粪便,甚至形成粪石。

7.瘢痕

肛周瘢痕形成,皮肤肌肉弹性减退。

(三)实验室检查

本病患者的血、尿常规一般无明显变化。

四、诊断与鉴别诊断

(一)诊断依据

(1)排便不畅或变细。

(2)有肛门直肠外伤、医疗史。

(3)足以引起排便障碍的肛门、直肠狭小。

（二）鉴别诊断

1.功能性出口梗阻

由于直肠黏膜内套叠、耻骨直肠肌痉挛、直肠前突等引起的排便不畅，肛门直肠无器质性狭窄。

2.肛门闭锁

肛门直肠不相通，肛门不能解出大便。局部检查未见肛口形成。

（三）分类

肛门直肠狭窄根据形态、病因、轻重的不同而存在不同的分类法。

1.形态分类

（1）管状狭窄：狭窄部宽度在 2 cm 以上者。

（2）环状狭窄：狭窄部宽度在 2 cm 及以下者。

（3）镰状狭窄：狭窄部仅占据肛门直肠部分周径者。

2.病因分类

（1）先天性狭窄：婴幼儿出生后即出现肛门直肠狭小，排便障碍者。

（2）后天性狭窄：由于后天因素（外伤、医疗、炎性、新生物等）而引起的肛门直肠狭窄。

五、治疗

（一）保守治疗

1.辨证施治

（1）湿热下注型：排便不畅，大便黏滞，便中带血或伴有黏液，腹胀，肛门灼痛，神倦乏力，口干苦，溲黄赤，舌质红，苔黄腻，脉滑数。治宜清热利湿。用芍药汤汤加减。

（2）气滞血瘀型：腹胀甚，排便不畅，肛门肿痛较甚，小便黄，舌红有瘀斑，苔薄黄，脉弦。治宜宽肠理气，祛瘀软坚。用翻肛散加丹参、乳香、没药等。

（3）阴虚肠燥型：大便干结难解，口干苦喜饮，小便黄少，舌质红乏津，苔薄黄，脉细数。治宜养阴增液，润肠通便。用增液汤合麻仁丸加减。

（4）气阴两虚型：大便干燥，排便乏力，面白无华，少语懒言，心悸气促，舌质淡，苔薄白，脉细无力。治宜益气养阴，润肠通便。用补中益气丸合润肠丸加减。

2.扩肛疗法

对病症较轻的患者，可采用肛镜或手指进行扩肛治疗。扩肛时以患者可以耐受为度，并随着扩肛的进行逐渐增大扩肛工具的管径、延长每次扩肛持续时间。经过扩肛治疗后，患者能较顺利排出大便为佳，并注意经常复查。

3.坐浴

坐浴采用中药苦参汤，适量加入丹参、丹皮、川芎等活血化瘀药物，除了能清热除湿外，可以活血化瘀，促进血循环，帮助软化局部瘢痕组织。

（二）手术疗法

对较严重的肛门直肠狭窄，必须采取手术治疗。

1.纵切横缝术

纵切横缝术适合于各种狭窄。

在腰俞穴麻醉下，取膀胱截石位，局部消毒、铺巾后于狭窄部做纵向切口（最好选在肛门后侧或直肠后壁),切口的长度超过狭窄部的宽度,切口深度的掌握应以切断狭窄部瘢痕组织达到松软而富于弹性的组织为佳。然后间断全层横形缝合切口,使狭窄部管径得到放大。放大的程度应以在麻醉状态下轻松放入两指为度。缝合时张力过度时,应加强切缘周围瘢痕组织的游离,以防伤口因张力过度而撕裂,影响疗效。术毕,肛内置凡士林纱条压迫,外敷纱布,胶布固定。术后进食流质饮食3天,控制排便3天,适当应用抗生素,每次便后用1:5 000高锰酸钾水坐浴,用复方紫草油纱条伤口换药至痊愈。

2.切开术

切开术适于肛管部环形狭窄。

在腰俞穴麻醉下,取膀胱截石位,局部消毒、铺巾后,沿后正中肛管做放射状切口,切断环形狭窄带,术中会立刻体会到肛门得到松解,并不断调整切口深度、长度,达到手术目的。术中应注意切口一定要呈直线,切口适当加长,利于粪渣、分泌物的排出,促进伤口尽快愈合。术毕,肛内置凡士林纱条,外敷纱布,胶布固定。术后处理同上。

3.挂线术

挂线术多用于婴幼儿患者或较轻的肛门、直肠狭窄。

在腰俞穴麻醉下,取膀胱截石位,局部消毒、铺巾后,用止血钳在狭窄部下缘穿入,经狭窄部基底由上缘穿出,套入橡皮筋。肛管部狭窄需切开肛管皮肤。收紧橡皮筋,根部结扎固定。挂线术可使狭窄部肌肉由组织因缺血而逐渐坏死断开,而不致肌肉回缩产生失禁。术毕,肛内置凡士林纱条,外敷纱布,胶布固定。术后处理同上。

4.V-Y肛门成形术

V-Y肛门成形术适用于肛门直肠管状狭窄者。

在腰俞穴麻醉下,取膀胱截石位,局部消毒,铺巾后,在肛门外周做多个或连续的"V"形切口,向肛门游离皮瓣,使切口与肛门间皮肤向肛门移行,减轻皮肤张力,"Y"形缝合切口,使肛管皮肤得到补偿而扩大。术毕,肛内置凡士林纱条,外敷纱条,胶布固定。术后处理同上。

5.Y-V肛门形成术

Y-V肛门形成术适用于肛门直肠管状狭窄者。

在腰俞穴麻醉下,取膀胱截石位,局部消毒,铺巾后,于肛门前后侧做"Y"形切口,游离切口中呈箭头状皮瓣,然后向肛内拉入皮瓣并缝合固定于切口顶端,使肛管管径扩大。术毕,肛内置凡士林纱条,外敷纱布,胶布固定。术后处理同上。

术后除了积极抗感染外,挂线术后注意观察橡皮筋是否松动,如产生松动应及时紧线。肛门成形术后,应注意观察皮瓣的血运情况及有无感染。拆线后可辅以中药坐浴、扩肛等治疗巩固提高疗效。

(三)综合治疗方案

在肛门直肠狭窄的治疗上除了手术外,还应积极配合中药内服或外用,增强疗效。

(王星际)

第四节　痔

痔是最常见的肛肠疾病。肛垫的支持结构、静脉丛及动静脉吻合支发生病理性改变或移位称为内痔;齿状线以下静脉丛的病理性扩张或血栓形成称为外痔;内痔通过静脉丛吻合支与相应部位的外痔相互融合称为混合痔。痔确切的发病率很难统计,很多患者已经有了临床症状但并不去就诊,任何年龄都可生痔,随年龄增长,发病率逐渐增高,痔的症状也逐渐加重。据不完全统计,痔手术占肛肠外科手术的 50% 以上,是肛门手术中最基本的手术。

一、病因

痔的致病原因还未完全清楚,静脉回流障碍、肛垫脱垂、饮食结构和行为因素等均是导致痔症状恶化的因素。

(一)静脉回流障碍

在正常应力情况和排便时痔充血,接着就会恢复正常,但如果患者内痔部分承受应力时间延长,如慢性便秘、妊娠、慢性咳嗽、盆腔肿物、盆底功能障碍或腹水状态等,由于腹内压增高,内痔静脉回流受阻,内痔就会持续淤血。也会呈现和慢性便秘相同的状况。门静脉高压症与痔的发生无直接关系。

(二)肛垫脱垂

1975 年,Thomson 指出痔由肛垫形成,包含血管、结缔组织、Trietz 肌和弹性纤维构成。Trietz 肌起于联合纵肌,对痔起到支撑作用,将痔固定于内括约肌。这些支持组织一旦变弱,痔就会变得越来越有移动性并可以出现脱垂,痔脱垂后,静脉回流受阻,痔体积增大,痔支持组织就会进一步弱化,形成恶性循环。

(三)饮食结构和行为因素

饮食结构和行为方式也是产生痔症状的因素。低纤维饮食使得大便干硬、便秘,从而使痔组织承受过多应力,使痔组织脱垂。干硬大便还能损伤局部组织,引起出血。如厕习惯和排便方式被广泛认为可以影响痔症状的进展,长时间坐便使得痔组织承受更长时间的应力。

便秘可以加重痔的临床症状,而腹泻和肠运动增快也会引起相同的结果。区别于其他因素,高龄是一个独立的影响因素,组织学证据表明 Trietz 肌随着年龄的增长,支持作用逐渐下降。

(四)湿热学说

中医学论痔是湿热所致,大肠湿热应随粪便排出,如排出不畅,蓄积日久,肛门和直肠受其毒害,则生成痔。

二、分类

按痔所在解剖部位分为 3 类。

(一)内痔

发生在齿线上方、被覆直肠黏膜,常位于直肠下端左侧、右前、右后位置。根据痔的脱垂程度将痔分为 4 度:Ⅰ度——内痔位于肛管内,不脱垂;Ⅱ度——大便时内痔脱出肛门外,可自行还纳；Ⅲ度——内痔脱出，需用手协助还纳；Ⅳ度——内痔脱出无法还纳。

(二)外痔

发生在齿线下方，被覆肛管皮肤。外痔分为血栓性外痔、结缔组织性外痔、静脉曲张性外痔和炎性外痔。

(三)混合痔

发生在齿线附近，有内痔和外痔两种特性。当混合痔逐步发展，痔块脱出在肛周呈梅花状时，称为"环形痔"。

三、临床表现

内痔可能表现为便血、脱出、疼痛、瘙痒和肛周不洁等。

(一)便血

特征性的内痔便血为大便时鲜红色血便，患者往往描述为卫生纸染血、便盆内滴血或者喷血。内痔出血一般发生在排便结束时，由于大便损伤了增大的痔组织从而导致出血。该症状必须和血与大便混合的混合血便相鉴别，后者往往预示着结直肠恶性肿瘤。

(二)痔脱出

内痔内脱垂可引起便后充盈感、便急、或排便不尽感。如果内痔完全脱垂，患者会感到肛门外肿块，常常引起肛周潮湿或污染。当黏膜脱垂时，黏液、血、大便可以污染肛周。脱出的内痔可自动还纳或需用手协助还纳。

(三)疼痛

单纯性内痔无疼痛，可有肛门部坠胀感。如有嵌顿、感染和血栓形成则有疼痛。

(四)瘙痒

痔脱出时分泌物增多，刺激肛门周围皮肤，引起瘙痒。

外痔可以表现为肛周多余组织、包块、便血或者便后清洁困难，另外外痔可以引起肛周炎症，症状往往没有内痔那么严重，部分患者表现为轻微的肛门急性疼痛，这种疼痛往往在腹泻或便秘以后出现，有时也可以没有明显的诱因。

四、诊断和鉴别诊断

痔的诊断主要依靠病史和肛门直肠检查。

(一)病史

详细询问病史，包括排便习惯、便秘、腹泻、便急、便频以及便血情况等。比如混合血便和排便习惯改变，往往预示着恶性病变，慢性腹泻引起肛门疼痛往往提示 CD，肛周包块流脓往往提示脓肿或肛瘘，不伴有便血或脱垂的慢性肛门瘙痒往往提示皮肤炎症，大便后肛门疼痛往往提示肛裂等，如有间断性出血或肿块脱出，应想到内痔。

(二)肛门直肠检查

肛门直肠检查时视诊可以分辨外痔、皮赘、内痔脱出、直肠脱垂、皮肤损伤、肛裂、肛瘘、脓肿、肛管癌、皮疹或皮炎。对硬结、压痛区、包块或外痔血栓应仔细触诊。如为痔，可见突出肿块，其下部被覆皮肤，上部被覆黏膜，上方黏膜可见灰白色鳞状上皮，部分严重患者可见局部溃烂。指诊发现肛门松弛，部分患者可触及软块或纵形褶皱。

直肠镜或肛门镜检查发现在齿线上方可见曲张静脉突起或圆形痔块，红紫色，黏膜光滑，有时可见出血点或溃烂。

五、治疗

痔的治疗就是针对痔临床症状的治疗,由于痔组织是正常解剖结构的一部分,没有必要全部去除。

痔的治疗措施分为三大类:①保守治疗,包括饮食疗法和行为治疗;②门诊治疗;③手术治疗。

治疗时应遵循以下3个原则:①无症状的痔无须治疗;②有症状的痔无须根治;③以非手术治疗为主。

(一)保守治疗

在痔的初期,增加纤维进食、增加饮水、改变不良排便习惯即可改善症状,不需特殊治疗。坐浴治疗缺乏客观证据支持,然而,许多患者感到坐浴可以缓解痔的症状,考虑到坐浴成本低、风险小,还是应该继续向患者推荐坐浴疗法。

(二)注射疗法

注射疗法是一种内痔固定技术,这种门诊治疗技术是应用化学药剂来形成局部纤维化并将痔固定于内括约肌,同时,硬化剂破坏内痔血管,使得痔缩小。临床有多种硬化剂,常见硬化剂包括5%苯酚植物油、5%奎宁尿素水溶液、4%明矾水溶液等。治疗时在齿状线近端1~2 cm处的内痔基底部或接近基底部注入2~3 mL硬化剂。硬化剂应注入黏膜下层,尽量避免注入黏膜层或肌层,后者会引起局部黏膜脱落,从而导致溃疡形成或引起剧烈疼痛。注射疗法的并发症通常是由于将硬化剂注射到了错误的解剖间隙,从而引起严重的炎性反应,形成脓肿,引起尿潴留,甚至阳痿。

(三)红外线凝固疗法

适用于Ⅰ度、Ⅱ度内痔,红外线凝固疗法采用红外辐射产生热量,使蛋白凝固,局部纤维化、瘢痕形成,从而将内痔固定。该疗法复发率高,且相比套扎疗法昂贵,目前临床应用不多。

(四)胶圈套扎疗法

适用于Ⅰ度、Ⅱ度及Ⅲ度内痔,是一种最常用的内痔门诊治疗方法。由于其疗效好,安全性高,成本低,临床上被广泛采用。胶圈套扎术的治疗原理是通过将一个橡胶圈置入内痔根部,使痔缺血坏死,诱发炎症反应,局部纤维化,从而将内痔固定。胶圈套扎器种类很多,主要有牵拉套扎器和吸引套扎器两类。一次套扎多个痔核是安全的,没有证据表明会明显增加术后并发症。但一次性套扎多个痔核术后相对较痛,出于这个原因,一些外科医师会选择先套扎一个痔核,间隔一段时间后,再套扎更多的痔核。

(五)手术治疗

1.痔切除术

对于非手术治疗无效、症状进行性加重、不适合非手术治疗或外痔严重需要手术切除的患者以及合并其他肛门直肠疾病的患者,如肛裂、肛瘘或脓肿,此时应行痔切除术。另外,无法忍受门诊治疗或抗凝治疗的患者需要确切止血时也适合手术治疗。外科手术治疗方法主要有痔切除术和吻合器痔上黏膜环切术(PPH术),对于血栓性外痔,采用血栓剥离术。

痔切除术的安全性和有效性经受了数十年的考验,相对于其他治疗方法,仍是手术的标准。痔切除术的方法很多,根据切除痔核后肛管直肠黏膜以及皮肤是否缝合分为开放式和闭合式痔切除术两大类。由于闭合式痔切除术存在伤口愈合不良需要再次敞开的风险,目前,国内主要采用开放式痔切除术,具体方法如下:取截石位、折刀位或侧卧位,骶管麻醉或局麻后扩肛至 4~6 指,充分显露痔块,钳夹提起痔块,取痔块基底部两侧皮肤 V 形切口切开,将痔核与括约肌剥离,根部钳夹后贯穿缝扎,离断痔核。齿状线以上黏膜用可吸收线缝合,齿状线以下皮肤创面用凡士林纱布填塞,丁字带加压包扎。

2.PPH 术

主要适用于Ⅲ~Ⅳ度内痔、多发混合痔、环状痔及部分合并大出血的Ⅱ度内痔。另外,对于直肠黏膜脱垂、直肠内套叠及Ⅰ~Ⅱ度直肠前突的患者,也适用于该术式。其方法是通过吻合器环形切除齿状线上 2 cm 以上的直肠黏膜 2~3 cm,从而将下移的肛垫上移并固定。目前,该术式已在国内外广泛应用,临床疗效良好。对于不需要完全环形切除直肠黏膜的患者,可采用经该术式改进的选择性痔上黏膜切除术(TST 术)。

3.血栓性外痔剥离术

该术式特异性针对血栓性外痔,于局麻下梭形切开痔表面皮肤,通过挤压或剥除的方式将血栓清除,伤口可一期缝合,但大多数外科医师选择伤口内填塞凡士林纱布后加压包扎。

4.其他治疗方法

如内痔插钉术、内痔扩肛术、环状切除术(Whitehead 术)及冷冻疗法等由于疗效以及安全性等原因,在临床上已逐步被淘汰。

(六)手术后并发症的预防与处理

痔切除术后常见并发症包括尿潴留、出血、粪便嵌塞、肛门狭窄、肛门失禁及感染等。

1.尿潴留

由于麻醉、术后疼痛、肛管内填塞纱布、前列腺肥大等因素,术后尿潴留发生率较高。手术后限制液体,尽早取出肛管内纱布,会阴部热敷,鼓励患者站立排尿等方式可减少尿潴留,也可皮下注射新斯的明,必要时导尿。

2.出血

术后严重迟发性出血不到 5%,但出血仍是常见的痔切除术后并发症。原发性出血是指手术后 48 小时内出血,这可能更多和技术因素相关。而迟发性出血主要考虑与感染有关。针对大量出血,需在麻醉下找到出血点,结扎或缝合止血。如弥漫性出血,可采用压迫止血,同时补液及抗感染治疗。

3.粪便嵌塞

因肛门部疼痛不敢排粪,导致直肠内蓄积粪块。手术后半流质粗纤维饮食,口服液状石蜡,可防止便秘。一旦出现粪便嵌塞时可采用液状石蜡保留灌肠,然后用盐水灌肠,必要时手辅助排便。

4.肛门狭窄

多因过多切除肛门部皮肤或结扎过多黏膜引起。术后 10 天左右开始扩肛,每周 1~2 次,直至大便恢复正常。

5.肛门失禁

多因括约肌损伤过多、大面积损伤黏膜致排便反射器破坏、肛门及周围组织损伤过重至瘢痕形成,肛门闭合功能不全等引起。术中尽量减少组织损伤,避免大范围瘢痕形成,注意保留足够的黏膜皮肤,保留排便感受器,预防术后肛门失禁。对于完全性肛门失禁可行手术治疗,但疗效欠佳。

(刘　迁)

第五节 肛 瘘

一、概述

肛瘘是在肛门、肛管和直肠下部周围的瘘管,一端与肛管或直肠相通,一端在肛门周围皮肤,是常见的肛门直肠疾病。多是肛门直肠脓肿破溃或切开后脓腔缩小,成为管状,外部破口缩小,成为肛瘘。由外口、瘘管、支管、内口组成。

二、分类

(一)按内外口分类

1.单口内瘘

单口内瘘又称为内盲瘘,只有内口与瘘管相通,无外口。

2.内外瘘

内外瘘瘘管有内外口,外口在体表,内口在肛窦,下有瘘管相通。此种肛瘘在临床上最为多见。

3.单口外瘘

单口外瘘又称为外盲瘘,只有外口下连瘘管,无内口。此种肛瘘较少见。

4.全外瘘

全外瘘瘘管有 2 个以上外口相互有管道通连而无内口,此种肛瘘临床上较少见。

(二)按瘘管的高度分类

1.高位肛瘘

瘘管在肛提肌和肛管直肠环上方。

2.低位肛瘘

瘘管在肛提肌和肛管直肠环下方。

(三)按肛管的发病机制分类

1.非特异性肛瘘

非特异性肛瘘即化脓性肛瘘。

2.特异性肛瘘

特异性肛瘘又分为结核性肛瘘、梅毒性肛瘘和放线菌性肛瘘 3 种。

(四)中国肛肠病协会分类方法

以外括约肌深部画线作为标志,瘘管经此线以上为高位,此线以下为低位。

1.低位单纯性肛瘘

只有一个瘘管,并通过外括约肌深部以下,内口在肛窦附近。

2.低位复杂性肛瘘

瘘管在外括约肌深部以下,外口和瘘管有 2 个以上者,内口在肛窦部位(包括多发性瘘)。

3.高位单纯性肛瘘

仅有一个瘘管,瘘管穿过括约肌深部以上,内口位于肛窦部位。

4.高位复杂性肛瘘

有2个以上外口及瘘管有分支,其主管通过外括约肌深部以上,有1个或2个以上内口。

三、形成的机制

肛周脓肿虽然破溃或切开引流,但原发感染源、肛窦炎或肛腺感染仍可继续存在,肠腔内容物也可从内口继续进入瘘管。肠腔中的粪便肠液和气体继续进入瘘管,刺激管壁,使管壁结缔组织增生变厚,管腔难以塌陷闭合。脓腔引流不畅,或外口缩小,时闭时溃,脓液蓄积腔内导致脓肿再发,并穿破而形成新的支管或窦道。管道多在不同高度穿过肛门括约肌,括约肌收缩阻碍脓液排出,以致引流不畅。

四、临床表现

(一)疼痛
一般情况下无疼痛,当脓液排出不畅时,可发生肛周疼痛。

(二)排出黏液或脓水
反复发作的肛瘘排出脓液时多时少,有时带血及粪便,急性期流脓多,慢性期流脓少。

(三)肛周湿痒
反复脓液流出,刺激肛周皮肤发生瘙痒,有时形成湿疹。

(四)排便不畅
多见于蹄铁形肛瘘,因瘘管围绕肛管,形成半环状纤维索环,因而影响肛门舒张,可出现排便不畅。

(五)全身症状
反复发炎及肿胀,可伴有贫血、消瘦、食欲缺乏。

五、瘘管的检查

检查的目的在于了解肛瘘内、外口的位置和数目,瘘管的走行及与括约肌的关系,病变的性质、范围等。常用的检查方法有视诊、触诊、探针检查、管道染色、内镜检查、X线造影等。

(一)视诊
检查时注意肛门外形、病变范围和外口的数目、部位、形态及其周围组织的变化等。

1.肛门外形及病变范围

注意肛门有无移位凹陷或缺损,病变范围大小,占据肛周几个象限。

2.外口的数目、部位及形态

如只有1个外口,一般多为单纯性肛瘘。如2个外口左右分居肛门后位而两口之间亦有条形隆起时,常为蹄铁形瘘,但有不少患者两口之间条形隆起不明显,亦有管道贯通两口之间;有时即使隆起显著,却无管道存在。结核性肛瘘的特征是前位肛瘘,其外口距肛门较远者常向阴囊皮下侵及,在视诊前位外口的同时,应注意阴囊与股根部皮肤的变化,观察有无与外口相关的条形隆起或结节肿块。

如较多外口居于肛门一侧或两侧,则管道复杂。复杂性肛瘘病变广泛者,皮肤表面可凹凸不平,外口数目不一,形貌各异。

一般外口近肛门者,管道较浅;远肛门者,管道较深。但有不少患者,外口距肛门较近,管道却深;外口距肛门虽远,管道却浅,仅于皮下蔓延不向深部穿凿。

外口形态的观察,对了解肛瘘的性质及病程可提供参考。新生的瘘管,外口处常无增殖结节。患病已久,外口处常形成肉芽组织的突起,或纤维化的结节或瘢痕性凹陷,结节或凹陷的中央有瘘口存在。有时外口开于结节根部的一侧或闭锁,有时瘘管与结缔组织性外痔并存,无外口,如不细查常被忽略。

一般炎症性肛瘘的外口多有结节形成,结节的大小、外貌以及突起皮肤的高度不尽相同。结核性肛瘘外口不规则,常无突起小结,外口边缘向内凹陷卷曲,肉芽组织呈灰白色。

3.分泌物

脓液多而稠厚者,多是急性炎症期;脓液混有鲜血或呈淡红色,多为脓肿溃破不久;脓液清稀或呈米泔样,可能为结核杆菌感染;脓液色黄而臭者,多为大肠埃希菌感染;脓液带绿色,多为铜绿假单胞菌感染;脓液有均匀黄色小颗粒,多为放线菌感染;脓液呈透明胶冻样或呈咖啡色血性黏液,并伴有特殊恶臭,应考虑恶变。

4.肛瘘病变区的皮色变化

复杂性肛瘘尤其是结核性者,外口周围常有褐色圆晕。如管道区皮肤呈现弥漫的暗褐色,或变化的皮色间有正常皮色,显有明显或暗淡的褐色圆晕时,其皮下常有空腔,腔隙可为单个或几个,或呈蜂窝样。

(二)触诊

通过触诊可直接辨别肛瘘的不同体征。如瘘管的行径是笔直或弯曲,蹄形或钩形;单管孤存或分支蔓延;内口的位置、数目、直肠环的情况,以及管道与括约肌的关系和括约肌的功能等,均可通过触诊获得。

1.肛外触诊

慢性炎症性肛瘘常可触及硬韧的条索状物,由瘘的外口通向肛门。初发、短小的结核性肛瘘常无硬索触及。

如几个外口距肛缘较近时,并应触摸外口间的组织,以区别管道与纤维性变的括约肌束,后者不如管道硬韧。如数个外口居于肛门同侧或异侧,管道可有分支,应细细触摸分支状况,但复杂性肛瘘,因病变区常较硬韧并凹凸不平,不易确切触知管道的分支及行径。

在低位肛瘘,硬索与周围组织界线较为明显,容易触摸,但高位肛瘘其主道多与肛管平行或近平行,因而行肛外触诊时,常不能触及明显硬索,而仅能触及外口区的孤立硬结。

2.肛内触诊

手指伸入肛道后,应由外而内先后触摸。黏膜下脓肿及瘘管可触及包块和硬索。内口应于齿状线区寻找,可触及突起或凹陷小结,但内口闭锁且无明显结节时,不易触清。直肠环区的变化亦应重视,注意环区纤维化的程度和范围,纤维化与管道和内口的关系等。如触摸直肠区上部应使指曲为钩形。高位肛瘘常有一明显体征,即行探针指诊复合检查时,肛内的手指可于主道顶端对应区之肠壁感触探针的冲撞。另外并应检查括约肌的收缩力如何。

3.复合触诊

即肛肠内外的手指于病区同施压力,加压移动互相触摸。这样更有助于诊查管道的情况。

(三)了解内外口关系和管道曲直的有关规则

1.所罗门定律

于肛门中央画一横线,如瘘管外口位于此线前方,且距肛门不超过 5 cm 时,则管道较直,内口居同位齿状线上,与外口相对;如外口位于此线后方,则管道多弯曲不直,内口多居肛门后中位齿状线上,不与外口对应。

2.哥德索规则

在肛门中央画一横线,如瘘管外口位于此线前方,或肛门横线上,且距肛缘在2.54～3.81 cm以内时,则管道较直,内口居同位齿状线区;如外口位于此线后方,则主管弯曲,内口居后中位齿状线区;如外口距肛缘超过 2.54～3.81 cm,无论外口居此线前后,则主管均弯向后中位。

(四)探针检查

探针检查的目的在于弄清瘘管的行径、长短、深浅与肛门括约肌的关系及内口的位置等。检查时,将戴有指套的示指沾润滑剂伸入肛道,触于内口处。然后另一手取粗细适宜的探针,一般使用银质或铝合金球头棒状探针,使用时,参照肛门视触诊的情况,将探针插入管道,如为弯管可将探针弯成一定弧度,探入时将探针端指向肛门中心。动作应尽可能细致轻柔,切忌粗暴,以防造成假道或人工内口,一般以患者不觉剧痛、不出血为准。肛内手指应与探针互应,探查管道行径及有无贯通。如内口闭锁或管道平行、近平行肛管时,探针与手指的呼应检查,亦可测知瘘管与肛管间的距离厚度,并于内口处与管道顶端感触探针的冲撞。若探针进入受阻,可能是方向不正确,可以旋转角度,调整方向后试进,若仍不能探入,可能是管道狭窄或闭塞,不可强行进入。若瘘管弯曲,探针不易从内口穿出,可以将探针按管道弯曲后探查,若瘘管弯曲度太大,探针难以探入。对于复杂性肛瘘,可同时插入几根探针,探查各管道是否相通和内口部位是否在同处。如探针于管道某处碰触,则瘘管于此处分支。探针由几处探入肛道时,内诊的手指即可发现通入的不同部位。

(五)肛镜检查

检查前将肛镜前端涂润滑剂,慢慢将肛镜插入肛道。肛镜插入后,抽出镜芯对好灯光即行窥查。然后徐徐外退,随肛镜视野的外移注意观察肠黏膜的变化。一般肛瘘患者,齿状线区可充血肿胀,或见有红肿发炎的隐窝及突起的结节。由于扩张肛管,挤压瘘管壁,有时可见脓水自内口向肠腔流溢。如瘘管注入染色剂,可看到内口着色区。另外,注意肛管及直肠下段有无充血、溃疡、新生物等。

(六)管道液体注入法

1.注入染色剂检查法

将染色剂从肛瘘外口注入瘘管,以使瘘管管壁着色,显示内口位置,确定瘘管范围、走行、形态和数量。临床上常用的染色剂为 2% 的亚甲蓝或 2% 亚甲蓝与 1% 过氧化氢混合液等。

(1)纱卷填塞:取窥镜涂润滑剂插入肛道,抽出镜芯,再把卷好的纱卷放入肛内,或用二翼镜扩开肛门将纱卷放入,然后缓慢取出肛镜,使纱卷留于肛道。也可直接挟取纱卷放入肛内,如用此法,纱卷必须保持一定硬度并须涂足润滑剂,否则不易放入。

(2)染色剂注入:取空针吸 1%～5% 亚甲蓝溶液适量,由瘘管外口慢慢注入,所取针头以钝针头为宜,如外口较大可去掉针头直接注入。当患者感觉胀痛时,迅速将空针取出,用手紧堵管口,按揉1～3 分钟再将纱卷取出。

(3)着色区的观察:内口着色区的观察可分直接观察和间接观察。于注射药液的同时,扩开肛门直接窥视着色点的部位称直接观察;而纱卷着色区的辨识则为间接观察。当由肛道取出纱卷后,首先观察有无着色,如发现蓝色圆形或不规则的着色区时,则证明有内口存在。同时可借助着色区的部位及与纱卷外端的距离,测知内口的位置,但着色范围广泛时,辨清内口位置即有困难。如内口闭锁、管道迂曲或括约肌痉挛时,染色液常不易或不能通过内口染及纱卷。故纱卷没有着色并不能否定内口存在。

2.普鲁卡因溶液加压注入法

此法简单易行,但应直接窥视。取空针吸入0.25%普鲁卡因溶液适量,由外口加压注入。未注前取窥镜插入肛内,注射、窥查同时进行。如药液由肛内某处射出或溢出,此处即为内口。

(七)X线检查

对复杂性肛瘘,反复多次手术的患者,病因不明,瘘管的走行、分支、内口的位置不清者,或疑为囊肿性肛瘘,或骶前囊肿、畸胎瘤破溃后成瘘,或骨结核。克罗恩病、溃疡性结肠炎并发的肛瘘或骨盆疾病者,可作骨盆摄片和X线造影检查。

1.X线平片

骨盆正、侧位片,可以显示骨盆及骶尾骨骨质。若为骨结核或骨髓炎,则可见骨质破坏,有脓腔、死骨等。若为畸胎瘤,可见毛发钙化点、骨骼和牙齿等,常有直肠向前移位。

2.碘油造影

造影前,先将一链状金属条(每节1 cm)放入肛管或直肠内插入橡胶肛管以标记直肠,在肛门缘安置金属丝以标记肛门口。用细导尿管或硅胶管从外口缓慢插入瘘管,直到有阻力为止,稍退后,在外口处作一金属标记。然后缓缓注入40%碘油或其他含碘的造影剂,边注药边观察,满意时摄片,也可待造影剂注满瘘管(溢出为度)将导尿管拔出,堵塞外口,拍摄正、侧位片,可以显示瘘管走行、深浅、有无分支、内口的位置、与直肠的关系、与周围脏器的关系等。若为骶前囊肿,可显示囊腔的形态、大小、位置及与周围脏器的关系,为手术提供可靠的依据。

应用X线检查时须注意:①直肠内须放入一定的标记物,以判断瘘管是否与直肠腔相连通和瘘管之深度;②肛门缘、瘘管外口同样须作标记,可进一步判断瘘管的长短、深浅;③与染色检查相似,因括约肌收缩可阻碍碘油进入瘘管,不能显影,碘油未进入肠腔并不能说明无内口;④一般肛瘘不必作为常规检查。

(八)病理检查

为了明确肛瘘的病因和性质,对可疑病例或病史在5年以上者,在术前、术中或术后取活检组织进行病理检查,可以确定肛瘘有无癌变,是否为结核性的等。若一次检查为阴性或不能确诊,可多次取活组织检查。但需注意如何取得正确的标本,所取标本应包括瘘管壁及与管壁相连的组织,或特异变化的组织。

六、诊断

肛瘘外口常在肛门周围和臀部的皮肤表面,表现为凹陷或突出,有脓液流出,周围皮肤的表皮剥脱,有的有肉芽组织由口内突出。结核性肛瘘的外口大,形状不整齐。深部的瘘管在皮下可摸到绳索状硬条,由外口行向肛门,以指轻压,由外口排出脓液。深部的瘘管在肛管直肠环附近有硬的瘢痕,多在后方和两侧,坐骨直肠窝也有大块的瘢痕,有的在直肠壁内摸到瘢痕。内口位于齿状线黏膜附近和直肠下部,可摸到小块硬结,硬结中央凹陷,多在肛管后部正中线上或稍偏一侧。内肛瘘排便时肛门部疼痛,由肛门常流出脓液,瘘管在直肠壁内,可以摸到或用窥器看到。

根据病史、临床表现及检查所见较易诊断。

七、肛瘘的并发症

肛瘘常见的并发症有肛门直肠狭窄、肛门失禁、肛门畸形和肛瘘癌变。

(一)肛门直肠狭窄

肛瘘病变是侵犯肛门、肛管、直肠壁,使结缔组织增生,形成环形或半环形瘢痕;或因手术损伤组织过多,形成瘢痕,瘢痕挛缩,使肛门、肛管、直肠腔道狭窄,以致发生大便变细、变扁、大便困难,肛门直肠坠胀疼痛,甚至发生腹胀、恶心、呕吐等肠梗阻症状。有的肛管窄小,不能通过手指,有的能摸到坚硬的纤维带或环状狭窄,肛门部带有粪便或分泌物,有时有浅裂损。高位狭窄可做钡灌肠 X 线摄片检查,以明确狭窄位置、范围。对可疑病例可进行活体组织学检查,以确定病变性质。

(二)肛门失禁

肛瘘反复发作可导致肛管直肠周围肌肉和软组织广泛感染,出现大量结缔组织的增生而变硬,失去弹性,影响肛门的功能。肛瘘所致失禁多为不完全性失禁。

(三)肛门畸形

因肛瘘手术后瘢痕挛缩或缺损可引起肛门畸形。肛门畸形常与肛门狭窄、失禁合并存在。

(四)肛瘘癌变

肛瘘癌变比较少见。但近年来的文献报道看似有增加趋势。1931 年,Rosser 报道 7 例,其中 5 例为原发性腺癌,1 例为继发于肛瘘外口的扁平上皮癌,1 例为肛瘘创面附近息肉恶变。

八、治疗

(一)手术原则

手术时要保护括约肌,避免发生大便失禁。

(二)手术方法

肛腺感染是肛瘘形成的主要原因,应彻底切除感染的肛隐窝、肛门腺导管和肛门腺。

1.瘘管切开术

首先要找到瘘管内口,将探针从外口插入,顺瘘管走行方向从内口穿出,并拉出肛门外,顺探针切开瘘管,刮除坏死组织及管腔,同时扩大外口,使引流通畅。注意保护括约肌,防止发生大便失禁。

2.挂线治疗

适用于高位肛瘘,首先切开内外口之间的皮肤及肛管黏膜,然后贯穿内外口挂线,可用粗丝线或橡皮筋,定期紧线,将瘘管缓慢切开,使伤口周围组织粘连。优点可避免切断括约肌造成大便失禁,但愈合时间相对较长。

(三)手术后切口的处理

(1)手术后 24 小时取出伤口内的凡士林纱布,较深、大的伤口可 48 小时取出。

(2)开放伤口常有排出物和排便污染,应每天坐浴 1～2 次,每次排便后坐浴 1 次。

(3)伤口较深和排出物较多先用过氧化氢溶液冲洗,再用抗菌溶液冲洗,利用压力冲洗到伤口各部。然后将凡士林纱布、盐水纱布或抗菌溶液纱布放入伤口深部,覆盖肉芽组织,使伤口由深部向外生长,防止伤口粘连和外部过早闭合,但不可填塞太紧,以免妨碍生长。外部敷以纱布,吸收排出物。

（4）定期检查伤口生长情况，如深部生长缓慢或形成脓腔，以示指或止血钳分开粘连的肉芽组织，以免在下方生成瘘管；如有肉芽组织过长可用硝酸银棒烧去或剪去；如外部伤口生长太快，引流不畅，需开大外部伤口，刮除伤口内的肉芽组织。

（四）手术后并发症

1.出血

手术时注意结扎和灼烙止血。大型和深的伤口容易渗血用纱布紧压，并用胶布固定，以免敷料移位。如有出血应即检查伤口，结扎和压迫止血。

2.尿潴留

肛瘘手术后发生尿潴留的较少。不缝合伤口，减少结扎，肛管内只放一窄条凡士林纱布，可以避免或减少尿潴留。

3.肛门功能不良

主要表现为大便失禁。

4.复发

多在术后 5～25 个月内复发，2 年后复发的少见。发病率为 0～26.5%，括约肌外侧瘘为 2%～12.8%，蹄铁形肛瘘为 0～24%。

（刘　迁）

第六节　肛　　裂

肛裂是齿状线下肛管皮肤层裂伤后形成的纵形缺血性溃疡，呈棱形或椭圆形，常引起剧烈疼痛，反复发作，难以自愈。肛裂绝大多数是在肛管后正中线上。

肛裂分急性和慢性两种。急性肛裂病史短，裂口创面新鲜，色红，基底浅平，无瘢痕形成。慢性肛裂病史长，裂口色苍白，基底深，底部肉芽组织增生、裂口上端常见肥大肛乳头，下端皮肤水肿增生形成"前哨痔"。此三者被称为肛裂"三联症"。慢性肛裂用非手术治疗很难痊愈。

一、病因

肛裂的发生可能与肛管的特殊解剖有关，肛管外括约肌在肛门后方形成肛尾韧带，该韧带的血供及伸缩性差。肛管向后、向下形成肛管直肠角，排便时肛管后侧所承受压力较大，在后正中位处易受损伤。慢性便秘患者，因大便干硬，排便时用力过猛，容易损伤肛管皮肤。如此反复损伤会使局部裂伤深及皮肤全层，形成一慢性溃疡。此外，齿状线附近的慢性感染，如肛窦炎等向下发展形成皮下脓肿，脓肿破溃后即形成慢性溃疡。

近来研究发现，肛裂的形成与内括约肌痉挛有关。内括约肌痉挛导致肛管压力增高，引起肛管在后壁本身血供差的基础上缺血症状加重。

二、症状与诊断

肛裂常见于中、青年人，常见症状为疼痛、便秘和便血，疼痛是肛裂的主要症状。排便时肛管扩张、干硬的粪块直接刺激肛裂溃疡面的神经末梢以及排便后肛管括约肌的长时间痉挛,导致了患者排便时和排便后肛门的剧烈疼痛,患者因肛门疼痛而不愿大便,久而久之引起便秘并使便秘加重,便秘后更为干硬的粪块通过肛管,使肛裂进一步加重,如此形成恶性循环。出血也是肛裂的常见症状,色鲜红,但出血量不多,仅见于粪便表面或在便纸上发现,很少发生大出血。

根据上述典型症状,结合体检发现肛管后正中位上的肛裂溃疡创面或肛裂"三联症",即可明确诊断。若侧方有肛裂或患多处裂口,应考虑克罗恩病、溃疡性结肠炎、结核病、白血病、AIDS或梅毒的可能。如溃疡创面经适当的治疗后难以愈合,则有必要行活检以排除恶性肿瘤。

三、治疗

对肛裂的治疗原则是软化、通畅大便,制止疼痛,解除括约肌痉挛,促进溃疡创面愈合。具体需根据急、慢性肛裂来选择不同的治疗方案。浅表的急性肛裂可采用非手术治疗,多能治愈;慢性肛裂者多需手术治疗。

(一)非手术治疗

1.坐浴、照射

急性肛裂患者可通过软化大便,保持大便通畅,局部用浓度为1:5 000高锰酸钾温水坐浴,或局部红外线、微波照射进行治疗。肛裂创面可用20%的硝酸银烧灼以利于肉芽组织生长。疼痛甚者,局部涂以镇痛油膏。

2.药物治疗

期望通过药物缓解内括约肌痉挛,改善局部血供,达到肛裂溃疡愈合的目的。由此诞生了几类有"化学性内括约肌切开术"作用的药物。

(1)一氧化氮供体:其代表药物为硝酸甘油膏(GTN),局部应用可降低肛管压力,使肛管的血管扩张。主要不良反应是头痛。耐受性和依从性差是影响疗效的重要因素。

(2)钙通道阻滞剂:通过限制细胞的钙离子内流降低心肌和平滑肌的收缩力,从而降低肛门内括约肌张力。常用的有硝苯地平和地尔硫䓬。硝苯地平局部应用与肛门内括约肌侧切术相比,治愈率分别为93%和100%。但口服钙通道阻滞剂治愈率低,且会出现较多的不良反应。

(3)肉毒杆菌毒素(BT):其注射治疗肛裂的主要机制是阻断神经和肛门内括约肌的联系,缓解内括约肌痉挛,降低肛管压力。1990年始用于肛裂的治疗。有研究将其与硝酸甘油膏、地尔硫䓬软膏进行治疗比较,三者的治愈率相近,应用肉毒杆菌毒素的复发较多。主要不良反应是暂时性的肛门失禁。

慢性肛裂的药物治疗大部分学者认为应首选GTN,GTN治疗失败时采用BT注射疗法。

(二)手术治疗

1.肛管扩张术

该手术适用于急、慢性肛裂不伴有肛乳头肥大或"前哨痔"者。局麻下进行,要求扩肛逐步伸入4~6指,以解除括约肌痉挛。优点是操作简便,不需特殊器械,疗效快,术后只需每天坐浴即可。但此法可并发出血、肛周脓肿、痔脱垂及短时间大便失禁,并且复发率较高。

2.肛裂切除术

切除肛裂及周围瘢痕组织,使之形成一新鲜创面而自愈。全部切除"前哨痔"、肛裂和肛乳头肥大,并切断部分内括约肌。目前此法仍常采用,优点是病变全部切除,引流畅,便于创面从基底愈合;缺点是创面大,伤口愈合缓慢。

3.内括约肌切断术

基于慢性肛裂患者内括约肌张力过高的学说,内括约肌发生痉挛及收缩是造成肛裂疼痛的主要原因,故可用括约肌切断术治疗肛裂。自 1959 年 Eisenhammer 提出侧位内括约肌切断术以来,该手术已成为慢性肛裂的首选手术方法。但术者必须有熟练技术,掌握内括约肌切断的程度,否则可能造成肛门失禁的不良反应。方法有下列两种。

(1)侧位开放式内括约肌切断术:在肛管一侧距肛缘 1～1.5 cm 做约 1 cm 的横切口,确定括约肌间沟后用弯血管钳由切口伸到括约肌间沟,显露内括约肌后,直视下用电刀切断内括约肌,并切取一小段肌肉送活检,两断端严密止血。可一并切除肥大肛乳头和"前哨痔"。此法优点为直视下手术,切断肌肉完全,止血彻底,并能进行活组织检查。

(2)侧位皮下内括约肌切断术:摸到括约肌间沟,用小尖刀刺入内、外括约肌之间,由外向内将内括约肌切断。此法优点是避免开放性伤口,痛苦少,伤口小,愈合快;缺点是肌肉切断不够完全,有时易并发出血。

上述各术式有各自的特点,二者在治愈率和失禁率方面无明显差异。术者应根据患者病情及自身情况酌情选用。

(刘 迁)

第七节 肛 周 湿 疹

一、前言及流行病学

肛周湿疹是专指发生于肛门周围皮肤的一种变态反应性皮肤病,是湿疹的一种类型。病变多局限于肛门口及其周围皮肤,但也有累及臀部、会阴及阴囊等处,临床上具有多形性皮损、明显渗出倾向、反复发作、病程不定、经久不愈及易复发等特点。湿疹是根据皮损的临床特点和形态学特征来命名的疾病,它包含了一群疾病。许多有湿疹样表现的疾病,一旦查明原因,即按独立的疾病进行处理,如接触性皮炎。

二、病因病理

本病病因较为复杂,多由于外因与内因相互作用所致,其他影响因素亦较多,常常难以追寻和去除。

(一)内因

1.体质与遗传

患者具有过敏体质是本病的主要因素,个体素质及健康状况可以导致其对生活和工作环境中的许多物质过敏,有些患者改变环境,经过锻炼,体质增强后,再接受以往刺激因子,可不再发生湿疹,说明湿疹的发生与体质有密切关系。本病与遗传也有一定关系,遗传性过敏体质者对致病因子有较高的敏感性。

2.精神因素与自主神经功能紊乱

精神紧张、失眠、焦虑压抑、过度劳累等,常可诱发湿疹,或使症状加重。

３.消化系统功能障碍

胃肠功能紊乱可造成黏膜的分泌物吸收功能失常,使异性蛋白或变应原进入体内而发生湿疹。

４.内分泌紊乱

女性内分泌紊乱,月经不调,糖尿病等也易并发湿疹。

(二)外因

外因包括各种物理和化学因素,如创伤、摩擦、人造纤维、局部环境的湿热或干燥、尘螨、食物中的鱼虾蟹等。在肛肠专科疾病中,痔、直肠脱垂、肛瘘、肛管上皮缺损、肛门失禁等疾病的分泌物刺激肛门周围皮肤也可引起湿疹。

(三)发病机制

肛周湿疹的发病机制复杂,多认为是在内因和外因的作用下引起的一种迟发型变态反应,有些往往无明确的变应原,说明患者反应性的改变,常涉及多方面的因素,有些还不清楚,有待进一步研究。

(四)病理

病变部位多局限于肛门周围皮肤,少数可累及会阴部。根据湿疹发病的不同阶段,可见红斑、丘疹、水疱、脓疱、渗出、糜烂、结痂、脱屑等多形性皮损,常呈对称性分布。

三、临床表现

按发病过程和表现可分为急性湿疹、亚急性湿疹和慢性湿疹。各型湿疹的主要特点有:显著瘙痒,不同程度的红斑,水疱,苔藓样变,脱屑。

(一)急性湿疹

急性湿疹起病迅速,初起在红斑的基础上出现小丘疹、丘疱疹、小水疱并可融合成片,在皮损的周边出现散在的丘疹、水疱,边界不清,在肛门周围呈对称性分布。病程一般为1～2周,愈后容易复发。

(二)亚急性湿疹

亚急性湿疹皮损以小丘疹、鳞屑、结痂为主,糜烂、渗出明显减轻。

(三)慢性湿疹

慢性湿疹可由急性、亚急性湿疹反复发作迁延而来,也可以一开始即为慢性。表现为皮肤粗糙、浸润肥厚、苔藓样变、抓痕、色素沉着,皮损边缘较清楚。

(四)肛周症状

１.肛门瘙痒

肛门瘙痒是肛门湿疹的最主要表现,呈阵发性奇痒,严重者可影响睡眠。

２.肛门潮湿、溢液

水疱和脓疱破裂后,浆液或脓液流出,可引起肛门潮湿不适,甚者导致肛门皮肤磨损或糜烂。

３.肛门疼痛

若肛周皮肤继发感染发炎,可产生肛门疼痛和排便时疼痛。

四、诊断

根据病史,皮疹呈对称性分布,呈红斑、丘疹、丘疱疹、水疱等多形损害,易于渗出,瘙痒剧烈,易复发及慢性期皮肤肥厚、苔藓样变等特征易于诊断。

五、鉴别诊断

肛周湿疹主要与肛周接触性皮炎进行鉴别。肛周接触性皮炎的病因以外因为主,病因明确,而肛周湿疹以内因为主,病因不明;接触性皮炎的疹型多较单一,边界清楚,而湿疹皮疹多形性边界欠清,常对称分布;接触性皮炎的病程具有自限性,而湿疹病程较长,反复发作,容易转为慢性。

六、治疗

肛周湿疹的治疗以对症治疗为主,主要有如下几个方面。

(一)一般治疗

1.寻找病因

尽可能对患者的工作环境、饮食习惯、嗜好及思想情绪等方面进行深入的了解,寻找潜在的病因,并对全身情况进行全面检查,了解有无慢性病灶、内脏器官疾病及肛门直肠疾病。

2.避免刺激

避免各种可能致病的外界刺激,如过度的搔抓、洗拭,潮湿,积汗,皮毛制品,刺激性的食物等。

(二)外用疗法

(1)急性期红斑、糜烂、渗出以 1:20 醋酸铝液湿敷,每天 2～3 次,如渗液过多可持续湿敷。

(2)亚急性期可选用油剂、霜剂、糊剂,如氧化锌糖皮质激素霜。

(3)慢性湿疹选用软膏剂、糊剂或加焦油制剂,小范围慢性湿疹可应用糖皮质激素软膏。

(三)内服治疗

(1)抗过敏:常选用组胺类药物以止痒,必要时可两种药物配合或交替使用,或配服镇静药。因湿疹多在夜间瘙痒剧烈,服药时间可在晚餐后或睡前;急性或亚急性泛发性湿疹时,可予 5% 溴化钙、10% 葡萄糖酸钙或 10% 硫代硫酸钠溶液静脉注射,每天一次,每次 10 mL,10 次为 1 个疗程。

(2)抗生素的应用:当合并广泛感染者则应配合应用有效的抗生素治疗。

(3)慎用激素:糖皮质激素虽对消炎、止痒及减少渗出的作用较快,此药口服和注射一般不宜使用,停用后很快复发,长期应用易引起较多不良反应。老年患者滥用糖皮质激素后,易发展成继发性红皮病。

(4)B 族维生素、维生素 C 及调节神经功能的药物亦有帮助。

(四)注射治疗

有人配制蓝罗液(由亚甲蓝、甲磺酸罗哌卡因、2% 利多卡因注射液、生理盐水、地塞米松注射液配合成混合液)在肛周湿疹皮损内呈扇形皮下注射,疗效可靠。

七、预防

(1)参加体育锻炼,增强体质,避免过度疲劳和精神过度紧张。

(2)避免刺激性食物,如鱼、虾、咖啡等,不抽烟、饮酒。

(3)肛门最佳清洁剂是水,冷水冲洗后再用烘干器干燥,对肛门湿疹的预防和治疗颇有益处。勿用热水或肥皂水清洗,不乱用止痒药物。

(4)治愈后应避免各种外界不良刺激,以免复发。

(刘　迁)

第八节 肛门直肠周围脓肿

一、概述

（一）概念

肛门直肠周围脓肿是肛窦、腺体细菌感染而引发的肛管直肠周围间隙化脓性炎症，简称肛周脓肿。本病是肛肠外科的一种常见病，多发病。任何年龄均可发病，但多见于20～40岁的青壮年，婴幼儿也时有发生，男性比女性发病率高，春秋季多发。其临床特点：多发病急骤、疼痛剧烈伴寒战高热，溃破后大多形成肛瘘。

（二）病因与发病机制

现代医学认为，肛门直肠周围有许多蜂窝组织容易因感染而形成化脓性急性炎症，这种化脓性炎症即肛周脓肿。99％的肛门直肠周围脓肿的发生与肛门腺体感染化脓有关，感染多顺肛腺管沿肛腺及其分支直接蔓延或经淋巴向外周扩散而致。另外，许多疾病如肛裂、直肠炎、直肠狭窄、克罗恩病、内外痔、肛门直肠损伤等，都能引起脓肿。此外，还有营养不良、贫血、糖尿病、结核、痢疾等使身体处于免疫机能低下状态，抵抗力低下也是致病诱因。肛管直肠周围脓肿的发病过程是感染物质首先进入肛窦产生肛窦炎症反应，肛窦炎继续沿肛窦炎－肛腺管－肛管直肠周围炎－肌间脓肿（又称中央间隙脓肿）肛管直肠周围多间隙脓肿的途径进行播散、扩大，最终形成各种脓肿。

（三）分类

肛门直肠脓肿根据位置可以分为4种类型：肛周的脓肿、坐骨直肠间的脓肿、括约肌间的脓肿、肛提肌上的脓肿。

因此，肛门直肠周围有7个易发生脓肿的结缔组织间隙，间隙内充满含有丰富小血管和小淋巴管的疏松结缔组织和脂肪，这7个间隙分别是深部的左、右直肠盆骨间隙，均位于肛提肌上方；浅部的左、右坐骨肛门间隙和皮下间隙，均位于肛提肌下方；以及位于直肠黏膜与肌层之间的黏膜小间隙。黏膜下间隙脓肿形成时脓液可向上、向下或环绕直肠蔓延；其他各间隙之间也有结缔组织通道，当一个间隙形成的脓肿处理不及时，可因脓液增多、压力增大，扩散到其他的间隙，因此脓肿诊断一经确立，应按急症进行手术。

二、临床表现

（一）病史

患者多喜食醇酒厚味，既往有或无肛门部肿块突起，用药或自然消退史。

（二）症状

1.肛周脓肿

肛周脓肿常发生于肛管皮下或肛周皮下间隙内。局部呈剧烈持续性跳痛，但全身症状常较轻微。肛门旁皮肤可见一网形或卵形隆起，红肿，触痛明显。若已化脓，可有波动感。有时肛门检查能发现脓肿从肛隐窝排除或位于慢性肛裂上。

2.坐骨直肠间隙脓肿

本病常发生于坐骨直肠间隙内,是肛门直肠周围肿胀中最常见的一种类型。初起时,肛门部坠胀不适合,患者局部疼痛较轻,继而出现发热、寒战、脉速、倦怠、食欲缺乏等全身症状;局部症状也很快加重,肛门部灼痛或跳痛,行走或排便时加剧,有时可有排尿困难。局部观察,患者肛旁皮肤隆起,高于对侧,触之发硬,压痛明显。直肠指诊时,发现肛门括约肌紧张,患者肛管饱满,压痛明显,坐骨直肠间隙穿刺时,有脓液吸出,当脓液穿入皮下组织时,有波动感。

3.括约肌间脓肿

本病常发生在直肠黏膜下层括约肌间隙内,有人也叫黏膜下脓肿,但脓肿不在黏膜下,有的全身症状较显著,发热、倦怠、食欲缺乏等症状明显。直肠下部有坠胀感及疼痛,行走及排便时加重,并有排便困难。

4.肛提肌上脓肿

肛提肌上脓肿位于骨盆直肠间隙内,主要症状:急骤,发热、寒战明显,腰骶部酸痛,便意频繁。因部位较深,局部外观无明显变化,严重时会阴部红肿。

5.肛门后深部脓肿

肛门后深部脓肿位于直肠后间隙内,全身症状显著,有周身不适,发热、头疼、倦怠、食欲缺乏等症状。腰骶部酸痛,排便时肛门部有明显坠痛。因部位较深,外观肛门局部无变化,肛门与尾骨之间,可有深压痛。

三、诊断与鉴别诊断

(一)诊断要点

肛门直肠周围脓肿在诊断上应明确两点:一是脓肿与括约肌的关系,二是有无内口及内口至脓腔的通道。

本病的临床特征:一是肛门直肠处疼痛、坠胀,局部红肿热痛,或破溃流脓,或有脓自肛门流出;二是有与肛门局部症状相应的全身症状,如全身不适,恶寒、发热或寒热交作,食欲欠佳,大便秘结,小便短赤等,但一般单纯、低位脓肿局部症状较重。因此,根据其临床特征,做出正确的诊断并不困难,但是需要注意的是,深部脓肿局部外观常无明显变化,这时直肠指诊是重要的检查手段。此外,一切辅助检查,常可提供有力的佐证,如血常规检查,可见白细胞计数及中性粒细胞比例明显增高;肛门直肠内超生检查,可发现肛门直肠周围组织内有局限的液性暗区,而且这种技术还可决定近2/3患者脓肿与括约肌间的关系,对于多数脓肿找内口有帮助。

(二)鉴别诊断

本病在诊断过程中应注意与以下疾病相鉴别。

1.肛门周围皮肤感染

肛门周围毛囊炎和疖肿等皮肤感染范围局限,顶端有脓栓,容易识别。肛周皮下脓肿局部疼痛虽然明最,但与肛门直肠无关,与肛窦无病理联系,一般无坠胀感,对排便影响不大。臀部疖肿病灶多限于皮下,且一般距肛门较远,破溃后不形成肛瘘。肛旁皮脂腺囊肿感染也可见于肛旁红肿热痛,但追问病史一般在感染前局部即有肿物,呈圆形,表面光滑,肿块中央有堵塞的粗大毛孔形成的小黑点,本病肛内无原发内口,故肛内无压痛点,溃后也不形成肛瘘。

2.骶前囊肿和囊性畸胎瘤感染

成人骶前囊肿和隐匿性骶前囊肿感染也常误诊为肛管后脓肿。详细询问病史一般能发现某些骶前肿物的迹象。较小的畸胎瘤症状与直肠后脓肿早期相似,但指诊盲肠后肿块光滑、分叶、无明显压痛,有囊性感;X线检查时将盲肠推向前方或一侧可见骶骨与直肠之间的组织增厚和肿瘤,内有不定型的散布不均的钙化阴影和尾骨移位。

3.肛周结核性脓肿

少数骶髂关节结核、耻骨坐骨支结核可以出现在肛周,一旦发生混合感染就容易与肛周脓肿混淆。结核性脓肿属"寒性脓肿",初现时没有明确的炎症,病程长,病史清楚,有全身症状、骨质变化,炎症与肛门直肠无病理联系。

4.肛门会阴部急性坏死性筋膜炎

本病为肛门或会阴部、阴囊部由于细菌感染而使肛门部周围组织大面积坏死,有形成瘘管者;本病病变范围广,发病急,常蔓延至皮下组织及筋膜,向前侵及阴囊部,但肛门内无内口。

5.化脓性汗腺脓肿

本病多在肛门与臀部皮下,脓肿较浅而病变范围广,病变区皮肤变硬,急性炎症与慢性瘘管并存,脓液黏稠,呈白粉粥样,有臭味。肛管直肠内无内口。

6.克罗恩病

克罗恩病发生肛周脓肿占肛周脓肿的20%左右,肛门常有不典型的肛裂与瘘管。局部肿胀、发红,多自溃,但无明显疼痛及全身症状。

四、治疗

(一)治疗原则

本病的治疗在于早期切开引流,这是控制感染的关键。近年来又主张一次性切开术,但应掌握手术适应证。手术时应注意切口的部位、方向和长度等,并保持引流通畅。

(二)非手术治疗

1.药物治疗

根据不同的致病菌株选用敏感的抗生素进行抗感染治疗,可选用磺胺类、青霉素、链霉素、四环素、庆大霉素、卡那霉素等治疗,并适当补充维生素C等增强抵抗力。如果结核性脓肿还应配合抗结核药治疗。

2.其他治疗

(1)熏洗法:该法选苦参汤,煎水1 500~2 000 mL,先熏后洗。

(2)外敷法:本病初期,可用金黄散或黄连膏外敷患处,每天一次。属虚证者,以冲和膏外敷。溃脓后期,用提脓丹或九一丹外敷,化腐提脓,祛腐生肌,敛创收口。

(3)微波疗法:该法局部用圆形辐射器,间隔10 cm;输出功率:浅层用40~60 W,深层用70~90 W,每天一次,每次10分钟。适用于早期脓肿切开排脓后的创面。

(三)手术治疗

本病脓成则应尽早切开引流,引流要通畅,不留无效腔。对发生在肛提肌以下的低位脓肿如已找到可靠的内口,应争取一次性手术处理,以防形成肛瘘。对发生在肛提肌以上的脓肿,如尚未找到可靠的内口,宜先切开排脓,待形成肛瘘后再行二次手术。

1.低位脓肿单纯切开引流术

(1)适应证:肛周皮下间隙脓肿,肛管浅间隙脓肿,坐骨直肠间隙脓肿,低位马蹄形脓肿。

(2)禁忌证:血液病者,凝血障碍者。

（3）术前准备。①器械：手术刀或手术剪 1 把，中弯钳 2～4 把，10 mL 注射器上 7 号针头 1 具；②药物与材料：1％普鲁卡因或利多卡因 10～20 mL，灭菌干棉球，无菌纱布块，胶布适量，引流油纱条 1 条。

（4）麻醉：骶管麻醉或腰部麻醉或长效局麻。

（5）体位：取截石位或侧卧位。

（6）手术步骤：①肛周常规消毒，麻醉生效后，于肛缘 1.5 cm 以外脓肿波动处做放射状切口，即见脓液流出。修剪皮瓣使成梭形；②以示指伸入脓腔，分离纤维隔，使引流通畅。清除脓腔内坏死组织，用过氧化氢溶液及生理盐水反复冲洗脓腔后，填引流纱条包扎。

（7）术后处理：合理应用适宜抗生素，配合清热解毒、活血化瘀的中药坐浴。术后前几天，用祛腐生肌的纱条换药，以脱去坏死组织，当肉芽组织生新之际，改用生肌散纱条换药，促进肉芽组织的生长。

（8）术中注意点：放射状切口只切至皮下层，勿深入肌层，以免切断括约肌。

2.Ⅰ期切扩引流术

（1）适应证：同低位脓肿单纯切开引流术。

（2）禁忌证：直肠周围间隙脓肿未成者；伴有痢疾者；或腹泻患者；伴有恶性肿瘤者；伴有严重肺结核、高血压、糖尿病、心脑血管疾病、肝脏疾病、肾脏疾病或血液病的患者；临产期孕妇。

（3）术前准备：同低位脓肿切开引流术，加球头软探针及槽探针。

（4）麻醉方法与手术体位：同低位脓肿切开引流术。

（5）手术步骤：①麻醉满意后，常规消毒铺巾。放射状切开皮瓣，方法同切开引流术；②以球头探针自切口伸入，在示指于肛内引导下，查得内口位置并引出肛外；③沿探针切开内、外口间皮肤及皮下组织。清除坏死腐烂组织，修剪皮瓣使引流通畅，结扎出血点，填引流纱条包扎。

（6）术后处理：同低位脓肿切开引流术

（7）术中注意点：探查内口时要认真仔细，不可求速或盲目制造假口，以免复发。

3.直肠黏膜下间隙脓肿切开引流术

（1）适应证：患者诉肛内剧痛，指诊触及齿线上直肠黏膜明显隆起，并有波动感者。

（2）禁忌证：同低位脓肿Ⅰ期切扩引流术。

（3）术前准备：同上，免备麻药，加备生理盐水适量。

（4）麻醉方法与手术体位：不需麻醉。侧卧位。

（5）手术步骤：①将肛镜轻轻纳入肛内，在黏膜突起处以针管穿刺抽吸见脓者，即脓肿部位；②固定好肛门镜，拔出针头，改用手术刀纵向切开黏膜，放出脓液。用针管吸生理盐水冲洗脓腔。填痔疮栓及引流油纱条，退出肛镜，纱布敷盖肛门，包扎。

（6）术后处理：同低位脓肿切开引流术。

（7）术中注意：①穿刺吸脓时针尖勿刺入过深；②切开黏膜引流时勿切得过深；③手术刀纵向切开脓肿黏膜要充分，不要遗留袋状窝致引流不畅。

4.肛周脓肿切开挂线术

（1）适应证：坐骨直肠窝脓肿，肌间脓肿，骨盆直肠间隙脓肿及脓腔通过肛管直肠环者。

（2）禁忌证：同低位脓肿Ⅰ期切扩引流术。

（3）术前准备。①器械：软质圆头探针 1 支，肛镜 1 个，注射器 2 副，手术刀 1 把，弯止血钳 2 把，4 号、7 号、10 号丝线数根，橡皮筋 1 根。②药物与材料：络合碘棉球、酒精棉球、无菌纱布、胶布、九华膏、1%利多卡因或普鲁卡因,必要时亚甲蓝1支。③术前清洁灌肠:苯巴比妥0.1 g于术前30分钟肌内注射。

（4）麻醉:骶管阻滞麻醉或连续硬膜外麻醉。

（5）体位:侧卧位或截石位。

（6）手术步骤:①络合碘肛周常规消毒3遍,铺无菌孔巾,待麻醉生效肛门松弛后消毒肛内;②在脓肿最高处做一放射状切口,止血钳分开脓腔放出脓液;③一手示指伸入肛内引导,一手持探针从切口处轻轻探入,自内口穿出。切忌操作粗暴造成假内口;④将探针头引出内口后折弯,拉出肛外。在探针尾部系一丝线,丝线下端拴一橡皮筋,然后将探针自肛内完全拉出,使橡皮筋经瘘管从内口引出,另一端留在外口外面;⑤将内、外口之间表面皮肤及皮下组织切开,拉紧橡皮筋;⑥紧贴挂线组织,用止血钳夹住橡皮筋,拉紧,于止血钳下方用粗丝线将拉紧的橡皮筋结扎两次,剪除多余部分。注意橡皮筋末端要留1～2 cm以防滑脱;⑦充分扩创外面切口,以利引流;⑧九华膏纱条压迫创口,无菌纱布敷盖,酒精棉球皮肤脱碘后宽胶布固定。

（7）术后处理:随橡皮筋松紧,适度紧线。余同低位脓肿切开引流术。

（8）术中注意点:①正确寻找内口是手术成败的关键。挂线前可先注射亚甲蓝染色,减少盲目乱探,造成人工假道形成的危险;②术后创口的处理与疗效密切相关。创口需底小口大,引流通畅,防止假性愈合;③对于高位脓肿,术中不仅要切开内、外口之间的皮肤,还须切开高位脓肿的低位部分,对高位部分挂线;④挂线力度不宜太紧,以10天左右脱落为宜。

（四）预防与调护

（1）忌食辛辣、油炙煎炒、肥腻、酒等刺激性食物,防止便秘和腹泻。

（2）注意肛门清洁卫生,锻炼身体,增强抗病能力。

（3）积极预防和治疗痢疾、肠炎、肛裂、肛窦炎、肛腺炎、肛乳头炎、直肠炎、内痔、外痔等肛门直肠疾病,防止感染形成脓肿。

（4）肛门会阴部损伤应及时处理。

（5）如肛门部位有坠胀、灼热刺痛、分泌物等症状,应早期治疗。

（6）患病后应注意卧床休息,减少活动,积极配合治疗。

肛周脓肿为肛肠科急症,是肛腺受细菌感染后在肛门周围软组织引起的化脓性疾病。这一理论已经被世人广泛认同。这些脓肿通常发生在肛门直肠周围的各个间隙,尤其多间隙肛周脓肿,一直是外科领域难治性疾病之一,也是目前研究的热点之一,病情急且复杂,成脓后往往需要手术方能根治,如果失治或误治往往形成复杂性肛瘘。手术仍是首选的治疗方法,并提倡一次性根治,以免形成肛瘘。现代医学认为,这种非特异性肛周脓肿和肛瘘是一个疾病发展的两个阶段。据统计,肛周脓肿自溃或切开引流后遗肛瘘发生率为97%,单纯切开引流术后肛瘘形成或脓肿再发需再次手术者占42%～65%。对于全身状况欠佳、不能耐受一期切开或切开挂线术的患者,可以考虑先行单纯切开引流术后长期带瘘生存;对于感染内口不明确者,宜先行单纯切开引流术,待3～6个月后择期行肛瘘手术亦不失为明智之举。因肛周脓肿绝大多数为肛腺感染蔓延所致的瘘管性脓肿,故手术的原则是充分引流,正确处理内口,即彻底清除原发感染的肛窦、肛腺及瘘管是手术的关键。同时手术应权衡括约肌切断的程度、术后治愈和功能损伤程度。如何减少创伤、减轻术后疼痛,促进功能恢复,将现代外科学微创理念与传统中医学治疗方法有机结合,将是未来研究发展的方向。

（刘　迁）

第九章

腹 外 疝

第一节　成人腹股沟斜疝

　　腹股沟斜疝是从腹壁下动脉外侧的腹股沟管内环处突出,通过腹股沟管向内下前方斜行,再穿过腹股沟管外环,形成的疝块,并可下降至阴囊。该疝是最常见的一种疝,统计结果表明,约占各种疝的 80％,占腹股沟疝的 90％;男性患者斜疝的发病率远较女性多,约占 90％,且右侧斜疝发生为 60％,高于左侧(约 25％),两侧同时发病率为 15％。

　　与小儿腹股沟斜疝不同,成人腹股沟斜疝是在腹膜鞘状突已经完全闭塞以后,因内环部薄弱而形成斜疝,疝囊进入腹股沟管是通过其后壁上的薄弱点而不是在精索之内,是后天获得性疝,故亦称后天性腹股沟斜疝。成人腹股沟斜疝有时不易与直疝鉴别,特别是在一些病史较长、疝孔较大的情况之下。

一、病因及发病机制

(一)腹股沟管区解剖缺陷及腹股沟管区肌肉生理防卫功能丧失

　　腹股沟管区解剖缺陷、后天获得性损害及腹股沟管区肌肉生理防卫功能丧失,是成人腹股沟斜疝发病的基础。

　　1.腹股沟管区解剖结构上的缺陷

　　成人腹膜鞘状突虽已经闭锁,但腹股沟管区则是一个无肌肉保护的腹壁薄弱处,由于精索或子宫圆韧带穿越通过,在此形成了呈螺旋阶梯状结构的腹股沟管,且该管并无真正完整的管壁;腹股沟管上壁腹内斜肌下缘和腹横腱膜弓所形成的弓状缘与腹股沟管下壁腹股沟韧带之间有一定距离,一般宽 0.5～2.0 cm(约 15％的人在 2.0 cm 以上),平均 0.7 cm,使腹股沟管处成为一个无腹肌保护的腹壁薄弱区。尤其内环,即腹股沟管的内口,是精索或子宫圆韧带穿过时在腹横筋膜上形成的一个无完整结构的裂口,是下腹壁一个重要弱点。内脏对其压力足够大时极易突破此口进入腹股沟管成为斜疝。由于女性内环和腹股沟管较为狭小,故很少发生斜疝。

　　2.后天获得性损害及腹股沟管区肌肉生理防卫功能丧失

　　当腹横肌腱膜弓和腹内斜肌附着点高位发育不全、肌肉损伤、腹壁切口造成神经损伤而使肌肉萎缩影响其收缩,以及炎症粘连限制其移动时,使其难与腹股沟韧带靠拢而致其生理学上保护作用失效。当腹腔内对内环的压力足够大时,极易突破此口进入腹股沟管。在此种情况下,尽管腹膜鞘状突已经闭锁,但壁层腹膜可经腹股沟管突出形成新的疝囊,进而导致后天性腹股斜疝的发生。

另外,当腹横筋膜和腹横肌收缩时,凹间韧带和内环一起被牵向外上方,从而在腹内斜肌深面关闭了腹股沟管内环,阻止了疝囊的形成。由于种种原因,致使腹横肌与腹内斜肌对内环的括约作用减弱或丧失时,亦可导致后天性腹股沟斜疝的发生。

(二)腹腔内压增高

腹腔内压增高是促进各种腹外疝发生的重要因素之一。正常情况下,人直立时,内脏下垂入下腹及盆腔,腹股沟区腹壁受到的压力比平卧时增加 3 倍,有促进腹股沟斜疝形成的作用。在某些生理和病理情况下(包括:重体力劳动、慢性便秘、肝硬化腹水、慢性支气管炎肺气肿等),腹压增高并持续存在,势必要破坏腹股沟区的解剖结构和生理防卫功能。同时,腹腔内高压可致使内脏直接突破内环,进入腹股沟管形成腹股沟斜疝。

无论小儿或成人腹股沟斜疝,腹腔内高压在其发生发展过程中均起着重要的作用,而且腹腔内高压与腹壁抵抗力薄弱常常是后天性腹股沟斜疝的真正病因,腹股沟斜疝嵌顿也是腹腔内压骤然增高的结果。

(三)生物学上的异常

生物学上的异常是导致腹股沟斜疝发生的辅助因素。临床实践证实,有些腹股沟管解剖结构缺陷以及长期腹腔内压力增高的人并不发生腹股沟斜疝,相反,很多既无先天性解剖缺陷、也无腹腔内压增高的从事轻体力劳动或脑力劳动的人同样可患腹股沟斜疝。显然,以先天性解剖缺陷和长期腹腔内压增高很难完全阐明腹股沟斜疝的发病机制。

由于腹股沟管的构成多为筋膜、腱膜和韧带等结缔组织,这些组织的强度和胶原代谢有关。因此,近 20 年来一些学者从这些组织的生物学角度,对腹股沟疝的发病原因及发病机制进行了大量研究。结果发现,腹股沟疝患者组织中羟脯氨酸含量减少,胶原生成低下,成纤维组织增殖率受到抑制。有学者对腹股沟疝患者腹股沟附近的腹直肌前鞘与正常人相同部位标本进行研究后发现,前者腹股沟附近腹直肌前鞘的胶原纤维直径细、薄弱,胶原含量少,羟脯氨酸的含量及结合率也明显低于后者;在成纤维细胞培养试验中,细胞增生率后者高于前者。

1981 年,一些国外学者研究发现,严重吸烟者不但肺气肿及肺癌发生率高,而且腹股沟疝发生率也高,他们认为吸烟可造成循环中抑制蛋白溶解酶(如 α_1-抗胰蛋白酶)减少,使胶原分解增加,同时肺内产生蛋白溶解酶(包括弹力酶)进入血循环,使机体的胶原及弹性硬蛋白遭到破坏,在肺造成组织损害,产生肺气肿,在腹股沟区则破坏了腹横筋膜与腹横肌腱膜层,引起疝的发生。还有人认为腹股沟疝可能是全身胶原代谢障碍的一个局部表现,胶原的这种分解代谢超过合成代谢的代谢异常,必然引起上述构成腹股沟管的结缔组织结构薄弱,成为腹股沟疝的病理基础。

二、临床表现

(一)症状

腹股沟斜疝重要的临床表现是腹股沟部有一肿块突出。早期肿块较小可局限于腹股沟部,随病程进展,肿块逐渐增大并进入阴囊,形成上端狭小并向外斜行入腹股沟管,下端宽大、丰满,类似梨状的典型腹股沟斜疝肿块。易复性腹股沟斜疝除腹股沟部有肿块外,常无特殊症状,偶感局部胀痛,甚至引起上腹或脐周隐痛,这些症状随肿块出现而发生,肿块消失而缓解。成人常在站立、行走、劳动或咳嗽时肿块出现,安静和平卧休息时自动回纳,或用手按摩后消失。

疝形成后,由于疝内容物与疝内壁经常摩擦发生轻度炎症,两者之间逐渐形成粘连,以致疝内容物不能完全推回腹腔,形成难复性疝。难复性腹股沟斜疝主要临床表现是疝内容物不能完全回纳入腹,肿块仅有不同程度缩小,局部有不同程度的酸胀和下坠感。常见于病程长、疝囊大的患者。

滑动性疝其实也是难复性疝,症状基本与难复性疝一样,但由于盲肠、乙状结肠或膀胱等脏器已构成疝囊的一部分,患者常有一些"消化不良"和慢性便秘等消化道症状及排尿不尽症状。滑动疝一般肿块巨大,多见于40岁以上男性,且右侧多于左侧。

当腹股沟斜疝患者(少数人原先可无腹股沟疝病史)在强度用力劳动、剧烈咳嗽或排便等腹内压骤增的情况下,疝块突然增大、变硬,不能回纳腹腔,疼痛明显加剧,呈持续性并有触痛,即为嵌顿性疝。若嵌顿的疝内容物为肠管可出现腹部绞痛、恶心、呕吐、便秘、腹胀等肠梗阻症状。嵌顿疝若不及时处理,进一步发展则形成绞窄性疝,引起严重并发症如肠穿孔、腹膜炎等。绞窄性疝一般发生在嵌顿时间超过48小时,但少数严重者不到24小时也可发生绞窄。绞窄性疝常有毒血症表现,如体温升高、脉搏加快,甚至发生中毒性休克;有严重的水、电解质和酸碱平衡紊乱;肿块局部皮肤红、肿、痛等炎症表现。晚期肠壁发生缺血坏死、穿孔,肠内容物外溢,先是囊内感染,接着可引起被盖各层急性蜂窝组织炎或脓肿,感染延及腹膜则引起急性弥漫性腹膜炎。

(二)体格检查

1.全身检查

体检包括患者有无心肺疾病、腹部有无腹水和肿块、是否妊娠、前列腺肥大等检查,以了解疝形成原因。

2.局部检查

体检应包括视诊、触诊、咳嗽冲击试验、手法回纳及外环和内环的检查等。

检查时,患者一般先采取站立位,显露包括腹股沟区的整个腹部,应观察肿块的位置、外形,触摸其质地、张力、温度等,并与对侧比较。小的疝块有时在检查时不见下降,即使让患者长久站立或咳嗽也属徒然。在这种情况下,可以仔细触摸两侧的精索,通常在患侧可摸到增厚的疝囊,可作为有疝存在的间接征象。阴囊内肿块应注意检查肿块四周缘,尤其注意其上缘,是否可以触摸到一条正常的精索。如肿块上缘有蒂柄而进入腹股沟管,则应考虑诊断为疝。

(1)咳嗽冲击试验:检查者用手轻按肿块,嘱患者咳嗽,可以感到有膨胀性冲击感,同时可见肿块随之膨大微微下移,张力增大,即为"膨胀性咳嗽冲击试验"阳性,是疝的一大特征。当手指进入外环后,嘱患者咳嗽,指尖有冲击感为斜疝,此试验对确定疝囊位腹股沟管内,尚未突出外环的不完全性(或隐匿性)腹股沟斜疝有重要意义;若指腹有冲击感为直疝;若为股疝,手指伸入外环后嘱患者咳嗽,因股疝位于腹股沟韧带下,肿块依然可以脱出。

(2)疝块回纳试验:手法回纳时,让患者仰卧,检查者托起疝块,紧压其下端,向腹股沟管走向(外上方)轻轻挤推,开始常有轻微阻力,随即很快肿块被推入腹腔而消失,在其进入腹腔时,若疝内容物是小肠,则听到咕噜声,内容物若为大网膜则有一种坚实感,无弹性。疝块回纳试验也可以患者站立时进行,检查者站在患者患侧旁,一手扶住患者腰背部,另一手从上而下地放在腹股沟区,与腹股沟韧带平行的位置,手法同前述,也可使疝块回纳。

(3)压迫内环试验:待疝块回纳后,检查者用手紧压内环,再嘱患者用力咳嗽,疝块并不出现,但若移开手指则可见疝块自外上方向内下方鼓出,则可肯定为斜疝。这种压迫内环试验可以在术前用来鉴别斜疝和直疝。

若肿块触痛明显，质硬不能回纳，或肿块局部皮肤出现红、肿、热、痛炎症表现，则应考虑为嵌顿性或绞窄性疝。

疝块回纳腹腔后，以手指尖经阴囊皮肤伸入外环，可发现外环扩大（图9-1），一般情况，外环的大小临床意义不大。而在外环扩大时，指尖可顺之进入腹股沟管，检查和了解内环和腹股沟管后壁情况，对提出适宜的手术方式有指导意义。有的隐匿性斜疝可通过此试验而确立其存在，但这种检查方法对患者造成极不舒服的感觉，对诊断明确者不必常规施行。当手指进入腹股沟管，并很容易进入腹腔扣及腹腔内肠曲，说明内环扩大，且腹股沟管后壁已重度破坏，须做加强后壁的修补术。

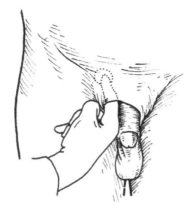

图9-1　检查外环口

三、辅助检查

有一小部分患者，因疝囊小、肿块突出不明显不易引起注意或未能扣及肿块，而又常出现不明原因的下腹部或腹股沟区域的疼痛，以及并存有其他疝或特殊类型斜疝，如Richter、Littre疝等，及时确诊十分困难。对于这些情况，可借助以下辅助检查来进行诊断。

（一）疝造影术

1967年，加拿大医师首先介绍了疝造影术，在一组562例腹股沟疝的患者中，临床诊为断单侧疝者335例，但对这些"单侧疝"患者做疝造影术检查后发现，77例（22.9%）有对侧疝存在。自1972年开始，Gullmo应用疝造影术选择性地对盆底及腹股沟区域的疝进行诊断，至1989年，Gullmo已积累了4 000余例腹外疝的经验，其中1 000例腹股沟区域有症状而无体征的患者中，疝造影术后有88.6%的患者可确诊为腹股沟疝。Smedberg曾为78例腹股沟区疼痛的运动员进行疝造影检查，有疼痛的一侧发现腹股沟疝者占84.2%，故认为疝造影术不仅能诊断早期腹股沟疝，而且对不明原因的腹股沟区疼痛的患者是最好的鉴别诊断方法。据报告，对于施行了腹股沟疝修补术的患者，若腹股沟区症状残留或重新出现、又未扣及疝块者，经疝造影检查，60%的患者可发现不同类型的疝存在，有的是原有的疝囊缩小，有的是对侧发现新的疝，还有的是很小的直疝或股疝。因此，疝造影术为疝外科的发展提供了有价值的资料。在第一次手术前，它可以作出精确的诊断，包括疝的类型、数目，以协助手术方式的选择，有效地减少遗留疝的发生。在手术后施行疝造影术，既可诊断复发性腹股沟疝，又能较准确地分别出遗留疝、新发疝或真性复发疝，为其有效的外科治疗提供更为客观的依据。

1.适应证

疝造影不是常规检查,其适应证如下。

(1)病史中有可复性腹股沟肿块,但临床检查不能证实者。

(2)下腹部有外伤史,经常隐痛不适,不能用其他原因解释者。

(3)复发性疝,可准确显示疝囊数目、腹横筋膜破口或切开处的部位、大小。

(4)疝手术后的随访。

(5)另外在某些腹股沟区、下腹部或会阴部肿块诊断不明、需要鉴别时,也可考虑做疝造影以明确之。

2.操作方法

疝造影前常规做碘过敏试验。具体步骤是:患者排尿后仰卧在透视台上,一般在左下腹做穿刺。应用一钝头空心针,内插导管,以防穿破肠壁。可先在皮肤上作一小切口,逐步推入导针,待穿过腹膜,即有阻力突然消失感,穿破腹膜后,朝下方向推入导管,在透视下核定其位置,注入60～80 mL造影剂。亦有人即用细针腹穿,刺入腹腔后轻轻抽吸,如无血或气体则在电视屏监视下,注入造影剂 2～3 mL,证实穿刺正确后,再注入 60～80 mL 造影剂。摇低台脚,使造影剂聚于下腹部并充分充盈腹股沟区(也可俯卧,上腹置一托垫)。先检查有症状或可疑的一侧,嘱患者侧卧,检查侧在下,要求患者做几次收缩腹肌的动作(或用力屏气数次),即可摄片。然后,更换位置,造影另一侧。有时在数次屏气后,疝囊仍不显影,多为疝内容物堵紧疝门之故,可轻柔地还纳疝内容物,即可显影。

该方法简单,相对安全。但是,疝造影术仍有约 10% 的并发症,如腹壁血肿、肠管损伤、造影剂注入肠道或膀胱及腹痛等。故需严格掌握其适应证,慎重应用,并在操作中注意避免因穿刺而引起的不良反应及并发症,以防增加患者的痛苦。

(二)B超诊断

1981 年,有学者首先报道应用此法确诊了 3 例不能扪及肿块的疝患者。亦有学者报道,应用彩色多普勒超声诊断仪探查腹股沟疝患者的双侧腹壁下动脉,并根据疝囊颈和疝囊位于腹壁下动脉内侧还是外侧确定患者为直疝或斜疝,认为 B 超是腹股沟斜疝诊断与鉴别诊断的一种简便、准确、可行的方法。特别是彩色多普勒超声检查还可以观察疝内容物的血供情况,血流速度,以了解有无绞窄和坏死。

(三)X 线检查

立位 X 线平片在嵌顿性腹股沟疝时显示肠胀气、阶梯状气液平等肠梗阻征象,有助于明确诊断。

(四)CT 扫描

CT 扫描对于腹股沟斜疝与腹壁间疝、股疝、闭孔疝诊断与鉴别诊断有重要价值。

四、诊断

一般说来,腹股沟斜疝根据上述症状和体检,可以确定诊断。但注意以下几个方面。

(一)临床类型

应区别是可复性、难复性、嵌顿性和绞窄性腹股沟斜疝,根据不同的临床类型制定出不同治疗方案。

(二)注意隐匿性斜疝的诊断

疝早期,疝囊底仅局限于腹股沟管内,未出外环口,疝块只出现在腹股沟区域,呈稍隆起的圆形或椭圆形半球状肿块,若患者肥胖,可因腹部体征明显而忽略疝的存在。

(三)注意滑动性疝的诊断

滑动性斜疝的症状与一般斜疝相似,一般在术前不易确诊,但有些特殊的临床表现,有助于诊断。如疝内容为降结肠或乙状结肠时,患者常有在疝复位后才能排便;如为膀胱且较大时,排尿时常有"截尿"现象,即排尿后感疝部疼痛,在第一次排尿后疝块缩小,而不久又有尿意,形成一次尿两次排出现象。

(四)注意两种疝同时存在可能性

在某些老年患者,由于腹壁松弛,可以在同侧发生斜疝和直疝,称为马鞍疝;约15％的患者可两侧同时发生斜疝。此外,腹股沟斜疝还可并存股疝和其他腹外疝。

五、鉴别诊断

一般而言,腹股沟斜疝是一种容易诊断的疾病,但易与某些疾病相混淆,应注意与之鉴别。

(一)腹股沟区域的直疝、股疝

应注意以下鉴别要点。

1.注意疝的位置与疝出途径

要对腹股沟区的局部解剖有完整、立体感的认识,要判断疝是从腹股沟管、Hesselbach三角还是股管突出而来。腹股沟斜疝病程长者可进入阴囊,回纳后压住内环,疝块就不再出现。直疝则少见,Hesselbach三角位置偏内侧,不论病程长短,始终不进入阴囊,压迫内环疝块仍脱出。股疝出现于腹股沟韧带的内下方,与前者在解剖位置上有较大差距,腹股沟斜疝和直疝无论大小都不会扩展到此位置。

2.注意疝块的外形

腹股沟斜疝疝块常呈椭圆形或梨形,其上方似有蒂柄;直疝呈半球形,基底较宽;股疝虽也呈半球形,但在平卧或回纳疝内容物后,疝块并不完全消失,且咳嗽时冲击感也不如前两者显著。

3.注意嵌顿性疝

斜疝、股疝的嵌顿率高,直疝一般不发生嵌顿。

4.术中注意检查腹壁下动脉与疝囊颈的关系

个别病例需要在术中检查腹壁下动脉与疝囊颈的关系,才能肯定是斜疝或直疝。

(二)该区域的其他疾病

1.睾丸鞘膜积液

本病是由于鞘状突的远端未闭合而形成,在阴囊内有肿块。疝块若进入阴囊,尤其是难复性疝,应与睾丸鞘膜积液鉴别。鞘膜积液所呈现的肿块完全局限在阴囊内,其上界可以清楚地摸到;而腹股沟斜疝来自腹腔,体外则摸不到肿块的上界,肿块有蒂柄通入腹腔深处。用透光试验检查肿块,鞘膜积液多能透光(即阳性),而疝块则不能透光。腹股沟斜疝可在肿块后方扪及实质感的睾丸;鞘膜积液时,睾丸在积液中间,故肿块各方均呈囊性而不能扪及实质感的睾丸。睾丸鞘膜积液发生感染时,应与嵌顿性斜疝相鉴别,前者有较长的不能复位的肿块病史,有局部炎症反应,而且患者没有肠梗阻的临床表现。

2.交通性鞘膜积液

交通性鞘膜积液又名先天性鞘膜积液,其鞘膜囊与腹腔相连通,肿块的外形与睾丸鞘膜积液相似,但往往在起床数小时后才缓慢地出现并逐渐增大,平卧或挤压肿块,因积液流入腹腔,其体积可逐渐缩小。透光试验阳性。

3.精索鞘膜积液

本病是睾丸的上方精索部的鞘状突一部分未闭合而形成,其特点是肿块小,有上下界,其下界与睾丸分界清楚。肿块不能因为卧床或捏压而消失,肿块位于腹股沟区睾丸上方,有囊性感,牵拉睾丸时可随之而上下移动,但无咳嗽冲击感,无回纳史,透光试验阳性。

4.精索静脉曲张

由于左精索内静脉进入左肾静脉处为直角,不及右侧进入下腔静脉成钝角那样回流通畅;另外,左精索内静脉经常受到充满粪便的乙状结肠所压迫。所以,精索静脉曲张好发于左侧。而斜疝则多见右侧。精索静脉曲张者精索略粗,其曲张程度与病程发展、站立时间长短等有关,平卧时缩小,无咳嗽冲击感,站立时阴囊松弛,睾丸上端有迂曲的静脉丛,似蚯蚓状。精索静脉曲张透光试验阴性,触诊呈蚯蚓样感。

5.睾丸扭转

睾丸扭转多见于睾丸下降不全的患者,患者突感睾丸剧烈疼痛,并有恶心、呕吐,有的呈休克状态。其临床表现如局部疼痛、腹痛、恶心、呕吐等与嵌顿性斜疝的症状颇相似,但睾丸扭转远比嵌顿性疝少见。患者睾丸肿大,阴囊水肿,睾丸与附睾分界不清,压痛明显。患者既往史中常有轻度可耐受的睾丸疼痛。睾丸扭转,常误诊为嵌顿性斜疝,但是斜疝患者多有可复性肿块史,而且发生嵌顿之后,胃肠道症状比较显著。

6.睾丸下降不全

睾丸下降不全多位于腹股沟管内,由于发育不全,肿块都比正常睾丸为小。触诊肿块较坚实,边缘清楚,用手挤压时有一种特殊的睾丸胀痛感,同时患侧阴囊内摸不到睾丸。应注意的是,睾丸下降不全的患者,50%~90%同时有腹股沟斜疝。

7.子宫圆韧带囊肿

女性患者,肿块位于腹股沟管,在腹股沟区有逐渐增大或大小变化不明显的圆形肿块,边界清楚,质坚韧有囊性感,张力高,不能回纳,挤压有酸胀,无蒂柄伸入腹腔深部,无咳嗽冲击感。伴有感染时局部红、肿痛,但无肠梗阻症状。

8.腹股沟肿大的淋巴结

腹股沟韧带上方淋巴结慢性炎症有时成团肿胀,易误诊为斜疝,但淋巴结呈结节分隔,质较硬,膨胀性咳嗽试验阴性。若能找到原发感染灶更有助于鉴别。

9.性病

性淋巴肉芽肿也可在腹股沟部形成肿块。患者有不洁性交史,曾有外生殖器的原发损害,如小丘疹、脓疱等。单侧或双侧腹股沟淋巴结肿大,疼痛,表面皮肤红或紫红色,多沿腹股沟韧带呈腊肠样排列。必要时可以做 Frei 氏试验,以明确诊断。

10.髂腰部寒性脓肿

此病已渐少见,脊柱结核及骨盆结核的干酪样脓液沿腰大肌流入腹股沟区,肿块往往较大,较腹股沟斜疝更偏外侧一些,多偏于髂窝处,与外环和阴囊无关。咳嗽时可有冲击感,平卧后稍缩小,边缘不清楚,但有波动感。还可以根据结核病史及 X 线摄片以进一步明确诊断。

六、治疗

(一)非手术治疗

1.适应证

成人腹股沟斜疝原则上均应手术治疗,但成人在遇下列情况时可考虑采用非手术治疗:①妇女怀孕在 6 个月以上者,由于子宫常将肠祥推向上腹部,故疝发生的机会较少,可暂缓手术;②估计患者严重疾病而享年不久者,如晚期癌症,或过于年迈的患者,无手术价值;③患者有腹内压增高现象者宜暂缓手术,待这些情况改善后再手术;④有严重的营养不良、贫血或新陈代谢性疾病,如结核、糖尿病等,也应待这些情况好转后再手术。

2.禁忌证

成年患者如有下列情况,应视为应用疝带的禁忌:①不可回复、嵌顿性疝,肠梗阻和绞窄性疝是绝对禁忌;②巨大的疝或囊口甚大者;③并发有精索鞘膜积液或睾丸下降不全者,不宜用疝带治疗。

3.佩带疝带

成年患者非手术治疗主要为佩带有弹性的疝带。疝带必须依照患者的体态和疝囊口的大小定制,用大小形态适合的疝带压在疝环处,使疝内容物留在腹腔内,防止它再脱出至疝囊内。佩带时,用疝带的一端软压垫对着疝环顶住,压垫必须大于疝环,才能压紧,并使腹股沟管恰好闭合,以阻止疝块突出。疝带白天佩带,夜间除去。但长期使用疝带后,可使疝囊颈部因反复摩擦变得肥厚坚韧,从而使疝内容与疝囊内壁发生粘连,易形成难复性疝。

(二)手术治疗

手术治疗是治疗腹股沟斜疝最有效的方法。腹股沟斜疝若未得到及时处理,腹壁缺损将逐渐加重,如此下去,不但影响劳动能力,而且给日后手术治疗带来困难。原则上一经确诊,应早日手术,除有手术禁忌证和一些特殊情况下需暂缓手术。

1.手术禁忌证

禁忌症包括:①身体极度衰竭,患者严重心血管、肺、肝、肾、脑等疾病,不能耐受麻醉及手术者;②因患晚期癌症或过度年迈而享年不久者,无手术价值;③手术部位有皮肤病患者;④有明显诱发疝的病因未能得到控制者。如前列腺肥大、肝硬化腹水、慢性支气管炎咳嗽严重者等;⑤处在多种疾病的活动期者,如糖尿病、结核等,患者发生嵌顿不能回纳或绞窄性疝,必须手术治疗除外;⑥腹股沟区软组织存有感染病灶者。

2.传统的腹股沟斜疝修补术

自 Bassini(1898)和 Halsted(1889)介绍疝修补术以来,Bendavid 统计已有 81 种腹股沟疝修补术式,争议不一。但传统手术的一般原则不外乎疝囊高位结扎及加强、修补腹股沟管壁。

(1)疝囊高位结扎术:高位结扎是指在疝囊颈部以上结扎,切除近端疝囊,远端疝囊根据疝囊大小,可切除或留在原位。成人仅适用于斜疝绞窄发生肠坏死的病例。高位结扎的目的,在于恢复腹膜腔在腹股沟区域的正常状态,不留任何小突出而致复发。传统的方法是切开疝囊,检查并回纳内容物,再剥离疝囊至疝囊颈,内荷包缝扎,并缝吊固定于腹肌斜肌深面。有人行高位疝囊结扎时并不切开疝囊。Irving 则采用不切除疝囊,将其内翻送入腹腔,外缝合结扎的方法。Potts 在结扎前捻转疝囊以达高位结扎目的。还有报道,需切开精索内筋膜,向中枢分离达到腹膜前脂肪水平、或可确认内环和腹壁下动脉水平才达到高位结扎的目的,但要有一定的经验和熟练程度才能做到。一般说来，不论"内荷包""外荷包"或其他处理方式，只要结扎线切断后，残端能回缩到腹横肌深面而不再显露于手术野即可。用结扎线穿过腹横肌和腹内斜肌并予固定的方法不妥，这不仅日后肌纤维易撕裂，而且影响这些肌肉运动而失去部分掩闭功能。

（2）腹股沟管壁的修补：腹股沟管壁的修补实际上是利用不同的邻近组织来加强腹股沟管前壁或后壁缺损，即腹壁薄弱处，以及缝闭腹股沟管封闭斜疝的突出通道。由于具体利用邻近组织的不同和如何修补的方法不一样，就导致了各类繁多的术式，各种术式的命名习惯上常依据主张如何修补的创始者的姓名而命名。传统的、临床上常用的有四种术式。①Ferguson法：疝囊高位结扎后，不游离精索，将腹内斜肌下缘和腹横腱膜弓（或联合肌腱）在精索前面缝合于腹股沟韧带上，以加强腹股沟管前壁。目的在于消灭上述两者之间的薄弱区。此法适用腹横腱膜弓无明显缺损，腹股沟管后壁尚腱全的儿童和年轻人的小型斜疝。②Bassini法：临床应用最广，是在疝囊高位结扎后，将精索游离提起，在精索的后面将腹内斜肌下缘和腹横腱膜弓缝至腹股沟韧带上，以加强腹股沟管后壁。此法适用于成人斜疝和腹壁一般薄弱者。③Halsted法：此法是双重加强腹股沟管后壁的方法。与Bassini法不同之处是先将腹内斜肌下缘和腹横肌腱膜弓与腹股沟韧带缝合，再将腹外斜肌腱膜缝合于精索后方，精索置于皮下。因精索在皮下，可能影响其发育，故此法多适用于老年人，不适合于儿童和年轻患者，也适用于腹壁肌肉重度薄弱的斜疝。④Mc Vay法：它与Bassini法的区别是，在精索的后面将腹内斜肌下缘和腹横肌腱膜弓缝至耻骨梳韧带上，可在加强腹股沟管后壁的同时加强腹股沟三角和间接封闭股环。此法适用于腹壁重度薄弱的成人、老人和复发性斜疝。

近代，腹股沟区解剖学、生理学、腹股沟疝病理解剖以及发病机制的研究发现，以Bassini、Halsted、Ferguson和Mc Vay等为代表的传统腹股沟疝修补术存在着许多缺陷：①传统的疝修补术只注意加强腹股沟管的前壁或后壁，而不包括腹横筋膜层，特别是内环的修补（遗留下扩大的内环），疝即未能纠正或关闭疝发生缺损部位。按Pascal物理学原则，在封闭窗口的缺损部，承受内容物压力最大，故为术后复发保留了基础。②传统的疝修补术，特别是Mc vay手术，缝合修补缺损后，往往存在较大张力，术后易使组织撕裂或血液循环不良而影响愈合。③传统的疝修补术，多以腹股沟韧带作为支点来进行修补，而该韧带两端跨度大，为悬索状结构，常不能把"联合肌腱"拉向韧带一侧，而是两者相靠拢，像这样有一定张力的缝合修补只能维持数月。④腹股沟韧带在解剖层次上实为腹外斜肌腱膜的一部分，其与腹内斜肌弓状下缘和腹横腱膜弓相缝合，是在缺损平面以上的二不同解剖层次的修补，破坏了腹股沟管的正常解剖。⑤传统的疝修补术，造成了腹内斜肌和腹横肌弓状缘的移位、固定，破坏了由于这些肌肉收缩时，所产生的对腹股沟管的正常生理防卫作用。⑥传统的腹股沟疝修补手术可导致股疝的发病，据Glassow（1970年）报告，25％以上的股疝患者有腹股沟疝修补手术史，因为传统腹股沟疝手术采用腹股沟韧带修补，该韧带被牵拉上提，其张力性缝合修补造成股环口开大，为疝的突出打开了方便之门。

目前，疝修补术的观点发生了明显改变，除了注重内环修补外，注意按解剖层次修补，并强调在同一解剖层次进行无张力的缝合修补，使疝的病理解剖恢复为正常解剖结构。同时，考虑到腹股沟区的生理性防卫机制，尽量恢复其正常生理机能。由于腹横筋膜是防止疝发生的主要屏障，在疝发生后，腹横筋膜的病理解剖变化最先出现，也最严重。因此，近年来，疝修补术的重点是修复破损的腹横筋膜，恢复其解剖上的完整性和连续性。手术方式亦在传统手术的基础上加以改进。①Shouldice法：加拿大多伦多Shouldice医院所采用的疝修补术，由Shouldice及其合作者

1950—1953 年创作,故又称为加拿大疝修补术。修补要点是从内环到耻骨结节切开腹横筋膜,将此分上下两叶,缝合内环边缘使之缩小后,先将下叶缝在上叶深面,再将上叶重叠于下叶浅面缝于腹股沟韧带上,这是手术关键。其外面将腹横肌、腹内斜肌弓状缘分两层缝合于腹股沟韧带上,共 4 层缝合。②Madden 法:重点在于切开腹股沟管后壁后,切除腹横筋膜薄弱部分,间断缝合腹横筋膜,重建内环与后壁。③Panka 法:强调精确地显露与修补内环,在腹内斜肌弓状缘深面找到腹横肌腱膜弓,将其与髂耻束缝合,再与腹股沟韧带缝合以加强修补。④腹膜前疝修补术:由 Nyhus 首先介绍,在内环口上方至耻骨结节上 3~4 cm 处取一横切口,内侧 1/3 切口在腹直肌前。切开皮下组织、腹直肌前鞘、腹外斜肌、腹内斜肌和腹横肌,向内拉开腹直肌,横行切开腹横筋膜进入腹膜前间隙,显露疝囊以及耻骨梳韧带、髂耻束、股环等。高位结扎处理疝囊后,将髂耻束与耻骨梳韧带缝合即可闭合股环。若为腹股沟斜疝和直疝,将腹横筋膜悬吊带前、后两脚缝合后,再将腹横腱弓与髂耻束或 Cooper 韧带缝合。最后分层缝合切口,该术式有别于从腹股沟管后壁前面显露腹横筋膜的方法,亦称为后进路疝修补术。该法重点是应用腹横筋膜及其附件来修补加强腹股沟管后壁。

3.无张力疝修补术

由于腹内斜肌和腹横肌腱膜弓与腹股沟韧带之间间距宽为 0.5~2.0 cm,传统的疝修补术,将不对合的这两样结构缝合在一起,缝合有张力以及造成组织结构破坏,易致手术失败。现代疝手术主张无张力疝修补术。从疝的病因方面来看,腹股沟区腱膜、筋膜和韧带的组织代谢障碍也可导致获得性腹股沟斜疝发生,将这些变性组织缝合在一起,不符合生物学原则,同时,也易致疝的复发。因此,从生物学观点来看,亦可使用自体或人工制作的组织片来修补疝。曾作为疝修补材料被应用的有:①金属材料,如细银丝网、钽纱网、不锈钢丝网、钴铬合金网等。②非金属材料,如福蒂森网(经拉伸和皂化的醋酯长丝)、聚乙烯纱布、尼龙、硅胶、矽状网、特氟龙、碳纤维、聚四氟乙烯等。③异种生物材料,如鼠、牛、鹿、鲸等动物的肌腱肤。④患者自身的筋膜、皮肤等。

以前疝成形术所用的自体组织片及术式:①同侧腹直肌前鞘瓣。将同侧腹直肌前鞘瓣向下翻转缝合至腹股沟韧带上。②自体阔筋膜。移植游离自体阔筋膜以修补腹股沟管后壁。③带蒂全层皮瓣腹股沟疝修补术。④带蒂股薄肌转移修补腹股沟疝或腹壁的巨大缺损等。近年来,随着近代高分子生物医学工业的发展,目前,国内外应用人工补片修补各种腹外疝的报告日益增多,而应用自体组织作为修补材料的手术基本被放弃。通常认为,植入人体的理想生物材料应达到以下要求:在组织液中不引起物理变化,无化学活性,不存在炎症和异物反应,无致癌性,不产生过敏或致敏,能耐受机械扭曲,能被随意剪裁,可消毒。但迄今为止,尚无一种生物材料达到以上要求。当前,临床常用的人工补片:聚酯补片,又称涤纶补片、聚丙烯补片、膨化聚四氟乙烯补片。尤其后两种较能经受住考验,被临床医师广泛应用。

有关人工补片修补的方式文献报道较多,归纳起来,无张力疝修补手术可以分为开放式无张力疝修补术和腹腔镜腹股沟疝修补术。

(1)开放式无张力疝修补术包括以下几种。①腹膜前铺网法:1975 年,法国医师 Stoppa 使用涤纶布作为材料,是将一张大的不吸收补片叠成伞状,经内环口塞至腹膜与腹横筋膜之间,补片以内环口为中心向四周展开,用补片加强薄弱的腹横筋膜,根据缺损的范围,使用足够的补片覆盖弓状线以下的单侧或双侧的腹膜前间隙,下面要超过耻骨肌孔,不缝合,补片借助腹腔内的压力贴定在腹壁之上，以后靠增生的纤维与组织固定，使补片没有伸展性，挡住内脏不能由腹壁缺损处突出，又称巨大补片加强内脏囊手术（giant prosthetic reinforce of the visceral sac, GPRVS）。此手术与传统手术相比，复发率低，并发症少，是最符合腹股沟生理、病理和解剖的手术方式，可用于各种类型的疝修补，但由于手术切口较长，解剖分离范围广，主要适用于复发疝、巨大疝（包括切口疝，脐疝、造瘘口旁疝）和双侧疝。该型手术一直未受到国内外学者的重视，但其理论基础在以后的无张力疝修补中具有十分重要的价值。②平片修补法：1984 年，Lichtenstein等首先采用此种方法，1989 年，已连续应用于 1 000 例疝修补，并首先提出无张力疝修补的概念，至1993 年，他们已对 3125 例成人腹股沟疝患者实施 Lichtenstein 手术，9 年内仅有 4 例复发，是目前国外（小疝）使用最多的无张力疝修补术式。Lichtenstein 手术是将补片桥接于腹内斜肌弓状下缘与腹股沟韧带之间，加强腹股沟后壁，精索经补片打孔穿出自补片前方经过，补片应缝合固定，内下侧缝至耻骨结节处，应超过并覆盖耻骨结节 1.5～2.0 cm，内上缘缝至联合腱、腹直肌鞘外缘或腹外斜肌腱背面，外侧与腹股沟韧带和髂耻束缝合。③网塞充填修补法：1994 年，Shulman 和 Lichtenstein 基于部分腹股沟疝疝环较小，后壁完好的特点，采用聚丙烯补片卷成塞子修补缺损，塞子边缘与四周用不吸收缝线固定 2～5 针。他们主张网塞充填法适用于直径小于3.5 cm 的复发性腹股沟斜疝和直疝。④疝环充填式无缝合修补法：该手术方法是把网塞与补片结合在一起，首先采用聚丙烯网卷成伞形填塞疝环缺损，充填物可以在塞入疝环后自动撑开并附着于周围组织，然后置补片加强腹股沟管后壁，补片与充填物均不缝合固定。Gilbert 方法操作简便、损伤小、并发症少、复发率低，可在局麻下完成，能早期下地，很快恢复日常活动和工作，对大的斜疝和其他类型的腹股沟疝的治疗也同样有效，手术适应证已几乎拓宽到任何类型的腹股沟疝。Rutkow 和 Robbins 建议把伞形充填物及补片分别固定，并由美国 Bard 公司生产了定型产品，是国外目前流行的疝修补术，也是近年来发展最快的术式。⑤普理灵三合一无张力疝修补术（prolene hernia system，PHS）：该手术应用美国强生公司生产的定型产品。由 3 部分组成，一个"底层片"，应用腹膜前修补方法对耻骨肌孔行腹膜前修补；一个类似塞子的中间体，用来修补疝环；一个表层片修补腹股沟管后壁。

（2）腹腔镜腹股沟斜疝修补术：自 1982 年 Ger 首先报道应用腹腔镜技术为 1 例腹股沟斜疝患者成功地施行腹腔镜腹股沟斜疝修补术以来，该技术的临床应用报道逐渐增多，修补的方式出现了多样化，给腹股沟疝修补术带来了一新技术和展示了广阔的前景。常用的手术方式主要有以下几种。①疝囊颈夹闭术：Ger 为第 1 例患者施行的就是这一手术，接着，又以患先天性斜疝的 Beagle 狗为对象进行实验研究。经脐部腹腔镜观察孔窥视两侧腹股沟区疝孔。在腹股沟管外部用手指加压，有助于疝孔定位，如有疝内容，在外部用手法复位。证实疝囊空虚后，在同侧脐水平半月线处另穿刺切口，放入 12 mm 套针和套管，从中可以插入订合器。用钳子夹住疝孔的外侧端，依次每 5～6 mm 各安上一个夹子以闭合疝孔，直至靠近精索。②经腹腹膜前疝修补术：该术式的基础是 Stoppa 的开放式腹膜前修补术，手术经腹腔在腹腔镜下剪开缺损上方的腹膜，解剖腹膜前间隙，切除疝囊后，选择适当大小的补片覆盖在内环口和直疝三角区，然后钉合固定补片。此方法操作简便，恢复快，疼痛轻微，术中可同时检查和处理双侧疝或对侧亚临床疝，术后并发症发生率和复发率低，尤其适用于复杂疝和多次复发疝，能避免开放手术引起的副损伤，是目前使用最多的腹腔镜修补方法。并发症主要有疝囊积液、尿潴留、腹股沟部血肿和气肿、阴囊血肿等。③腹腔内铺网修补法：该方法不解剖腹膜前间隙，而是通过腹腔镜把疝内容物还纳后直接把聚丙烯补片覆盖在缺损的腹膜内面固定,此手术损伤小、操作简单,近期疗效满意,但由于补片与内脏直接接触,可造成与粘连有关的严重并发症,补片可引起肠粘连甚至肠瘘,此种手术方式一度被遗弃,但随着防粘连补片(e-PTFE)的问世现又推广开来。④完全腹膜外修补法:该术式的基础也是 Stoppa 腹膜前的补片修补,与经腹腹膜前修补法的主要区别是腹膜前间隙的分离完全在腹膜外进行且不进入腹腔,在腹膜外建立“气腹”,并完成腹膜前间隙的解剖操作,避免了腹腔内操作可能引起的各种并发症,同时还兼有腹膜前修补的优点,在临床上的应用正逐渐增加。但对有腹部手术史的患者和多次复发疝,由于解剖瘢痕和粘连容易造成损伤,选择完全腹膜外修补法时要特别慎重。

腹腔镜疝修补作为一种全新的术式逐渐在世界范围内开展,尤其近几年,随着微创手术经验的积累和技术的进步,加上手术本身术后不适少、疼痛轻、恢复快,可同时检查和治疗双侧腹股沟疝及股疝,对复发疝使用腔镜下疝修补可避免原入路引起的神经损伤和缺血性睾丸炎的发生,越来越多的患者和外科医师选择腹腔镜疝修补手术。

4.特殊类型腹股沟斜疝处理

(1)嵌顿性和绞窄性疝的处理原则:腹股沟斜疝的内容物发生嵌顿较常见,疝内容物为肠管者,易发生肠坏死和腹膜炎而死亡。嵌顿疝诊断通常不困难。一般情况下嵌顿疝一经确诊即应急诊手术,解除嵌顿,以防肠坏死。仅在下列情况下,可先试行手法复位:①嵌顿时间在3～4小时以内,局部压痛不明显,也无腹部压痛或腹肌紧张等腹膜刺激征者。②年老体弱或伴有其他较严重疾病而估计肠袢尚未绞窄坏死者。复位在注射镇静剂后,采取头低脚高位,医师用手托起阴囊,将突出的疝块向外上方的腹股沟管作均匀缓慢、挤压式还纳。注意切忌粗暴,以免挤破肠管。回纳后,还继续观察24～48小时,注意有无腹痛、腹肌紧张、便血及肠梗阻现象是否得到解除。

成人嵌顿、绞窄疝术前应做适当术前准备,包括补液纠正水、电解质紊乱、置胃管胃肠减压和给予广谱抗生素。手术宜在全麻或硬膜外麻醉下进行,切口要能完全暴露疝块。术中应切开内环外侧,尽快解除疝内容物的嵌顿状态,但必须防止疝内容物还纳腹腔,同时连同其远近两端约20 cm 的肠管牵出,一同观察其活力。若怀疑坏死时,可在肠管系膜根部注射适量 0.25% 普鲁卡因,同时用温热盐水纱布热敷肠管,也可将肠管暂时还回腹腔,10～20 分钟后,再牵出腹腔仔细观察。如肠管颜色转为红色,肠蠕动及肠系膜内动脉搏动恢复,可送回腹腔。然后按一般易复性疝处理。经上述处理,肠管仍不能肯定有活力,则按肠管坏死处理。

如嵌顿的肠袢较多,应特别警惕逆行性嵌顿的可能。不仅要检查疝囊内肠袢的活力,还应检查位于腹腔内的中间肠袢是否坏死。切勿把活力可疑的肠管送回腹腔,以图侥幸。绞窄性疝,肠管已坏死、穿孔致疝囊积脓和疝被盖组织发生炎症时,应行局部切开引流。此时,勿切开嵌顿环,防止肠管回纳腹腔,引起腹膜炎。若局部引流后,肠梗阻并未解除,应作腹部探查,酌情施行肠切除吻合术,或施行病变肠管远近两侧正常组织肠管间侧侧吻合,待病情好转,再切除坏肠管。绞窄疝仅肠坏死者,可施行肠切除肠吻合术,但不宜做疝修补术,仅行疝囊高位结扎,因手术区污染严重,以免因感染致修补失败。此外,少数嵌顿性或绞窄性疝,因麻醉后疝环松弛,消毒时挤压局部,致肠管回缩入腹腔,手术切开疝囊无内容物。此时,必须仔细探查肠管或大网膜,必要时另做腹部切口,确定被嵌顿过肠管或大网膜是否坏死,而做相应处理。

(2)滑动性疝的处理原则:手术治疗是滑动性疝唯一的治疗方法,手术的目的在于将参与组成疝囊的器官与疝囊的其他部分分离,还纳至其正常位置。修补去除滑动器官后的腹膜裂口,使之形成完全由壁层腹膜组成的疝囊,并按腹股沟疝的要求高位结扎疝囊,缩小并加强内环,防止受累部分腹膜外的肠袢脱垂,用符合解剖生理要求的方式修补腹股沟部的腹壁缺损。滑动性疝术后复发率较高,主要原因是因内环过大,故在修补时应特别注意加强修补该弱点。常用于滑动性疝的修补手术式有以下几种。①一般性腹股沟疝修补术:适用于疝囊内滑疝。②腹膜外修补法:是滑动性疝修补术中最常用的一种,对一般病例较适合,但对巨大的滑动性疝因有较长一段肠曲受累,用本法修补后,可能引起肠袢的屈曲梗阻或影响血运。③腹腔内修补法:是滑动性疝修补术中比较理想的一种,适用于有较大疝囊的患者,尤其是左侧的滑动性疝,对于疝囊较小或根本没有疝囊的,亦行之有效。近年来,有报道经腹膜前入路髂耻束修补、Shouldice 和无张力疝修补术加强滑动性疝患者缺损的腹股沟管后壁等方法。

(3)复发性腹股沟斜疝的处理原则:腹股沟斜疝修补术后发生的疝称复发性腹股沟斜疝,应再次手术治疗。疝再次修补手术的基本要求如下。①由具有丰富经验的、能够做不同类型疝手术的医师施行。②所采用的手术步骤及修补方式只能根据每个病例术中所见来决定。③尽量应用无张力疝修补术。

(宿鲁锋)

第二节 小儿腹股沟斜疝

小儿腹股沟斜疝是最常见的小儿外科疾病之一,直疝异常罕见。与成人不同的是,小儿腹股沟斜疝多为胚胎期睾丸下降过程中腹膜鞘状突未能闭塞所致,是一先天性疾病,而成人腹股沟疝则是在腹膜鞘状突闭塞之后,因腹股沟区薄弱和腹内压力增高,腹膜受腹内压力外突而形成疝囊。小儿腹股沟斜疝在新生儿期即可发病,男性多见,右侧较左侧多2~3倍,双侧者少见,约占5%~10%。

一、胚胎学及病因

胚胎第5周,尿生殖嵴内侧的腹膜上皮增生、变厚,形成生殖上皮。第6周时,生殖上皮向生殖嵴增生、伸入,形成一些界限不清楚的生殖细胞索,称为原始生殖腺。第6~7周,如受精胚为XY型,因有Y染色体的存在,诱导原始生殖腺向睾丸方向发育。胚睾形成时,其位置相当于T_{12};3~4月时,位于腰部腹膜后腰椎旁,其前面的腹膜形成一皱襞;6月时,腹膜皱襞开始下降,睾丸在睾丸引带的牵引下降至腹股沟内环,并逐渐进入腹股沟管向外环及阴囊内下降;8月时降入阴囊。睾丸从腹股沟管内环经腹股沟管出外环进入阴囊底部,谓之睾丸下降过程。与此同时,覆盖在睾丸前的腹膜也随着下降,在腹股沟内环处斜向下内穿过腹股沟管形成一袋形突出,称之为腹膜鞘状突。腹膜鞘状突随同睾丸继续下降,最终达到阴囊,其盲端将睾丸大部分包围,但此时腹膜鞘状突与腹腔仍然保持相通。在出生前,腹膜鞘状突先从内环处闭塞,然后靠睾丸上部闭塞,最后整个精索部闭塞、退化成纤维索。仅遗留睾丸部分的腹膜鞘状突形成睾丸固有鞘膜腔,与腹腔隔绝不再相通(图9-2)。

如果腹膜鞘状突的发育延缓或停顿,出生时仍未闭塞或仅部分闭塞仍与腹腔相通(图9-3),

则为腹腔内容物进入其中、形成腹股沟斜疝提供了发病的解剖学基础。但并非每一腹膜鞘状突未闭者都发生疝,据统计,出生时腹膜鞘状突未闭塞者可高达 80%～94%,5 个月以内的婴儿腹膜鞘状突未闭者达 25.5%,甚至有学者报告,1 岁以内婴儿尸体解剖发现腹膜鞘状突未闭塞者高达 57%,而腹股沟斜疝的发生率则远远低于该比例。其原因是,出生后大部分小儿的腹膜鞘状突仍能逐渐萎缩、闭塞,退化成纤维索,随着小儿年龄的增长,闭塞者增多,腹壁肌肉逐渐强壮,只有腹壁肌肉发育薄弱或有持续腹压增高的小儿,腹腔内脏器才能突入腹膜鞘状突形成疝(图 9-4)。

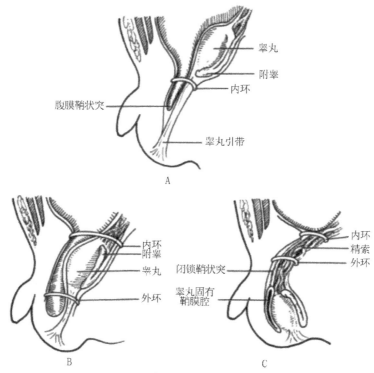

图 9-2　腹膜鞘状突形成及闭锁过程

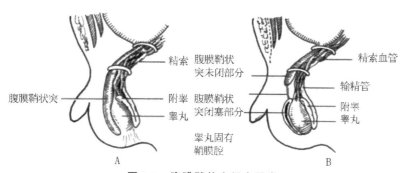

图 9-3　腹膜鞘状突闭塞异常

A.整个腹膜鞘状突出生时未闭塞;B.出生时仅部分腹膜鞘状突闭塞

327

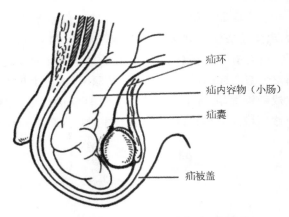

图 9-4　小儿(先天性)腹股沟斜疝(睾丸疝)

引起腹内压增高的因素有,剧烈哭闹、长期咳嗽、便秘、排尿困难、腹内肿物、腹水等。如果未闭的腹膜鞘状突呈一狭细的管腔状或部分闭塞,则可形成不同类型的鞘膜积液。右侧睾丸下降迟于左侧,故出生后右侧腹膜鞘状突未闭塞、与腹腔保持相通者多见,因而发生疝的概率大大高于左侧。而且临床发现,左侧先发生腹股沟斜疝小儿,其右侧发生疝的可能性比较大,其原因可能与此有关。

此外,小儿腹股沟管的长度因年龄而异,1～4 cm 不等,而且年龄越小腹股沟管的长度越短,内环和外环亦越接近。新生儿的腹股沟管长约 1 cm,从内环到外环的走向几乎垂直,似直接穿出腹壁。当剧烈哭闹、长期咳嗽、便秘、排尿困难等引起腹内压增高时,受力方向直接指向腹壁皮下,缺少腹股沟管的缓冲和内环关闭制约作用。新生儿、婴儿多呈双髋屈曲、外旋、外展的仰卧位,腹壁肌肉松弛,收缩防卫力弱。因此,婴儿期易发病,随年龄的增长、腹膜鞘状突闭塞、腹壁肌肉逐渐强壮、腹股沟管长度增加和内环关闭制约作用的增强,发病率逐渐降低。

女性胚胎子宫圆韧带源于胚胎期的中肾腹股韧带,卵巢下降时其折屈成角,弯曲角的头侧发育为卵巢韧带,尾侧发育为子宫圆韧带。子宫圆韧带起自子宫角,自盆腔经过腹股沟管穿出,末端止于大阴唇结缔组织内,腹膜鞘状突也伴随子宫圆韧带通过腹股沟管到达大阴唇,在女性又名为 Nück 管,多数于出生后不久闭塞。据报道,出生 3～4 个月后仍有 30% 的女婴 Nück 管未闭。因子宫圆韧带通过的腹股沟管远较男性狭小,故女性很少发生腹股沟斜疝。由于婴儿的卵巢和子宫位置前倾,靠近腹膜,极易进入 Nück 管。因此,女婴腹股沟疝易发生子宫附件嵌顿,且年龄越小发生率越高。女性腹股沟疝中,滑动疝所占比例相对较高,婴幼儿及儿童滑动疝中多为附件及子宫,成人则多为肠管或膀胱。同男性一样,女性未闭塞、呈狭细管腔状的腹膜鞘状突亦可形成鞘膜积液,临床上称之为 Nück 管囊肿或圆韧带囊肿。

二、病理

小儿腹股沟斜疝是由于腹腔脏器进入没有闭塞、并与腹腔相通的腹膜鞘状突所致,未闭塞的腹膜鞘状突是先天性腹股沟斜疝的疝囊(图 9-4)。疝囊自腹壁下动脉外侧经腹股沟管穿出腹壁,位于精索的内前方并与精索紧贴,精索血管在输精管外侧,而且精索血管往往与输精管分离,手术中应特别注意。成人腹股沟斜疝则是在腹膜鞘状突闭塞之后,腹膜外突而形成疝囊,故疝囊与精索之间相对疏松(图 9-5)。

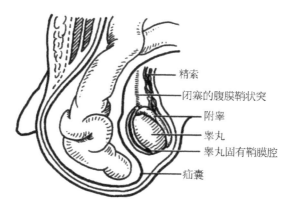

精索

闭塞的腹膜鞘状突

附睾

睾丸

睾丸固有鞘膜腔

疝囊

图 9-5　成人腹股沟斜疝

　　小儿的腹股沟管很短，尤其新生儿和婴儿，长度约 1 cm，腹股沟管几乎从腹壁直接穿出，内环和外环近乎重叠。因此，婴幼儿手术时，不必切开外环即可完成疝囊高位结扎手术。

　　新生儿和婴儿大网膜很短，极少突入疝囊，疝内容物最多见的是小肠。新生儿和婴儿回盲部系膜固定尚不完善，活动度较大，盲肠、阑尾不仅可以疝入右侧疝囊，而且可以疝入左侧疝囊内。随着年龄的增长和大网膜的发育，年长儿童的大网膜可疝入疝囊。少数患儿的盲肠或膀胱构成疝囊壁的一部分，形成滑动疝。

　　疝囊颈细小或外环比较狭小的初发疝或小婴儿疝，在剧烈哭闹、阵咳时导致腹内压突然升高，可推挤较多脏器扩张疝环并进入疝囊，腹内压暂时降低时，疝环弹性回缩，疝内容物不能回纳而发生嵌顿。小儿腹股沟斜疝嵌顿的疝内容物以肠管居多，嵌顿后出现肠梗阻的症状和体征。由于局部疼痛和肠管绞痛，患儿越发哭闹，腹内压持续增高，加之局部疼痛可反射性引起腹壁肌肉痉挛，加重嵌顿，难以还纳。较之成人，小儿的疝囊颈和疝环比较柔软，腹壁肌肉及筋膜组织薄弱，腹股沟管所受腹肌压力较小，肠系膜血管弹性也较好，故发生肠管绞窄、坏死者较少见，而且血液循环障碍由静脉回流受阻、淤血、水肿发展至肠坏死的进程相对缓慢。被嵌顿的肠管血液循环受阻，肠管可出现充血水肿、片状出血，肠管紫绀，疝囊内多有渗液。肠管绞窄坏死后，阴囊内渗出液混浊、血性，阴囊红肿，并伴有全身中毒症状。精索长时间受压，睾丸血运受阻可发生梗死，发生率为 10%～15%。

　　女性患儿的疝内容物可有子宫、卵巢、输卵管，卵巢嵌顿和坏死的发生率高，阔韧带或卵巢血管蒂可进入疝囊并成为滑动疝疝囊的一部分。

　　根据腹膜鞘状突的闭塞程度以及疝囊与睾丸固有鞘膜腔的关系不同，小儿腹股沟斜疝分为睾丸疝和精索疝两种。睾丸疝的整个腹膜鞘状突未闭，疝囊由睾丸固有鞘膜腔和精索鞘膜构成，疝囊内可看到被鞘膜包裹的睾丸（图 9-4）。精索疝的腹膜鞘状突近睾丸部分闭塞而精索部分鞘膜未闭，疝囊止于精索部，与睾丸固有鞘膜腔不通，疝囊内看不到睾丸（图 9-6）。

三、临床表现

（一）一般症状和体征

　　多数在 2 岁以内发病，一般在生后数月出现症状与体征，生后 1 月内甚至在出生后第一次啼哭时即发病者并非鲜见。最初主要表现是腹股沟区可还纳性包块，当哭闹或其他原因致使腹内压增高时，包块可明显增大，安静、平卧、睡眠后包块可缩小或完全消失。一般不妨碍活动，不影响小儿正常发育。除非发生疝内容物嵌顿,很少有痛苦不适。年长儿可自述有坠胀感。

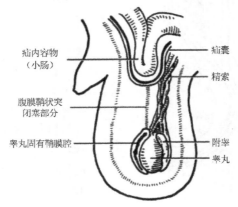

图 9-6　小儿(先天性)腹股沟斜疝(精索疝)

　　主要体征为腹股沟区可复性包块。包块大小不等,光滑柔软;包块较小者,多位于腹股沟管内或由腹股沟管突出到阴囊起始部,呈椭圆形;大者可突入阴囊,致阴囊肿大。无论包块位于阴囊内或精索处,其上界与腹股沟管、腹股沟内环均无明显界限,似有蒂柄通向腹腔内。内容物多为肠管,用手轻轻向上推挤,包块可还纳腹腔,还纳过程中有时可闻及肠鸣音("咕噜"声)。疝内容物还纳后可触及外环增大、松弛。刺激婴幼儿哭闹或嘱年长儿咳嗽的同时,将手指伸入外环可感觉有冲击感。以手指尖压住腹股沟管内环处,包块不能再膨出,移开手指后肿物再度出现。对继往有腹股沟区包块突出史、就诊时检查并未发现疝块的小儿,仔细检查局部可发现患侧腹股沟区较对侧饱满,疝内容物能坠入阴囊者其患侧阴囊较对侧大。将示指放在外环处在精索上方左右滑动时,可触及患侧精索较健侧增粗,并有两层丝绸摩擦的感觉(图 9-7)。

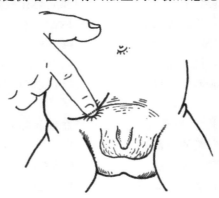

图 9-7　小儿腹股沟斜疝查体

　　此外,体格检查时应注意检查对侧是否亦有疝的存在。

　　(二)小儿嵌顿性腹股沟斜疝的临床特点

　　(1)多发生于 2 岁以下婴幼儿,尤以疝囊颈细小、或外环比较狭小的初发疝、或小婴儿疝更易发生。国内学者报告 524 例小儿嵌顿性腹股沟斜疝中婴幼儿占 90%,其中新生儿 6 例,婴儿 111 例,幼儿 360 例,学龄前至儿童仅 47 例。

　　(2)与成人相比,发生肠管绞窄、坏死者少见,而且出现的时间较晚。

（3）易导致睾丸萎缩及坏死,发生率为 10%～15%。

（4）多在一阵剧烈哭闹、咳嗽后,疝块突然增大、变硬、不能回纳并有触痛。嵌顿的疝内容物以肠管居多,嵌顿后可出现腹痛,腹胀,呕吐,停止排气、排便等梗阻的症状。就诊较晚已发生绞窄者,阴囊可有水肿、发红、皮温增高、触痛等表现。并且有体温升高,白细胞增高,水、电解质失衡和酸碱平衡紊乱、中毒性休克等全身表现。

（三）早产儿腹股沟斜疝的临床特点

1.发病率高

据统计,早产儿的发病率可高达 9%～11%,而足月新生儿腹股沟疝的发病率仅为3.5%～5.0%;双侧腹股沟斜疝的发生也较一般足月新生儿常见,文献报告低出生体重儿患者中约 55% 为双侧腹股沟斜疝,早产儿患者中约 44% 为双侧腹股沟斜疝,而成熟婴儿双侧疝仅为总发生率的8%～10%。

2.疝嵌顿和并发症的发生率高

据统计,早产儿嵌顿疝的发生率为年长儿的 2～5 倍,年龄小于 3 个月的小儿腹股沟斜疝睾丸梗死的发生率为 30%,显著高于一般小儿难复性嵌顿性腹股沟斜疝睾丸梗死的发生率（7%～14%）。尤以腹股沟斜疝伴发隐睾,未降睾丸恰好位于腹股沟内环外侧者更易发生睾丸梗死。部分女婴,卵巢或输卵管可因疝囊压迫,或生殖器官自身扭转导致卵巢缺血梗死。

3.肠管嵌顿和绞窄是其最为严重的并发症

一旦发生肠管嵌顿,全身症状重笃。可有胆汁性呕吐、明显腹胀等表现,疝入脏器呈黑色或暗蓝色。腹部 X 线平片示小肠梗阻征象。病情进展迅速,严重者可有中毒症状,如心动过速（脉率>160 次/分）,白细胞计数高于 $15×10^9/L$,核左移、水、电解质及酸碱平衡紊乱。

（四）女性腹股沟斜疝的临床特点

1.发病率较男性低

虽然大约有 30% 的女婴在出生 3～4 个月后 Nück 管仍未闭塞,但女性圆韧带通过的腹股沟管远较男性狭小,女性腹股沟斜疝的发病率显著低于男性。美国学者报道 6 321 例腹股沟疝中,男性占 94%,而女性只占 6%。国内有学者报告 728 例小儿腹股沟斜疝,女性 56 例,占 7.7%。而日本学者报告 1976－1984 年日本红十字医疗中心小儿外科收治小儿腹股沟斜疝 2211 例,男孩 1 274 例（占57.1%）,女孩 937 例（占 42.9%）,男性发病率虽仍高于女性,但女孩发病率则明显高于其他学者的报告比率。他认为以下几点可能是以前文献记载和其他学者报告女孩发病率低的原因:①过去报告的本病男、女发病率仅包括手术病例,如包括未手术病例,则女孩发病率高于过去报告数。②女孩腹股沟斜疝症状轻,未能引起家长的注意,未到医院诊治。③医师对其认识不足,检查方法不当导致漏诊。④外科医师对女孩手术持消极态度,未对其手术治疗。⑤有自愈的可能性。⑥手术延期者居多等。他对同时出生 1 个月后就诊的 237 例腹股沟斜疝婴儿进行为期 1～9 年的调查,结果 142 例中男孩 133 例（占 93.7%）已行手术治疗,而 95 例女孩中仅 62 例（占 65.5%）行手术治疗。对儿童期亦有本病的 136 例母亲进行调查研究发现,儿童期手术者仅37 例（占 27.2%）,自愈者 92 例（占 67.6%）;92 例自愈者中成人后又发病者 34 例（占 37%）,其中妊娠期发病者 23 例。

2.嵌顿疝的比率高

女性腹股沟管狭小,故发生嵌顿的概率高,而且易导致嵌顿的子宫、卵巢、输卵管绞窄坏死,年龄越小发生率越高。有人报告未满 1 岁的 267 例女婴腹股沟斜疝中,133 例有卵巢疝入。

3.滑动疝的比率高

由于反复嵌顿、慢性炎症刺激等因素,女孩斜疝容易发生粘连并形成滑动疝。据统计,女性滑动疝占腹股沟斜疝12.5%,男性仅占0.9%。女孩滑动性疝的临床特点:发病年龄小,包块易脱出,外环口较大而松弛,包块大、形态不规则,在女婴及女童滑动疝中附件及子宫多见而且易嵌顿,卵巢嵌顿时局部症状重而全身症状轻,肠管嵌顿时则全身症状重。

4.女性患儿腹股沟区解剖结构特殊

除嵌顿疝外多无症状,大部分患儿就诊时往往无包块存在,但有腹股沟区可复性包块病史。增加腹压时,可见患侧腹股沟区或大阴唇上方皮肤稍隆起或出现球型包块,可还纳。外环表面可触及患侧子宫圆韧带较健侧粗。

发生嵌顿后,患侧腹股沟区可见包块。如内容物为卵巢,有时可触及实质性轮廓。部分患儿其包块常不显著,仅见外环口有一隆起。直肠指诊,患侧内环较饱满或可以触及索状物。

四、诊断与鉴别诊断

(一)诊断

(1)病史除首发即为嵌顿疝外,几乎每一患儿都有腹股沟区可复性包块病史。

(2)体格检查时,局部可见椭圆形包块,包块有蒂柄通向腹腔,且容易还纳入腹腔,压迫内环处包块不能再膨出,外环增大松弛,手指伸入外环咳嗽或哭闹时可觉察冲动感等。对小儿有腹股沟区包块突出史、腹股沟区暂时查不到包块者,婴幼儿可刺激其哭闹或对腹部加压,年长儿可令其咳嗽、屏气、鼓腹、跑跳后再检查,多能查到包块并明确诊断。

(3)疝造影术诊断确有困难者应行疝造影术。即取一定量的泛影葡胺,经下腹注入腹腔内,嘱患儿头高脚低俯卧位,15分钟后摄片,造影剂进入疝囊显影即可确诊。

确诊后应注意是否有合并隐睾、鞘膜积液或双侧腹股沟斜疝的可能。

(二)鉴别诊断

小儿腹股沟斜疝应与以下疾病鉴别。

1.鞘膜积液

小儿鞘膜积液与先天性腹股沟斜疝的发病机制有相同之处,均是腹膜鞘状突发育延缓或停顿、出生时仍未闭塞或仅部分闭塞、与腹腔相通所致,其区别不过是未闭的腹膜鞘状突比较狭细而已。近年,依据其闭塞部位将其分为精索鞘膜积液和睾丸鞘膜积液两种类型。

(1)精索鞘膜积液:腹膜鞘状突在睾丸上极闭塞,仅精索部与腹腔相通,液体积聚于睾丸以上的精索部位。肿块呈圆形或椭圆形,位于腹股沟管内或阴囊上方,能随精索移动,透光试验阳性。睾丸可触及。女性鞘膜积液位于腹股沟管内或大阴唇部。

(2)睾丸鞘膜积液:整个腹膜鞘状突全程未闭,液体经精索鞘膜进入睾丸固有鞘膜腔。肿块位于阴囊内,囊性,用手挤压后缓慢变小,睾丸被包在鞘膜囊之中,肿块透光试验阳性。

精索鞘膜积液、睾丸鞘膜积液所形成的包块晨起或平卧休息后均可缩小或消失、活动和玩耍后增大。

2.隐睾

睾丸位于腹股沟管内或阴囊上部,为实质性肿块,但较小,挤压胀痛。患侧阴囊发育较差,空虚、瘪缩,阴囊内触不到睾丸。轻挤时有下腹部胀痛。不少患儿两者并存,查体时既有疝的体征又有隐睾的体征。

3.腹股沟淋巴结炎

嵌顿疝或绞窄疝应与之鉴别。腹股沟淋巴结炎患儿既往无腹股沟区包块史,伴有腹股沟区疼痛,发热,但无肠梗阻的症状和体征。肿块位于外环的外侧,边界清楚,与腹股沟管关系不密切,局部皮肤有红肿、温度升高和压痛等炎症改变。而疝块上界则与腹股沟管、腹股沟内环无明显界限,并呈蒂柄状通向腹腔。此外,一些腹股沟淋巴结炎患儿在腹股沟淋巴引流区域内有时可发现外伤或感染性病灶。B超检查有助于诊断。

4.睾丸肿瘤

睾丸肿瘤多为无痛性实质性肿块,阴囊有沉重下坠感,不能还纳入腹腔内。部分患儿有性早熟现象。血清甲胎蛋白测定等对诊断有帮助。

5.子宫圆韧带囊肿

子宫圆韧带囊肿也可促进腹股沟疝的发生,应注意两者的鉴别,但鉴别比较困难。

五、治疗

(一)小儿腹股沟斜疝治疗方法的选择
方法包括手术治疗和非手术治疗两种。

1.手术治疗

虽然腹膜鞘状突在出生后仍可继续闭塞,但腹股沟斜疝一旦发生几乎无自愈可能,而且随着年龄增长和疝块增大,可随时发生嵌顿、绞窄影响睾丸发育,甚至危及生命。因此,从原则上讲,腹股沟斜疝确诊后均应早期手术治疗为宜。

2.非手术治疗

(1)佩戴疝带或应用棉纱束带压迫腹股沟部:一般认为,该方法适用于年龄小或有严重疾病不宜手术者。新生儿疝应用本法压迫内环和腹股沟部,进而阻止疝内容物疝出,等待腹膜鞘状突在出生后最初数月中继续闭塞,以期增加疝"愈合"的机会。但对较大的疝或年龄在3个月以上的小儿,非手术治疗治愈疝的可能性极小。而且婴幼儿棉纱束带或疝带不易固定,易被尿液粪渍浸污,并可压迫或擦伤皮肤;长期使用不仅使疝囊颈经常受到摩擦变得肥厚坚韧而增加嵌顿疝的发生率,甚至影响睾丸血运、或导致腹股沟管局部粘连进而增加手术困难和并发症。故作者认为,非手术治疗仅适用于伴有严重疾病不宜手术者。

(2)注射治疗:应用腹股沟管内注射硬化剂的方法治疗腹股沟疝,在上一世纪30~40年代,欧美曾风行一时。有学者于1996年报告,我国20世纪80~90年代仍有人应用此法治疗腹股沟斜疝。大量临床资料显示,该方法有以下弊端:①硬化剂进入腹腔后易引起腹膜炎、肠粘连或肠坏死。②易导致输精管和血管粘连、损伤。③腹股沟管局部瘢痕组织收缩使睾丸上缩招致医源性隐睾,影响睾丸发育。④腹股沟管局部形成瘢痕及组织粘连,注射治疗无效、需手术治疗者,手术的难度和手术并发症的发生率大大增加。故该方法已摒弃。

(二)非手术治疗方法
1.棉纱束带压迫法具体操作

让患儿平卧,将疝内容物还纳腹腔;取长棉纱束带对折成双头,折端放置于内环体表投影处及腹股沟管区,双头从髂嵴上方自背后绕到对侧腰部,返回到腹前部后将双头穿过折端,使形成扣环,正好压迫内环。再经过腹股沟部转向后方至臀上方腰部打结(图9-8)。可在内、外环处垫以棉纱或海绵,以加强压迫、减少皮肤擦伤。

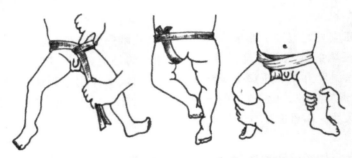

图 9-8　小儿腹股沟斜疝棉纱束带压迫治疗

2.佩戴疝带法

据某学者 1989 年报告,应用该法治疗腹膜鞘突未闭、无腹股沟管处肌肉薄弱或缺损的小儿腹股沟斜疝 100 余例,疝闭合率达 70%。其疝带用尼龙制品制成,易于清洗,以具有弹性和拉力的疝盖帽防止小肠从腹股沟管旁疝出。

(1)结构:①腰围(新生儿 35～40 cm,婴儿 40～45 cm,幼儿 50～55 cm,儿童 60～65 cm)。②半圆环。③疝帽(四周有松紧带牵拉、具有弹性)。④大腿固定带(图 9-9)。

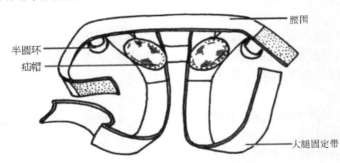

图 9-9　小儿疝带

(2)使用方法:将疝帽覆盖于腹股沟管疝内环处,回纳疝内容物入腹腔,固定腰围,将大腿固定带由会阴部向下绕过大腿后沿臀外缘向上,与同侧半圆环结扎固定(图 9-10)。固定时需注意无疝内容物疝出及松紧合适。单侧疝先固定患侧,双侧疝可先后固定两侧。佩戴该疝带后,患儿可下地随意行动,不妨碍大小便,若有污染应及时清洗。如佩戴不合适或有疝内容物疝出,须重新固定。每天松解、清洗臀部后再佩戴。新生儿、婴儿一般用疝带固定 2～3 周,不再有疝内容物疝出即视为痊愈,如再疝出,继续佩戴、固定 1 个月,重复检查;1 岁以后小儿固定 2～3 个月,松解疝带约 1 周未疝出即为疝已闭合,如仍有疝出时,可再固定;年龄较大儿童,如伴有腹肌薄弱、疝环大,固定 3～4 个月后仍有疝出者,宜转手术治疗。

目前,应用佩戴疝带治疗小儿腹股沟斜疝的临床医师相对较少,而且其疗效亦远差于某学者报告的疗效。

(三)手术治疗

1.手术时机

近年来,小儿麻醉技术和手术技术已大大提高,包括早产儿在内的腹股沟斜疝手术已非常安全。有学者报告,北京儿童医院10 年收治 11 272 例小儿腹股沟斜疝,嵌顿疝手术 633 例,7.8%

小于1月,疗效满意。因此,年龄已不再是限制手术的主要因素。大量临床资料分析发现,小儿年龄越小腹股沟斜疝嵌顿率和并发症的发生率越高,年龄小于2月的腹股沟斜疝嵌顿发生率达31%,新生儿嵌顿疝和各种肠管并发症的发生率为34%、肠坏死率高达45%,生后8周内手术者各种并发症(包括反复嵌顿所导致的睾丸萎缩、肠管坏死等)发生率最低。故越来越多的学者主张尽早手术为宜。

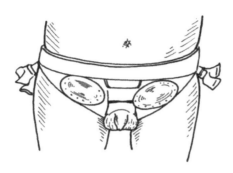

图 9-10　小儿腹股沟斜疝疝带佩戴示意图

但多数学者认为,小儿腹股沟斜疝手术系择期手术,最好选择适宜时机手术。患有紫绀性先天性心脏病、肺结核、营养不良、传染病等严重疾病及病后身体虚弱的小儿应暂缓手术。早产儿、新生儿疝囊菲薄,手术极易撕裂疝囊、损伤精索血管和输精管,手术并发症的发生率较高。故主张,手术年龄以6～12个月为宜,凡反复嵌顿者应不受年龄限制。对手法复位失败或不宜行手法复位的嵌顿疝应行急症手术。

术前需先治愈影响手术耐受力的原有疾病,矫治原已存在的腹压增高因素,如慢性咳嗽、排尿困难、便秘等,选择适当季节实施手术。

2.常用手术方法

(1)疝囊高位结扎术:婴幼儿腹股沟管短,不切开外环即能高位结扎疝囊。故通常取患侧腹直肌外缘下腹横纹处切口,或患侧耻骨结节外侧、外环体表投影处小切口。切开皮肤皮下组织及筋膜,显露精索后切开提睾肌,在精索内前方找到疝囊;切开疝囊探查后将其横断,近端分离至疝囊颈部,荷包缝合或"8"字贯穿结扎,去除多余的疝囊,远端任其开放。止血后分层缝合切口并重建或缩窄外环。由于腹膜鞘状突未闭塞或闭塞不全及腹压增高是小儿腹股沟斜疝的主要发病原因,腹壁薄弱并非其主要病因,只要在疝囊颈部高位结扎即可治愈。尤其婴幼儿,疝囊高位结扎术是最常用的疗法。

(2)经腹腔疝囊离断术(LaRaque术):取患侧腹直肌外侧缘下腹横纹切口,切开皮肤皮下组织及筋膜并逐层分离肌肉,在内环上方横行切开腹膜,显露内环。在内环下后方横行切断腹膜,使内环上下切线相连、疝囊与腹腔完全离断,分开精索血管及输精管,用丝线连续缝合腹膜(疝囊旷置、留在腹腔外),然后按层缝合切口。该手术寻找疝囊、高位结扎疝囊容易,无疝囊结扎位置低之弊端。但该方法较前一方法对局部和腹腔侵袭性大,有引起腹腔粘连之虞。故仅适用于常规腹膜外途径难以找到疝囊的小型婴幼儿疝和/或复发疝。

(3)Ferguson疝修补术:适用于需要加强腹股沟管前壁的巨大疝伴有腹壁薄弱者。

(4)双侧疝手术:多一期手术处理。可选用横贯两侧外环的一字形切口或两侧分别做切口行疝囊高位结扎手术;若需行双侧疝修补术者,应在两侧分别做斜切口实施手术。

（5）滑动疝手术：小儿多为盲肠滑动疝，行疝囊高位结扎手术。

（6）女性腹股沟斜疝的手术：基本与男孩相同。子宫圆韧带与疝囊粘连紧密难以分离者，可不予分离，将其与疝囊一同在疝囊颈部结扎。如为输卵管滑动疝，则沿输卵管远端及两侧剪开疝囊后壁达疝囊颈部，还纳输卵管后缝合剪开疝囊后壁，使之形成完整疝囊后，再高位结扎。

（7）腹腔镜下腹股沟斜疝高位结扎术：因小儿腹股沟斜疝为胚胎期睾丸下降过程中腹膜鞘状突未能闭塞所致，腹股沟区薄弱并非其发病因素，故仅做单纯的疝囊高位结扎即可达到治疗的目的，而不必像成人一样加行疝修补。腹腔镜手术可直接经腹缝合内环口，毋须破坏腹股沟区解剖结构，不破坏提睾肌，不游离精索，同时腹腔镜下内环口及内环口周围的血管、输精管清晰可见，手术可避免因血管、神经损伤及导致缺血性睾丸炎发生，而且能同时检查和发现另一侧是否存在隐性疝，具有常规手术不可比拟的优越性。但在治疗小儿腹股沟斜疝的临床应用中发现，标准的腹腔镜器械粗大（直径 10 mm），手术时腹壁至少有 3 个操作孔，应用于小儿腹股沟斜疝，与传统手术相比其优点并不突出。因此，在实际推广应用中临床医师、患儿家长并不乐意接受该方法。近年来一些学者相继开展了微型腹腔镜手术或针式腹腔镜手术治疗小儿腹股沟斜疝的研究。有学者于 1999 年报告应用微型腹腔镜下行小儿腹股沟斜疝高位结扎术 112 例，也有学者于2000 年报告用直径仅为 2 mm 的针式腹腔镜治疗小儿腹股沟斜疝 23 例 38 侧，与传统的手术方法相比，微型或针式腹腔镜手术以其损伤小，并发症少，术后不留瘢痕，疗效满意等优点更为患儿家长乐意接受和欢迎。

微型腹腔镜下行小儿腹股沟斜疝高位结扎术的操作大致为：①先在脐窝处作一个小切口，长度为 0.4 cm，穿刺 Veress 针充气形成人工气腹，置套管、进腹腔镜。②另一个切口在脐旁 3 cm，长度亦为 0.4 cm，置套管、进操作钳。③腹腔镜下找到患侧内环口，并探查另一侧有无隐性疝。④在患侧内环口的体表投影处作一小戳孔，长度 0.2 cm。⑤先后从同一戳孔穿入带线针和针钩。⑥在操作钳的配合下分别缝合内环口内半圈腹膜和外半圈腹膜，各 3 针左右，带线针把缝线带入腹腔，针钩缝合时又把缝线从腹腔带出，使内环口成一荷包缝合，线结打在戳口处皮下，内环口即被高位结扎。切口无需缝合。该手术虽然有 3 个切口，但是因为镜鞘和操作钳的口径小，切口只需 0.4 cm 长，脐窝处的切口与脐窝重叠，术后根本看不出有切口的痕迹，内环口的体表投影处的戳孔因只进 0.15 cm 直径的带线针和针钩，切口只有 0.2 cm 长，因此，术后亦不易看到有切口痕迹，唯一可见的只有脐旁进操作钳的切口，但也只是 0.4 cm 长，血痂脱落后亦不会见到瘢痕。

针式腹腔镜下小儿腹股沟斜疝高位结扎术：针式腹腔镜手术分为有取出物和无取出物两种。前者必须有一个较大的取物切口，如腹腔镜下胆囊切除、阑尾切除等，在一定程度上限制了针式镜的广泛应用。后者仅行局部组织缺损的修复，无需切除组织并从镜鞘取出，使用针式腹腔镜及针式器械完成手术，创伤和创口小，皮肤免予缝线。而且，该手术创伤十分轻微，发生脐孔疝、切口疝、切口感染的可能性也微乎其微，其微创的优点极其明显的，但滑动疝、巨大疝及嵌顿疝则不宜采用该方法。

手术步骤：①气管插管，静脉复合麻醉，取平卧位。②脐窝处切一 2 mm 小切口，Veress 针穿刺充气形成人工气腹，气腹压力定为 0.8～1.3 kPa（6～10 mmHg）。年龄小者压力可偏低，以视野暴露满意为限。③由脐窝处切口刺入 2 mm 针式 Trocar，再插入针式镜。④明确疝内环口的位置，并探查另一侧是否有隐性疝存在。⑤在脐左或脐右 3 cm 处再做一切口，由此切口刺入 2 mm 针式 Trocar 后入针式操作钳。⑥于内环口体表投影处刺孔进雪撬针（2-0 无针线）至腹腔,在视镜监视下,使针从内环口的 12 点至 1 点的位置穿出部分针体,在针式操作钳的协助下,将疝环内半或外半圈腹膜穿缝于针上后,将针体夹出腹腔外,线尾留于腹壁外,操作钳夹此缝合针退出体外待用。⑦再将操作钳进入鞘管内,用同样方法将疝环处线尾另侧缝针于原孔处,再次刺入腹腔,缝合疝环另外半圈腹膜,再将此针线也沿操作钳的鞘管夹出体外。⑧两根由同一孔夹出的线在体外打结后,抽拉疝环处体表进针的两根线尾,直视下使现环口紧缩至满意为止,再在体外将两根线尾打结并埋于皮下。应用雪橇针直接刺入腹腔后,利用另一操作钳持针缝合,减少了一个切口,腹壁仅有 2 个直径 2 mm 的切口,其中一个在脐窝的隐蔽处,皮肤免予缝合,术后不遗留瘢痕,美观。体外打结改变了以往需要持针在腹腔内的操作,使打结更简化,效果更确切。

(四)嵌顿和绞窄疝的治疗

1.手法复位

(1)适应证和禁忌证:由于小儿腹股沟管短,腹肌薄弱腹股沟管所受腹肌压力小,疝囊颈和内环较成人松软,外环口纤维组织亦较幼嫩,血管弹性好等解剖和生理特点,嵌顿后往往仅发生静脉回流受阻,而动脉血流受影响小,疝内容物从被嵌顿到坏死的病理进程比较缓慢,有利于实施手法复位。再者,嵌顿后疝囊周围组织水肿致使解剖关系不清,使原本就菲薄易撕裂的疝囊壁更加脆弱,增加了手术的难度。故对嵌顿 12 小时以内者,一般不急于手术,可试行手法复位。有学者报告 524 例嵌顿性腹股沟斜疝,其中 509 例(97.1%)门诊手法复位,仅 15 例急症手术治疗。但对下列情况不宜采用该法,应视为手法复位的禁忌:①嵌顿已超过 12 小时者。②试行手法复位治疗失败者。③新生儿嵌顿疝,难于判断嵌顿时间者。④局部或阴囊红、痛明显者。⑤已出现便血等绞窄征象者,或全身情况差,出现严重脱水和酸中毒、腹膜炎体征者。⑥嵌顿的疝内容物为实质性脏器,尤其女婴嵌顿疝内容物常为卵巢和输卵管,复位困难且易致其损伤者。

需指出的是:①嵌顿时间长短并非手法复位的决定性因素,应采取个体化原则,结合病史、局部和全身情况而定。若疝块张力不大,阴囊无水肿、发红,全身情况尚好,虽嵌顿时间已超过 12 小时,仍可试行手法复位。②新生儿嵌顿疝并非手法复位的禁忌,是否手法复位,亦应依据局部和全身情况而定。有学者报告 40 例新生儿嵌顿疝,其中非手术成功率 27.5%。主张如无绞窄坏死征象,可在手术准备的同时,在基础麻醉下试行手法复位,若能成功可在复位后适当时机手术,以减少急症手术之诸多不利因素所导致的并发症的发生。

(2)操作步骤:①手法复位前先给予适量的解痉及镇静剂,如鲁米那和山莨菪碱等。②垫高患儿臀部并屈髋屈膝,使腹肌松弛。③患儿安静或睡眠后,术者用左手拇指及示指在外环处轻柔按摩,以使局部水肿减轻、缓解痉挛和使腹壁肌肉松弛。然后将左手拇指和示指分别放在外环口两侧以固定"疝蒂",阻止复位时疝内容物被推挤到外环上方,并防止疝内容物在复位时因挤压滑入腹壁组织间隙形成腹壁间疝。④右手五指握住并托起疝块,手指并拢紧压疝块底部,向外环和腹股沟管方向均匀持续地加压推挤。此时患儿多醒来并哭闹,在其哭闹腹内压增加时,右手应持续用力以保复位压力不减,在患儿换气、腹压降低的短暂时间内,适当增加推挤力,以促使疝内容物复位。在复位的瞬间,术者能清楚地感觉到疝块滑入腹腔而消失,有时可听到肠管回纳腹腔时的"咕噜"声。复位后,疝块消失,腹股沟管及阴囊外形恢复正常,睾丸位置正常;患儿局部疼痛和腹痛消失,呕吐停止,腹胀减轻。而且由于复位前剧烈哭闹、体力消耗很大,复位后多数患儿非常疲惫,安静入睡。

估计无疝内容物绞窄坏死的患儿,如首次手法不成功,可在做急症手术准备的同时,让患儿安静睡眠、休息,在术前再试行手法复位一次,不少患儿可复位成功。由于疝内容物嵌顿后患儿哭闹剧烈,致使腹内处于持续高压状态,加之腹壁肌肉的反射性痉挛,疝内容物多难以自行还纳。但在镇静睡眠或麻醉后,随着哭闹停止、腹内压下降和腹壁肌肉松弛,有不少患儿自行还纳。

复位后,应密切观察病情变化,如一般情况良好,2~3天后局部组织水肿消退,可考虑手术治疗。如有:①疝块消失,但腹痛、呕吐、腹胀等症状不见减轻,应及时行X线和B超检查,以明确有无疝内容物在复位时因挤压滑入腹膜与腹壁肌肉间组织隙形成腹壁间疝可能。②出现发热、腹痛加重、腹膜刺激症状等弥漫性腹膜炎表现,或出现便血或出现气腹,表明已发生绞窄坏死的肠管被复位或并发肠管损伤和破裂,应急症剖腹手术。

(3)手法复位注意事项:手法复位虽使多数小儿嵌顿性腹股沟斜疝得到缓解,免于急症手术。但若适应证和禁忌证掌握不严、手法不当将会带来严重后果。有学者认为手法复位时应注意以下事项:①严格适应证和禁忌证,估计已发生肠绞窄坏死者禁用手法复位。②切忌手法粗暴,以防暴力挤压导致肠管损伤或破裂形成弥漫性腹膜炎。③防止手法不当导致假性复位或腹壁间疝。④复位后应密切观察病情及腹部的变化,如出现肠管破裂形成弥漫性腹膜炎、假性复位或腹壁间疝,以及强力挤压造成肠壁损伤、复位后因肠管胀气发生迟发性破裂应急症手术。

(4)并发症。①假性整复或形成腹壁间疝:复位时并未真正将疝内容物还纳腹腔,而是推挤时将其强行挤过内环,疝内容物未能全部还纳而嵌顿在疝囊颈处,疝内容物及疝囊被推挤到腹膜外与腹壁肌肉之间的间隙内形成腹膜前腹壁间疝。此时患儿虽腹股沟区和阴囊肿块消失,但右下腹仍有疼痛,肠梗阻症状可能继续存在,髂窝部有压痛性肿块,睾丸常被提到阴囊根部。必要时行B超检查,有助于诊断。②肠穿孔:发生原因包括两点。一是患者自行挤捏复位或医师手法粗暴导致肠管破裂穿孔;二是已绞窄坏死的嵌顿肠管被复位。手法复位后患儿出现便血或气腹,以及发热、腹痛加重、腹膜刺激症状等弥漫性腹膜炎的表现。腹腔穿刺可有助于诊断。③肠壁挫伤:多系复位时手法不当或粗暴所致。轻者仅有小的肠壁血肿,无明显临床症状或症状较轻,未引起家长及临床医师的注意和重视。重者可出现肠浆膜或黏膜下血肿或迟发性肠壁坏死穿孔。④肠系膜血肿:手法不当,强行推挤肠系膜所致。

2.手术治疗

凡不宜采用手法复位者,如嵌顿已超过12小时疑有绞窄者、手法复位治疗失败者、新生儿期嵌顿疝不宜手法复位者、局部和阴囊红痛明显或出现便血等绞窄征象者、全身情况差并出现腹膜炎体征者、估计嵌顿的疝内容物为实质性脏器(如女婴嵌顿疝内容物为卵巢)者,应急症手术。新生儿、婴幼儿嵌顿疝采用下腹壁皮纹处横切口,年长儿采用斜切口。切开腹外斜肌腱膜和提睾肌后,先切开膨大水肿、增厚之疝囊;用盐水纱布将疝囊内肠管轻轻固定住,以防剪开疝环时滑入腹腔;如为逆行嵌顿疝,应将疝囊内两个肠袢间的腹内肠段拖出,然后仔细检查并确定嵌顿肠管的活力;如肠管已坏死,需作一期肠切除、肠吻合术。然后剥离疝囊,于疝囊颈部高位缝扎,按层缝合切口。一般不做腹股沟管重建或修补术。手术时应注意检查睾丸有无缺血坏死,睾丸坏死者须切除;怀疑其血液循环障碍者,可用针刺入睾丸,当有鲜血流出时应予以保留。

(五)早产儿腹股沟斜疝的治疗

有些学者认为,较之于新生儿早产儿疝囊亦更加菲薄,手术易撕裂;而且各个器官、系统发育更不完善,手术耐受力不良,手术风险和难度大,手术后并发症发生率高。大量临床研究发现,早产儿的呼吸肌易于疲劳,全麻后较易发生窒息、肺部并发症和心动过缓。国外学者报告接受疝手术的33例早产儿中11例术后发生肺部并发症,其中6例有窒息发作,发生率明显高于同一研究中 38 例足月儿,后者仅 1 例发生肺部并发症。故主张,除嵌顿者外,应暂时以非手术治疗为宜;既是发生嵌顿,早产儿嵌顿性腹股沟斜疝手法复位的成功率达 70% 以上,把潜在的急症手术转化为择期手术是有益的。手法复位适用于全身情况良好的患儿。如出现中毒症状,如严重心动过速(脉率>160 次/分)、白细胞计数增多并有核左移、明显腹胀、胆汁性呕吐、腹部 X 线平片示小肠梗阻征象等,应禁忌手法复位。手法复位前,可用短效镇静剂以使患儿保持安静。吗啡或其他鸦片制剂对早产儿、新生儿延髓呼吸中枢影响较大,应避免使用之。早产儿嵌顿疝手法复位的操作须在保温条件下进行,最好在新生儿 ICU 以及保育箱内实施,以免低温受冻而发生硬肿症。

亦有些学者认为,婴幼儿腹股沟斜疝并发症发生率较高,而且年龄越小危险越大。因此,主张早产儿腹股沟斜疝一旦确诊,宜早期选择手术治疗。手术以在内环水平作疝囊高位结扎即可,部分内环过于宽松者,可将内环下方的腹横筋膜缝合以缩小内环,但应避免缝合过紧而压迫精索血管,导致手术后睾丸梗死。早产儿双侧疝发生比率较高,手术中应注意探查对侧;但嵌顿疝手术时,不宜探查对侧,以免污染腹腔。

由于早产儿各个系统和组织器官发育尚未成熟、功能不健全、机体抵抗力差、生命力弱,而且多合并有其他疾病,手术耐受力差。因此,应积极治疗合并疾病、提高手术耐受力、加强护理,选择最佳时机确保手术的安全性和成功率。①对产时窒息或伴有肺透明膜病或呼吸窘迫综合征而接受呼吸支持、先天性心脏病所致心力衰竭、胎粪性腹膜炎或坏死性小肠结肠炎的早产儿可复性腹股沟斜疝,应待患儿上述疾病治愈、全身状况改善后再手术。②对低体重出生儿的可复性疝,应在全身情况明显改善、体重大于 2200 g 时手术。有条件者,最好在患儿出新生儿 ICU 前完成手术。③有早产史、出院后发现腹股沟斜疝的患儿,应入院治疗。由于早产儿全麻后窒息和心动过缓的发生率较高,术后应严密观察,加强监护。

(宿鲁锋)

第三节　腹股沟直疝

自直疝三角区(Hesselbach 三角)突出的疝称腹股沟直疝,发生率约占腹股沟疝的 6%,好发于中老年人和体弱者,与直疝三角区的肌肉和筋膜发育不全、肌肉萎缩退化及腹内压力升高等诸多因素有关。

一、病因和发病机制

直疝与腹股沟斜疝一样,都发生于腹股沟区域,两者的发生、发展在解剖生理学上有着密切关系。目前认为,解剖缺陷、自身嵌闭机制障碍及组织胶原结构的改变都是腹股沟疝发病的可能原因。另外还与年龄的增长,缺少运动,肥胖,多次妊娠,长期卧床致使体重丢失、健康水平下降,以及使用过低和过长的横切口或行腹部"美容手术"切口,从而切断了腹横肌腱膜弓的下缘纤维和腹股沟区的感觉或运动神经导致肌肉萎缩等因素有关。

(一)解剖因素

腹股沟区存在供睾丸、精索通过的腹股沟管,其后方有供下肢血管通过的血管腔隙和股鞘,腹股沟韧带内侧的上方和后方形成腹壁的薄弱区域,并具备如下特征:腹外斜肌层为腱膜性结构,浅环处甚至缺乏腱膜;腹内斜肌和腹横肌的弓状下缘与腹股沟韧带内侧半之间存在容纳精索(子宫圆韧带)及其内层、中层被膜的间隙,因而缺乏防护,若是两肌下缘不能达到精索和精索被膜的上缘,则薄弱更加明显。Anson认为,两肌发育良好可阻止直疝者仅26%,62%两肌之一发育不良或达不到精索上缘,12%则两者均不能提供支持;腹内斜肌附着点高,收缩时未能关闭间隙者,达36.8%,这可能是直疝形成的直接原因;腹内斜肌和腹横肌下缘的内侧份发育程度多变,如果左、右侧两肌下缘都终止在腹直肌前方,腹直肌外侧的直疝三角仅由腹横筋膜保护;腹横肌腱膜和腹横筋膜虽附于耻骨梳韧带成为腹股沟管后壁,腹横筋膜在腹股沟区也可增厚,但是这些结构在强度上都不如肌肉和腱膜,腹横筋膜层且构成腹股沟管深环;深环前方尚有腹内斜肌防护,浅环的后方则全属腱膜或筋膜性成分,防护上显得更薄弱。

(二)后天性因素

腹壁强度同作用于腹壁的压力的对比,才是能否出现疝的基本因素,较弱的腹壁阻止不了疝的形成,除了腹部结构因素,还同营养状态、体力劳动、妊娠、快速减肥、甚至遗传等有关。

1.腹内压增高

任何引起腹腔内压力增加的疾病均有可能诱发腹股沟直疝,这包括肥胖、慢性支气管炎、前列腺肥大、便秘、腹水、妊娠等。

2.腹部创伤

腹壁直接的外伤和疝的发生有关,这可能是由于外伤可削弱腹壁结构的强度,虽然动物试验并不完全支持这一点,但是腹部创伤可使疝加重。

3.年龄

腹股沟疝的发生和年龄有绝对关系,这可能是由于随着年龄的增加,某些引起腹内压增高的疾病发生率也增加,腹部脂肪组织减少、腹壁胶原组织代谢紊乱、腹股沟区各种正常组织结构变薄等也可促进腹股沟疝的发生、发展。

4.腹股沟管壁肌肉防卫功能减弱或丧失

腹股沟区的解剖缺陷可由腹内斜肌和腹横肌收缩产生防卫作用进行弥补,首先是括约肌作用,即在腹壁运动或腹压增高时,腹内斜肌和腹横肌收缩将凹间韧带拉紧向外上提起,扣紧内环抵抗增高的腹内压。其次是嵌闭功能,正常情况下,腹内斜肌和腹横肌在腹股沟管上形成凸向上方的弓状缘,与相对应的腹股沟韧带间存在0.5～2.0 cm的距离,肌肉收缩弓状缘向腹股沟韧带侧拉平,并向髂耻束和腹股沟韧带靠拢,嵌闭间隙,增强腹股沟管后壁,弥补腹横筋膜的薄弱之处。上述功能对防止腹股沟疝发生有重要作用,如果凹间韧带、髂耻束松弛,腹内斜肌和腹横肌发育不良没有构成完整的弓状缘,以及各种原因所致的肌肉萎缩、收缩力降低都可造成括约和嵌闭作用削弱或丧失。

二、临床表现

(一)症状及体征

腹股沟直疝极少发生在女性和儿童。直疝发生时大多数没有自觉症状,无疼痛或其他不适。其主要表现为在腹胀沟外环部位有一个不大的圆形(半球形)肿块,位于耻骨结节外上方,患者直立时出现,平卧时,由于疝囊颈宽大,多能自行回纳腹腔而消失,一般不需施行手法复位,极少发生嵌顿。罕见肿块坠入阴囊,如果部分膀胱壁构成滑动性疝的一部分,则可出现膀胱刺激症状。

待疝块回复后,用手指自外环插入腹股沟管内,常可扪及后壁有较大的缺损。嘱患者咳嗽,有膨胀性冲击感。压住内环,肿块仍能脱出。

(二)影像学检查

腹股沟疝的诊断和鉴别诊断主要根据临床表现和体格检查,在某些特殊情况才进行影像学检查。

1.消化道造影或钡灌肠

此检查可发现腹股沟区肠袢影,特别是滑疝。

2.静脉肾盂造影和膀胱造影

此检查可观察疝是否累及泌尿生殖系统,如滑疝和膀胱的关系。

3.疝造影术

1967年,Ducharme将造影剂注入腹腔,观察腹膜有无突出存在,又称为腹膜造影术,有助于发现某些腹股沟区微小和初发的疝或某些罕见疝,如会阴疝、闭孔疝等,尤其是疑有腹股沟疝修补术后复发时,可采取该方法加以证实。

4.CT

CT可观察疝的部位、形态、疝囊大小及内容物,当膀胱充以造影剂时,可观察滑动性疝是否累及膀胱。

5.超声检查

该方法对疝的诊断比较理想,可发现微小疝,特别是肥胖患者,能够清楚显示腹股沟疝的形态、周围毗邻关系、疝囊和疝内容物大小等,尤其是患者取某些体位或做深呼吸时可动态观察,能够和腹股沟淋巴结肿大、鞘膜积液、脂肪瘤、血肿等鉴别。

6.腹腔镜

近年来,腹腔镜既可用于腹股沟疝的诊断,也可用于治疗,效果满意。

三、诊断及鉴别诊断

(一)诊断

腹股沟直疝以临床表现为主要诊断依据,患者在耻骨结节的外上方出现一可复性半球形肿块,不坠入阴囊。站立时肿块出现,平卧时可自行消失。压住内环,肿块仍能脱出,则应考虑为本病。

(二)鉴别诊断

1.半月线疝

位置较低的半月线疝,容易和腹股沟直疝相混淆,鉴别的要点是腹股沟直疝经直疝三角突出,其位置相对半月线疝较低,而半月线疝通过腹横筋膜弓突出。

2.膀胱上外疝

下腹部腹直肌外缘出现一半球状包块,站立时出现,卧位消失,常伴有不同程度疼痛,但极少发生嵌顿。本病表现与腹股沟直疝酷似,部分患者甚至同时合并有腹股沟直疝,应注意与之鉴别。

3.腹股沟斜疝

腹股沟斜疝和直疝的鉴别诊断(表9-1)。

表 9-1   腹股沟斜疝和直疝的鉴别诊断

	斜疝	直疝
发生率	94%	6%
好发年龄	儿童及青壮年	老年
突出路径	经腹股沟管突出	经 Hesselbach 三角突出
疝块外形	椭圆形或梨形,基底细	半球形,基底宽
疝内容物还纳后压迫内环	疝块不突出	疝块仍突出
疝囊和精索的关系	精索在疝囊后方	精索在疝囊前外侧
疝囊颈和强壁下动脉的关系	疝囊颈在其外侧	疝囊颈在其内侧
嵌顿情况	易嵌顿	不易嵌顿

四、治疗

直疝治疗原则同斜疝,现代疝手术的要求是修补手术后疼痛轻、康复时间短、复发率低、并发症少,预防在已修补的原发疝区域下的腹股沟底部再形成疝。Bassini、Mc Vay、Halsted 和 Shouldice 手术已为大家所熟悉,根据手术者的经验、病情及其疝的分型而选择其一,但需注意减张,根据中华医学会外科学会疝和腹壁外科学组《腹股沟疝、股疝和腹壁切口疝手术治疗方案(草案)》建议如下。

(一) Ⅰ 型

疝囊高位结扎和内环修补手术;也可采用平片无张力疝修补手术(Lichten stein 手术)。

(二) Ⅱ 型

疝环充填式无张力疝修补手术;平片无张力疝修补术;如果缺乏人工修补材料时也可用 Bassini,Mc Vay,Halsted 和 Shouldice 手术,尽可能加用组织减张步骤。

(三) Ⅲ 型

疝环充填式无张力疝修补手术;平片无张力疝修补术;巨大补片加强内脏囊手术(Stoppa 手术);无人工修补材料时可考虑使用自身材料并注意减张。

(四) Ⅳ 型

疝环充填式无张力疝修补手术;巨大补片加强内脏囊手术。

(宿鲁锋)

第四节   股   疝

股疝是指经股环、股管并自卵圆窝突出的疝,多为后天获得性,先天性股疝罕见。其发病与股环较宽、妊娠、肥胖、结缔组织退变、腹内压升高等因素有关,以中年以上妇女多见,约占腹外疝的 5%。据 Ponka(1980 年)统计,约 60% 的股疝发生于右侧,20% 为双侧。从理论上讲,其发病机制简单,诊断和治疗不困难,但在临床中误诊误治的情况屡见不鲜。据国内外学者报告,40%~60% 的股疝患者在就诊时已发生嵌顿和绞窄,而在一些肥胖患者被漏诊或误诊为

Rosenmüller淋巴结肿大(炎症)者亦非少见。究其原因,可能和股疝较少见、医师对其临床特点认识不足有关。

一、股鞘、股管和股环的局部解剖

股鞘是腹内筋膜向股部延伸形成的盲囊状结构,包裹股血管的起始段,盲囊的前半部即股鞘前壁,由腹横筋膜经腹股沟韧带后缘向下延续形成,盲囊的后半部是股鞘后壁,源于髂筋膜。股鞘一般高3~4 cm,其内腔为两片前后位的结缔组织隔纵向分成3格,外侧格容纳股动脉和生殖股神经股支,中间格容纳股静脉,内侧格即股管(图9-11)。

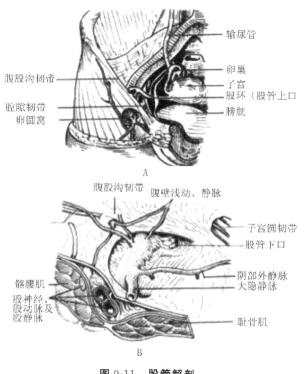

图9-11 股管解剖

股管为一锥形盲管,位于耻骨结节外侧方2~3 cm处,其上端是耻骨梳韧带,下端在腹股沟韧带下方1.5 cm处,长1~3 cm(平均2 cm),内有少量疏松结缔组织、淋巴管和1~2枚腹股沟深淋巴结填充。股管后邻耻骨肌及其筋膜,前方为阔筋膜、筛筋膜和隐静脉裂孔上缘,其上端内侧和陷窝韧带相连。

股环是股管的上口,口径变化较大,前后径0.9~1.9 cm,横径0.8~2.7 cm。股环的前界是腹股沟韧带,后界是耻骨肌和耻骨梳韧带,外侧界是分隔股鞘中间格与内侧格的纤维性间隔和股静脉,内侧界通常认为是陷窝韧带(图9-12)。由于女性骨盆较宽,韧带、肌肉、血管等较男性为细,故股环明显大于男性,被认为是股疝女性好发的原因之一。

正常情况下,闭孔动脉起于髂内动脉,穿过闭孔管至股部,其间分出耻骨支,和同侧的腹壁下动脉耻骨支吻合。有些个体此吻合支很粗大,而正常的闭孔动脉则很细小或不存在,此粗大的吻合支即为异常闭孔动脉。腹壁下动脉在股环的上外侧通过,异常闭孔动脉在股环内侧缘通过

（图 9-13），往往和疝囊关系密切，手术中应倍加注意，避免为了解除肠绞窄而盲目切开陷窝韧带而损伤异常闭孔动脉导致严重出血。

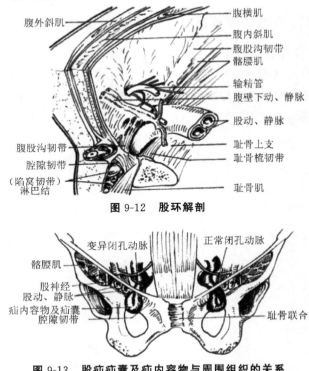

图 9-12　股环解剖

图 9-13　股疝疝囊及疝内容物与周围组织的关系

二、病因及病理

　　股疝的发生女性高于男性，尤其以中、老年妇女多见，这和女性正常的生理和解剖学基础密切相关。由于股环口仅覆以疏松结缔组织，且股管有相当一部分前壁见于隐静脉裂孔内，其浅层结构为筛筋膜，无肌性防护；腹股沟镰止点窄，远离耻骨梳韧带；女性股环相对较大等因素是股疝产生的主要原因之一。另外，髂外静脉粗细的变化，对股环开口也可产生直接影响，特别是妊娠中晚期子宫压迫导致髂外静脉和股静脉回流障碍引起的血管增粗，分娩后血管压迫的解除、口径变细，必将明显影响股环及其邻近间隙的大小。妊娠可造成腹肌的伸展、韧带的松弛，由于股环处特殊的解剖学特点，使得这些结构更加薄弱，任何引起腹内压增加的因素如腹胀、便秘、气管炎、肝硬化腹水等疾病，以及年龄的增长、慢性消耗性疾病、肌肉的萎缩或退行性变等均可诱发股疝。

　　此外，股疝的发病可能与腹股沟疝修补手术有关，据 Glassow（1970 年）报告，25％以上的股疝患者有腹股沟疝修补手术史。因为传统腹股沟疝手术采用腹股沟韧带修补，该韧带被牵拉上提，其张力性缝合修补造成股环口开大，为疝的突出打开了方便之门。

　　在股疝发生发展的过程中，往往是腹膜外脂肪先行突出，发挥"开路者"的作用，随后腹膜突出，继之肠管或大网膜疝出形成股疝。股疝发展的方向是疝囊先向下，至隐静脉裂孔上缘处转向前，并在股根部隆起。疝囊的被覆结构包括皮肤、浅筋膜、筛筋膜、股鞘前壁和腹膜外组织。与腹股沟区其他疝不同，股环的防护因素甚少，除了附着至耻骨梳韧带的腹股沟镰可成为保护结构外,腹横筋膜对它也缺乏保护,这是因为腹横筋膜已向下参与构成股鞘的缘故,一旦股疝推开了腹股沟镰进入股管,疝囊颈将嵌入由陷窝韧带、腹股沟韧带、耻骨梳韧带和股鞘纤维隔所围成的环口(疝环)中。上述结构坚韧、缺乏伸缩性,因而容易引起嵌顿绞窄性股疝。

　　依据疝囊的位置,股疝分为6种类型(图9-14):①典型股疝。②血管前疝。③外股疝。④耻骨梳韧带股疝。⑤耻骨疝。⑥血管后疝。

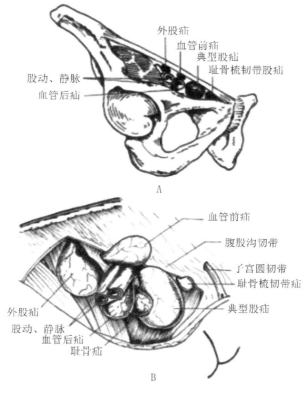

图 9-14　股疝疝出位置及类型

三、临床表现

(一)症状

　　平时无症状,多偶然发现。由于股管狭小,加上疝囊外常伴有较多的脂肪组织,如果疝块不痛,极易被患者忽略,仅有少数患者能表述腹股沟区肿块,甚至一些绞窄性股疝的患者,也常常没有及时发现腹股沟区肿块。易复性股疝症状较轻微,患者站立、咳嗽、用力等引起腹内压增加时,可发现大腿根部出现半球形肿块,若股疝较大时肿块可转向上行,基底部可延伸到腹股沟区,患者往往伴有腹股沟区坠胀不适,特别是肥胖妇女很容易被忽略。平卧时疝块通常不能自行还纳,需沿其突出途径进行逆行复位还纳,即先将疝内容物自腹股沟处向下推至卵圆窝处,然后由前向后推入股管内,最后向上经股环还纳入腹腔。个别患者由于疝囊前脂肪和股管内脂肪组织的肥厚,即便疝内容物还纳入腹,局部仍遗留肿块。若疝内容物为大网膜等组织,经常发作容易和疝囊发生粘连,肿块不易完全消失,而形成难复性股疝。

　　由于特殊的解剖学结构,股疝易发生嵌顿,发生率可达60%,患者可出现局部疼痛加剧,伴有不同程度肠梗阻表现。值得注意的是，某些患者可以肠梗阻作为临床首发症状，而股疝嵌顿的局部表现不明显，尤其是反应迟钝的老年人，应仔细询问病史，避免漏诊和误诊。

(二)体征

股疝多无典型腹外疝的特点，即有疝块、膨胀性咳嗽冲击试验阳性、疝块可以回纳消失等。疝块一般如拇指大小，位于腹股沟韧带下方，由于股管狭小，疝囊外常有较多的脂肪组织，如果股疝疝块不大，很易被忽略。股疝也可能扪不到疝块，这种情况多见于 Richter's 疝。在肿块的上方或内侧才能触清耻骨结节，借此可与腹股沟疝区别，后者只能在疝块的外下方触及耻骨结节，但疝块大者亦可突出至腹股沟韧带前方。股疝块咳嗽冲击感不明显，手法不易完全回纳。股疝的疝内容物以大网膜及肠侧壁多见，往往和疝囊粘连，不易回纳，在腹股沟区形成一恒定的肿物，随病情发展肿物可逐渐增大，类似脂肪瘤、肿大的淋巴结或大隐静脉曲张结节样膨大等。但肿块基底固定，不如肿大淋巴结、脂肪瘤活动度大。

股疝嵌顿后，如果发生绞窄，疝内容物坏死，则出现化脓性淋巴结炎或其他脓肿样改变，一旦切开，则造成肠瘘等严重并发症。除了局部表现外，患者可出现程度不一的肠梗阻体征，甚至因卵圆窝肿块不明显而局部疼痛又被肠梗阻的症状和体征掩盖，而被误诊为原因不明的急性肠梗阻，施行剖腹手术。如果嵌顿性股疝发生肠绞窄时，患者可出现腹膜炎体征，以患侧腹部明显，疝块肿胀、触痛、无法还纳，甚至皮肤红肿，有软组织感染表现。嵌顿的肠管是否发生坏死与嵌顿的时间、疝口松紧、肠管血运障碍的程度等因素有关。对于诱因不明的肠梗阻患者，除了腹部查体外，也不能遗忘仔细检查腹股沟区，注意有无腹股沟疝的嵌顿，也要特别注意有无股疝的嵌顿。

四、诊断与鉴别诊断

(一)诊断

可复性股疝的症状很轻微，患者往往有局部胀痛或不适，尤其是肥胖妇女容易被忽略。临床查体可在腹股沟韧带下方、卵圆窝处发现半球形肿块。当股疝的内容物仅为大网膜，患者可以不出现肠梗阻症状。另外有些股疝患者，疝内容物虽然还纳，但肿块不能完全消失，这是因为腹膜前脂肪也随同疝囊一块突出，而形成脂肪瘤样肿块。股疝一旦发生嵌顿，除了局部疼痛外，主要表现是急性肠梗阻症状，有时因为卵圆窝处肿块不明显而局部疼痛又被肠梗阻的全身症状所掩盖而被误诊为原因不明的急性肠梗阻，施行了一般的剖腹手术，因此，在诊断肠梗阻时，应该常规检查腹股沟区，特别是卵圆窝，尤其是老年妇女。

凡是出现在卵圆窝附近的肿块以及主诉腹股沟区疼痛，特别是中年女性，都应考虑股疝而进一步行X线检查、B超等检查。只要想到本病，结合病史、体征及X线检查、B超等检查一般不会漏诊或误诊。

为防止漏诊或误诊，应注意以下几点：①部分患者初期仅表现为腹股沟区肿块，疝块较小时，没有明显的症状，容易与腹股沟疝、腹股沟淋巴结炎或腹股沟囊肿相混淆。一些老年患者反应迟钝，往往合并多种慢性疾病，出现新症状时常不能引起注意，以及某些心理或社会因素，往往不能及早就医，甚至在就医时叙述病史不准确，且体征常不明显，易给人以假象。因此，应耐心细致地询问病史，全面、系统地进行体格检查，避免误诊。②因股环狭小，嵌顿的部分肠壁较小，在体检时大腿根部可能扪不到包块，但只要仔细检查患侧股根部往往有压痛，且较对侧饱满。③股疝在疾病初期常常表现为不完全性肠梗阻，中晚期因绞窄坏死而出现完全性肠梗阻、腹膜炎，应在详细询问病史、系统全面检查的基础上，结合X线、B超或CT等检查，深究肠梗阻产生的原因。

④加深对本病认识,提高对本病警惕性,掌握本病与相关疾病的诊断与鉴别诊断。分析病史思路要宽,对临床症状不典型的病例应进一步检查,特别是肥胖的经产妇女,凡诊断为腹股沟疝者,或有急性腹痛及肠梗阻、腹膜炎体征时,都应检查卵圆窝部,以排除股疝的存在。

(二)鉴别诊断

应与下列疾病进行鉴别诊断。

1.腹股沟疝

腹股沟疝的疝块出现在腹股沟韧带上方,在耻骨结节的外上,股疝的肿块则是在腹股沟韧带的下方,即使疝块出卵圆窝以后折转向上,其根蒂总是在腹股沟韧带之下,而且是在耻骨结节的外下方。腹股沟斜疝与精索紧密相邻,而股疝则反之。在腹股沟疝突出时,检查皮下环有疝块存在,而股疝突出时,皮下环空虚。以示指插入皮下环中,让患者咳嗽,腹股沟疝可有冲击感,股疝则无。患者平卧后使疝块还纳,腹股沟斜疝压迫腹环能阻止疝的出现,而股疝压迫腹环,不能阻止疝块突出。股疝主要发生于中年妇女也可作为鉴别的参考。

2.腹股沟淋巴结肿大

腹股沟淋巴结肿大,特别是腹股沟浅淋巴结的下组和腹股沟深组淋巴结肿大时易与股疝相混淆,但股疝形圆,深部有蒂柄;而淋巴结肿大则呈椭圆形,无蒂,往往有下肢、肛周感染性病灶,患者可出现淋巴结炎等表现,应用抗生素治疗后肿块变小、症状减轻。同时腹股沟淋巴结不能还纳。另外腹股沟淋巴结肿大可作为某些全身性淋巴结肿大的局部表现,或某些恶性肿瘤的区域淋巴结肿大,应加以鉴别。

3.卵圆窝区脂肪瘤

脂肪瘤和股疝不同,无根蒂,不能还纳,捏紧肿块的基底部,脂肪瘤的分叶感特别明显。应当特别注意的是某些患者临床表现完全符合脂肪瘤,甚至手术探查肿块的外观和脂肪瘤相似,也不要随便排除股疝的存在,因为该脂肪块有可能是股疝突出时,将腹膜前脂肪带出所造成,应进一步寻找疝囊,避免漏诊。

4.大隐静脉曲张

大隐静脉曲张往往和疝块较小的股疝容易混淆,大隐静脉的肿块较表浅,局部皮肤可透见蓝色,压缩时无咕噜声,下肢内侧有曲张静脉团。个别病史长的患者,在内踝上方常有色素沉着、脱屑、慢性溃疡等。压迫曲张静脉结节的上方,结节增大,而压迫其下方结节缩小。静脉曲张患者取站立位,轻叩卵圆窝处肿块,有波动沿曲张静脉传导,若患者取平卧位稍抬高下肢,卵圆窝肿块可消失;而股疝患者平卧后,肿块消失缓慢,有时需要压迫方能还纳,个别肿块压迫也不能完全消失。

5.闭孔疝

患者如果出现大腿内侧疼痛,应和闭孔疝进行鉴别,但闭孔疝发病率低于股疝,根据Howship-Romberg 氏征,通过直肠指诊或盆腔检查,在直肠或阴道侧壁的前方如果触及索条状肿块,有助于诊断。

6.腰大肌寒性脓肿

腰椎结核形成的寒性脓肿常沿髂腰肌向下扩展出现于大腿根部内侧,有明显的波动感。应进一步询问有无低热、盗汗、食欲缺乏等病史,必要时行 CT、腰椎平片等检查。

五、治疗

股疝易嵌顿、绞窄,一经发现应及时手术治疗,手术目的是封闭股管以阻断内脏向股管坠入的通路。手术方式可采用腹股沟途径、经股部途径和腹膜前途径进行修补。

(王星际)

第五节　腹部切口疝

切口疝是指腹腔内脏器或组织自腹部壁切口突出的疝。是剖腹手术的并发症,多数发生于切口裂开、感染、二期愈合的切口,少数发生于没有切口裂开病史而出现在手术后较长时间之后。发病率通常为2%~10%,感染切口发病率可达10%,腹部切口裂开再缝合者,可增至30%。

一、病因及发病机制

切口疝是手术切口深处的筋膜层裂开或未愈合所致,可视为迟发的切口裂开或表面愈合的深部切口裂开。由于切口表面的皮肤和皮下脂肪层已愈合,筋膜层裂开,在腹腔内压力的作用下,内脏或组织向外疝出,其疝囊可能是已经愈合的腹膜,也可能是腹膜裂开后逐渐爬行所形成。切口疝的病因与发病机制与切口裂开相同。

(一)全身因素

1.年龄因素

切口疝容易发生在老年患者,很少发生在青壮年患者。老年人血清中蛋白酶与抗蛋白酶比率失衡和 α_1-抗胰蛋白酶缺乏等因素,组织发生退行性变;尤其长期吸烟的老年人,烟碱中的氧化物、氧自由基不仅可以引起肺气肿,而且进一步加速、加重全身筋膜、腱膜组织退变。退行性变组织中胶原和羟脯氨酸的含量明显降低、氧化酶的活性低下,导致脯氨酸不能羟化成羟脯氨酸,招致腹壁肌肉、腱膜和结缔组织薄弱,愈合能力和抵抗腹内压力的能力低下。此外,老年人肥胖、营养不良和腹内压力过高等因素的综合作用也是切口疝发病率高的重要原因和诱发因素。老年人引起腹内压力增高的疾病很多,如慢性咳嗽、顽固性便秘、前列腺肥大和腹内巨大肿瘤等,突发性腹内压力增高如猛烈咳嗽、屏气用力排便等均可致使切口裂开或部分裂开,或导致切口疝的形成或加重切口疝的病情。肥胖不但影响切口的愈合,有时可造成腹内压力增高,也是切口疝的发生因素之一。

2.腹壁强度

腹壁薄弱的患者相对容易发生切口疝。切口裂开后二次缝合时,可发现缝合线没有断裂或开结,而是筋膜、腱膜被缝合线切割断。切口裂开和切口疝发生的原因实际上是切口筋膜层不愈合或愈合延迟,缝线将筋膜、腱膜切割断所致。缝线对筋膜、腱膜的切割力就如同肛瘘的挂线疗法中挂线对组织的切割力,如果不能达到边切割边愈合的效果,切割完毕,由于组织未愈合,而发生切口裂开或切口疝。而筋膜、腱膜过于薄弱是其容易被切割的原因。有些筋膜薄弱的切口,缝合时缝针略微用力便可将筋膜切割,这种切口若不减张缝合,在术后持续的腹内压力下,必然切口裂开或形成切口疝。肥胖患者更易发生切口疝,也与其肌肉欠发达、筋膜薄弱有关。

3.营养状况

营养不良,如贫血、低蛋白血症、维生素 C 缺乏等可导致切口水肿、缺氧、前胶原合成不足,使切口或筋膜不愈合而造成切口裂开或切口疝。

4.腹内原发病

大量临床观察发现,腹内原发病与切口的愈合及切口疝发生关系密切。尤以年迈的胃肠道恶性肿瘤发生率较多,因癌肿直接影响消化吸收,晚期发生出血、梗阻、腹水时对全身状况、局部愈合能力影响更大,尤其腹水外溢可直接妨碍切口愈合。腹内化脓性疾病手术后本病的发生率亦较高,如急性阑尾炎和结肠手术后切口裂开、切口疝的发生率则较高,其原因在于腹壁切口内有细菌繁殖,导致切口感染,影响愈合。

5.合并症或并发症

糖尿病因可导致切口愈合延迟、并且切口相对容易感染而具有潜在的切口疝的可能。凝血机制障碍、呼吸衰竭、肝脏功能障碍、黄疸和尿毒症的患者,可因其组织再生能力弱、切口愈合不良而导致切口疝。慢性阻塞性肺病或肺部感染导致的术后腹压增高也可能是切口疝诱因。

6.其他

长期肾上腺皮质激素、免疫抑制剂、抗凝药物的应用,可使切口愈合不良导致切口疝的发生。

(二)局部因素

1.切口因素

横切口一般不易发生切口疝,而纵切口多见,而且切口的部位与切口疝的发生关系密切。有学者认为,下腹部切口因腹直肌后鞘不完整、承受腹内压力相对较高等因素,发生切口疝的概率更高。Welsh(1966 年)统计 500 例切口疝,其中,下腹切口疝占 76%(包括麦氏切口 21%),上腹切口 15%,其他 9%;国内学者(2001 年)报告 72 例切口疝中,86.11% 发生于前腹壁纵切口,25% 发生于右下旁正中切口,23.61% 发生于右上腹直肌切口。Singleton 统计 3 147 例横切口中29 例(0.92%)发生切口疝,6 000 例纵切口中 131 例(2.2%)发生切口疝。由于腹壁各层肌肉(除腹直肌肌纤维为纵行走向)、腱膜和筋膜的纤维及神经均为横形走向,纵切口不仅切断上述各层组织,而且切断了切口附近血管和神经,导致因神经和血供因素使腹壁肌肉萎缩、腹壁变得薄弱而且影响愈合。此外,缝合后的纵切口始终承受着横向牵引的张力。如果腹壁薄弱、腹内压力高,容易发生切口裂开或切口疝。正中切口和旁正中切口,因不损害肋间神经而发生切口疝者较少。有人认为上腹正中切口由于缺乏坚强的腹肌保护和正中线血供较差而发生切口疝的可能性较旁正中切口多。作者认为,腹白线相当坚韧,只要缝合时保持合适的跨度,缝合后不易被切割而裂开;旁正中切口可由于腹直肌前、后鞘的薄弱而被切割裂开,较之更易形成切口疝。

2.切口感染和经切口引流

切口感染是切口疝发生的主要原因之一。感染后切口二期愈合,瘢痕组织多,腹壁可有不同程度的缺损,切口部位腹壁强度明显降低。据统计,切口感染后切口疝的发生率是一期愈合切口的 5～10 倍。Mc Burnry 切口的阑尾炎手术后的切口疝几乎均为感染所致。预防切口感染是降低切口疝发生率的重要的措施。

另外,经切口放置引流管,可使局部愈合受到影响、增加切口感染的机会、拔除引流管后局部留下薄弱点,易成为切口疝形成的因素。

3.操作技术

无菌技术不严格、操作粗暴组织损伤多、止血不彻底引起血肿、缝合技术不佳均可导致切口感染裂开和切口疝的发生。我们发现,低年资医师缝合的腹壁切口发生切口裂开或切口疝者相对较多;究其原因,缝合技术因素也是切口疝发生的原因之一。切口缝合时,腹壁各层应对合严密,针距不可过疏或过密,进针点与出针点不宜距筋膜缘(边距)太近。如缝线过细而易于断裂。缝合过松,腹膜缝合过于稀疏时,大网膜易由线脚之间突出进而影响其愈合,日后可招致小肠等内脏随之疝出。从物理学角度看,切口张力相同的情况下,缝合针数越少,单针缝线承受的张力越大,越容易切割筋膜。进针点与出针点离切缘也不可太近,因靠近切缘的筋膜组织手术后发生胶原分解、弱化,而抗拉力强度减弱,而且太近时缝线切割筋膜的余地也越小,易切割断筋膜。若腹壁各层对合不严密,局部则形成死腔,易致切口感染或裂开。缝合过密可影响切口局部血运,进而影响愈合。

4.麻醉效果

腹部手术以硬膜外麻醉者,由于麻醉效果欠佳,关闭腹壁切口时强行拉拢缝合易致腹膜等组织撕裂较严重,是切口裂开或切口疝的原因之一。

5.腹内压力

手术后出现肺部感染或合并慢性阻塞性肺疾病导致的咳嗽、肠梗阻、大量腹水或排尿、排便困难,均使腹内压力增高,也可使切口内层撕裂而发生切口疝。

二、病理生理

腹壁切口疝疝环一般较大,发生嵌顿和绞窄的机会甚少。早期疝囊多不完整,随着时间的延长,腹膜可爬行而形成完整的疝囊,疝内容物一般为肠管和/或大网膜,常因粘连而形成难复性疝。也有腹膜愈合而筋膜裂开,腹膜膨出形成疝囊者。

切口疝无自愈可能,对全身状况鲜有影响。如不及时治疗,多数患者随着病程的增长而逐渐增大,切口周围肌肉、腱膜、筋膜等组织则日趋薄弱,疝环增大,腹腔内脏器越来越多地突出在腹腔外的疝囊中,逐渐发展为巨大的切口疝,使得真正的腹腔容积渐渐减少,疝囊成为容纳部分腹腔脏器的"第二腹腔"或"腹外腹"。此种情况,如不充分准备即行张力修补术,可能对呼吸循环系统产生影响,特别是有心肺合并症的老年患者。腹内压升高是切口疝发生的原因之一,切口疝出现后,腹内压降低。一旦张力修补后,腹内压升高甚至较原来更高,使膈肌上抬,导致通气受限;同时,下腔静脉受压,回流受阻,甚至导致腹腔间隙综合征和深静脉血栓形成。

三、临床表现

腹壁切口疝的主要症状是腹壁切口处有肿物出现(图9-15)。肿物通常在站立或用力时明显,平卧时缩小或消失。多数患者无特殊不适,部分患者可有腹部牵拉感,可伴食欲缺乏、恶心、腹部隐痛等,部分患者也可因此有焦虑感。多数切口疝内容物可与腹膜外腹壁组织粘连而成为难复性疝,有时可有不完全性肠梗阻的表现。少数疝环小的患者,可发生嵌顿。

查体时可见切口瘢痕处肿物,多数与切口相等,也有部分区域形成切口疝而较小者。疝内容可达皮下,皮下脂肪层菲薄者,可见到肠型或蠕动波。肿物复位后,可触到腹肌裂开所形成的疝环边界。根据疝环大小,腹壁切口疝一般可分为3型。①巨型:直径＞10 cm。②中型:直径5～10 cm。③小型:直径＜5 cm。

另外还有两种特殊类型切口疝:腹腔镜术后戳孔疝和腹部暂时关闭术形成的切口疝。后者见于腹腔间隙综合征的病例,如肠外瘘后切口裂开的患者,由于不能及时二期缝合,皮肤爬行覆盖肠管切口自行愈合。

腹壁切口疝的诊断一般不须特殊的检查。有时术前需要评估原发病的情况时,影像学可看到疝内容物,特别是 CT,可以清楚地见到腹前壁连续性中断,疝内容物外突。

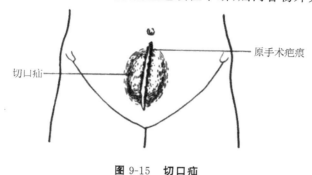

切口疝　　　　　　　　　　　　　　　　原手术疤痕

图 9-15　切口疝

四、治疗

腹壁切口疝应以手术治疗为主,只有在不能耐受或拒绝手术者和没必要手术者可采取非手术疗法,另外,手术治疗前的阶段也属于非手术疗法。非手术疗法主要包括保护切口疝、防止疝内容物损伤,局部使用弹力绷带、腹带或腹围包扎,处理咳嗽、便秘等全身情况。

癌症晚期、合并内外科急危重症,是手术治疗的禁忌证。腹内压力增高并非手术治疗的绝对禁忌证,因为应用人工材料的无张力修补技术,可不增加术后的腹腔压力,而预防术后的切口裂开或切口疝复发。

(一)术前准备

1.改善全身状况、治疗合并症

手术前加强营养支持、纠正贫血和低蛋白血症、补充维生素 C 及维生素 K 等,积极治疗糖尿病、凝血机制障碍、呼吸功能障碍、肝脏功能障碍、肾脏功能障碍等影响组织愈合的合并症或并发症,改善患者一般状况。

2.治疗引起腹压增高的疾病

积极治疗肺部感染或合并慢性阻塞性肺病、大量腹水便秘或排尿困难等使腹内压力增高的疾病。吸烟患者劝其戒烟,前列腺肥大患者应用 α 受体阻滞剂解除排尿困难,慢性支气管炎急性发作者应用止咳、平喘、抗感染治疗,便秘者服用缓泻药以保持大便软化通畅等。

3.术前应用抗生素

腹壁切口疝术前是否常规预防性使用抗生素目前仍有争议。Platt 等曾报告,切口疝修补术患者,围术期应用抗生素与否,切口感染率无统计学差异;White 等认为,常规预防性使用抗生素,并不能减少切口的感染率;而 Abramos 等报告的结果则相反。研究者认为,切口疝手术虽为无菌手术,抗生素的应用仍是十分必要的。因为原有切口可能有固有菌定居,且局部瘢痕组织血运较差,有潜在感染的因素;特别是植入人工材料者,一旦感染,将前功尽弃。

4.人工气腹

巨大腹壁切口疝的患者,疝内容物复位后,可引起腹内压升高,甚至腹腔间隙综合征。早在40 年代,Mereno 首先应用人工气腹进行术前准备。人工气腹具有以下特点:①增加腹部肌肉的顺应性、松解腹腔粘连的作用,缩短手术时间。②减少患者术后不适和腹内压升高等并发症。

③降低术后复发率,组织学研究表明,气腹可使腹部已退变的肌肉伸长、复原和恢复原有功能。适应于预见修补术困难较大的病例和存在"腹外腹"的患者。

建立气腹的方法:局麻下用 Veress 气腹针穿入腹腔,向腹腔缓慢注入空气,每次 1.5 L,2～3 次/周,共 2～3 周。

(二)手术的时机和原则

切口疝形成后,局部组织有一个再塑型过程,这一过程约需6个月。为预防术后复发,腹壁切口疝的手术时间一般在疝发生后 6 个月。另外,第二次手术时间离第一次手术时间越近,由于炎性粘连的原因,容易损伤肠管。我们曾收治的一例肠外瘘患者,结肠癌术后 1 个月发生切口疝,术后 2 个月施行切口疝修补术,因局部结构不清、肠管炎性粘连,以致损伤小肠,修补术后出现肠外瘘、切口裂开。

腹壁切口疝的手术原则包括:①切除切口瘢痕;②显露疝环后,沿其边缘清楚地解剖出腹壁各层组织;③回纳疝内容物后,在无张力或低张力的条件下修复各层腹壁组织。

(三)常用切口疝修补方法

修复方法包括:①直接缝合;②自体组织移植;③合成材料修补;④腹腔镜修补。

1.直接缝合

对于疝环直径≤5 cm 的较小或筋膜结实的切口疝,可直接缝合。首先解剖缺损边缘,清楚瘢痕组织,筋膜对筋膜逐层缝合;腹壁结构不清者,也可用 10 号丝线腹壁一层间断缝合。对于较大的切口疝,或腹壁肌肉萎缩、筋膜薄弱的切口疝,强行拉拢缝合容易撕裂筋膜导致腹内压力增高和术后复发,切口两侧筋膜做减张切口可降低切口缝合的张力,但这并非最佳方法,安全有效的方法是使用移植物修补。

2.自体组织移植修补

自体组织移植修补适用于疝环＞5 cm 的切口疝。常用的自体组织有阔筋膜、腹直肌前鞘、股薄肌的自体真皮等,但是自体组织修补创伤大、又造成新的组织缺;随着合成材料的问世和应用于临床,国内外大医院基本淘汰了自体组织修补。但对于我国一些经济不发达地区的基层医院,由于当地人们经济收入较低,自体组织移植修补仍不失为一种可供选择的方法。

3.合成材料修补

目前,临床上常用的合成材料有三种:聚酯类、聚丙烯类和膨化聚四氟乙烯(e-PTFE)。聚酯类补片可应用成品的 Mersilene,也可使用用于心脏手术普通涤纶片,由于更为优良的聚丙烯类补片的普及,聚酯类补片的应用减少。

聚丙烯补片由聚丙烯单纤维编织而成,为单层网状结构,是目前最常用的腹壁缺损修补材料。与其他不吸收材料相比,聚丙烯补片具有以下优点:①刺激纤维组织增生作用明显。②其网眼结构易被纤维组织生长穿过,能够早期嵌于组织之中。③植入后能保持较高的抗张强度。但是,聚丙烯补片由于表面较粗糙,与腹腔脏器直接接触时,可能引起腹腔粘连,甚至侵蚀肠壁、导致肠瘘发生;后期的瘢痕收缩可能会造成网片扭曲,其不规则的表面可刺激并损伤周围组织,引起感染或皮肤窦道形成。

e-PTFE 柔韧光滑、顺应性好,机械性能较聚丙烯网更优越。当补片与腹腔脏器直接接触时只引起轻度粘连,一般不会导致肠瘘的发生。与聚丙烯补片相比,e-PTFE 刺激纤维组织增生作用小,且纤维组织很难在短期内生长进入补片的微孔结构,易造成补片与周围组织嵌顿和不良。

目前,还有一些可吸收的腹壁缺损修补材料用于临床,主要包括聚羟基乙酸(Dexon)和聚乳酸羟基乙酸(Vicryl)两种,其完全吸收时间为 3 个月。采用可吸收网片修补腹壁缺损的初衷是为了避免高分子材料可能带来的远期并发症。但在实际应用中人们发现,由于 Dexon 和 Vicryl 不能刺激起足够的纤维组织增生,吸收后往往在修补部位再次形成腹壁疝。因此,这两种材料用于腹壁缺损修补尚不够成熟。

4.腹腔镜修补

腹腔镜腹股沟疝修补术在国外已积累了大量经验,国内也正在开展,然而腹腔镜切口疝修补术病例相对较少,可能与手术难度较大有关。多数术者认为,腹腔镜下切口疝修补术主要适用于长度>5 cm 的切口疝和复发的切口疝。长度<5 cm 的切口疝不宜采用该手术方法。腹腔镜下,术者能清楚地观察腹腔内粘连情况,可避免开腹手术时盲目性所导致的脏器损伤;不开腹处理腹壁缺损,可减少切口感染;腹腔镜下腹壁切口疝修补术,切口小,美观,住院时间短,患者痛苦小。有条件者,可选择该手术方法。但腹腔镜切口疝修补术也有一些早期并发症,常见的是腹壁与网片之间积液。积液的原因可能是疝囊未切除或切除过少所致,积液一般无须处理,多能逐步自行吸收,亦有少数病例需要半年时间才能吸收。

五、预防

(一)改善愈合能力

加强营养支持,纠正贫血和低蛋白血症,补充维生素 C、K 等,改善患者一般状况,提高愈合能力。

(二)积极治疗合并症或并发症

对糖尿病、凝血机制障碍、呼吸功能障碍、肝脏功能障碍、肾脏功能障碍等影响组织愈合的合并症或并发症,应积极治疗。择期手术需待上述合并症或并发症得到纠正后再实施手术。

(三)积极处理引起腹压增高的因素

术前治疗肺部感染或合并慢性阻塞性肺病、大量腹水、便秘或排尿困难等使腹内压力增高的疾病,预防并处理手术后出现腹胀、呕吐、呃逆、咳嗽、打喷嚏等引起腹内压力增高的因素,同时使用腹带。

(四)防止切口感染

手术前积极治疗患者皮肤、鼻咽部、胃肠道的感染灶。术区剃毛可能损伤皮肤或引起微小的皮肤创口,应采用剪毛或脱毛的方法代替剃毛,并尽可能缩短备皮至手术的时间。

(五)手术中严格外科手术原则

(1)严格执行无菌操作技术,正确处治化脓性病灶、腹腔脏器绞窄坏死等病灶,防止污染切口。

(2)避免电刀功率过大致使切口脂肪液化而影响切口愈合。

(3)切忌动作粗暴防止组织损伤过多,招致切口愈合受影响。

(4)彻底止血以免引起切口血肿,妨碍切口愈合。

(5)缝合时组织层次对合正确防止形成死腔;缝线不宜过细;缝合线切忌过松、过紧或过密;缝合筋膜时,进针点与出针点不宜距切缘太近;此外,连续缝合对局部组织有绞窄作用,且一处断裂即导致全线变松,故尽量选择间断缝合。

(6)对估计切口可能发生感染者,需作二期缝合。

(7)避免引流物由切口引出,应另戳口穿出。

(8)尽量在良好的麻醉状态下手术,防止麻醉不佳、腹膜缝合困难强行拉拢,导致腹膜撕裂太甚。

(9)必要时采用减张缝合。

(六)合理应用抗生素。

应注意合理使用抗生素,避免术后感染。

(王星际)

第六节　腹部造口疝

造瘘(口)术是为了转流肠内容物或尿液而将肠道或输尿管从腹壁穿出的手术,主要包括结肠造口、小肠造口和输尿管造口。造口旁疝是指以小肠为主的腹腔内容物从造口旁疝出,多发生于术后两年内,是一造瘘(口)术后晚期并发症。据统计肠造口术后的发生率为 3% 左右,Birnbaum 等报告 596 例结肠造瘘(口)术后造口旁疝的发生率为 3.2%。临床资料显示,单腔造口术后造口旁疝的发生率高于双腔造口术,Burns 报道 208 例单腔造口术后造口旁疝的发生率为 7.2%,99 例双腔造口术后造口旁疝的发生率为 1%;而且造口旁疝的发生与造口的位置有一定关系,其中经腹直肌造口术后最少见,在腹股沟区造口者术后造口旁疝发生率高,经切口造口者亦多发。

一、病因

与切口疝一样,造口旁疝与患者的全身情况和局部密切相关。腹壁薄弱、术后腹压增高、营养不良、肥胖和局部感染等均是造口旁疝发生的基础。同时,造口部位的选择、造口技术与造口旁疝的发生也明显有关。

(一)手术操作不当

(1)手术操作粗暴,血管或神经损伤过多导致肌肉萎缩,腹壁强度降低。

(2)无菌操作不严格,止血不彻底,术后出现切口感染。

(3)麻醉不满意,强行牵拉缝合,局部张力过大及各层组织对合不良。

(二)造口位置选择不当

一般认为,造口旁疝的发生率与造口位置的选择有密切的关系。研究表明,由于腹直肌的约束功能,经腹直肌造口旁疝发生率较低,而经腹直肌旁和经切口造口旁疝发生率相对较高;而腹膜外造口,更可降低造口旁疝及手术后早期内疝的发生率。

(三)营养不良

恶性肿瘤、贫血、低蛋白血症、过于肥胖、糖尿病、肝肾功能不全及缺乏维生素等,均可影响造口周围组织愈合,增加造口旁疝的发生机会。

(四)腹内压力的升高

术后患者出现剧烈咳嗽、严重腹胀、排尿困难、腹水或腹内存在较大的肿瘤及婴幼儿啼哭,均可导致腹内压力升高,进而诱发造口旁疝的发生。

二、病理类型

造口旁疝可分为 4 种类型(图 9-16)。①真性造口旁疝:最为多见,占 90%,为一腹膜囊自扩大的筋膜缺损突出;②造口间疝:多半合并脱垂,腹腔内肠袢伴随造口肠袢向皮下突出,筋膜缺损扩大;③皮下脱垂:筋膜环完整,皮下肠袢冗长突出,系假性疝;④假性疝:由于腹壁薄弱或腹直肌外侧神经损伤所致。

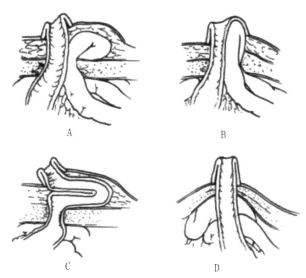

图 9-16 造口旁疝及类型
A.真性造口旁疝;B.造口间疝;C.皮下脱垂;D.假性疝

亦有学者根据造口旁疝的大小分类。①小型造口旁疝:直径 0～3 cm;②中型造口旁疝:直径为 3～6 cm;③大型造口旁疝:直径为 6～10 cm;④巨大型造口旁疝:直径>10 cm。

三、临床表现

造口旁疝的临床表现与其大小及是否出现并发症有关。早期无明显临床症状或仅在造口旁有轻微的膨胀。巨大疝可影响穿衣和生活,一般无特殊不适,有时疝囊扩张牵扯腹壁和造口,引起腹痛。疝内容物的反复突出和回缩,交替牵拉腹壁皮肤,可破坏造口装置的密闭性,导致外漏,刺激皮肤。如造口旁疝处肠管发生嵌顿或坏死,可出现急性肠梗阻的临床表现。但疝囊颈多宽大,一般不易嵌顿。

四、治疗

(一)非手术治疗

对于疝体较小,患者无明显不适者,可采取非手术治疗。可应用合适的腹带、造口带或环形压具局部压迫,防止进一步疝出。

(二)手术治疗

除了癌症晚期,包括姑息性手术后和已发生腹腔或远处转移者,和严重内科合并症不能耐受手术者,造口旁疝均可手术治疗。

手术方式分为疝原位修补术和造口移位。

1.疝原位修补术

对于筋膜缺损不大的造口旁疝,可在造口旁侧方做切口,找到并切除疝囊,还纳疝内容物,重新定位造口,间断缝合缺损。对于缺损大者,直接修补有难度,并且效果不好。可采取合成材料(假体网片)修补,一般主张进入腹腔从内面修补。

2.造口移位

另取正中切口,选择合适的位置经腹直肌造口,切除并关闭原造口。对原造口不满意和原位修补后复发者,均应移位造口。

五、造口旁疝的预防

根据造口旁疝发生的原因,采取不同的针对性措施。

(1)对于过于肥胖的患者要适当控制体重,并加强腹肌锻炼。

(2)造口位置选择要适宜:①造口位置宜选择在左下腹或右上腹;②应在腹部切口旁造口,尽量避免经腹部切口造口;③尽可能选择经腹直肌造口或腹膜外造口。

(3)造口大小要适宜,一般直径在 1.5~2.0 cm,肥胖者可适当扩大,拖出肠管应高出皮肤 1 cm左右。

(4)术中严格无菌操作,避免操作粗暴,彻底止血,预防切口感染,并适当应用抗生素。

(5)选择适宜麻醉,效果要满意,应在无张力的情况下进行组织缝合。

(6)术后加强营养支持治疗。

(7)积极治疗引起腹内压增高的疾病。

(王星际)

第七节　腰　　疝

腰疝是指由经腹壁或后腹膜在第 12 肋及髂嵴之间突出的疝。据文献记载,本病由 Barbette 于1672 年首先报道,1728 年,Budgen 首次报告了先天性腰疝,Garangeot 在 1731 年尸检时发现第一例因腰疝嵌顿的患者,而第一例腰疝修补手术是在 1750 年由一名叫 Ravanton 医师完成的。1783 年,Petit 详细描述了下腰三角的解剖界限并报道了一例腰疝嵌顿患者,因此,下腰三角又被命名为 Petit 三角。在1866 年之前,外科医师认为所有的腰疝均由下腰三角疝出,直到 Grynfeltt 提出了上腰三角(Grynfeltt 三角)的存在后,有关由上腰三角疝出的疝才逐渐被临床医师所认识。腰疝疝囊位于腰区的肌肉之间,可发生在上腰三角或下腰三角,临床较为罕见。有学者综合国内外文献报告的 400 余例腰疝病例,其中男性占 65%,女性占 35%,以老年人发病为多。

一、病因及发病机制

引起腰疝的发病因素有先天性因素和后天性因素两类。据统计,约 19% 的腰疝为先天性因素所致;后天性因素中非外伤性因素约占 55%,另外 26% 为创伤性和手术源性造成,因为腰部的创伤或局部切口愈合不良造成腰三角区更加薄弱。非外伤性因素主要是慢性咳嗽、长期便秘、排尿不畅等各种原因使腹内压增高,或患脊髓灰质炎后肌肉萎缩及肥胖性肌肉萎缩。具体如下文所述。

(一)局部薄弱

腰部的薄弱处主要在下腰三角间隙和上腰三角间隙(图 9-17),腹腔内脏可由这两个腰三角间隙脱出形成腰疝(图 9-18)。上腰三角较为恒定而且大于下腰三角,故腰疝在上腰三角多见,腰疝的疝内容物多为小肠和结肠。

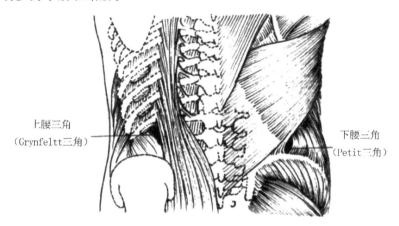

图 9-17　上腰三角间隙和下腰三角间隙

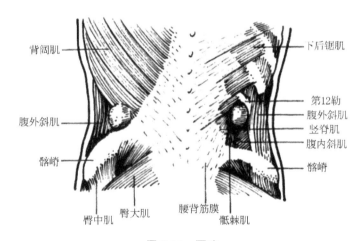

图 9-18　腰疝

1.下腰三角(Petit 氏三角)

下腰三角位于腰部下方,其下界为髂嵴,外界为腹外斜肌后缘,内界为背阔肌的前缘。三角的底面为腹内斜肌,表面有浅筋膜。此三角因缺少足够的肌肉层次,而成为腹后壁的一个薄弱区。

2.上腰三角(Grynfeltt-Lesshaft 氏三角)

上腰三角位于第 12 肋与竖脊肌的夹角内,在下腰三角的上前方。其内界为竖脊肌外缘,上界为三角的底边,由第 12 肋和下后锯肌的下缘组成,外界为腹内斜肌后缘。三角的底面为腹横肌起始部的腱膜,其前方有肋下神经,髂腹下神经和髂腹股沟神经跨过,顶为背阔肌。此三角的最大弱点是在上部,即第 12 肋的下方。该处只有腹横筋膜而没有背阔肌的覆盖。有时上腰三角为四边形。

(二)损伤加重局部薄弱

创伤性和手术源性损伤,如腰部的创伤或肾切除的腰部切口愈合不良,均可造成腰三角的局部薄弱区更加薄弱。如有诱因,易发生本病。

(三)腰部肌肉萎缩

如脊髓灰质炎后遗症引起的腰部肌肉萎缩,或肥胖性肌肉萎缩,均可致使局部薄弱的腰三角区更加薄弱。

(四)腹内压增高

慢性咳嗽、长期便秘、排尿不畅等各种原因,均可使腹内压增高,如患者存有以上因素,可诱发本病。

二、临床表现及诊断

(一)临床表现

大多数腰疝患者没有特殊的症状,仅于腰部见一缓慢增大的肿块,肿块质地软而且易于还纳,站立时肿块明显,俯卧位时消失。巨大腰疝可有牵拉不适和消化不良症状。腰疝的疝囊颈较宽大,较少发生疝内容物的嵌顿、绞窄,其发生率约占全部腰疝的 10%。疝内容物一旦嵌顿、绞窄,则腰部肿块不能还纳,并且出现局部疼痛和肠梗阻等临床表现。

(二)诊断

1.病史

主要表现为腰部可复性包块,先天性腰疝在婴儿出生时即被母亲或医师发现。成人腰疝,随时间延长进行性增大,可有剧烈咳嗽、创伤、肾切除手术等病史。一般无特殊症状,较少嵌顿。

2.体征

腰部扪及可复性肿块,并有咳嗽冲击感。

3.X 线检查

腰疝患者的侧位 X 线胃肠钡剂造影,可见小肠或结肠进入腰部肿块内,是具有特殊意义的辅助检查手段。

三、治疗

(一)非手术治疗

没有明显临床症状的较小腰疝以及有明显手术禁忌者,可暂用弹性绷带紧束支托,以防止其进一步增大。

(二)手术治疗

为腰疝的基本治疗手段,尤其对大而有症状腰疝更需进行手术修补。

手术原则为还纳内容物,大的疝囊予以切除,较小的疝囊可以单纯将其推进囊口内,关闭腹横筋膜的缺损,再将腹壁的缺陷加以修补。较小的腹壁缺陷可以将周围肌肉筋膜直接缝合,大的缺陷则要求利用肌肉带蒂或游离阔筋膜、腰筋膜、臀筋膜转移修补,或使用人造合成材料加强修补。1997 年,Heniford 报告应用腹腔镜经腹膜后间隙修补腰疝,方法是建立腹膜后间隙后,置入聚丙烯或聚四氟乙烯补片固定于髂嵴与第 12 肋之间,并取得了较好的疗效。

(王星际)

第八节　脐　　疝

脐疝是较常见疾病,早产儿尤为多见。根据统计新生儿体重在 1 000～1 500 g 者 84％ 有脐疝;体重在 2 000～2 500 g 者 20.5％ 有脐疝。脐疝与种族有密切关系,非洲黑人 1 岁以内者41.6％ 有脐疝,而高加索人 4.1％ 有脐疝。此外,很多研究者观察本病有家族倾向。

一、病理解剖

脐疝的发生主要是生后脐环处筋膜未闭,留有空隙,由于哭闹、用力、便秘、腹水等原因使腹压增加,致使腹内器官,主要是小肠和网膜通过脐部缺损突向体表。脐部缺损一般直径在 0.5～3 cm,有的合并脐上腹直肌分离。脐疝很少发生嵌顿或绞窄。

二、诊断要点

一般平时无特殊症状,偶有腹痛、不适表现,很难肯定与脐疝有关。脐部缺损多数在生后前18 个月内逐渐缩小,最终愈合。因此,有脐疝者不必急于手术治疗,可以观察,等待其自愈。

三、治疗

临床发现未闭锁的脐环迟至 2 岁时多能自行闭锁。满 2 岁后,如脐环直径仍大于 1.5 cm,则可手术治疗。原则上,5 岁以上儿童的脐疝均应采取手术治疗。

(一)手术适应证
(1)脐疝已发生嵌顿或绞窄者应急症手术。
(2)由于小肠疝出经常发生嵌顿,部分性肠梗阻者应及时手术。
(3)年龄超过 2 岁,脐环直径仍大于 2 cm 者。
(4)女婴超过 3 岁脐疝仍不消失,应行脐疝修补术,否则即便是自行愈合,待成年怀孕或发胖后脐疝均有复发的可能。

(二)手术禁忌证
(1)因各种原因的腹水、腹内巨大肿瘤引起腹压高造成的脐疝,不能单纯行脐疝修补术,应先治疗其原发病。
(2)脐环于生后 18 个月内可继续缩小,最终闭合,故生后 18 个月内有脐疝者可密切观察、保护皮肤免受损伤,并注意有否嵌顿发生。在此期间不考虑手术治疗。

(三)麻醉与体位
脐疝修补术操作简单,手术时间短,可作为门诊手术或日间外科手术。选用基础麻醉加局麻或氯胺酮麻醉,均可较好地完成手术。手术时取仰卧位。

(四)术前准备
手术前 6～8 小时禁食。常规准备皮肤。检查无贫血及出、凝血功能障碍。

(五)手术步骤
(1)切口:多选用疝颈基底脐下弧形切口。合并有脐上腹直肌分离者可选用脐上弧形切口。

（2）游离疝囊：沿皮下游离疝囊，使之与皮肤分开。疝囊顶部与皮肤密切粘连不可分者，可在明视下切断疝囊，使小部分疝囊留在皮肤侧，可免伤皮肤。

（3）打开疝囊，清除疝囊周围的脂肪组织，使脐部缺损的筋膜边缘明显可见，以便于缝合修补。

（4）在疝囊颈部剪除多余疝囊后将腹膜用 1-0 丝线间断缝合，关闭腹腔。

（5）用 4 号丝线间断缝合脐部缺损两侧的筋膜。根据缺损长径的方向可采取横行缝合或纵行缝合。

（6）缝合皮肤及皮下组织。

（7）应用与脐窝大小相应的乙醇（酒精）棉球压在脐窝处。使皮肤与筋膜层密切接触，防止积液，并能保持脐孔的外形。然后覆以敷料，加压包扎。

（六）术后处理

脐疝修补术对腹腔扰乱小，麻醉清醒后即可进水、进食。全身应用抗生素。腹部伤口要保持完好的加压。3 天后观察伤口、更换敷料，7～8 天后拆除缝线。

（七）术后并发症预防及处理

1.脐部皮肤坏死

皮肤发生坏死可有以下三种情况。

（1）脐疝体积较大者游离疝囊时需广泛游离皮肤，在游离皮肤时应保留皮下脂肪层，否则游离皮肤过薄，血循环不良，皮肤缺血、坏死。

（2）切口绕脐超过其周径 1/2 以上，可影响该处皮肤血液供应。

（3）疝囊与脐疝顶部皮肤紧密粘连，若为了游离完整的疝囊则往往伤及皮肤，可造成术后皮肤局限性坏死。遇有此种情况时可在疝囊粘连处离断疝囊，皮肤留有少量疝囊不影响治疗效果。

若术后已发生皮肤坏死者，应在坏死界限清楚后剪去坏死皮肤，保持局部清洁，每天更换敷料，待肉芽组织填充上皮覆盖愈合。

2.皮下血肿

其形成原因主要是剥离疝囊后局部毛细血管渗血，且由于脐疝皮肤薄，筋膜缝合后在脐部呈一凹窝，在皮肤与筋膜间形成死腔。渗血存留在死腔中形成血肿。若治疗不当可导致感染形成脓腔，甚至发生危及生命的败血症。为了避免血肿的发生，除仔细彻底止血外，术毕在脐窝处放置与脐窝同样大的棉纱球加压包扎。为了防止棉纱球滑动，在脐窝底部通过皮肤缝合 1 针到筋膜上，把皮肤外的两线端结扎以固定棉纱球，外加敷料及绷带加压包扎。术后 7 天该固定线与伤口缝线同时拆除。既可防止出血，又可得到美观的脐窝。

若不慎发生血肿，小血肿可自行吸收；大的血肿应剪开部分缝线去除积血及凝块，闭塞腔隙，重新加压包扎，同时全身应用抗生素以防感染发生。

3.切口感染

切口感染表现局部红肿、发热等症状。可应用局部理疗，有积液表现者应及时拆除部分缝线，并置引流物，同时加大抗生素用量。更应防止切口裂开。

（王星际）

参 考 文 献

［1］钟锋.临床普通外科手术技术［M］.北京:科学技术文献出版社,2019.

［2］王瀚锐,陈云飞,黄勇平,等.普外科常见疾病诊疗与周围血管外科手术技巧［M］.北京:中国纺织出版社,2022.

［3］王国俊.现代普通外科临床新进展［M］.长春:吉林科学技术出版社,2019.

［4］刘牧林,方先业.腹部外科手术技巧［M］.郑州:河南科学技术出版社,2020.

［5］林雁,邢文通,李孝光.常见外科疾病诊疗与手术学［M］.汕头:汕头大学出版社,2021.

［6］孙丕忠.普通外科诊疗实践［M］.天津:天津科学技术出版社,2019.

［7］王科学.实用普通外科临床诊治［M］.北京:中国纺织出版社,2020.

［8］田浩.普通外科疾病诊疗方法与手术要点［M］.北京:中国纺织出版社,2022.

［9］朱文新.现代普通外科诊疗技术［M］.天津:天津科学技术出版社,2019.

［10］马大实.新编普通外科手术实践［M］.天津:天津科学技术出版社,2020.

［11］卢丙刚.外科疾病临床诊疗与麻醉［M］.北京:科学技术文献出版社,2020.

［12］张涛.临床外科疾病诊断精要［M］.北京:科学技术文献出版社,2020.

［13］樊盛军.临床常见普通外科疾病诊治［M］.北京:中国人口出版社,2019.

［14］陈广栋.外科医师处方手册［M］.郑州:河南科学技术出版社,2020.

［15］张武坤.普外科临床诊断与治疗精要［M］.天津:天津科学技术出版社,2020.

［16］徐冬,肖建伟,李坤,等.实用临床外科疾病综合诊疗学［M］.青岛:中国海洋大学出版社,2021.

［17］周辉,肖光辉,杨幸明.现代普通外科精要［M］.广州:广东世界图书出版有限公司,2021.

［18］张海洋.现代普通外科基础与临床［M］.北京:科学技术文献出版社,2019.

［19］鲍广建.现代临床普通外科诊疗精粹［M］.上海:上海交通大学出版社,2019.

［20］韩飞.普外科常见病的诊疗［M］.南昌:江西科学技术出版社,2019.

［21］范明峰.新编肛肠外科疾病手术实践［M］.沈阳:沈阳出版社,2020.

［22］周钦华.实用普通外科诊疗及手术技术［M］.天津:天津科学技术出版社,2019.

［23］王晋东.实用普通外科手术治疗学［M］.长春:吉林科学技术出版社,2019.

［24］王金保.普通外科手术技术与临床实践［M］.天津:天津科学技术出版社,2020.

［25］平晓春,李孝光,邢文通.临床外科与诊疗实践［M］.汕头:汕头大学出版社,2021.

[26] 于锡洋.现代临床普通外科治疗学[M].上海:上海交通大学出版社,2019.

[27] 杨东红.临床外科疾病诊治与微创技术应用[M].北京:中国纺织出版社,2021.

[28] 高曰文.临床普通外科诊疗[M].北京:科学出版社,2020.

[29] 刘景德.普通外科疾病临床诊断与处理[M].长春:吉林科学技术出版社,2019.

[30] 梁君峰.实用普通外科临床外科疾病诊治[M].天津:天津科学技术出版社,2020.

[31] 吴伟荣,夏忠胜,庄燕妍,等.克罗恩病相关小肠腺癌的诊疗现状[J].广东医学,2022,43(10):1312-1316.

[32] 赵玉沛,张太平.普通外科缝合技术的基本原则与缝合材料规范化使用[J].中国实用外科杂志,2019,39(1):3-5.

[33] 王鑫,王露.罗哌卡因腹横肌平面阻滞联合患者自控静脉镇痛在腹外疝术后镇痛效果[J].实用医学杂志,2022,38(24):3141-3144.

[34] 周家铭,吴亚萍,宁娜,等.三七化痔丸联合马应龙麝香痔疮膏治疗痔疮的随机双盲前瞻性临床研究[J].中医临床研究,2022,14(30):92-95.

[35] 潘在礼,黄良诚,林丽,等.持续输注右美托咪定对普通外科病房中老年患者发生短期术后谵妄的影响[J].中国老年学杂志,2021,41(13):2741-2743.

[36] 金长友.探究腹腔镜手术在急性嵌顿性腹外疝治疗中的效果[J].中外女性健康研究,2022(5):38-39.

[37] 姚明波.急性胃穿孔患者行胃大部切除术与单纯修补术治疗的效果比较[J].中文科技期刊数据库(引文版)医药卫生,2022(9):35-37.

[38] 李晓奇,范根学,周天志.腹腔镜下穿孔修补术与胃大部切除术对真菌感染胃溃疡合并胃穿孔的疗效及并发症观察[J].贵州医药,2022,46(3):434-435.

[39] 蔡为明.腹腔镜辅助远端胃大部切除术对胃癌患者的临床疗效评价[J].基层医学论坛,2022,26(22):56-58.

[40] 李祖峰.患侧腺叶部分切除术治疗甲状腺单发腺瘤的效果观察[J].河南外科学杂志,2022,28(3):120-122.